必修

小児外科手術

編集
奥山宏臣
大阪大学大学院医学系研究科外科学講座小児成育外科学 教授

内田広夫
名古屋大学大学院医学系研究科小児外科学 教授

小野　滋
京都府立医科大学大学院小児外科学 教授

家入里志
鹿児島大学学術研究院医歯学域医学系小児外科学分野 教授

MEDICAL VIEW

本書では，厳密な指示・副作用・投薬スケジュール等について記載されていますが，これらは変更される可能性があります。本書で言及されている薬品については，製品に添付されている製造者による情報を十分にご参照ください。

Operative Atlas of Pediatric Surgery
(ISBN978-4-7583-0472-6 C3047)

Editors：OKUYAMA Hiroomi
　　　　　UCHIDA Hiroo
　　　　　ONO Shigeru
　　　　　IEIRI Satoshi

2025. 4. 1　1st ed

ⒸMEDICAL VIEW, 2025
Printed and Bound in Japan

Medical View Co., Ltd.
2-30 Ichigayahonmuracho, Shinjuku-ku, Tokyo, 162-0845, Japan
E-mail　ed@medicalview.co.jp

序　文

　戦後間もない 1950 年代に産声をあげた我が国の小児外科も，70 年余りの歳月を経て，おおよそ 50 年先を走っていた欧米に追いつき追い越すレベルにまで発展してきました。そうした進歩を支えてきたのは，最新の知識や技術を絶え間なく update し続けてこられた諸先輩方の努力に加えて，いくつもの優れた教科書であることは間違いないことです。これまで第 8 版まで改訂が続いている『標準小児外科学』（医学書院）がその代表格です。一方で，小児外科の多様な手術を網羅した本格的な手術書は意外に少なく，1980 年に中山書店から発刊された現代外科手術学体系の『幼小児の手術 I，II』や，2013 年にメジカルビュー社から発刊された『スタンダード小児外科手術』（田口智章，岩中督監修）など数えるほどしかありません。『幼小児の手術 I，II』は葛西森夫先生，駿河敬次郎先生，植田隆先生など，我が国の小児外科のパイオニアの方々が執筆された素晴らしい手術書ですが，今は絶版となっていて手に取ることはできません。一方『スタンダード小児外科手術』はなかなか好評で，今もそれなりの部数が売れるロングセラーであると伺っています。このことは，小児外科医にとって手術書がいかに大切であるかを物語っているのだと思います。

　この『スタンダード小児外科手術』が発刊されてから既に 12 年がたちました。ご存知のように外科手術は日進月歩で進化しています。私が卒業した 40 年前と比べると，今も同じ手術をしているのは数えるほどで，多くの疾患で最新の技術を駆使した術式が開発され，今や標準手術になっているものも少なくありません。そこで，現在行われている標準的な開放手術，内視鏡外科手術，ロボット支援手術など，最新の手技を網羅した手術書を作ろうということで本書の企画がスタートしました。手術書ですのでイラストを中心にして，わかりやすい説明をつけることを編集の骨子としました。一方で，疾患の解説や周術期管理などは最小限にとどめていますので，そうした点は他の成書を参考にしていただければと思います。現在第一線でご活躍されている各領域のエキスパートの方々に執筆を依頼しました。そして執筆依頼には，ダメもとで，「わかりやすいイラストに加えて，できれば動画もお願いします！」という一文を添えました。我々のこの厚かましいお願いにもかかわらず，皆さん快く執筆をお引き受けくださいました。そして本当に有難いことに，わかりやすい手術の解説とイラストに加えて，たくさんの素晴らしい動画（編集作業中にしばしば見入ってしまいました）も作成していただけました。書面のみでは伝わりにくい手術の勘所もしっかり理解できる，まさに痒いところに手が届く手術書になったと自負しています。小児外科の先生方はもとより，小児医療に携わる多くの医療者の皆さんが本書を手に取ってくださり，日頃の診療や研鑽の一助にしていただけましたら，当初より企画や編集に携わったものとしては望外の喜びです。

　最後になりますが，ただでさえ忙しい診療の合間を縫って原稿執筆・イラスト作成・動画編集を快くお引き受けいただいた執筆者の皆様，日本小児外科学会の理事会業務で多忙を極めるなか編集にご協力いただいた小野滋先生，内田広夫先生，家入里志先生，並びに多岐にわたる改訂作業やイラスト作成に最後まで粘り強くお付き合いいただいた鈴木吉広さんをはじめとするメジカルビュー社編集部の皆様に深甚なる謝意を表します。

　令和 7 年 3 月吉日

奥山宏臣
大阪大学小児成育外科

執筆者一覧

■編集

奥山宏臣	大阪大学大学院医学系研究科外科学講座小児成育外科学 教授
内田広夫	名古屋大学大学院医学系研究科小児外科学 教授
小野 滋	京都府立医科大学大学院小児外科学 教授
家入里志	鹿児島大学学術研究院医歯学域医学系小児外科学分野 教授

■執筆者（掲載順）

古田繁行	聖マリアンナ医科大学小児外科 主任教授
新開真人	神奈川県立こども医療センター外科 部長
田中 潔	北里大学医学部新世紀医療開発センター小児外科 教授
中村恵美	東北大学大学院医学系研究科小児外科学分野 助教
櫻井 毅	東北大学大学院医学系研究科小児外科学分野 助教
和田 基	東北大学大学院医学系研究科小児外科学分野 教授
安藤 亮	東北大学大学院医学系研究科小児外科学分野 助教
城田千代栄	名古屋大学大学院医学系研究科小児外科学 講師
武藤 充	鹿児島大学学術研究院医歯学域医学系小児外科学分野 客員教授
家入里志	鹿児島大学学術研究院医歯学域医学系小児外科学分野 教授
浮山越史	杏林大学医学部小児外科学教室 教授
渡邉佳子	杏林大学医学部小児外科学教室 講師
宮内玄徳	神戸大学大学院医学研究科外科学講座小児外科学分野 助教，兵庫県立はりま姫路総合医療センター小児外科
大片祐一	神戸大学大学院医学研究科外科学講座小児外科学分野 准教授
尾藤祐子	神戸大学大学院医学研究科外科学講座小児外科学分野 特命教授
田中裕次郎	埼玉医科大学小児外科 教授
津川二郎	愛仁会高槻病院小児外科 主任部長
下島直樹	東京都立小児総合医療センター外科（非常勤），国立成育医療研究センター小児外科系専門医療部小児外科 診療部長
住田 互	あいち小児保健医療総合センター小児外科 医長
佐々木隆士	奈良県総合医療センター小児外科 部長
奥山宏臣	大阪大学大学院医学系研究科外科学講座小児成育外科学 教授
福本弘二	静岡県立こども病院小児外科 科長
渕本康史	国際医療福祉大学医学部小児外科学 教授（代表）
本間崇浩	聖マリアンナ医科大学呼吸器外科 准教授
望月響子	神奈川県立こども医療センター外科 医長
曹 英樹	川崎医科大学小児外科学教室 教授
吉田篤史	川崎医科大学小児外科学教室 准教授
久山寿子	川崎医科大学小児外科学教室 講師
照井慶太	自治医科大学医学部外科学講座小児外科学部門 教授
藤代 準	東京大学大学院医学系研究科生殖・発達・加齢医学専攻小児医学講座小児外科学分野 教授
小池勇樹	三重大学大学院医学系研究科消化管・小児外科 講師
川嶋 寛	埼玉県立小児医療センター小児外科 科長
高澤慎也	東京大学医学部小児外科 講師
鈴木 信	岩手医科大学医学部外科学講座 准教授
齋藤 武	千葉県こども病院小児外科 部長
高間勇一	大阪市立総合医療センター小児外科 副部長
銭谷成剛	大阪市立総合医療センター小児外科
神山雅史	大阪市立総合医療センター小児外科 部長
浦尾正彦	順天堂大学医学部附属練馬病院小児外科 教授
幸地克憲	東京女子医科大学八千代医療センター小児外科 臨床教授
本多昌平	昭和大学江東豊洲病院小児外科 講師
渡辺稔彦	東海大学医学部小児外科 教授

中田光政	千葉県こども病院小児外科 主任医長
田附裕子	兵庫医科大学消化器外科学小児外科 准教授
小野　滋	京都府立医科大学大学院小児外科学 教授
春松敏夫	鹿児島大学学術研究院医歯学域医学系小児外科学分野
奈良啓悟	大阪母子医療センター小児外科 主任部長
窪田昭男	月山チャイルドケアクリニック 名誉院長
平林　健	弘前大学医学部附属病院 診療教授
古賀義法	久留米大学医学部外科学講座小児外科部門 助教
加治　建	久留米大学医学部外科学講座小児外科部門 主任教授
松井　太	大阪母子医療センター泌尿器科 副部長
松本富美	大阪母子医療センター泌尿器科 主任部長
米倉竹夫	奈良県総合医療センター 小児センター長
矢内俊裕	茨城県立こども病院小児外科・小児泌尿器科，病院長補佐
宮野　剛	順天堂大学医学部附属順天堂医院小児外科・小児泌尿生殖器外科 主任教授
岡崎任晴	順天堂大学医学部附属浦安病院小児外科 教授
山髙篤行	順天堂大学医学部附属順天堂医院小児外科・小児泌尿生殖器外科 特任教授
田井中貴久	名古屋大学大学院医学系研究科小児外科学 病院講師
矢本真也	大阪市立総合医療センター小児外科 医長
滝本愛太朗	名古屋大学大学院医学系研究科小児外科学
内田広夫	名古屋大学大学院医学系研究科小児外科学 教授
井上幹大	藤田医科大学医学部小児外科学講座 教授
佐々木英之	宮城県立こども病院外科 科長
金子健一朗	愛知医科大学医学部消化器外科（小児外科）特任教授
大西　峻	鹿児島大学学術研究院医歯学域医学系小児外科学分野 病院講師
古賀寛之	東京医科大学消化器・小児外科学分野 准教授
永川裕一	東京医科大学消化器・小児外科学分野 主任教授
石丸哲也	国立成育医療研究センター小児外科系専門診療部小児外科 診療部長
藤雄木亨真	国立成育医療研究センター小児外科系専門診療部小児外科 医員
岡島英明	金沢医科大学小児外科 主任教授
上野豪久	大阪大学大学院医学系研究科外科学講座小児成育外科学 特任准教授
松浦俊治	九州大学大学院医学研究院小児外科学分野 准教授
横井暁子	兵庫県立こども病院小児外科 部長
石橋広樹	徳島大学病院小児外科・小児内視鏡外科 教授
阪　龍太	国立病院機構福山医療センター小児外科 医長
大橋研介	埼玉県立小児医療センター泌尿器科 科長
益子貴行	茨城県立こども病院小児外科・小児泌尿器科 部長
後藤俊平	日本大学医学部外科学系小児外科学分野 診療准教授
上原秀一郎	日本大学医学部外科学系小児外科学分野 主任教授
渡井　有	昭和大学医学部外科学講座小児外科 教授
鈴木　完	獨協医科大学とちぎ子ども医療センター小児外科 診療部長
渡邊美穂	大阪大学大学院医学系研究科外科学講座小児成育外科学 准教授
川久保尚徳	九州大学大学院医学研究院小児外科 助教
田尻達郎	九州大学大学院医学研究院小児外科 教授
大植孝治	兵庫医科大学外科学講座小児外科 教授
菱木知郎	千葉大学大学院医学研究院小児外科学 教授
米田光宏	国立成育医療研究センター外科・腫瘍外科 診療部長
木下義晶	新潟大学大学院医歯学総合研究科小児外科学分野 教授
大山俊之	新潟大学大学院医歯学総合研究科小児外科学分野 助教
文野誠久	京都府立医科大学大学院小児外科学 講師

目　次

Ⅰ　基本手技

1. 気管切開 ･･････････････････････････････････････ 2
2. 胃瘻造設手術 ･･････････････････････････････････ 5
3. 人工肛門（ストーマ）造設，腸瘻造設・閉鎖 ･････ 10
4. 消化管吻合 ･･･････････････････････････････････ 14
5. 中心静脈路の確保 ･････････････････････････････ 18
6. ECMO ･･･････････････････････････････････････ 22
7. CAPD，腹膜透析チューブ留置 ･･････････････････ 26

Ⅱ　頭頸部・気管の手術

1. 甲状舌管嚢胞摘出術 ･･･････････････････････････ 30
2. 側頸瘻・嚢胞，耳前瘻摘出術 ･･･････････････････ 32
3. 梨状窩瘻・嚢胞摘出術 ･････････････････････････ 36
4. 声門下腔狭窄症の手術 ･････････････････････････ 40
5. 先天性気管狭窄症の手術 ･･･････････････････････ 46
6. 気管軟化症の手術 ･････････････････････････････ 54
7. 喉頭気管分離術 ･･･････････････････････････････ 57

Ⅲ　胸部の手術

1. 先天性食道閉鎖症の手術 ･･･････････････････････ 62
2. 先天性食道狭窄症の手術 ･･･････････････････････ 68
3. 食道再建術 ･･･････････････････････････････････ 72
4. 肺切除術（開胸，胸腔鏡）
     a. 総論（体位，麻酔，Device，開胸法）･･････････ 80
     b. 上葉切除（左，右）･･･････････････････････････ 91
     c. 中葉切除 ･･･････････････････････････････････ 94
     d. 下葉切除（左，右）･･･････････････････････････ 96
5. 胸郭形成術（漏斗胸，鳩胸）･･･････････････････ 100
6. 先天性横隔膜ヘルニア根治術（開腹，内視鏡外科手術）･･･ 106
7. 横隔膜縫縮術（横隔膜弛緩症）･････････････････ 111

IV 腹部消化管の手術

1. 新生児胃穿孔・胃破裂，胃軸捻転の手術 ･････････････････････････ 116
2. 噴門機能再建術（含むアカラシア，裂孔ヘルニア）･･･････････････ 120
3. 幽門筋切開術 ･･ 124
4. 十二指腸閉鎖症・狭窄症の手術（開腹手術，腹腔鏡手術）･･･････ 128
5. 小腸・結腸閉鎖症・狭窄症の手術 ･･･････････････････････････････ 134
6. 腸回転異常症の手術 ･･･ 140
7. 腸重積観血的整復術 ･･･ 144
8. 腸管重複症の手術 ･･･ 146
9. 虫垂切除術 ･･･ 150
10. メッケル憩室切除術 ･･･ 156
11. 新生児消化管穿孔手術 ･･･････････････････････････････････････ 158
12. 順行性洗腸路手術（Malone 法，Monti 法）･･････････････････ 164
13. 腸管延長術 ･･･ 168

V 直腸・肛門の手術

1. 高位鎖肛，中間位鎖肛の手術（Pena 手術，腹腔鏡手術）
   a. 後方矢状切開直腸肛門形成術（Pena 手術）･･････････････････ 174
   b. 腹腔鏡補助下直腸肛門形成術 ･････････････････････････････ 178
2. 低位鎖肛の手術（男児低位，女児低位）
   a. 男児低位鎖肛の手術 ･･･････････････････････････････････････ 184
   b. 前方矢状切開直腸肛門形成術 ･････････････････････････････ 188
   c. Potts 法 ･･･ 192
3. 総排泄腔遺残症の手術
   a. 根治術までの外科的介入，TUM，PSARVUP（Pena 手術）･･････ 196
   b. 造腟術（vaginoplasty）･･･････････････････････････････････ 202
4. 総排泄腔外反症の手術（新生児期）･･･････････････････････････ 210
5. ヒルシュスプルング病根治術
   a. Transanal endorectal pull-through（TERPT）法 ･･････････ 216
   b. 腹腔鏡補助下 Swenson 法 ･･････････････････････････････ 220
   c. 腹腔鏡補助下 Duhamel 法 ･････････････････････････････ 226
6. 肛門粘膜脱，直腸脱の手術 ･･･････････････････････････････････ 232
7. 痔瘻の手術 ･･･ 236

VI 肝・胆・膵・脾・門脈の手術

1. 胆道閉鎖症の手術
   a. 開腹手術 ·· 242
   b. 腹腔鏡下肝門部空腸吻合術 ················· 248
2. 先天性胆道拡張症の手術
   a. 開腹手術 ·· 254
   b. 腹腔鏡手術 ······································· 260
   c. ロボット支援手術 ······························· 266
3. 脾臓摘出術 ··· 270
4. 門脈圧亢進症の手術（含む Rex シャント）········ 274
5. 門脈体循環シャントに対する手術 ·················· 280
6. 膵炎の手術 ··· 285

VII 腹壁・生殖器の手術

1. 外鼠径ヘルニアの手術
   a. 開放手術 ·· 292
   b. 腹腔鏡補助下手術（LPEC）··················· 296
2. 精系水腫，Nuck 管水腫，ASH の手術 ············ 302
3. 停留精巣の手術（一期的手術，二期的手術，腹腔鏡手術） 306
4. 急性陰嚢症の手術 ···································· 312
5. 臍ヘルニアの手術（臍形成を含める）·············· 316
6. 臍腸瘻・尿膜管遺残の手術 ························· 320
7. 腹壁破裂・臍帯ヘルニアの手術（保存的治療を含む）· 324

VIII 腫瘍の手術

1. 神経芽腫の手術 ······································ 334
2. Wilms 腫瘍の手術 ···································· 339
3. 肝芽腫の手術 ··· 345
4. 精巣腫瘍の手術 ······································ 351
5. 卵巣腫瘍の手術 ······································ 353
6. 仙尾部奇形腫の手術 ································· 357

索引 ·· 361

『必修 小児外科手術』ストリーミング動画視聴方法

本書の内容に関連した動画をメジカルビュー社のホームページでストリーミング配信しております。下記の手順でご利用ください（下記はパソコンで表示した場合の画面です。スマートフォンやタブレット端末などで見た場合の画面とは異なります）。
※動画配信は本書刊行から一定期間経過後に終了いたしますので，あらかじめご了承ください。

1 下記 URL にアクセスします。
https://www.medicalview.co.jp/movies/

スマートフォンやタブレット端末では，二次元バーコードから **3** のパスワード入力画面にアクセス可能です。その際は二次元バーコードリーダーのブラウザではなく，Safari や Chrome，標準ブラウザでご覧ください。

2 表示されたページの本書タイトルそばにある「動画視聴ページ」のボタンをクリックします。

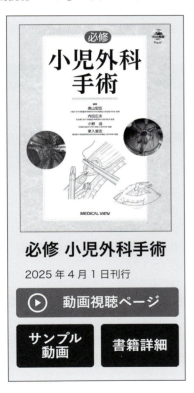

3 パスワード入力画面が表示されますので，利用規約に同意していただき，下記のパスワードを半角で入力します。

56784415

4 本書の動画視聴ページが表示されますので，視聴したい動画のサムネイルをクリックすると動画が再生されます。

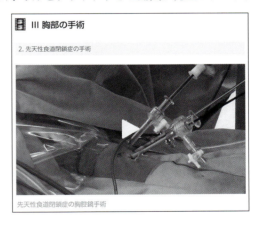

5 本文中の二次元バーコードから該当動画に直接アクセスできます。

動作環境

※動画視聴の際にはインターネットへの接続が必要となります。下記は 2025 年 2 月時点での動作環境で，予告なく変更となる場合がございます。
※パソコンの場合は 2.0Mbps 以上の，タブレットの場合は WiFi や LTE 等の高速で安定したインターネット接続をご使用ください。
※通信料はお客様のご負担となります。

Windows
OS：Windows 11/10（JavaScript が動作すること）
ブラウザ：Microsoft Edge・Chrome・Firefox 最新バージョン

Macintosh
OS：13 〜 11（JavaScript が動作すること）
ブラウザ：Safari・Chrome・Firefox 最新バージョン

スマートフォン，タブレット端末
2025 年 2 月時点で最新の iOS 端末では動作確認済みです。Android 端末の場合，端末の種類やブラウザアプリによっては正常に視聴できない場合があります。

動画一覧

[　　]内の時間は動画再生時間

I　基本手技

1.　気管切開（p.2）
動画1　気管切開の手術手技　[03:18]

2.　胃瘻造設手術（p.5）
動画1　腹腔鏡補助下胃瘻造設術　[03:52]

5.　中心静脈路の確保（p.18）
動画1　中心静脈カテーテルの留置　[03:44]

7.　CAPD，腹膜透析チューブ留置（p.26）
動画1　CAPD，腹膜透析チューブ留置　[03:31]

II　頭頸部・気管の手術

2.　側頸瘻・嚢胞，耳前瘻摘出術（p.32）
動画1　側頸嚢胞摘出術　[05:24]

4.　声門下腔狭窄症の手術（p.40）
動画1　皮膚切開，喉頭気管の剥離　[00:49]
動画2　狭窄病変の切除　[01:13]
動画3　気管吻合　[01:24]
動画4　PCTR 術前　[00:08]
動画5　PCTR 術後　[00:08]

5.　先天性気管狭窄症の手術（p.46）
動画1　舌骨リリース　[00:20]
動画2　形成範囲の決定　[00:11]
動画3　気管の切離　[00:20]
動画4　頭側気管背側の剥離と切開　[00:19]

6.　気管軟化症の手術（p.54）
動画1　post-tracheopexy　[01:45]
動画2　thoraco-aortopexy　[05:19]

III　胸部の手術

1.　先天性食道閉鎖症の手術（p.62）
動画1　先天性食道閉鎖症の胸腔鏡手術　[06:53]

2.　先天性食道狭窄症の手術（p.68）
動画1　胸腔鏡下狭窄部切除術，食道食道端々吻合術　[02:48]

3.　食道再建術（p.72）
動画1　全胃吊り上げ再建術　[04:55]

4.　肺切除術（開胸，胸腔鏡）b．上葉切除（左，右）（p.91）
動画1　小児右肺上葉切除　[06:33]

4.　肺切除術（開胸，胸腔鏡）c．中葉切除（p.94）
動画1　中葉切除術　[03:48]

4.　肺切除術（開胸，胸腔鏡）d．下葉切除（左，右）（p.96）
動画1　分葉不全に対する葉間形成　[00:40]
動画2　形成葉間縫合閉鎖　[00:22]
動画3　開胸左肺下葉切除　[01:00]
動画4　乳児胸腔鏡下右肺下葉切除　[05:04]

動画5　新生児胸腔鏡下左肺下葉切除　[03:55]

5.　胸郭形成術（漏斗胸，鳩胸）（p.100）
動画1　胸骨の吊り上げ　[00:40]
動画2　縦隔剥離　[01:14]

6.　先天性横隔膜ヘルニア根治術（開腹，内視鏡外科手術）（p.106）
動画1　術野展開　[00:31]
動画2　腸管の還納　[00:52]
動画3　脾臓の還納　[00:42]
動画4　腸管・脾臓の還納　[06:06]
動画5　背側欠損孔縁の確保　[05:36]
動画6　横隔膜の縫合　[13:24]
動画7　ラパヘルクロージャーによる後外側横隔膜の縫合　[02:47]

7.　横隔膜縫縮術（横隔膜弛緩症）（p.111）
動画1　左横隔膜挙上症に対する胸腔鏡下横隔膜縫縮術　[06:35]

IV　腹部消化管の手術

1.　新生児胃穿孔・胃破裂，胃軸捻転の手術（p.116）
動画1　腹腔鏡下胃固定術　[03:00]

2.　噴門機能再建術（含む アカラシア，裂孔ヘルニア）（p.120）
動画1　肝の挙上，胃の牽引　[01:48]
動画2　胃脾間膜の切離・胃底部の剥離　[02:31]
動画3　食道の剥離・腹部食道の確保　[02:46]
動画4　食道裂孔の縫縮・食道固定　[03:43]
動画5　shoeshine method，wrap の作成　[04:11]

3.　幽門筋切開術（p.124）
動画1　幽門筋の切開　[05:20]

4.　十二指腸閉鎖症・狭窄症の手術（開腹手術，腹腔鏡手術）（p.128）
動画1　十二指腸閉鎖症に対する 腹腔鏡手術　[05:10]

6.　腸回転異常症の手術（p.140）
動画1　単孔式腹腔鏡下腸回転異常症手術　[10:43]

7.　腸重積観血的整復術（p.144）
動画1　腸重積整復：2カ月女児　[00:22]
動画2　腸重積整復：10カ月女児　[00:35]

9.　虫垂切除術（p.150）
動画1　TULAA：臍部切開からデバイス挿入まで　[00:55]
動画2　TULAA　[02:32]
動画3　単孔式完全腹腔鏡下虫垂切除術　[03:02]

12.　順行性洗腸路手術（Malone 法，Monti 法）（p.164）
動画1　腹腔鏡下虫垂瘻（Malone 法）　[01:45]

V　直腸・肛門の手術

1. 高位鎖肛，中間位鎖肛の手術（Pena 手術，腹腔鏡手術）
　b．腹腔鏡補助下直腸肛門形成術（p.178）
　　　動画1 腹腔鏡補助下肛門形成術　　　　　　[04:20]
2. 低位鎖肛の手術（男児低位，女児低位）
　c．Potts 法（p.192）
　　　動画1 鎖肛の手術：Potts 法　　　　　　　[08:56]
3. 総排泄腔遺残症の手術　b．造腟術（vaginoplasty）
　（p.202）
　　　動画1 後方矢状切開によるアプローチ：
　　　　　　共通管後壁まで切開　　　　　　　　[01:45]
　　　動画2 直腸・腟の剥離　　　　　　　　　　[01:23]
　　　動画3 新尿道の形成　　　　　　　　　　　[00:57]
　　　動画4 腸管を用いた造腟術　　　　　　　　[00:44]
　　　動画5 新腟口・新肛門の形成　　　　　　　[02:01]
　　　動画6 膀胱鏡による観察（15 歳時）　　　　[00:19]
　　　動画7 腟鏡による観察（15 歳時）　　　　　[00:15]
4. 総排泄腔外反症の手術（新生児期）（p.210）
　　　動画1 総排泄腔外反の手術　　　　　　　　[03:09]
5. ヒルシュスプルング病根治術　a．Transanal
　endorectal pull-through（TERPT）法（p.216）
　　　動画1 Soave 法の手技（1）　　　　　　　[00:14]
　　　動画2 Soave 法の手技（2）　　　　　　　[00:28]
　　　動画3 Soave 法の手技（3）　　　　　　　[00:13]
　　　動画4 Soave 法の手技（4）　　　　　　　[00:17]
5. ヒルシュスプルング病根治術　b．腹腔鏡補助下
　Swenson 法（p.220）
　　　動画1 腹腔鏡補助下 Swenson 法　　　　　[04:40]
5. ヒルシュスプルング病根治術　c．腹腔鏡補助下
　Duhamel 法（p.226）
　　　動画1 上直腸動脈の処理，間膜剥離　　　　[00:45]
　　　動画2 直腸後腔剥離　　　　　　　　　　　[01:02]
　　　動画3 肛門操作　　　　　　　　　　　　　[02:26]
　　　動画4 pull-through 経路作成　　　　　　[01:33]
　　　動画5 Z 吻合　　　　　　　　　　　　　　[04:20]
6. 肛門粘膜脱，直腸脱の手術（p.232）
　　　動画1 腹腔鏡下直腸固定術　　　　　　　　[01:04]

VI　肝・胆・膵・脾・門脈の手術

1. 胆道閉鎖症の手術　a．開腹手術（p.242）
　　　動画1 胆道閉鎖症の開腹手術　　　　　　　[05:49]
1. 胆道閉鎖症の手術　b．腹腔鏡下肝門部空腸吻合術
　（p.248）
　　　動画1 腹腔鏡下肝門部空腸吻合術（4K-NIR-ICG 使用）
　　　　　　　　　　　　　　　　　　　　　　[03:19]

2. 先天性胆道拡張症の手術　a．開腹手術（p.254）
　　　動画1 NS が短い　　　　　　　　　　　　[03:05]
　　　動画2 NS がない　　　　　　　　　　　　[03:23]
　　　動画3 NS が長い　　　　　　　　　　　　[02:21]
　　　動画4 狭窄処理　　　　　　　　　　　　　[04:27]
2. 先天性胆道拡張症の手術　b．腹腔鏡手術（p.260）
　　　動画1 先天性胆道拡張症の腹腔鏡手術　　　[04:25]
2. 先天性胆道拡張症の手術　c．ロボット支援手術
　（p.266）
　　　動画1 総胆管剥離　　　　　　　　　　　　[03:54]
　　　動画2 総肝管空腸吻合　　　　　　　　　　[05:54]
3. 脾臓摘出術（p.270）
　　　動画1 腹腔鏡下脾臓摘出術　　　　　　　　[04:01]
4. 門脈圧亢進症の手術（含む Rex シャント）（p.274）
　　　動画1 REX shunt 手術　　　　　　　　　[05:56]

VII　腹壁・生殖器の手術

1. 外鼠径ヘルニアの手術　a．開放手術（p.292）
　　　動画1 右鼠径ヘルニア［女児］　　　　　　[35:31]
　　　動画2 右鼠径ヘルニア［男児］　　　　　　[27:08]
1. 外鼠径ヘルニアの手術　b．腹腔鏡補助下手術（LPEC）
　（p.296）
　　　動画1 男児の運針：左外鼠径ヘルニア　　　[05:00]
　　　動画2 女児の運針：右外鼠径ヘルニア　　　[02:27]
2. 精系水腫，Nuck 管水腫，ASH の手術（p.302）
　　　動画1 男児 LPEC　　　　　　　　　　　　[04:13]
　　　動画2 女児 LPEC：円靱帯の通し方　　　　[00:35]
3. 停留精巣の手術（一期的手術，二期的手術，腹腔鏡手術）
　（p.306）
　　　動画1 右精巣固定術（鼠径法）　　　　　　[05:38]
　　　動画2 FS 法一期目　　　　　　　　　　　[01:28]
　　　動画3 FS 法二期目　　　　　　　　　　　[01:29]
　　　動画4 Shehata 法　　　　　　　　　　　[02:18]
6. 臍腸瘻・尿膜管遺残の手術（p.320）
　　　動画1 腹腔鏡下尿膜管囊胞摘出術　　　　　[03:33]

VIII　腫瘍の手術

1. 神経芽腫の手術（p.334）
　　　動画1 右副腎原発神経芽腫摘出術（開腹）　[03:51]
5. 卵巣腫瘍の手術（p.353）
　　　動画1 卵巣腫瘍切除術（核出術）　　　　　[02:32]
　　　動画2 付属器切除術　　　　　　　　　　　[02:28]

I
基本手技

I 基本手技

1. 気管切開

古田繁行

声門下腔狭窄などマスク換気でしか行えない場合や緊急性の高い場合もあり，手技には十分に習熟しておく必要がある。

手術適応とポイント

適応疾患

①気道閉塞：先天性気道異常（例：気管狭窄，気管軟化症，喉頭狭窄など）
②腫瘍や血腫による圧迫
③気道の炎症や感染（例：急性喉頭蓋炎など）
④長期人工呼吸管理が必要な場合
⑤重篤な神経筋疾患（例：脊髄性筋萎縮症，筋ジストロフィーなど）
⑥重度の肺疾患（例：気管支肺異形成症など）
⑦気道の分泌物管理が困難な場合
⑧外傷：頭部，顔面，頸部の外傷による気道損傷

気管切開のポイント

●小児の解剖学的特徴

・小児の気道は成人よりも狭く，柔軟性が高いため，わずかな腫れや分泌物で閉塞する。
・喉頭は成人よりも高い位置にあり（C3-C4レベル），喉頭蓋が相対的に大きく，舌の後方に位置するため，挿管が難しい場合がある。
・気管が成人よりも短いため，適切なカニューレを選択する。
・気管軟骨が柔らかいため，気管カニューレによる圧迫や損傷を受けやすい。

●気管カニューレの選択

・適切なサイズの小児用気管カニューレを選択する。サイズの目安は「留置器具」に記載した。
・カフなしカニューレが一般的に使用されるが，特に術後鎮静と人工呼吸を要する場合は，状況に応じてカフ付きカニューレも考慮する。

留置器具

気管切開カニューレの目安

●内径の目安

一般的には，低出生体重児〜正常新生児：内径2.5〜3.0mm，新生児：内径3.0〜3.5mm，1〜6カ月：内径3.5〜4.0mm，6〜12カ月：内径4.0mm，1〜2歳：内径4.5mm，2〜4歳：内径5.0mmが選択される。

●長さの目安

カニューレの長さは同じ内径でも製作会社によって微妙に異なる。気管の深さや患者の体格に応じて選択されるが，長すぎると気管支や気管の損傷や肉芽形成のリスクが増えるため，ポジションを戻してから気管支ファイバーやX線を用いて先端の位置を確認する。

気管カニューレ素材の違い

●シリコーン

柔軟性が高く，長さの調整ができるカニューレがあるため個々の気管の形態に適応させることができる。アレルギー反応が少なく，長期間の使用に適している（アジャストフィット®など）。

●ポリウレタン

柔軟でありながら適度な硬さがあり，短期使用に適している（メラ ソフィット®，ビボナ®など）。

●ポリ塩化ビニル

耐久性から多くのメーカーが提供し頻用されるが，長期間の使用ではシリコーンやポリウレタンに比べて硬さが問題となることがある（シャイリー™など）。

術野換気用麻酔回路

バイディクト回路，フィルタ付き人工鼻などを清潔野に準備する。

手術手技（動画1）

体位（図1）

肩枕を入れて頸部を十分に伸展した仰臥位とする。頭頂部から後頭部をジェルパッドで固定するが，不安定な場合には頭部の両側に砂嚢を追加する。

皮膚切開（図1）

輪状軟骨と胸骨切痕の中央2～3 cmの皮膚を横切開する。新生児では輪状軟骨が触知しづらいことがあるので，その場合は鎖骨切痕の一横指上を目安とする。

術野1：前頸筋群（図2）

皮下組織の脂肪と浅頸筋膜を電気メスで横切開すると前頸筋群に到達する。左右の前頸静脈が前頸筋膜上に存在するが凝固止血や結紮処理をしておいてもよい。頸筋膜白線を縦切開すると，左右の舌骨下筋群（胸骨舌骨筋肉と胸骨甲状筋）の中央で分割できる。

術野2：甲状腺処理（図3）

筋鉤で舌骨下筋群の中央で排開を進めると，頭側には輪状軟骨と気管，尾側には甲状腺が確認される。甲状腺挟部の頭側もしくは尾側の気管前筋膜の一部を切開し，鉗子で甲状腺挟部を気管から遊離する。甲状腺挟部は3-0もしくは4-0ブレイドの吸収糸で結紮離断する。なお小児例では甲状腺を中央で切開しているが，幼少の甲状腺は挟部がなく楕円形のことが多い。

術野3：気管切開（図4）

気管切開予定（第2～3気管軟骨輪の前面）の気管を露出するために，気管前筋膜をツッペルで気管から剥離する。第2～3気管軟骨の正中より1～2 mm外側の左右に支持糸（4-0ナイロン糸）をかける。この支持糸を牽引しながらその正中で第2～3気管軟骨を剪刀で縦切開する。切開長はカニューレが容易に挿入できる大きさ

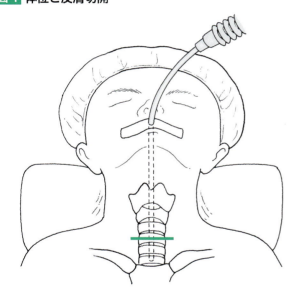

図1 体位と皮膚切開

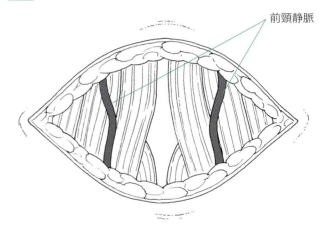

図2 前頸筋群と前頸静脈

前頸静脈

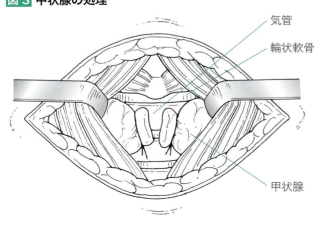

図3 甲状腺の処理

気管
輪状軟骨
甲状腺

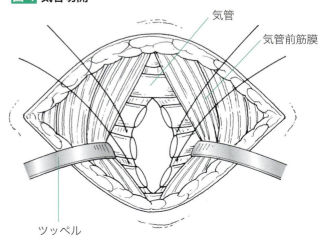

図4 気管切開

気管
気管前筋膜
ツッペル

とする．気管切開の操作に移る前には，酸素濃度を可能な限り下げておき，気管壁の切開時および気管壁開窓後には，引火の危険があるため原則として電気メスを使用しない（日本外科学会からの注意喚起 https://jp.jssoc.or.jp/modules/aboutus/index.php?content_id=41）．

　左右の支持糸を牽引すると挿管チューブが確認されるため，麻酔科医に挿管チューブを徐々に抜いてもらい，気管切開部上縁まできた術野で気管切開チューブに入れ替える．挿管チューブと気管切開チューブ交換の際は，手際よく進行すべく麻酔科医，看護師と手順の打ち合わせをしておく．術野からの換気に変わるため滅菌された麻酔回路を術野に準備し，気管カニューレからの換気が確認できたところで麻酔科医に挿管チューブを抜去してもらい，清潔な術野麻酔回路に変更する．

閉創（図5）

　気管を切開する際に用いた支持糸は，術後の事故抜管に備えて残すが，皮膚閉鎖の内側から体外に出し前胸部に固定する．止血を確認後，皮膚閉鎖は4-0モノフィラメントで左右2カ所水平マットレス縫合する．なお，術後の事故抜去予防に気管カニューレと皮膚を4カ所固定しておく．

動画1　気管切開の手術手技

術後管理・合併症

鎮痛と鎮静

　術後48時間まで鎮静し，患者の状態を見つつ徐々に減量する．当院では術後PICU管理とし，ミダゾラムとフェンタニルで鎮静と鎮痛をしている．

気管カニューレの固定と事故抜去[1]

　さまざまなネックホルダーが供給されており，患者の首のサイズに合わせて選択する．固定の締めすぎは，特に皮膚が繊細な未熟児や新生児では，医療関連機器圧迫創傷（medical device related pressure ulcer；MDRPU）を生じやすいため皮膚保護パッドやクッションを積極的に使用する．一方で固定が緩いと事故抜去につながるため，事故抜去に備え，使用と同サイズおよび1サイズ下の気管カニューレをベッドサイドに準備しておく．事故抜去が発生したら気管切開時に気管壁にかけた支持糸を牽引して，気管内腔を確認して挿入する．術後早期の場合は再挿入が困難なことがあり，その際は経口挿管に切り替える．少なくとも初回気管カニューレ交換までは，ベッドサイドに再挿管を含めた蘇生の準備をしておく．事故抜去予防として，体位を変える際には，可能な限り気管切開チューブに接続している機器や呼吸器をはずしておく．

感染

　気管切開は感染リスクが低い手術のため，予防的抗菌薬は必須ではない．患者の既存の病状，免疫状態，感染症の既往歴などを評価し，必要に応じて予防的抗菌薬の投与を検討する．術後に感染の徴候（発熱，炎症，分泌物の増加など）がみられた場合は，適切な抗菌薬治療を開始しつつ，カニューレ周囲の皮膚を清潔に保つための定期的なケアを継続する．

気道の閉塞

　術後の分泌物の蓄積でカニューレが閉塞することがあるため，術後の定期的な吸引を怠らない．

気管カニューレの初回交換と誤挿入[1]

　気管カニューレの初回交換は術後2週間としている．初回交換時は，瘻孔形成が不十分なことがあり縦隔へ誤挿入することがある．手技の不正確さや視認性の低さによるもので，当院では研修医が単独で行わないよう指導している．再挿入後に呼吸状態の悪化や不安があれば，気管支ファイバー，X線やCTでカニューレの位置を確認する．

文献

1) 日本医療安全調査機構（医療事故調査・支援センター）：気管切開術後早期の気管切開チューブ逸脱・迷入に係る死亡事例の分析．医療事故の再発防止に向けた提言 第4号（2018年6月）．

図5　閉創

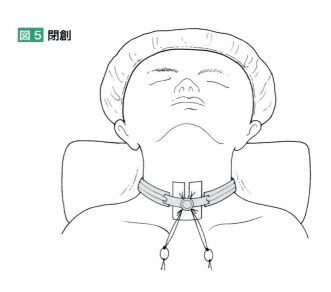

I 基本手技

2. 胃瘻造設手術

新開真人

胃瘻とは，胃壁と腹壁を貫通し胃内腔と腹部表面をつなぐ瘻孔を形成した状態であり，新生児から成人までさまざまな適応により造設される。また，造設方法により開腹胃瘻造設術 (Stamm 法)，経皮内視鏡的胃瘻造設術 (percutaneous endoscopic gastrostomy；PEG)，腹腔鏡補助下胃瘻造設術（laparoscopic gastrostomy；LG）などがある。

手術適応

咽喉頭・食道の通過障害により栄養摂取困難な症例（食道閉鎖，特に long-gap 症例），長期にわたる嚥下障害や繰り返す誤嚥性肺炎を伴う神経疾患，胃食道逆流症の一部，胃排泄障害や呑気のため胃内容排泄・減圧が必要な症例，そのほか長期的に経口・経鼻胃管を要する症例が適応となる。

胃瘻により経口・経鼻胃管留置から解放され，薬剤やさまざまな形態の栄養を胃内に直接注入できるようになる。貯留した胃内容を排泄するルートとしても有用である。

術前評価

食道閉鎖症を除き，術前に上部消化管造影（正面・側面）を行い，以下の評価を行う。
①食道から十二指腸，空腸にかけての通過障害の有無（胃排泄障害，十二指腸狭窄，空腸狭窄，上腸間膜動脈症候群など）
②胃の位置・形態の評価（肋弓との位置関係，胃前壁と前腹壁間の距離，大腸や肝など介在臓器の有無）
③病的な胃食道逆流症（gastroesophageal reflux disease；GERD）の有無（腹部食道の長さ，His 角，食道裂孔ヘルニアなど）。

GERD が疑われるときには 24 時間インピーダンス pH モニタリングを行う。また，必要に応じて腹部 US や腹部 CT などを追加する。

手術は全身麻酔下に実施するので，麻酔前診察・検査が必要である。神経内科や脳神経外科など他の診療科があれば事前に術式や術後管理について了解を得る。なお，術前の排便・排ガスを促しておく。

胃瘻挿入留置器具

内部のストッパーとカテーテルの長さにより，①バルーン型ボタン，②バルーン型チューブ，③バンパー型ボタン，④バンパー型チューブ，の 4 種に分類される。(図 1)。

新生児例に対してはバンパー型であるマレコカテーテル® (8Fr) が，乳児期以降では苦痛が少なく安全に交換ができ事故抜去のリスクが少ないバルーン型のボタンが，それぞれまず選択されることが多い（12 〜 20Fr）。その後は体格や栄養の形態など症例に応じて型やサイズを変更する。

手術手技

①開腹 Stamm 法，② PEG，③ LG の 3 種類が行われている。小児の PEG では消化管内視鏡の観察下にいわゆるイントロデューサー法あるいはそれに準じた方法で造設されることが多い。一方，腹腔鏡補助下造設術は腹腔鏡による観察や操作と小開腹 Stamm 法や PEG に準じた手技に腹腔鏡を組み合わせた術式で，PEG が困難な症例に対しても小さな傷で適切な位置に安全に胃瘻を造設することができる。

①，②，③いずれも胃壁固定術と瘻孔作成術からなり，それぞれ複数の選択肢があるので，さまざまな胃瘻造設方法が提案・実施されている（表 1）。症例や医療施設の状況に応じて適切な術式を選択すべきである。

胃瘻造設部位の決定

腹壁上の予定部位は原則として左肋弓下 1 横指以上離れた部位とし，術前の上部消化管造影検査で胃体部〜胃角部前壁がこの部位の腹壁と直に接し，介在臓器がないことを確認できた症例には PEG を適用する。PEG の術中にも胃瘻予定部位の腹壁を圧迫し内視鏡で観察したり（指サイン），内視鏡の光を透見（トランスイルミネーション）して，胃体部〜胃角部前壁の適切な位置に造設できることを再確認する。

余裕をもって胃壁腹壁が密着していないと盲目的な大弯穿刺となり血管損傷のリスクが高い。高度の側弯症例

など胸郭，椎体，骨盤が変形していると，胃は肋弓より頭側に位置し，上腹部のスペースは狭いことが多い。その際は腹腔鏡補助を選択し，胃角部〜体部前壁を肋弓下まで引き下ろすことができる位置で造設する。

●胃壁固定法

小児ではほぼ必須の手順である。さまざまな方法が報告されている。

①開腹固定法：小開腹し直視下による胃壁腹壁縫合固定。適切な部位の胃前壁を選ぶのがやや難しい。

②器具を用いた胃壁全層固定：PEGでよく用いられ，鮒田式胃壁固定具®やTファスナーにより腹壁と胃壁全層を縫合固定する（胃内視鏡観察が必須で，1〜2週後に抜糸が必要）（図2）。

③腹腔鏡下胃壁固定術：②と同様の器具を使うこともできるが，腹壁と胃壁漿膜筋層との縫合固定は抜糸が不要で長期の固定が可能で有用である。例えば，1）胃瘻予定部位の前腹壁切開創からポートを挿入し，鉗子で胃瘻予定部位の胃前壁を把持し，ポート創から引き出し，胃

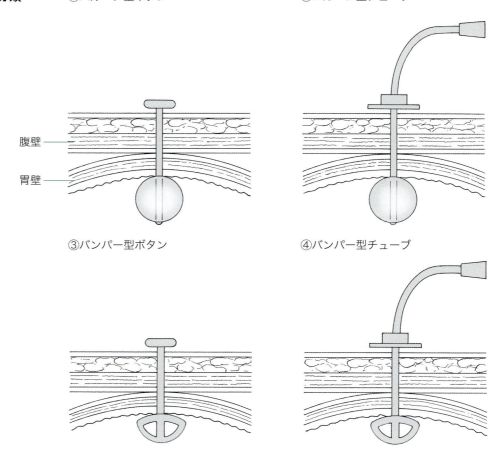

図1 胃瘻留置器具の分類　①バルーン型ボタン　②バルーン型チューブ
③バンパー型ボタン　④バンパー型チューブ

表1 胃瘻造設術法

胃瘻造設術	腹腔内確認	胃内確認	胃壁腹壁固定法	瘻孔作成法	略称
開腹ー	直視	直視	直視下縫合固定（胃壁漿筋層）	直視下胃壁切開，タバコ縫合（Stamm法）	LAG
腹腔鏡下ー	腹腔鏡	胃内視鏡	腹腔鏡下縫合固定（胃壁漿筋層）	小切開（電気メス），イントロデューサー法（シースありトロカー），イントロデューサー変法（ガイドワイヤー，ダイレーター）	LAPEG
経皮内視鏡的ー	なし		胃固定器具（鮒田式，Tファスナー，など）（胃壁全層固定）		PEG

LAG：laparosocpy-assisted gastrostomy, LAPEG：laparoscopy-assisted percutaneous endoscopic gastrostomy, PEG：percutaneous endoscopic gastroscopy

壁と腹壁の縫合固定を直視下に行う方法（胃瘻ボタンはStamm法にて挿入固定することが多い）（図3）や，2）腹腔鏡操作により胃瘻予定部を中心に胃漿膜筋層と前腹壁を数針縫合固定する方法がある．当院では後者を好んで行っている（後述）．

●瘻孔作成法

① Stamm法：開腹例やポート創を利用したLAGで選択される．引き出した胃壁に巾着縫合をおき，直視下に胃瘻カテーテルないしボタンを挿入固定する．胃内視鏡観察を要さない．

② イントロデューサー原法：胃内視鏡観察下にPS針®あるいはイントリーフ針®を用い，腹壁・胃壁を貫いて外筒（ピールオフシース）を挿入．適切なサイズの胃瘻カテーテルないし胃瘻ボタンを挿入固定（11，13，15，18，20Frなど選択可能）．

③ イントロデューサー変法：胃内視鏡観察下に細径カニューレ針を穿刺し，ガイドワイヤーを挿入．ダイレーターによる瘻孔拡張の後，外筒（ピールオフシース）に置換して，胃瘻カテーテルあるいはボタンを挿入固定する（動画1）．

④：②に準じるが針は用いず，胃内視鏡観察下に電気メスにて筋膜や胃壁を必要最小限小切開し，瘻孔を作成．外科ゾンデをスタイレットとしてバルーン型胃瘻ボタンを直接挿入し固定する（図4e）．

②～④はPEGやLAGにて選択できる．

合併症

穿刺操作が盲目的となるPEGでは，胃大弯穿刺による血管損傷や結腸など他臓器損傷のリスクがある．術前の画像検査や術中所見により安全に実施できるかの評価が大切である．リスクが高い場合は腹腔鏡補助を選択すべきである．一方，術後合併症で最も危険なのは術後早期の胃瘻カテーテルやボタンの逸脱である．瘻孔が脱落して腹膜炎となったり，カテーテルやボタンの再挿入時に誤挿入につながるリスクがある．瘻孔が完成し，安全にカテーテルやボタンの交換ができるまでには4週間程度かかるため，その間の逸脱は絶対に避ける．胃壁固定糸

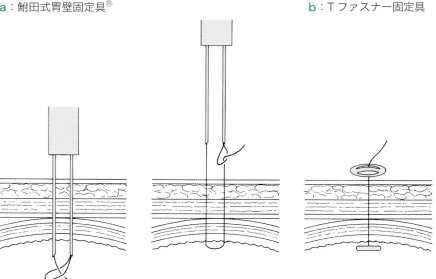

図2 PEGにおける胃壁固定具　　a：鮒田式胃壁固定具®　　b：Tファスナー固定具

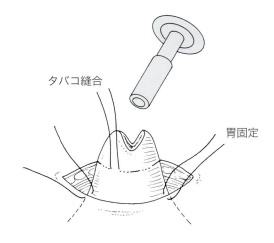

図3 腹腔鏡補助下胃壁固定術
胃瘻予定部位の胃前壁を把持鉗子でポート創から引き出し，胃壁と腹壁の縫合固定を直視下に行う．

タバコ縫合　　胃固定

を抜糸せず保持する術式は，その間の胃壁腹壁の離開を防げる点で万が一の場合有利である。その他の合併症に，瘻孔感染，瘻孔漏れおよび皮膚炎，肉芽などがある。なお，皮膚や胃粘膜を過度に圧迫しないよう適切な長さのボタンを用いることや，PEG で用いた胃全層を貫く固定具や固定糸は腹壁・胃壁に食い込んで感染を起こすことのないように，過度な張力を加えないことは合併症予防に重要である。

当院で行っている方法

開腹 Stamm 法

●適応

新生児症例，食道閉鎖一期的根治術困難症例，長期経管栄養依存症例や VP（脳室－腹腔）シャント症例

●方法

①新生児では胃瘻造設予定部を左上腹部横切開にて小開腹。直視下に胃前壁を確認し，創外に誘導する。胃瘻部の位置を決定し，Stamm 法に準じて 4-0 編糸吸収糸で巾着縫合を行う。胃前壁を小切開し，8Fr マレコカテーテル®を挿入。巾着縫合を結紮し，カテーテルを固定する。カテーテルが腹壁から垂直に保持されるように留意しながら，カテーテル周囲の胃前壁と腹壁腹膜を数針縫合固定する。その後，開腹創を閉創する。

②VP シャント例では，シャントカテーテルの汚染をできるだけ避けるために開腹法による胃瘻造設術を二期に分けて行っている。初回手術では胃瘻予定部腹壁を切開し開腹。胃体部前壁の胃瘻予定部位を創部の腹膜・腹直筋後鞘と縫合固定する。胃瘻予定部の中心にマーキングし，2～3 カ月後にマーキングを参考に創瘢痕に沿って開創する。胃壁に Stamm 法でバルーン式胃瘻ボタンを挿入し，閉創する[1]。

PEG

●方法

仰臥位にて経口で上部消化管内視鏡を挿入し，胃を膨らませ，胃壁と前腹壁の胃瘻予定部位を密着させる。確認は指サインやトランスイルミネーションにて行う。鮒田式胃壁固定具 II®を用いて胃瘻予定部の左右に腹壁・胃壁全層を通して U 字状の吊り上げ固定用ナイロン糸を誘導し，これを結紮して胃壁を固定する（過度に糸が皮膚に食い込まないように注意）。

注射針を胃瘻予定部から垂直に胃内に向けて穿刺し，腹壁＋胃壁の厚さを測定する。測定値より数 mm 長いバルーン式胃瘻ボタンを選ぶ。PS 針®ないしイントリーフ針®を用いて胃瘻予定部の腹壁／胃壁を穿刺し，ピールオフシースを通じて胃瘻ボタンを挿入し，バルーンにより

固定する。この間，過度な送気を避けながら胃内視鏡による観察を続ける。

左右の固定糸は 3～4 週後に抜糸する。

腹腔鏡補助下 PEG（図4）（動画1）

全身麻酔を導入。臍窩部縦切開にて 5mm ポート（カメラポート）を挿入する。

続いて，左右上腹部にそれぞれ操作ポートを挿入し，術者の操作鉗子用として用いる（なお，胃瘻造設予定部位に右手操作ポートを置くことも可能だが，操作しにくい）。左季肋下少なくとも 1 横指程度離れた腹壁上を胃瘻予定部位とする。胃体部前壁にも胃瘻予定部を設定し，腹壁の胃瘻予定部に届くかを検討する。

なお胃瘻予定部は食道裂孔と食道胃接合部（esophagogastric junction；EGJ）を結ぶ直線の延長上で，胃体部ないし胃角部前壁としている。

位置が決まったら腹壁の胃瘻予定部を中心として 0 時，3 時，6 時，9 時方向に 2mm 程度の小切開を置く。胃前壁には胃瘻予定部位を囲むように約 2cm 間隔で 0 時，3 時，6 時，9 時の漿膜筋層にそれぞれ 3-0 編糸吸収糸をかけ，各糸の両端は別々に腹壁の対応する切開創（例：0 時に対して 0 時）から体外に引き出し，U 字状の胃壁吊り上げ糸とする。気腹圧を低下させ，上記 4 本の吊り上げ糸を結紮し，胃前壁と腹壁を縫合固定する。ここで胃内視鏡を挿入し内腔から観察を続ける。4 つの結紮糸の中央の胃瘻予定部に垂直にカテラン針を刺入し，針先が胃粘膜を貫くまでの刺入長を測定する（腹壁の厚さ＋胃壁の厚さ）。

その少なくとも 5mm 長めのシャフト長のバルーン型胃瘻ボタン 18Fr を準備する。胃瘻予定部皮膚にボタンが挿入可能な程度の横切開を置き，次に電気メス（ニードル）を切開創に垂直にあて，腹壁／胃壁を貫いて胃内腔まで小切開する。外科ゾンデがこの瘻孔に入ることを確認し，これをスタイレットとして準備してあったバルーン型胃瘻ボタンを挿入する。このとき 0 時，3 時，6 時，9 時の糸を上方に牽引すると挿入しやすい。胃内視鏡でボタンが十分挿入されたことを確認した後，バルーンを拡張させ固定する。4 本の吊り上げ糸を短く切ると皮下に埋没され抜糸の必要はない。臍部および左右の腹壁のポートを抜去し，創閉鎖し，終了とする。

胃瘻造設されたら胃管は直ちに抜去し，胃瘻から胃内の減圧を開始する。栄養注入は翌日から胃瘻ボタンを用いて再開し，胃排泄の状況により増量していく。胃瘻ボタンの交換は 2 カ月後外来にて行う。18Fr 以上のサイズの胃瘻ボタンの交換の際は，正しく挿入されていることの確認には，経胃瘻カテーテル内視鏡（ポータブルマルチスコープ®）を用いている。なお，瘻孔作成法としてイン

トロデューサー変法を用いるのもよい．出血のリスクが低く瘻孔サイズが安定する（動画1）．なお，適切な長さの胃瘻ボタンの正しい胃内挿入には胃内視鏡が必須と考え，腹腔鏡下の観察に加え，必ず併用している．

動画1 腹腔鏡補助下胃瘻造設術

文献

1) 北河徳彦，新開真人，ほか：脳室腹腔シャント留置患者に対する胃瘻造設：シャント感染防止を目的とした2期的手術．Med Nutr PEN Leaders 2024；8：29-32．

図4 腹腔鏡補助下PEG

a：ポート・皮膚切開の位置

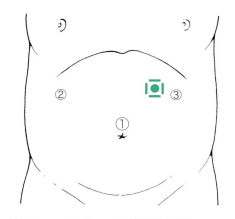

①臍カメラポート　●胃瘻予定部位
②右上腹部ポート　—小皮膚切開：胃固定糸結紮用
③左上腹部ポート　　（0時，3時，6時，9時）

b：胃瘻と固定糸の位置

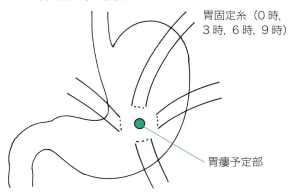

c：胃の固定

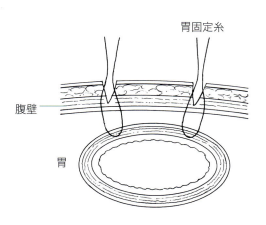

d：ゾンデ法による瘻孔作成

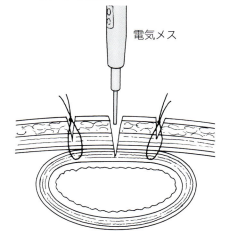

e：ゾンデ法によるバルーン型胃瘻ボタンの挿入

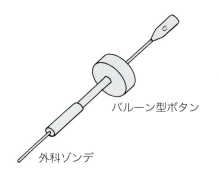

f：胃瘻造設

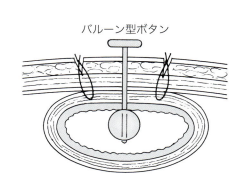

3. 人工肛門（ストーマ）造設，腸瘻造設・閉鎖

田中 潔

主な適応疾患

①中間位・高位鎖肛
②ヒルシュスプルング病（長域以上）ならびに類縁疾患
③総排泄腔外反症（膀胱腸裂）
④骨盤部腫瘍
⑤新生児消化管穿孔，壊死性腸炎，胎便関連腸閉塞症

小児ストーマの特徴

①一時的なストーマが多い。
②新生児期に，また緊急手術として造設術が行われることが多い。
③腹壁が小さく，造設できる部位が限られる。
④新生児・乳児では便が緩く，皮膚が脆弱であるため，皮膚障害が起こりやすい。特に小腸ストーマでは注意が必要である。
⑤緩い便が肛門側腸管に流入しやすく肛門側腸管の感染や，尿路系と交通のある鎖肛では尿路感染の原因となる。
⑥永久ストーマでは成長とともにストーマ孔の狭窄をきたすことがある。

ストーマ造設術

ここでは，頻度の高い鎖肛やヒルシュスプルング病で造設される一時的ループストーマの造設を中心に述べる。

術前ストーマサイトマーキング（図1）

皮膚・排泄ケア認定看護師とともに腹壁上でストーマが造設される可能性のある部位をマーキングする。ストーマ装具を貼付する範囲にしわができないことが重要であり，臍部に造設する場合を除いて，腹直筋を貫通する部位で左右の肋骨弓，上前腸骨棘，恥骨上溝から最低3cmは離してマーキングする。ストーマ造設腸管が未定の場合は数カ所マーキングをしておく。また，大きな開腹創を必要とする手術ではストーマ創と開腹創を別にしたほうが術後のパウチトラブルは少ないが，腹壁の小さい小児では難しいことがあり，また整容的な観点から開腹創をストーマに利用することもある。

ストーマ造設腸管は腹壁まで挙上できる腸管であり，原則としてS状結腸（左下腹部），横行結腸（上腹部），小腸である。水分吸収の観点からはできるだけ遠位腸管を選択する。また，上腹部ストーマは開心術創の汚染を誘発する可能性があるため，開心術予定患児では造設部位について心臓血管外科医と協議が必要である。鎖肛の場合，われわれは中間位鎖肛では左下腹部にS状結腸ストーマ，高位鎖肛では右上腹部に右横行結腸ストーマを造設している。高位鎖肛では，S状結腸ストーマでは造肛術の際直腸のpull-throughができない可能性があること，左横行結腸ではストーマ造設時あるいは閉鎖時に辺縁動脈を損傷させると左結腸の血行障害が起こる可能性があることからである（図2）。

ストーマ造設法

新生児では縦8mm，横13mm，乳児では縦10mm，横15mmの楕円形に皮膚と皮下脂肪を切除する。皮膚を楕円形に切除することにより円形のストーマとなる。腹直筋鞘前葉を横切開，腹直筋を左右に開排し，腹直筋鞘後葉と腹膜を横切開して開腹する（図3）。腹壁の切開が大きいと術後腸脱を起こしやすくなるので留意する。

ストーマ造設腸管を愛護的に創外に脱転する。造設腸管は拡張し壁が菲薄化していることが多く容易に損傷をきたす。27ゲージ針で穿刺し，貯留しているガスを排除してもよい。ヒルシュスプルング病では，caliber changeを確認し，拡張部を生検し，原則として神経節細胞を有する腸管の最肛門側をストーマとする。横行結腸の場合は，結腸壁に沿って大網を切離する。

ストーマの頂上となる部位に腸管に接して腸間膜にネラトンカテーテルを通し，口側と肛門側の腸管どうしを，腸間膜を挟み込むように両側とも縫着する（図4）。この縫着は，腸管を最終的に腹壁から挙上した際に最終糸が腹腔内に位置するところまで，4，5針かけるようにする。目的は，ストーマ中隔の陥没や腸脱の予防，ストーマ腸管と腹壁の間からの腸管脱出の予防である。そのためには，われわれは5-0あるいは6-0の非吸収糸を用いている。腸管全層に針糸がかかると腸瘻の原因となるため，薄い腸壁の漿筋層のみに針糸がかかるよう，また腸壁が裂けないよう慎重に結紮する。特に直腸肛門奇形では腸壁が薄いので注意が必要である。

図1 ストーマ造設部位と造設腸管

① 左下腹部：S状結腸
② 左上腹部：横行結腸左側
③ 右上腹部：横行結腸右側
④ 右下腹部：回腸
⑤ 臍：いずれの腸でも可

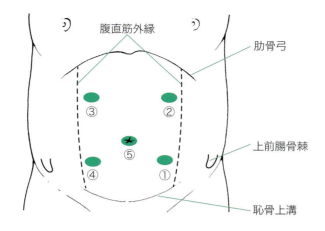

図2 腸管ストーマ作成の注意点

a：横行結腸左側ストーマ：直腸 pull-through の際に下腸間膜動脈根部を切離した場合（①），ストーマ閉鎖時に辺縁動脈を切離する（②）と左結腸の血流障害をきたすことがある（③）。

b：S状結腸ストーマ：直腸 pull-through の際にS状結腸動脈と上直腸動脈分岐部手前を切離した場合（①），ストーマ閉鎖時に辺縁動脈を切離する（②）とS状結腸から直腸の血流障害をきたすことがある（③）。

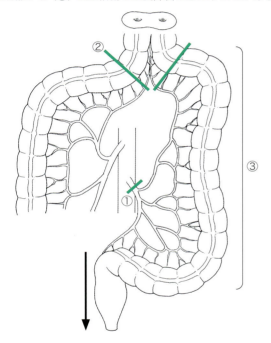
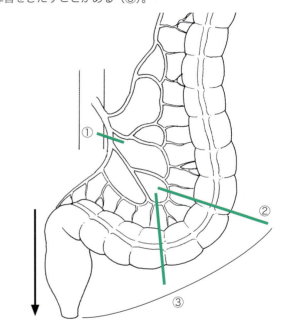

図3 開腹

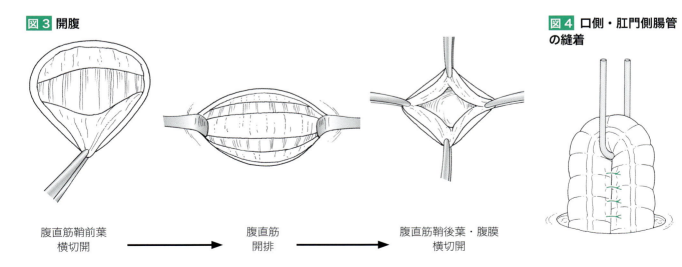

腹直筋鞘前葉横切開 → 腹直筋開排 → 腹直筋鞘後葉・腹膜横切開

図4 口側・肛門側腸管の縫着

3. 人工肛門（ストーマ）造設，腸瘻造設・閉鎖

いったんストーマ腸管を腹腔内に還納する。その際，再度腸管を挙上する際にねじれないよう，ネラトンカテーテルの先端の方向を把握しておくことが重要である。

腹壁（腹直筋鞘前葉−後葉・腹膜）に全周性に腸管固定用の針糸を8〜12針かける（図5）。やはり新生児で5-0〜6-0の非吸収糸を用い，後の結紮が腹腔側とならないよう，必ず前葉側から糸をかけるようにする。非吸収糸を用いる利点は腸管と腹壁の固定が確実になりストーマ傍ヘルニアや腸脱のリスクが減ること，ストーマ閉鎖の際に糸を見つけることで腸管と腹壁の境界の識別が容易になることである。

腸管がねじれないよう留意しながら再度腸管を創外に脱転する。新生児・乳児は仰臥位で過ごすことが多いため，ストーマ便の肛門側腸管流入を避けるためにはS状結腸ストーマでは口側が外側となるようにする。また，低いストーマは術後パウチと皮膚の間に便が漏出しやすくなるため，腸管を十分に挙上する。先に腹壁にかけておいた針糸で腸管の漿膜筋層に針糸をかけ，腸管と腹壁を固定する（図6）。固定糸のうち2針は口側と肛門側腸管にコの字に針糸をかける。このときも腸管全層に針糸がかからないよう留意が必要である。ストーマ腸管に緊張がかからなければネラトンカテーテルを抜去する。

腸管の腸間膜対側を切開する。われわれは十字に切開している。その際，ストーマ口と腹壁の間の距離を保つよう特に口側では切開縁と皮膚の距離を1cm以上は離すようにする（図7）。

腸壁は自然に反転し，粘膜が外反するようになるが，ストーマ創感染や瘢痕収縮予防のため腸管壁と皮膚を縫合固定する。その際，①皮膚，②その高さの腸管漿筋層，③腸管切開縁全層の3カ所に針糸をかける（3点固定）（図8）。この糸は1週間ほどで抜糸することで，縫合部の瘢痕形成による皮膚の凹凸を防ぐ。

術後早期用の装具を装着して手術を終了する。

超低出生体重児における留意点

消化管穿孔，胎便関連腸閉塞症など小腸ストーマを造設することが多い。術前から全身状態が不良で術中低体温に陥りやすいため，より短時間で手術を終える必要がある，また，より腸管が薄く脆弱である。以上の理由から腸管どうしの縫着や腸管と腹壁の縫合は6-0や7-0の糸を用い，運針や結紮には細心の注意が必要である。これらの縫合は1，2針にとどめざるを得ないことがある。また，腸管と腹壁を縫合固定しないsutureless stomaを造設することがある[1]。

小児ストーマの合併症

小児ストーマに特有の合併症はない。早期合併症にはストーマ腸管壊死・陥没・脱落，腹膜炎，創感染，創哆開が，晩期合併症に皮膚障害，腸脱，瘻孔形成，ストーマ傍ヘルニア，狭窄，腸閉塞などがある。これら合併症を防ぐためには適切なサイトマーキング，高いストーマの造設を含めた適切なストーマ造設や術直後からの適切な管理が必須である。肛門側腸管への便流入による腸炎や鎖肛では尿路感染，成長に伴うストーマ狭窄にも気を配る必要がある。

ストーマ閉鎖術

低出生体重児の一時的ストーマの閉鎖の際には身体発育を促すため，あるいは肛門側腸管を"育てる"ために肛門側腸管への便注入を行う[2]。

術中の便汚染を防ぐために，術前日から経口摂取を禁止しておく。

全身麻酔導入後ストーマ口を縫合閉鎖する。この糸は1cmほど残しておく。その後ストーマ周囲皮膚を消毒前に十分に洗浄する。

仮閉鎖に用いた糸を牽引しながらストーマ周囲腸管を紡錘形にくり抜くように切開する（図9）。適宜把持する糸を換えることによって腸管の牽引方向を変えることができる。皮下組織を剥離し，筋膜に達する。その際腸管損傷を避けることが重要である。ストーマ造設時に用いた固定糸が見つかればそれを頼りに腸管と筋膜の境界を見出し，腸管に沿って腹腔内に到達する。1カ所到達したら，鉗子を挿入しそれをガイドにして全周性に腸管と腹壁の間を剥離し，腸管を創外に十分脱転する。腸管の腹壁貫通部を切除するため，造設時に縫合した両脚の縫着をはずし，切除部の腸間膜血管を結紮切離する。その際，腸管壊死を防ぐため辺縁血管を温存させる（図10）。ストーマ腸管を切除する。口側が太く肛門側が細いことが多く，吻合径を合わせるため肛門側腸管を斜めに切離してもよい。縫合は4-0あるいは5-0の吸収糸を用い，全層一層縫合で行う。吻合部の通過ならびに漏れがないことを確認し，腸間膜裂隙を縫合して腸管を腹腔内に還納する。腹腔内を洗浄し，腹膜から筋膜までを4-0あるいは3-0の吸収糸で縫合閉鎖する。感染が起こりやすい創であるため，皮下を十分洗浄し，浅腹筋膜，皮膚（結節埋没縫合）を5-0あるいは6-0の吸収糸で縫合する。なお，手術で用いる糸はモノフィラメント糸であることが望ましい。

創を巾着縫合で閉鎖すると長期結果で創痕が目立たな

くなる[3]。その際は腹壁を閉鎖後，筋膜上を十分剥離し4-0モノフィラメント吸収糸で真皮に巾着縫合をかけ縫縮する。

抗菌薬は執刀前を含め8時間ごとに3回用いる。また，通常胃管などによる消化管減圧は行わない。

文献

1) 大橋研介，越永従道，ほか：Sutureless enterostomy は本当に有効か. 小児外科 2018；50：897-901.
2) 吉田真理子，小西健一郎，ほか：低出生体重児の小腸瘻肛門側腸管に腸液注入を行うための工夫とその有用性. 日小外会誌 2018；54：1050-5.
3) Örtqvist L, Almström M, et al: Cosmetic and functional outcome after stoma site skin closure in children. Pediatr Surg Int 2011; 27: 1123-6.

図5 腹壁への腸管固定糸の糸掛け

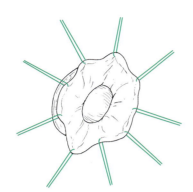

図6 腸管と腹壁の固定

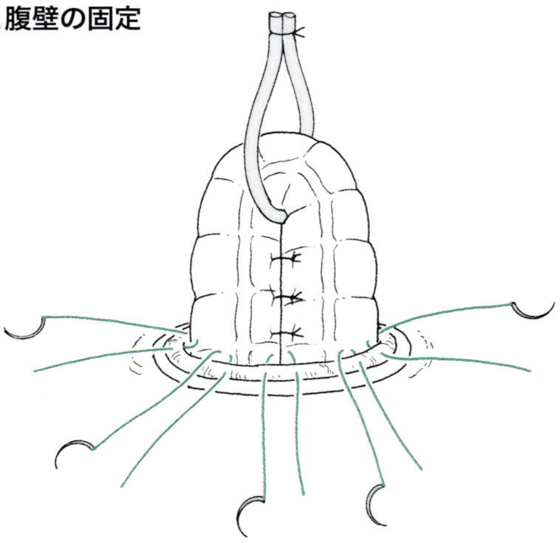

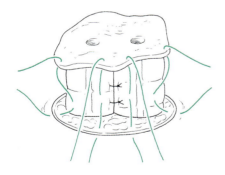

図8 3点固定

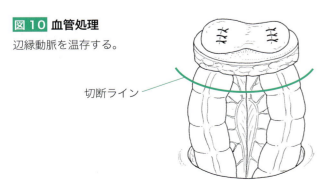

図7 十字切開

口側の切開縁は皮膚から1cm以上はあける。

切開線

肛門側　　口側

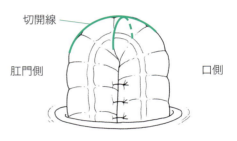

図9 ストーマ周囲腹壁の切開

仮閉鎖に用いた糸を牽引しながらストーマ周囲の腹壁を切開する。

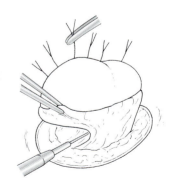

図10 血管処理

辺縁動脈を温存する。

切断ライン

I 基本手技

4. 消化管吻合

中村恵美，櫻井　毅，和田　基

　成人では鏡視下手術の普及に伴い器械吻合が主流となりつつあるが，小児では，口径差のある吻合が多い，口径が小さく自動縫合器が使いにくい，異物を残したくない，などの理由から手縫い吻合を行う機会が多い。本項では手縫い吻合について概説する。

縫合法の種類

　消化管縫合は，漿膜接合か断端接合か，一層か二層か，結節か連続かで大別され，さまざまな縫合法が考案されてきた。

　小児の消化管吻合の実際であるが，多くは腸管径が細いため，吻合部が内翻して粘膜面が大きく盛り上がるAlbert-Lembert縫合では通過障害のリスクが高い。また，特に新生児では腸管壁が脆弱なため，層々吻合では組織の挫滅による縫合不全のリスクが高くなることから，一層全層縫合やGambee法が選択されることが多い。本項では端々吻合において一般によく用いられるAlbert-Lembert縫合，一層全層縫合，Gambee法の手術手技について解説する。

吻合の基本手技

Albert-Lembert 縫合（図1）

　漿膜筋層縫合を行うLembert縫合に全層縫合を加えた漿膜接合型二層縫合である。

　まずはAlbert縫合を行う。これは結節縫合でも連続縫合でも行われる。連続縫合は時間短縮になるが，狭窄をきたすことがあるため注意が必要である。はじめに腸管膜付着部とその対側の両端に糸をかけてから，後壁の縫合を行う。後壁の内側から外側，対側腸管の外側から内側に運針する（図1a）。両端にかけた糸を結紮した後，前壁の縫合を行う。前壁の外側から内側，対側腸管の内側から外側へ運針する（図1b）。

　続いてLembert縫合に移る。Albert縫合の縫合糸が埋没するように，前壁の漿膜筋層を結節縫合する（図1c）。前壁の縫合が終了したら，腸管を裏へ返して後壁の漿膜筋層縫合を行う。

一層全層縫合（図2）

　断端接合型一層縫合である。低出生体重児など，Gambee法を行うには組織が脆弱な場合に行うことが多い。

　はじめに両端に糸をかけ，結紮せずに把持しておく。後壁の内側から外側，対側腸管の外側から内側に運針する。細い腸管の場合，順次結紮してしまうと，次の糸がかけにくくなるため，結紮せずに把持しておく。両端は縫合不全の好発部位なので，両端の隣にかける糸は両端のすぐ近くに置く。後壁の糸をかけ終えたら，順に結紮していく。

　続いて前壁の縫合へ移る。腸鉗子をかけていれば緩め，前壁を引き上げる。前壁は外側から内側，対側腸管の内側から外側へ運針する。漿膜側は大きく，粘膜は小さくかけることで外翻を防ぎ，粘膜が露出することなく縫合できる（図2a）。

　縫合間隔の広い箇所がないか確認し，あれば縫合を追加するが，反対側腸管（前壁を縫合する場合は後壁）まで縫い込んでしまわないよう注意して縫合する（図2b）。

Gambee 法（図3）

　垂直マットレス縫合による断端接合型一層縫合である。

　腸管Aの全層に外側から内側へ通したら，そのまま腸管Aの粘膜のみを内側から外側へかける。続いて腸管Bの粘膜のみを外側から内側へかけ，腸管Bの全層を内側から外側へ運針する方法である（図3a）。

　はじめに両端に垂直マットレス縫合で糸をかけ，結紮せずに把持しておく。後壁縫合から行うが，原法では，後壁は全層一層結節縫合である。ただし，最近は後壁も垂直マットレス縫合する変法も行われる。後壁の垂直マットレス縫合は，腸管Aの全層に内側から外側へ通し，腸管Bの全層を外側から内側へ通す。腸管Bの粘膜のみを内側から外側へかけ，腸管Aの粘膜を外側から内側へかける（図3b）。両端は縫合不全の好発部位なので，両端の隣にかける糸は両端のすぐ近くに置く。

　時間短縮のため，縫合のいくつかを垂直マットレス縫合にして，間を全層一層縫合にしても，比較的良好に層の接合を得ることができる（図3c）。

　両端，後壁，前壁の順に縫合し，縫合間隔の広い場所

図1 Albert-Lembert縫合

a：両端に糸をかけてから後壁の全層縫合を行う（Albert縫合）。

b：続いて前壁の全層縫合を行う（Albert縫合）。

c：漿膜筋層縫合を，前壁，後壁の順に行う（Lembert縫合）。

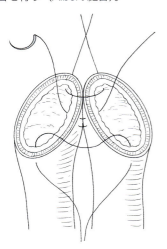
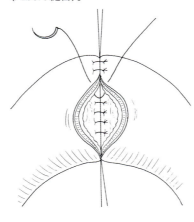
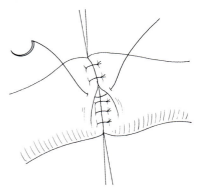

図2 一層全層縫合

a：漿膜側は大きく，粘膜は小さくかける。

b：左手の親指と人差し指で内腔を確保し，反対側腸管を縫い込まないようにするなど注意する。

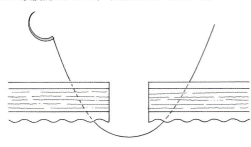
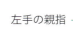
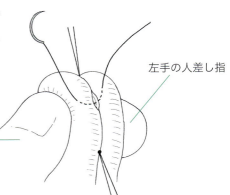

図3 Gambee法

a：前壁の垂直マットレス縫合

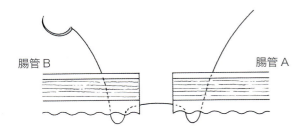

b：後壁の垂直マットレス縫合

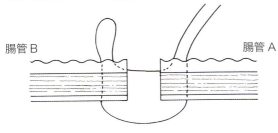

c：×：垂直マットレス縫合，△：全層一層縫合

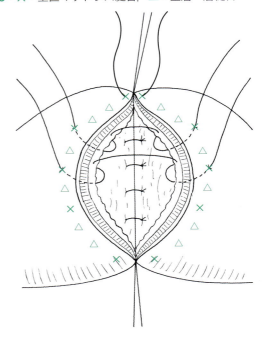

があれば縫合を追加する。

口径差のある吻合の工夫

端々吻合においては，アライメントを合わせて吻合するのが基本であるが，先天性腸閉鎖症など口側腸管が著しく拡張し，口径差のある腸管吻合ではさまざまな工夫がなされている[1]。

end to end（図4）

はじめに両端に糸をかける。次にその中点に結節縫合を置き，さらにその中点を縫合する。これを繰り返すことで，口径差がある場合も均等な間隔で縫合ができる。

end to oblique (Benson.1960)（図5）

径の小さい腸管の断端を腸間膜対側へ切り込むように斜めに切離し，口径を合わせて吻合する。

end to back (Nixon.1971)（図6）

径の小さい腸管の腸管膜対側に縦方向の切開を加え，口径を合わせて吻合する。

tapering (Grosfeld.1979)（図7）

径の大きい腸管の腸管膜対側を斜めに切除し，口径を合わせて吻合する。

縫合材料

縫合糸は，抗張力，組織反応性，感染リスク，操作性などを考慮して選択する。治癒の早い消化管では長く異物が残存しないことが望ましく，操作性では劣るが組織反応性や感染リスクの低い吸収性合成モノフィラメントが適している[2]。糸の太さは新生児や乳児では5-0を使用することが多いが，低出生体重児では6-0，年長児では4-0など状況に応じて選択する。縫合針は，丸針・無傷針で，弱弯または強弯針を使用することが多く，繊細な操作に適したヘガール型持針器を使用する。層を正確に同定するため，2.5倍程度の拡大鏡を用いることも推奨される。

文献

1) 河崎正裕，髙尾智也，ほか：先天性腸閉鎖症における口径差のある腸吻合の工夫．日小外会誌 2011；47：82-4．
2) 菱木知郎，吉田英生：糸の種類と選択．小児外科 2010；42：1054-8．

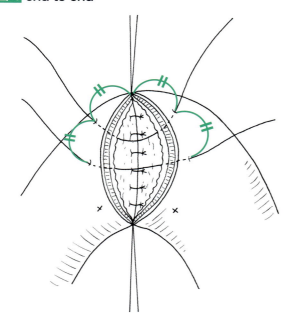

図4 end to end

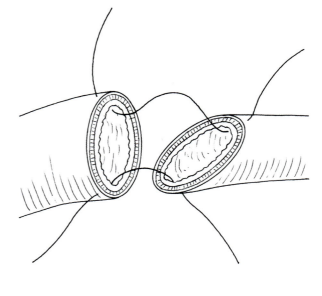

図5 end to oblique (Benson.1960)

図6 end to back (Nixon.1971)

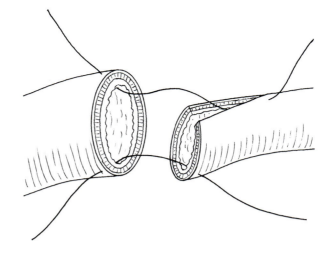

図7 tapering (Grosfeld.1979)

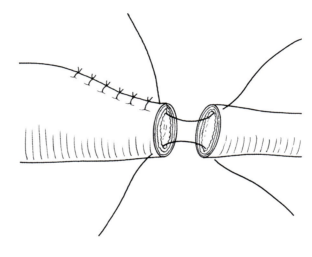

I 基本手技

5. 中心静脈路の確保

安藤 亮, 和田 基

　小児においても中心静脈カテーテル (central venous catheter; CVC) は静脈栄養や化学療法, 周術期管理などに広く使用され, その挿入手技は小児外科医として必須である。CVC には Broviac™・Hickman™ カテーテル (以下, Bro CVC), 末梢挿入式中心静脈カテーテル (peripherally inserted central venous catheter; PICC), 新生児用 PI カテーテル, CV ポートなどさまざまなカテーテルがある。腸管不全症例に対する静脈栄養では使用期間が長く, 使用頻度も高いので長期留置可能な Bro CVC, 骨髄移植や多剤併用の化学療法を長期間行うような症例では長期留置可能でダブルルーメンである Hickman™ カテーテル, 幼児以上の周術期管理や期間の限られた化学療法目的の場合は上腕皮静脈より挿入可能な PICC, 低出生体重児や新生児期に対しては新生児用 PI カテーテル, 年長児で使用頻度が低い症例では CV ポートといったように年齢や使用期間, 頻度などによって使い分けている。本項では主に成人領域では経験することの少ない Bro CVC の挿入手技と外頸静脈カットダウン法による CVC 挿入手技ついて解説する。

挿入部位の決定

　術前に CT や超音波検査などで中心静脈アクセスルートの開存を確認する。特に腸管不全などで長期間のカテーテル留置の既往がある症例では血管閉塞や狭窄などを認めることも多く, 留意が必要である。小児で使用されるアクセスルートとしては鎖骨下静脈, 内頸静脈, 外頸静脈などがあり, それぞれに利点と欠点が存在する。鎖骨下静脈は屈曲が少ない形での CVC 留置が可能である一方, 気胸や pinch-off syndrome のリスクがあり, 超音波ガイド法での穿刺はある程度の経験を要する。内頸静脈は穿刺やカテーテル位置の調整が容易だが, 皮下トンネルを作成するときに鎖骨を越える形となり, 穿刺部付近で CVC が屈曲する可能性がある。外頸静脈はカットダウン法で行った場合は穿刺に伴う合併症がなく, 確実な止血が可能であるが, 血管径が細い症例では手技が困難である。当科では幼児期以降は右鎖骨下静脈からの Seldinger 法による留置を第一選択とし, 乳児期早期および出血傾向がある症例では外頸静脈カットダウン法による留置を行っている。

麻酔方法: 小児では通常全身麻酔下で行っている。安静を保てる成人や年長児では局所麻酔下でも可能である。

右鎖骨下静脈からの Seldinger 法による Bro CVC 留置（動画 1）

体位・清潔操作

　仰臥位で皮下トンネルを穿刺部から前胸部のカテーテル挿入部まで 5 〜 10cm ほど確保できるように乳頭より尾側までを消毒する。内頸静脈穿刺や外頸静脈カットダウン法に変更する可能性や対側に変更する可能性がある場合は頸部および対側まで十分に消毒する。

静脈穿刺・ガイドワイヤー留置

　エコーガイド下に右鎖骨下静脈を穿刺し, ガイドワイヤーを挿入する。穿刺手技およびガイドワイヤー挿入の詳細に関しては日本麻酔科学会安全委員会発行の「安全な中心静脈カテーテル挿入・管理のためのプラクティカルガイド 2017」を参照されたい。X 線透視によりガイドワイヤー先端が上大静脈から右房にあることを確認して, 穿刺針を抜去する。ガイドワイヤーが右室内に入ると不整脈や心筋損傷をきたす可能性があるため, 操作中にガイドワイヤー逸脱を予防する目的で深く入れる際は下大静脈内に先端が来るように留意する。

皮下トンネルの作成

　ガイドワイヤーを血管内に留置した状態で皮下トンネルを作成する。挿入部は内側すぎると皮下組織が薄くなり, 外側すぎるとランドセルやリュックなどの肩紐に重なったり, カテーテル位置異常の原因となることもあるため通常は乳頭よりやや内側上方としている (図1)。局所麻酔を行い, 外科ゾンデもしくは付属のトンネラーにカテーテル先端を固定して, 挿入部から穿刺部まで皮下を通す (図2)。ダクロンカフが挿入部より 10mm 前後の位置にくるように調整する。内頸静脈を穿刺した場合は直線的に穿刺部まで皮下トンネルを作成すると穿刺部でカテーテルが強く折れ曲がってしまい, 閉塞の原因となることがあるので, 一度外側を経由する形で皮下トンネルを作成することも考慮する。続いて, 透視でカテーテル先端が気管分岐部の 1–2 椎体尾側（第VI胸椎下縁

付近）に位置する長さを確認して，カットする（図3）。

イントロデューサーの挿入

　ガイドワイヤーに沿って付属のイントロデューサーを挿入する。外筒を装着した状態では抵抗が強く挿入困難な場合は一度内筒のみを挿入してルートを拡張する（図4）。イントロデューサー外筒の先端が上大静脈に達するところまで挿入できたら，外筒のみを残して，ガイドワイヤーと内筒を抜去する。

カテーテルの留置

　イントロデューサーを介してカテーテルを血管内へ挿入する（図5）。カテーテルがイントロデューサー内腔の折れ曲がりや狭窄のために進まないときにはラジフォーカス®ガイドワイヤーをカテーテル内腔に通すことで剛性を強化し進められることもある。全長を挿入したら，少しずつイントロデューサーをピールオフしていく（図6）。この際にカテーテルが抜けてくることもある

図1 カテーテル挿入位置

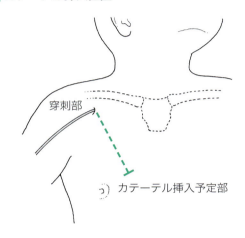

図2 外科ゾンデを用いた皮下トンネルの作成

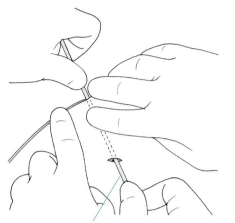

図3 外側を経由しての皮下トンネルの作成

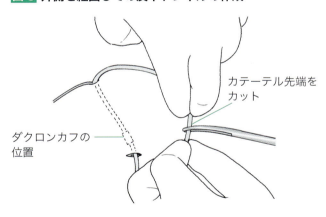

図4 イントロデューサーの挿入

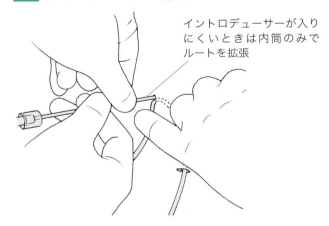

図5 カテーテルの血管内挿入

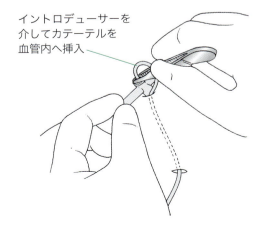

図6 イントロデューサー外筒のピールオフ

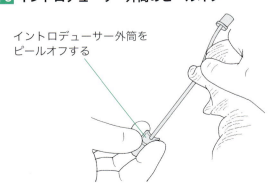

ので，先端が適切な位置にあることを透視で確認しながら行う。ピールオフ後にカテーテルからの注入と血液の逆流がスムーズであることを確認し，皮下トンネル刺入部にナイロン糸で縫合固定する（図7）。

動画1 中心静脈カテーテルの留置

位置，合併症有無の確認

胸部X線写真でカテーテル先端の位置と血気胸などの合併症の有無を確認して終了する。

外頸静脈カットダウン法によるCVC留置

カテーテルの選択

使用するカテーテルは3kgに満たない低出生体重児や新生児ではBro CVC 2.7Fr，乳児期以降ではBro CVC 4.2Frを基本とするが血管径により適宜変更する。

体位

肩枕を入れて頸部を伸展させ，外頸静脈を視診および超音波検査で確認し，必要であればマーキングを行う。

血管の確保，カテーテルの挿入

術野を消毒後，血管の直上に横切開を置いて（図8），外頸静脈の中枢側と末梢側を4-0吸収糸でテーピングする。分岐があれば適宜結紮処理して，血管の長さを1cm以上確保する。皮下トンネルをSeldinger法と同様に作成して，透視でカテーテルの長さを確認してカットする。先端を直角ではなく約60°の角度にカットすると（図9）血管内への挿入時に血管後壁に沿わせて挿入しやすくなる。外頸静脈の末梢側を結紮して，約半周切開する。この際に前壁側より血管全体を把持して，90°回転させて半分切ることで血管の後壁を残した状態で切開することができる（図10）。また，より末梢側を切開することで挿入できなかったときに，再度中枢側を切開して挿入を試みることができる。切開後は中枢側の糸を軽く牽引することで出血をコントロールする。術者と助手で切開した血管の両端をマイクロ鑷子で把持して内腔を確認して，カテーテルを挿入する（図11）。挿入後に透視で先端の位置を確認する。先端が内頸静脈や対側の鎖骨下静脈にある場合は一度カテーテルを浅くして，肩を挙上したり，首を同側に向けたりしながら再挿入して上大静脈に先端を進める。困難な場合は4.2Frであればラジフォーカス®ガイドワイヤー0.018inchを挿入して誘導することも可能である。深くなってしまう場合は5〜10mmほどであれば皮切部の皮下にループを形成して調整可能である。

先端の位置を決めたら，カテーテルの注入と血液の逆流を確認して，テーピングした糸を結紮してカテーテルと血管を固定する。結紮後に改めてカテーテルの注入と血液の逆流を確認し，皮下トンネル刺入部にナイロン糸で縫合固定する。頸部の創を閉創して終了する。

術中・術後合併症とその対策

気胸

胸部X線写真で気胸の有無を確認するが術直後の撮影でははっきりしないこともあり，咳などの症状があれば術翌日にもX線写真で確認する。胸腔ドレナージは必要とせず，保存的に軽快することが多い。

動脈穿刺

鎖骨下静脈の穿刺で動脈を穿刺すると外部からの圧迫では止血が困難なことがある。7Fr以下のカテーテルであれば抜去して10分間外部から圧迫止血することで止血可能とされているが，7Frより太いカテーテルやダイレーターが動脈に挿入された場合や圧迫不可能な場合は血管外科医に相談するべきとされている。

血胸，縦隔血腫，心タンポナーデ

複数回の穿刺を要した症例や動脈穿刺となった症例では特に注意を要する。またガイドワイヤーやイントロデューサーにより，心嚢内を損傷した場合は心タンポナーデをきたすので，必要以上に深く挿入しないように留意が必要である。発症した場合は症状に応じてドレナージが必要となる。

カテーテル事故抜去・位置異常

Bro CVCのダクロンカフは術後3週ほどで皮下に癒着し固定されるがそれまではナイロン糸やテープによる固定が必須である。刺入部が浅くなくとも先端の位置異常をきたすこともあり，長期に使用する場合は定期的に胸部単純X線写真などで先端の位置を確認する。先端が浅くなってきた場合，中心静脈アクセスルートが限られる症例では再挿入が困難なことも多く，カテーテルからガイドワイヤーが挿入可能なうちに入れ替えを行う必要がある。

文献

1) 仁尾正記：外科的基本手技とその適応．標準小児外科学 第8版，医学書院，2022，p53-6．
2) 日本麻酔科学会安全委員会：安全な中心静脈カテーテル挿入・管理のためのプラクティカルガイド 2017．https://anesth.or.jp/files/pdf/JSA_CV_practical_guide_2017.pdf（2024年11月5日アクセス）

I 基本手技

図7 カテーテルのナイロン糸固定

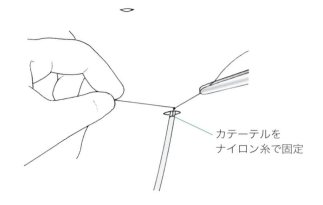

カテーテルを
ナイロン糸で固定

図8 頸部の切開

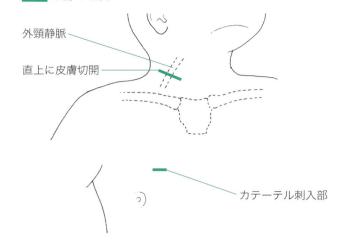

外頸静脈

直上に皮膚切開

カテーテル刺入部

図9 カテーテル先端のカット

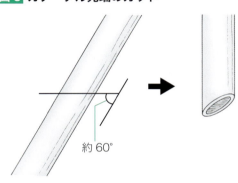

約60°

図10 血管の切開

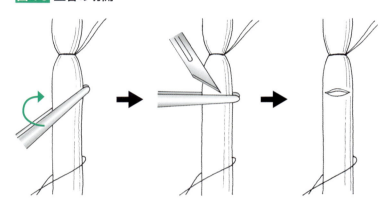

前壁側より血管を把持して，
90°回転させた状態で半分切開

図11 血管内へのカテーテルの挿入

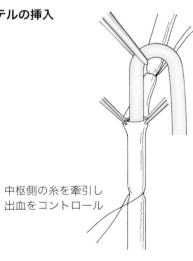

切開した血管の両端を把持して，
血管後壁に沿わせてカテーテル
を挿入（マイクロ鑷子）

中枢側の糸を牽引し
出血をコントロール

5. 中心静脈路の確保

I 基本手技

6. ECMO

城田千代栄

ECMO カテーテル挿入は肺機能補助が必要な幅広い年代に行われており，挿入法や送脱血路の選択も体格によりさまざまである。本項では小児外科医が担当することの多い，新生児へのカットダウンでのカテーテル挿入について概説する。ECMO の適応については施設ごとの考え方もあるため，他書に譲るが，参考までに当院 NICU の導入基準を紹介する（表1）。

カテーテルの選択

挿入血管とカテーテルの選択のために，エコーであらかじめ血管径を確認する。単純計算で血管径 ×3.14Fr のカテーテルが挿入可能であるが，新生児の場合には血管よりも太いカテーテルを挿入せざるを得ないことがある。

日本で発売されている ECMO カテーテルは，シングルルーメン 8Fr（BioMedicus NextGen），ダブルルーメン 13Fr（Avalon Elite）が最小サイズである[1]。米国では Crescent™ RA cannula 13Fr が新生児に使用されているが，本稿執筆時点ではわが国では販売されていない。現時点で唯一国内販売されている 13Fr Avalon ダブルルーメンカテーテルは上下大静脈双方からの脱血という仕様であり，透視や心エコーによる持続モニタリングを行いながら挿入することが推奨されており，横隔膜ヘルニアのような出生後まもない新生児への使用経験が非常に少なく，適応には慎重な判断が必要である。カテーテルの特性や体重ごとのサイズの選択については Jensen や McDermott らが詳しく報告しているため参考にしていただきたい[2, 3]（表2，図1）。

挿入の手順

体位

患者を持ち上げなくても X 線フィルムを入れることのできるベッドで行う。

カテーテルの位置異常を生じないように挿入後も同じ体位を保つため，褥瘡防止マットの下に肩枕を挿入する（図2）。

表1 当院の ECMO 導入基準

A．適応疾患：肺の安静化が必要なとき
・新生児遷延性肺高血圧症 ・胎便吸引症候群 ・先天性横隔膜ヘルニア ・呼吸窮迫症候群 ・重篤な気胸，縦隔気腫　　　など
B．適応基準
・可逆性の呼吸不全であること ・出生体重≧ 1,800g，在胎期間≧ 34 週（カテーテルが入ることが条件にもなる） ・HFO および NO 吸入療法がすでに施行されており，無効か効果不十分である場合
C．除外基準
・頭蓋内出血 ・重症仮死が基盤にあって，重篤な中枢神経系障害を示す所見が得られているとき ・重篤な先天異常を合併している ・呼吸循環不全のないチアノーゼ性心疾患

（名古屋大学医学部附属病院 NICU のマニュアルから一部抜粋）

I 基本手技

表2 新生児のカテーテルの体重ごとのサイズ選択

Patient Weight	Arterial Cannula Size		Venous Cannula Size		
	Short (cervical/axillary)	Long (femoral)	Single lumen Short (cervical)	Long (femoral)	Dual-lumen (cervical)
<3 kg	8-10 Fr	—	12-14 Fr	—	12-13 Fr
3-10 kg	10-12 Fr	—	14-16 Fr	—	12-16 Fr
10-20 kg	12-14 Fr	12-15 Fr	14-18 Fr	15-19 Fr	19 Fr
20-30 kg	14-16 Fr	12-15 Fr	16-20 Fr	19-21 Fr	19-20 Fr
30-40 kg	16-18 Fr	17-19 Fr	20-22 Fr	19-23 Fr	19-23 Fr
>40 kg	18-20 Fr	19-23 Fr	22-24 Fr	23-27 Fr	27-31 Fr

(McDermott KM, Moursi M, et al: Best Practices for Vessel Management in Pediatric Extracorporeal Membrane Oxygenation Cannulation, Decannulation, and Follow-up: A Narrative Review. J Pediatr Surg 2025; 60: 161961. より引用)

図1 ECMOカテーテル

a：V/A ECMOカテーテル

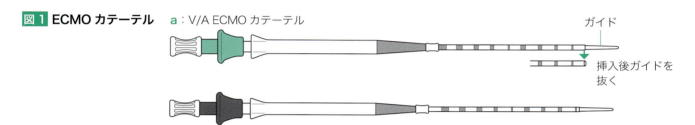

ガイド
挿入後ガイドを抜く

b：V/V ECMOカテーテル
①上下大静脈脱血，右房送血タイプのカテーテル（Avalon Elite）：透視または心エコー下での挿入を推奨
②右房脱血，右房送血タイプのカテーテル

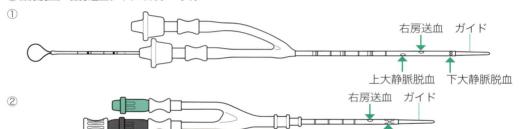

① 右房送血　ガイド
上大静脈脱血　下大静脈脱血

② 右房送血　ガイド
右房脱血

図2 体位

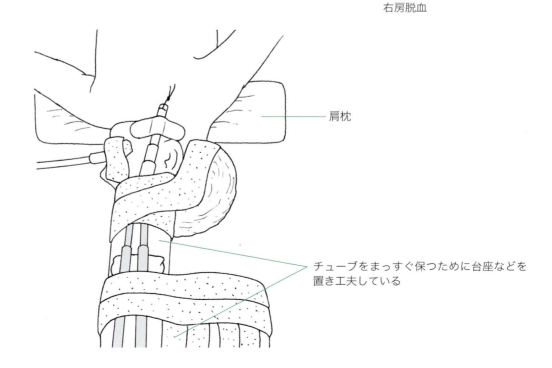

肩枕
チューブをまっすぐ保つために台座などを置き工夫している

23

エコーによる血管走行の確認

　体位をとってから再度エコーを行い，胸鎖乳突筋，内頸静脈，総頸動脈の位置を確認して皮膚切開部位を決める。事前に皮膚に血管走行のマーキングをしておくとよい。通常は胸鎖乳突筋を分けると直下に carotid sheath に包まれた総頸動脈と内頸静脈が容易に認められるが，皮膚切開の高さや首の向きなどで予想とずれていることが少なくない。血行動態の不安定な患者が対象であることから，できるだけ余分な操作を省いて血管にアプローチができるように，血管の位置をイメージして準備しておくのが合理的である。

手術手技

　2 〜 3cm の皮膚切開を置き（図3），胸鎖乳突筋に達するまで皮下組織と広頸筋を切開する。胸鎖乳突筋を左右に分けると内頸静脈，総頸動脈，迷走神経を包んだ carotid sheath が露出される（図4）。

V/V ECMO の場合

　Carotid sheath を開放するとすぐに内頸静脈が認められるため，周囲を剥離して血管テープをかける。この際に 4-0 ブレイド吸収糸も 2 本通しておく。Carotid sheath の剥離は容易だが，血管の攣縮を避けるため鈍的剥離操作や血管の牽引・把持を最小限にするよう心がける。

　血管の切開予定部の末梢（頭側）は通しておいた糸のうち 1 本を用いて結紮する。血管前壁を血管走行方向垂直に切開し，血管壁の中枢側（尾側）に 2 カ所 5-0 モノフィラメント非吸収糸（プロリーン®など）をかけて支持糸とする。

　ヘパリンが投与されていることを確認後，カテーテルを挿入する。新生児の場合は，内頸静脈よりも太いカテーテルを挿入する場合も多く挿入時に血管が裂けると致死的な合併症を生じることがあるため，血管の太さに余裕がない場合には，ダイレーターを用いて挿入ができることを確認し，ガイドワイヤー下で挿入を行う。挿入時に抵抗がある場合には無理をすべきではないが，何度もためらいながら挿入すると血管壁が裂けてしまうことがあるため，挿入可能と判断したらスムーズな操作で挿入したほうがよい。

　頸部の過度な伸展や回旋により血管が屈曲してカテーテルが進まないことがあり，首のポジションを変えることで挿入しやすくなる場合がある。

V/A ECMO の場合

　Carotid sheath を開放し，内頸静脈と総頸動脈を同定し周囲を剥離してそれぞれに血管テープと 4-0 ブレイド吸収糸も 2 本を通しておく（図5）。

　V/A ECMO の場合には総頸動脈→内頸静脈の順にカテーテルの挿入を行う。血管の切開予定部の末梢（頭側）は通しておいた糸のうち 1 本を用いて結紮する。血管前壁を血管走行方向垂直に切開し，血管壁の中枢側（尾側）に 2 カ所 5-0 モノフィラメント非吸収糸（プロリーン®など）をかけて支持糸とする（図6）。

　ヘパリンが投与されていることを確認後，総頸動脈にカテーテル（新生児の場合には動脈静脈とも一般的に 8Fr が選択される）を挿入する。内頸静脈へのカニュレーションも同様の手順で行う（カテーテル先端が大動脈弓に少し覗くぐらいの位置）（図7）。

カニュレーション後の注意点

　血液の回収能や X 線でカテーテルの位置を確認する。適切な留置位置は，動脈カテーテルは先端が胸部大動脈弓に覗くあたり，静脈カテーテルは側孔があるカテーテルであれば，先端位置は右心房内に置くとする。カテーテルが適正な位置に挿入されていることを確認後に中枢側に通してあった撚り糸で血管とカテーテルを固定して，ECMO を開始する。低流量で始め，①送血側の圧が適正，②脱血量が確保されている，③血液温が適正，などを確認しながら 5 〜 10 分程度かけて設定流量まで増加する（一般的には 100 〜 140mL/kg/ 分程度）。

　脱血不良時は，①患者体位・頸の向き，②回路に屈曲がないか，③静脈カテーテル位置の微調整などで対処する。

　安定した ECMO 流量が得られれば，皮膚を閉創する。さらに頭側の皮膚にも固定のために糸をかけてカテーテルが引っ張られないようにする。

文献

1) 一般社団法人日本呼吸療法医学会・日本経皮的心肺補助研究会 編：ECMO・PCPS バイブル. メディカ出版, 2021, p57-60.
2) Jensen AR, Davis C, et al: Cannulation and decannulation techniques for neonatal ECMO. Semin Fetal Neonatal Med 2022; 27: 101404.
3) McDermott KM, Moursi M, et al: Best Practices for Vessel Management in Pediatric Extracorporeal Membrane Oxygenation Cannulation, Decannulation, and Follow-up: A Narrative Review. J Pediatr Surg 2025; 60: 161961.

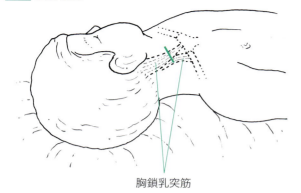
図3 皮膚切開
胸鎖乳突筋

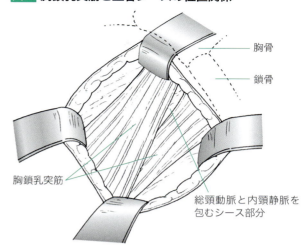
図4 胸鎖乳突筋と血管シースの位置関係
胸骨
鎖骨
胸鎖乳突筋
総頸動脈と内頸静脈を包むシース部分

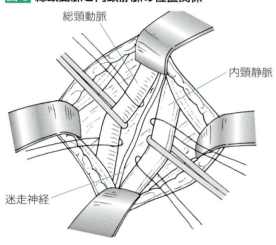
図5 総頸動脈と内頸静脈の位置関係
総頸動脈
内頸静脈
迷走神経

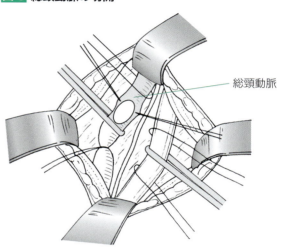
図6 総頸動脈の切開
総頸動脈

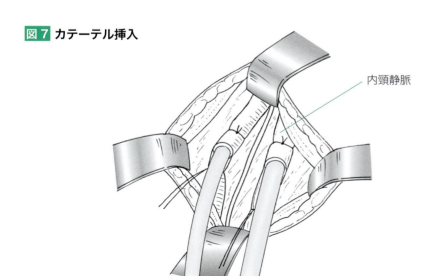
図7 カテーテル挿入
内頸静脈

I 基本手技

7．CAPD，腹膜透析チューブ留置

武藤　充，家入里志

腹膜透析の位置付け

　小児末期腎不全の原因疾患は，先天性腎尿路奇形，巣状分節性糸球体硬化症が多くを占める．近年，原疾患治療の進歩，先行的腎移植適応の増加が目覚ましいが，移植困難な患児にとって腹膜透析療法は重要な治療法として位置付けられている．わが国では，初回腎代替療法として腹膜透析がおよそ6割の患児に選択されている[1]．

　スワンネック型の透析カテーテル（図1）が汎用されるが，その選択においては患児の体格・腹壁面積に適した種類とサイズを術前に小児腎臓内科医と十分に協議しておくことが重要である．

　挿入処置は全身麻酔下が望ましい．また，すでに血液透析を導入されている場合には出血傾向の有無や，ステロイドなどの免疫抑制薬による創傷治癒への影響も留意しておくべきである[2]．

手術手技（動画1）

　本項では，われわれの施設で行っている腹腔鏡補助下挿入術について解説する．

①カテーテル先端が膀胱直腸窩／Douglas窩に自然に落ち込むような長さのカテーテルを準備する．カテーテルの腹腔内挿入位置および出口部位置を体表にデザインする．カテーテルの出口部は2ndカフから2cm以上離れていることが望ましい（図2）．

②臍部を縦切開し，ミニミニタイプのラッププロテクターを留置する．E・Zアクセス®を装着し，カメラポートの5mmトロカーとワーキングポートの3mmトロカーを挿入する．体格に応じた気腹を行い腹腔内観察する．内鼠径輪の開存を認める場合には処置終了後に腹腔鏡下鼠径ヘルニア根治術（laparoscopic percutaneous extraperitoneal closure；LPEC）により，腹膜鞘状突起の閉鎖処理を行っておくとよい[3]．

③大網を臍部から体外へ引き出し，超音波凝固切開装置やベッセルシーリングデバイスを用いて可及的に大網を切除する（図3）．

④腹膜透析カテーテル挿入部に2cm程度の皮膚小切開を置く．開腹はトロカーを利用して最小限にとどめるとよい．出口部に皮膚切開を置き，皮下トンネルを作成する．スワンネック状のカテーテルをデザインどおりに皮下を沿わせ挿入部の創まで誘導するためには，途中に皮膚切開を追加すると操作が簡便となる．2ndカフが皮膚出口部より2cm以上離れていることを改めて確認する．

⑤皮下トンネルを通したカテーテル先端を小開腹創から腹腔内に挿入する．腹腔内から観察し鉗子でカテーテル先端を膀胱直腸窩／Douglas窩に誘導する．腹膜と腹直筋後鞘を一括して巾着縫合をかけて，内部カフも固定する．Watertightとなるように巾着縫合は細かくする．続いて腹直筋前鞘を縫合閉鎖する．縫合糸は3-0モノフィラメント非吸収糸（プロリーン®など）を用いている（図4）．

⑥カテーテル先端の位置がずれないようにするため，カテーテルの途中を腹壁に吊り上げ固定することもある[4]．ラパヘルクロージャーを利用し3-0モノフィラメント非吸収糸（プロリーン®など）で1～2カ所固定する（図5）．

⑦シリンジで生理食塩水を出し入れし，カテーテルの疎通性を確認する．スムーズな注入と回収が十分可能であることの確認が重要である．生理食塩水を注入した際に創部からの漏れがないかどうかの確認も行う．

⑧臍部創を2-0ブレイド吸収糸（UR6針，バイクリル®など）を用いて閉腹する．皮下は5-0モノフィラメント吸収糸（PDS®など）で埋没縫合し，綿球を当て陰圧ドレッシングする．カテーテルと皮膚を3-0ナイロンで固定し終了する．

動画1　CAPD，腹膜透析チューブ留置

術後管理の留意点

　腹膜透析開始の緊急性が高ければ即日から開始可能であるが，創部安静と腹膜修復の猶予として1週間程度の期間を置いてからの開始が望ましい．

　腹膜透析は血液透析に比べ食事制限・蛋白制限が少ないため成長発達に利がある．一方，腹膜炎やカテーテル閉塞，在宅治療に対する家族の負担，慢性期合併症の被囊性腹膜硬化症，腸閉塞などに留意が必要である[5]．

文献

1) Hattori M: Current Trend of Pediatric Renal Replacement Therapy in Japan. Contrib Nephrol 2018; 196: 223-8.
2) Ito Y, Tawada M, et al: New Japanese Society of Dialysis Therapy Guidelines for Peritoneal Dialysis. Contrib Nephrol 2019; 198: 52-61.
3) Wong YS, Pang KKY, et al: A standardized technique of laparoscopic placement of peritoneal dialysis catheter with omentectomy and closure of patent processus vaginalis: A 3-in-1 minimally invasive surgical approach in children. J Pediatr Surg 2020; 55: 1914-9.
4) Wei W, Fanous M: Laparoscopic-Assisted Abdominal Wall Pexy of Peritoneal Dialysis Catheter. Am Surg 2021; 87: 131-3.
5) LaPlant MB, Saltzman DA, et al: Peritoneal dialysis catheter placement, outcomes and complications. Pediatr Surg Int 2018; 34: 1239-44.

図1 スワンネック型腹膜透析用カテーテル

患児の年齢・体格に合わせてサイズを選択する。カテーテル先端5〜10cm付近には複数の側孔が空いており，途中には2つのダクロン®製カフが付いている。

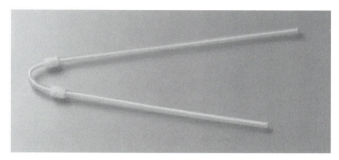

（株式会社 林寺メディノールご提供）

図2 挿入カテーテルの体表デザインと皮膚切開

患児の体格に合わせて挿入部位と経路をデザインする。カフは皮下に留置する。途中に補助切開を入れるとデザインどおりにカテーテルを設置しやすい。カテーテル出口部は2ndカフから十分に距離をおく。出口部はオムツや下着で圧迫されない場所が適当である。カテーテル先端の位置は臥位で最も背側となる膀胱直腸窩／Douglas窩に設定する。

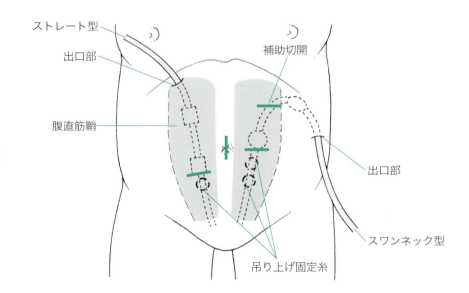

図3 大網切除

透析液の回収過程においてカテーテルの側孔に大網が引き込まれ，カテーテル閉塞の原因となることを予防する。

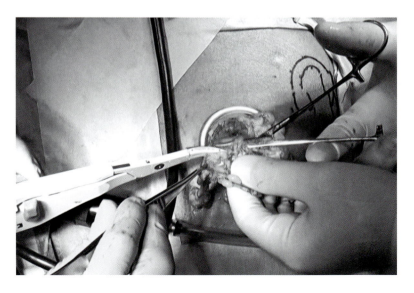

図4 透析カテーテル挿入部の閉創
透析液の漏出を回避するため、創部は watertight にしっかりと閉創する。腹膜・後鞘レベルで1層（a），前鞘レベルで1層（b），カテーテル周囲を密に縫合閉鎖する。

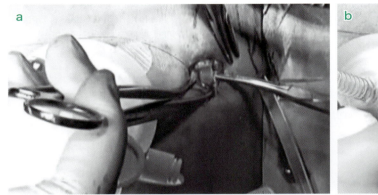
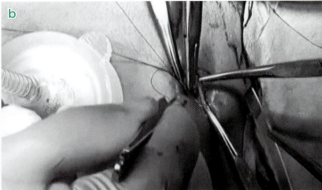

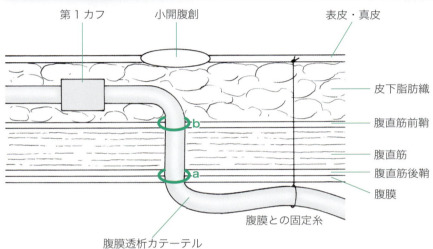

図5 カテーテルの腹壁固定
ラパヘルクロージャーを利用してチューブを腹壁に吊り上げて固定する。

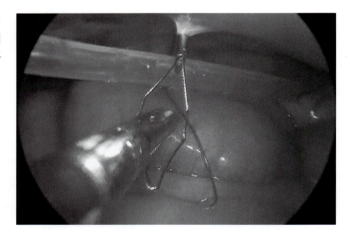

頭頸部・気管の手術

II 頭頸部・気管の手術

1. 甲状舌管嚢胞摘出術

浮山越史，渡邉佳子

甲状舌管嚢胞は甲状舌管の先天的遺残が原因である嚢胞である。感染すると膿瘍となり，自壊すると瘻孔となる。手術の適応となる甲状舌管嚢胞は，新生児期から呼吸障害の原因となる舌根部嚢胞（図1A）と頸部正中の腫瘤として正中頸嚢胞（図1B）がある。正中頸嚢胞のほうが頻度において高く，甲状舌管嚢胞といえば正中頸嚢胞を意味する場合が多い。正中頸嚢胞は舌骨付近正中の腫瘤として触れることが多く，5歳前に発見される。異所性甲状腺などとの鑑別に超音波検査が有用である。舌根部嚢胞の確定診断には，喉頭高圧側面X線検査，内視鏡検査，MRIが診断に有用である。甲状舌管嚢胞の手術について説明する。

舌根部嚢胞の手術（図2）

手術は経口的に直視下に手術をする。体位は頭部を後屈し，経鼻気管内挿管をする。通常は挿管可能であるが，困難な場合も想定して，ファイバー挿管用具など"挿管困難セット"の用意をする。

舌根部嚢胞の前方で牽引糸を舌に2～3針，横方向にかけて，嚢胞を直視できるようにする。嚢胞を全摘出することを目的として，メッツェンバウムまたは電気メスにて嚢胞を前方から切開していく。嚢胞内に入り込み，嚢胞内の液が漏出する場合には，開窓および造袋術に切り替える。または，最初から開窓および造袋術でもよい。開窓術の場合には，切除するroofの部分に1針かけてトラクションをかけると内容液が漏出しても，手術を完結できる。嚢胞全摘出術の場合は止血を確認し，手術を終了する。開窓および造袋術の場合は，前方と左右に数針ずつ縫合して，止血を確認し，終了する。

正中頸嚢胞の手術（Sistrunk手術）

感染を繰り返すこと，悪性への可能性があることから手術適応である。手術は嚢胞，瘻孔の切除と舌骨の中心を合併切除するSistrunk法が行われる。

皮膚切開（図3）

仰臥位で肩枕を挿入して，頸部を伸展する。嚢胞の直上を腫瘤の横径よりもやや大きく皮膚割線に沿って横切開する。瘻孔の場合には瘻孔周囲の皮膚を含めて紡錘状に切開する。嚢胞が舌骨よりも尾側の場合には舌骨近くに切開することを念頭に置く。皮下は横切開，広頸筋は横切開または正中にて左右に分ける。嚢胞に達するまで，筋層などの組織を横切開，または正中にて左右に分ける。

嚢胞の剥離

嚢胞の表面に達したら，嚢胞の性状を確認する。異所性甲状腺は術前に超音波検査で鑑別しておく。石灰化上皮腫，粉瘤（アテローマ）は内部にやや黄色い内容物が透見できる場合がある。鑑別がどうしても不可能な場合は，嚢胞全体像と舌骨との関係を明らかにしてから，嚢胞内容物を穿刺吸引する。粘稠の液体が引ければ正中頸嚢胞である。

嚢胞からは舌骨に向けて瘻孔が伸びているので，離断しないように注意しつつ，示指で舌骨を確認しながら剥離を進める。舌骨前面に達したら嚢胞・瘻孔を付着させたまま舌骨中央部を切除する。

舌骨の切断（図4）

切除する中央部の舌骨に付着している筋肉以外は正中で左右に分けて，嚢胞と剥離する。舌骨は中心から10～15mm合併切除する。舌骨の切断部を決定して，切断部の舌骨を周囲組織から剥離する。左右の舌骨を電気メスまたはメッツェンバウムで切断する。切除する舌骨につながっている筋層である，頭側部は顎舌骨筋，おとがい舌骨筋，尾側は胸骨舌骨筋，甲状舌骨筋を切離する。

瘻孔の処理（図5）

瘻孔を舌盲孔に向かって針型の電気メスで約5mm径の円柱状にくり抜く。舌骨上部では瘻孔は収束していて，その頭側では網目状となっているとの報告がある[1]。そのため，舌骨上部からくり抜く長さは5mm程度にとどめる。このときに，口腔内から舌盲孔の位置に指で圧迫してもらうと指標となる。瘻孔と周囲組織をできるだけ頭側でモノフィラメントもしくはブレイド吸収糸にて刺通結紮する。嚢胞と舌骨，瘻孔を一塊に摘出する。

閉創

瘻孔を結紮した尾側にて，くり抜いた周囲の組織を吸

収糸にて縫合する。舌骨につながっていた顎舌骨筋，おとがい舌骨筋，甲状舌骨筋を縫合する。切断した舌骨はそのままとする。創部を止血，洗浄後にドレーンは術者の判断でペンローズドレーンを舌骨の切断部位に挿入する。非感染性であればドレーンは必ずしも必要ない。皮下を縫合し，皮膚は埋没縫合とする。

おわりに

甲状舌管囊胞は再発の可能性があるため，手術にあたっては解剖を理解して，術中に瘻孔を損傷しないようにすることが重要である。

文献

1) Horisawa M, Niinomi N, et al: Clinical results of the shallow core-out procedure in thyroglossal duct cyst operation. J Pediatr Surg 1999; 34: 1589-92.

図1 甲状舌管囊胞の位置（甲状舌管の経路）

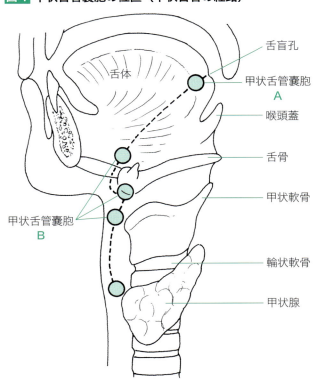

図2 舌根部囊胞の手術

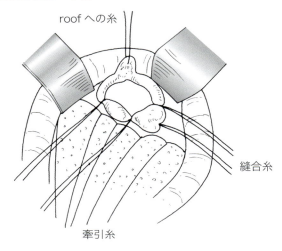

図3 皮膚切開

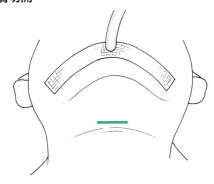

図4 舌骨の切断

舌骨につながっている筋層を舌骨近傍で切断する。

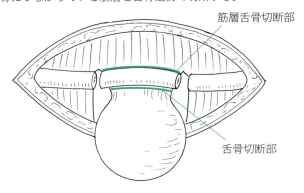

図5 瘻孔の処理

できるだけ頭側で吸収糸にて貫通結紮する。

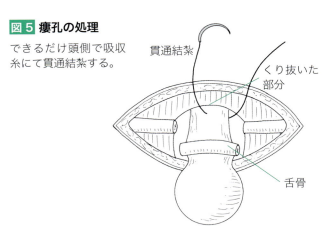

II 頭頸部・気管の手術

2. 側頸瘻・嚢胞，耳前瘻摘出術

宮内玄徳，大片祐一，尾藤祐子

側頸瘻・嚢胞

概要

　胎生期に頭部から頸部を形成する咽頭弓の第1または第2咽頭溝が遺残したものが，側頸瘻・嚢胞である。このうち，第2咽頭溝由来のものが大半を占めており，第1咽頭溝由来はまれである。

　第1咽頭溝由来側頸瘻は，2つの型に分類される。Ⅰ型は非常にまれな外耳道重複症の形態で，耳下腺部を中心として皮膚瘻孔・嚢胞を形成し，深部は外耳道と平行し，盲端に終わる（図1,2）。Ⅱ型は下顎部の皮膚瘻孔から外耳道に向かって走行し，顔面神経と交差しながら外耳道に開口する（図1,3）。

　第2咽頭溝由来側頸瘻は，胸鎖乳突筋前縁に皮膚瘻孔をもち，胸鎖乳突筋前縁を上行した後，舌骨頭側で舌下神経・舌咽神経と交差しながら口蓋扁桃窩に連続する（図1,4）。ただし，いずれもその形態や走行は多様で，執刀開始前の評価と術中の慎重な操作が必要である。

手術適応

　手術不能の場合を除いて全例で手術が推奨される。感染後の手術は，合併症発生率が上昇するため，感染をきたす以前の早期に手術を施行することが望ましい。一方，感染をきたした場合は，不用意な手術は再発や神経損傷などの重篤な合併症を招くため，十分に炎症が消退した後に手術を計画する。

手術手技（動画1）

●第1咽頭溝由来側頸瘻・嚢胞

　全身麻酔下，患側を上とした側頭位とする。近傍に耳下腺・大耳介神経・顔面神経が存在し，特に顔面神経の麻痺には細心の注意が必要である。皮膚瘻孔周囲に皮膚割線に沿った紡錘形の切開と必要に応じて耳介に向けて切開を延長しながら，視野を十分に確保して手術を進める（図5）。瘻孔と顔面神経の位置関係は一定しておらず，神経損傷を避けるために瘻孔に沿って剥離を行うことを意識するとともに，nerve integrity monitoringや神経刺激装置を用いる。Ⅱ型では外耳道軟骨まで瘻孔を追跡し，結紮・切離する（図6）。最終的に，止血を確認し，ドレーンを留置して，閉創する。

●第2咽頭溝由来側頸瘻

　術中に口腔内の観察・触診を行うため，経鼻または健側口角固定で挿管を行い，体位は患側を上とした側頭位・頸部伸展位とする。執刀開始前に，瘻孔の走行・開存を確認する目的で，造影透視・内視鏡下咽頭部観察・瘻孔内色素注入を行う。第2咽頭溝由来側頸瘻は索状化していても，残存すると再発の原因となりうるため，比較的長い経路全長を完全摘出することが必要である。瘻孔が全長にわたり開存している完全瘻孔型では，瘻孔内に留置したナイロン糸の口側端にガーゼを結紮し（図7），術野から牽引することで追加切開を要さず，安全性も優れているとされ，まず試みるべきである。一方，不完全瘻孔や瘻孔の屈曲などでナイロン糸を留置できない

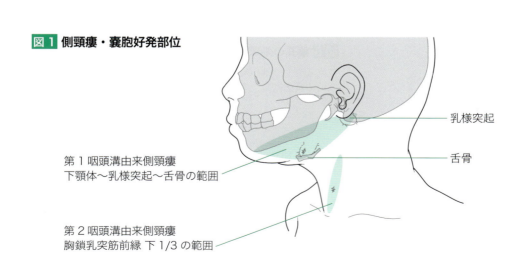

図1 側頸瘻・嚢胞好発部位

第1咽頭溝由来側頸瘻
下顎体～乳様突起～舌骨の範囲

第2咽頭溝由来側頸瘻
胸鎖乳突筋前縁下1/3の範囲

乳様突起
舌骨

II 頭頸部・気管の手術

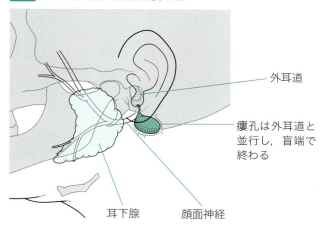

図2 第1咽頭溝由来側頸瘻Ⅰ型

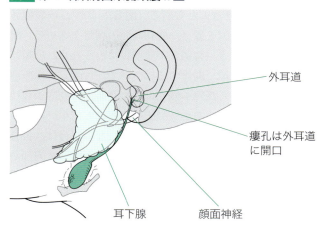

図3 第1咽頭溝由来側頸瘻Ⅱ型

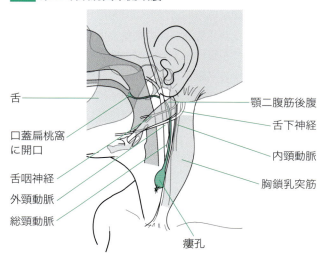

図4 第2咽頭溝由来側頸瘻

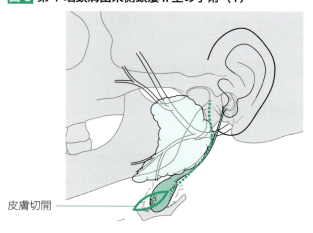

図5 第1咽頭溝由来側頸瘻Ⅱ型の手術（1）

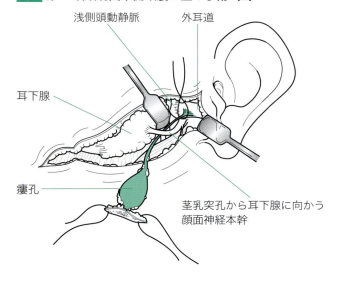

図6 第1咽頭溝由来側頸瘻Ⅱ型の手術（2）

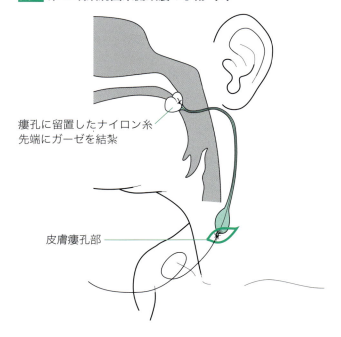

図7 第2咽頭溝由来側頸瘻の手術（1）

33

場合，瘻孔の走行に沿った階段状追加切開（stepladder incision）を要することもある（図8）。まず，皮膚瘻孔周囲に紡錘形切開を置き，瘻孔周囲の剥離を進める。瘻孔は広頸筋を貫き，胸鎖乳突筋前縁に沿うため，広頸筋は胸鎖乳突筋前縁で開排する。ついで，舌骨レベルの内外頸動脈の間から深部へ瘻孔は進むため，口腔内から口蓋扁桃周囲を術野に向かって圧迫することで単一創からの摘出を試みる。十分に視野が得られない場合は，舌骨レベルに追加切開を置き，尾側で剥離した瘻管を同部から引き出したうえで（図9），さらに深部への剥離を進める。顎二腹筋後腹を頭側に圧排すると，舌下神経・舌咽神経があり，瘻孔と交差するため損傷に注意する。瘻孔は顎二腹筋深部の上咽頭収縮筋を貫き，口蓋扁桃窩に連続するため，口腔内から口蓋扁桃周囲を圧迫し，上咽頭収縮筋に接して結紮・切離する（図10）。止血を確認し，ドレーンを留置して，閉創する。

動画1 側頸嚢胞摘出術

術後管理

経口摂取は術後1日から開始し，排液がなければ，ドレーンは抜去する。ドレーン留置中は抗菌薬を継続する。合併症として，唾液瘻・神経障害・再発に注意する。

耳前瘻

概要

胎生期に耳介が形成される際に，第1，第2咽頭弓から生じた耳介結節が融合不全となることが耳瘻孔の原因である。耳瘻孔のうち，耳介前方・耳輪前部に生じたものが80〜90％と大半を占め，特に耳前瘻とよばれる（図11）。耳前瘻の走行・形態は多様だが，多くは耳珠・耳輪脚の間から外耳道方向に向かい，外耳道以前に盲端となるが，まれに外耳道や咽頭に達するものもある（図12）。

手術適応

症状がない場合，基本的に手術適応はない。手術適応は感染をきたしたもの，相対的適応は未感染でも瘻孔の長さが5mm以上，周囲の圧迫で内容が流出，瘻孔の隆起を触知，本人・保護者の整容的手術希望が強い場合などである。

感染があるものは消退を待ち，消退後1カ月以降に手術を行う。

手術手技

全身麻酔下，患側を上とした側頭位とする。瘻孔から消息子を愛護的に挿入し，方向を推測したうえで，瘻孔から色素（ピオクタニンなど）を内腔にゆっくりと注入する。この際，内腔に圧をかけると瘻孔外まで色素が進展し，同定が困難となるため注意する。エピネフリン入り局所麻酔薬を周囲に皮下浸潤させると出血が減り，視野を確保しやすい。

瘻孔周囲に頭尾側方向紡錘形切開を置き，周囲皮膚の熱傷に注意しながら瘻孔周囲の剥離を進める。紡錘形の皮膚切開のみで視野が不十分な場合は耳輪に沿って尾側に切開を延長する（図12）。瘻孔が耳介軟骨に接する場合は軟骨から剥離せず，剪刀を用いて接する軟骨も一塊として切除する（図13）。また，感染後に肉芽が残る場合はこれも切除する。

最終的に止血を行い，死腔がないように閉創し，医療用ボンドで被覆する。ドレーンは基本的に不要だが，肉芽が多い場合や切除組織が多い場合は留置を検討する。

術後管理

術後1週間まで抗菌薬を投与する。合併症として，唾液瘻・神経障害・再発に注意する。

文献

1) Bajaj Y, Ifeacho S, et al: Branchial anomalies in children. Int J Pediatr Otorhinolaryngol 2011; 75: 1020-3.
2) Work WP: Newer concepts of first branchial cleft defects. Laryngoscope 1972; 82: 1581-93.
3) 出口英一, 曽我美朋子：第2咽頭嚢・溝由来瘻孔（側頸瘻）. 小児外科 2018；50：137-140.
4) 伊藤泰雄 監修：標準小児外科学 第6版. 医学書院, 2012, p90-2.
5) 松谷幸子：感染性耳前瘻孔, 先天性耳瘻孔. 小児内科 2016;48（増刊）: 1101-4.

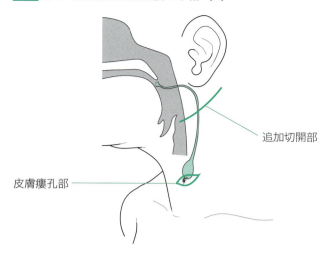

図8 第2咽頭溝由来側頸瘻の手術（2）

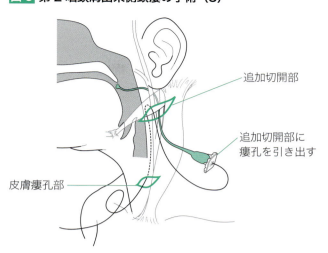

図9 第2咽頭溝由来側頸瘻の手術（3）

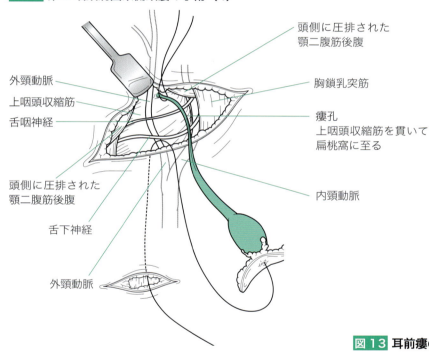

図10 第2咽頭溝由来側頸瘻の手術（4）

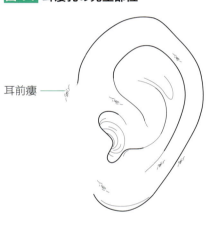

図11 耳瘻孔の発生部位

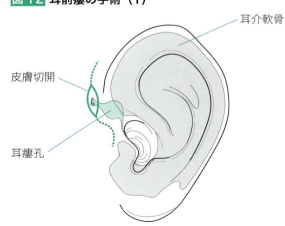

図12 耳前瘻の手術（1）

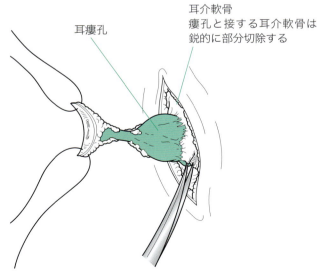

図13 耳前瘻の手術（2）

II 頭頸部・気管の手術

3. 梨状窩瘻・嚢胞摘出術

田中裕次郎

梨状窩瘻・嚢胞の発生機序

梨状窩瘻・嚢胞は第3咽頭嚢または第4咽頭嚢の遺残であり，発生の過程での遊走経路に生じると考えられている（図1）。第3咽頭嚢からは下上皮小体と胸腺が形成される。そのため，梨状窩瘻・嚢胞のうち胸腺組織を認めるものは第3咽頭嚢由来と考えられる。一方，第4咽頭嚢からは上上皮小体や甲状腺のC細胞（カルシトニンを分泌する）が形成され，甲状腺の背面に付着して尾側へ移動する。第3咽頭嚢由来のものは甲状腺内に侵入していることが多く，膿瘍を形成しても限局的のことが多い。一方，第4咽頭嚢由来のものは甲状腺内に侵入しないことが多く，甲状腺に被覆されていないため膿瘍を形成した際の範囲が大きくなる傾向があるとされている[1]。

左右の頻度は左側が90％以上で，血管系の発生が左側のほうがより複雑であること，C細胞の原基となる鰓後体（第4咽頭嚢の一部とされる）の発達が左側から始まることが原因と考えられている。

術前検査

感染が落ち着いているときに，バリウムなどによる下咽頭食道造影検査を行う。梨状窩から尾側へ伸びる瘻管が造影される，いわゆる線香花火サインがみられれば梨状窩瘻と確定診断でき，瘻管の走行も確認できる（図2）。梨状窩嚢胞では梨状窩の側方に嚢胞が造影される。

手術手技

外切開による瘻管摘出術

●体位

全身麻酔下に仰臥位で肩枕を入れて頸部を伸展させた体位をとる。

●ガイドワイヤーなどの留置

経口的に挿入した軟性内視鏡下に患側梨状窩を観察し，ガイドワイヤーを留置する。可能であれば4〜6Frの栄養チューブやフォガティーカテーテルを留置し，ピオク

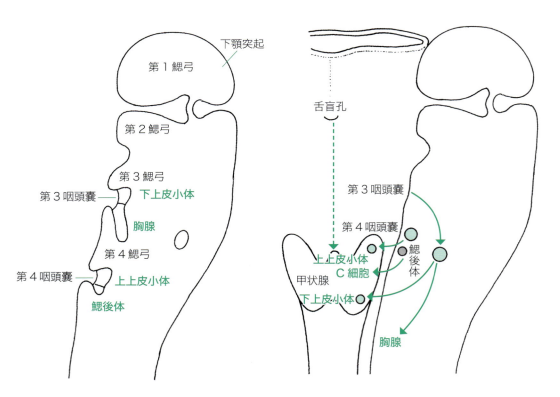

図1 咽頭嚢の発生

タニンなどで瘻管を染色すると術中に確認しやすい．直達喉頭鏡を用いると視野が安定して操作がしやすい．

● 皮膚切開

輪状軟骨の高さで，正中から胸鎖乳突筋前縁までの横切開を置く．膿瘍形成後に切開排膿されている場合にはその切開創や排膿孔の位置で横切開を置く（図3）．

● 筋層切開

広頸筋，前頸筋群（胸骨舌骨筋，肩甲舌骨筋）を切開して（図4），甲状軟骨とその外側寄りを走行する甲状舌骨筋を露出する．さらに外側に下咽頭収縮筋の一部である甲状咽頭筋がみられる．

図2 下咽頭食道造影画像
矢印：瘻管

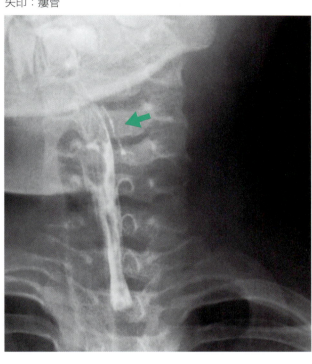

図3 皮膚切開

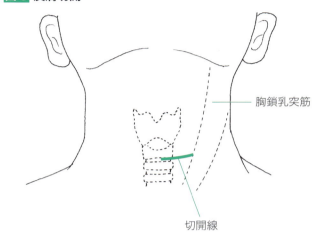

図4 筋層切開

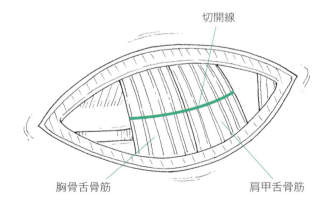

●瘻管同定

甲状軟骨下角付近でピオクタニンなどに染色された索状物が確認できればそれが瘻管である。ガイドワイヤーや栄養チューブを留置した場合にはそれが触知されるが，術中に浅くなっている可能性もあるので注意が必要である。

瘻管は甲状咽頭筋を貫くので，甲状咽頭筋を甲状軟骨外側で尾側より切開していく（図5）。甲状咽頭筋の腹側には上喉頭神経外枝が走行し，頭側外側から甲状軟骨の尾側の輪状甲状筋へと内側へ向かうので損傷しないように気を付ける。上喉頭神経外枝の近傍には上甲状腺動脈が走行するのでランドマークとなる。甲状軟骨をスキンフックなどで持ち上げると瘻管が下咽頭に入る部位がみえる（図6）。尾側では気管と食道の間を走行する反回神経が甲状咽頭筋を切開した視野では腹側背側へ分枝しているので損傷しないように気を付ける。特に，甲状軟骨下角付近では不用意に電気メスを使用しない。なお，まれではあるが右側では右鎖骨下動脈起始異常がある場合には反回神経にあたる神経が甲状腺の背側で迷走神経から直接分枝していることがあるので注意する。瘻管が甲状腺を貫く場合や甲状腺上極付近に膿瘍腔を形成している場合には甲状腺を合併切除するが，その際には反回神経や上喉頭神経外枝の損傷に十分気を付ける。

●瘻管結紮・切離

留置したガイドワイヤーや栄養チューブなどを抜きながら瘻管が下咽頭に入る基部をモノフィラメント吸収糸，ブレイド吸収糸で結紮し，さらにその数mm尾側を刺通結紮してから瘻管を切離する。

●閉創

甲状咽頭筋切離部を縫合し，感染の危険があればドレーンを留置して閉創する。

囊胞摘出術

体位は瘻管摘出術と同様に頸部を伸展させ，顔をやや健側に向ける。極端に健側に向けると解剖学的な位置関係がわかりにくくなるので注意する。囊胞直上に皮膚切開を置き，囊胞に沿って剥離していく。瘻孔が内側面にあるのでこれを2重結紮して切離する。剥離の際には舌下神経に気を付ける。

経口的瘻孔閉鎖術

直達喉頭鏡や軟性内視鏡下に瘻孔基部を電気焼灼したり，10～20％トリクロール酢酸や10％硝酸銀溶液で化学焼灼したりする方法も報告されてきており，80％程度の奏功率が得られている。これらの方法では一過性の嗄声以外に合併症がないことが利点だとされている[2]。

合併症

嗄声

反回神経，上喉頭神経外枝を損傷すると嗄声を生じる。神経のある部位の周囲では神経ではないと確認できていない細い索状物は切離せず，また電気メスの使用は控える。反回神経の走行がわかりにくいときには甲状腺の尾側で気管と食道の間できちんと同定しておくとよい。

唾液瘻

瘻管を同定できずに剥離を進めると咽頭を損傷する危険があり，その際には術後に唾液瘻を生じる可能性がある。また，瘻管の処理が不完全である場合にも唾液瘻を生じることがある。

再発

瘻管摘出術時に瘻管が完全に切除されていない場合には再発が15～25％みられる。再発がみられた場合には瘻管の同定が難しくなるのでピオクタニンなどの注入をしたり，ガイドワイヤーを留置して術中透視で瘻管の位置を確認したりするなどの慎重な対応が必要である。

文献

1) 坂倉浩一，安岡義人，ほか：梨状陥凹瘻に関する診断と治療のトピックスは？ JOHNS 2017；33：1437-40.

2) Lachance S, Chadha NK: Systematic Review of Endoscopic Obliteration Techniques for Managing Congenital Piriform Fossa Sinus Tracts in Children. Otolaryngol Head Neck Surg 2016; 154: 241-6.

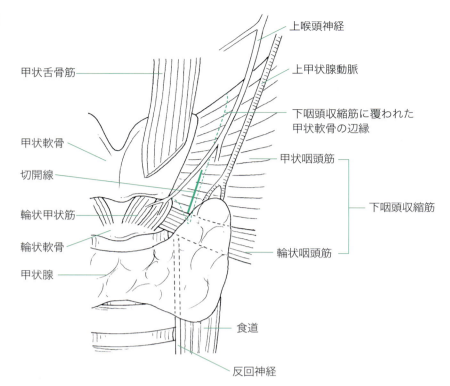

図5 甲状咽頭筋の切開

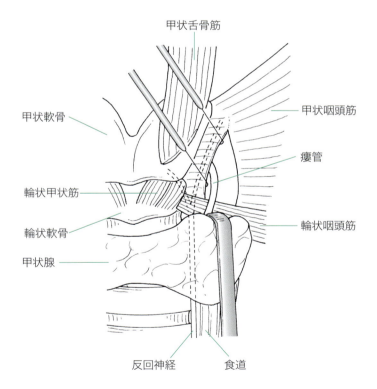

図6 瘻管の同定

II 頭頸部・気管の手術

4. 声門下腔狭窄症の手術

津川二郎

声門下腔狭窄症（以下，本症）は，小児の喉頭・気管の中で生理的に最も狭い輪状軟骨部に発生する気道狭窄である。本症の要因は，先天性と後天性に分類され，その多くは後天性である。

先天性は，輪状軟骨の奇形・形成異常（過形成）が原因と考えられている。後天性のほとんどは気管挿管後に発症する医原性のものである。いずれも症状が重ければ，まず安全な気道確保のために気管切開が行われる。その後に気管切開管理から離脱するためには，狭窄した気道を開大させる必要がある。重症の狭窄症例に対しては，喉頭気管形成術が行われることが多い。

その術式は，2つに大別される。1つ目は，狭窄部（病変部）を残したまま喉頭気管を切開・開放する術式で，輪状軟骨前方切開術（anterior cricoid split；ACS）や肋軟骨グラフトを用いた喉頭気管再建術（laryngotracheal reconstruction；LTR）などが主な術式である。2つ目は，狭窄部を切除し喉頭と気管を吻合する術式である輪状軟骨気管切除・吻合術（partial cricotracheal resection；PCTR）である。

術前準備

画像検査として頸部正面・側面の単純X線撮影や頸部CT検査などが行われる。正確な診断には，全身麻酔下に硬性気管支鏡検査を行う。硬性気管支鏡検査やCT画像などにより狭窄の程度（Myer-Cotton分類）（表1）だけでなく，狭窄の長さ（範囲）も評価する。

治療方針の決定には，これらに合併疾患の有無も合わせて評価するNew Myer-Cotton分類[1]やELS分類（European Laryngological Society classification）[2]を用いることが推奨される。

手術手技

輪状軟骨前方切開術（ACS）

狭窄した輪状軟骨を切開・開放し，開いた部位が線維性組織にて被覆され，開大した内腔ができることを期待する術式である。ACSは，元来は声門下腔狭窄をもつ新生児や乳児が気管切開を避ける目的に行われていた。

わが国では，気管切開後の症例にACSを行い経鼻挿管

やシリコーンTチューブ（以下，Tチューブ）を留置する術式が行われている。

●体位

全身麻酔下に手術を施行する。気管切開と同様の仰臥位，頸部伸展位とする。

●皮膚切開

気管切開が置かれている症例では，気管切開周囲を外側にやや上方に沿って左右に延長し三日月状に切開する。

●術野の展開

前頸筋膜および前頸筋群は正中で縦切開し，甲状腺前面に至る。気管切開時に甲状腺が切離されていない症例では，甲状腺を峡部で結紮切離する。甲状腺背面と喉頭気管の間を剥離して甲状軟骨切痕から気管切開部までの喉頭気管前面を露出させる。甲状腺を気管壁から剥離するときは出血しやすいため，気管壁に沿った剥離を心がける。この剥離操作は，気管前面にとどまるため反回神経を損傷する危険性はほとんどない。

●喉頭気管の切開

甲状切痕を触診と視診で確認して正中を同定する。喉頭気管の切開は，正中で縦切開（図1）するが，切開の範囲は，声門下腔狭窄が輪状軟骨レベルにとどまるなら甲状軟骨の尾側1/3から第2～3気管輪までとなる。気管切開がこの範囲に含まれる場合には気管切開孔まで切開する。気管切開が下方にあり，2気管輪以上距離がある場合には気管切開をそのまま温存し，術後ステントのTチューブを出す孔として利用できる。

切開範囲の輪状軟骨，気管壁にstay suture（4-0ナイロン糸など）を置く。メスで切開範囲の気管および輪状軟骨，甲状軟骨前壁の正中を切開する。狭窄部の内腔が広がれば術後のステント留置を行う。

●術後のステント留置

一期的手術（短期ステント）を行う場合には，経鼻挿管を行う。二期的手術（長期ステント）を行う場合には，切開部の下方に新たに気管切開口を作成するか，温存した気管切開孔を用いてTチューブを留置する（図2）。Tチューブのステント範囲は，口側は切開・開放した部位を越えた位置までである。声門下腔と声帯は近接しており，通常は声帯を越えた位置まで留置することが多い。

肋軟骨グラフトを用いた喉頭気管再建術（LTR）

　輪状軟骨の前方か後方のみ，または両方を切開し，切開した隙間を線維性組織にて被覆させる代わりに軟骨を移植する方法である．気管の拡張を維持するため移植する軟骨は，十分な強度がある肋軟骨が用いられることが多い．手術後はグラフトが脱落しないように，内ステント留置が必要となる．

　体位，皮膚切開，術野の展開，喉頭気管の切開はACSと同様の手術手技である．

●輪状軟骨後壁の切開

　輪状軟骨前壁の切開のみで狭窄の解除が不十分な場合には，さらに内腔を広げるために，輪状軟骨後壁を正中縦切開する．このとき，輪状軟骨の外膜は残して，軟骨そのものは完全に離断することが重要となる．輪状軟骨後壁のcricoid plateを十分に切開するため，5〜10mm頭側まで切開する．

●肋軟骨グラフト採取とトリミング（図3）

　第7〜9肋軟骨を選ぶことが多い．この部位は肋軟骨どうしが癒合しており，形態的にも肋軟骨表面が平坦であることが多く，グラフトとして使用しやすい．

表1 Myer-Cotton 分類

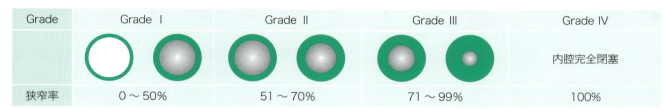

図1 喉頭気管切開

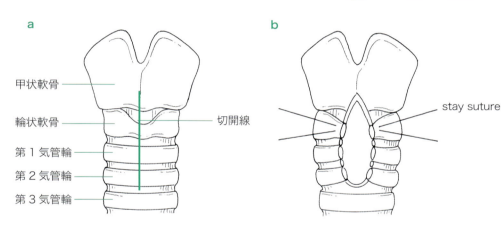

図2 術後のステント留置

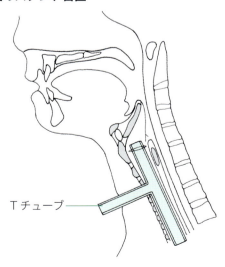

図3 肋軟骨グラフトの採取とトリミング

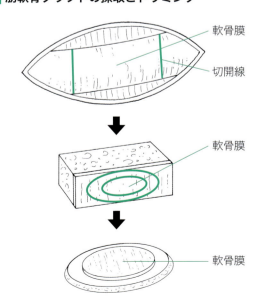

採取する肋軟骨直上の皮膚割線に沿って3〜4cm皮膚切開し，肋軟骨前面を露出する．グラフトに必要な長さを測定し，採取範囲の肋軟骨をメスで前面の肋軟骨膜ごと切開する．エレバトリウムなどで剥離するが，背面の肋軟骨膜は残すようにする．

採取した肋軟骨は，切開・開放した病変部の形に合わせて舟形に形成する．肋軟骨膜が気管内腔側，肋軟骨膜がない側が外側として内腔側の厚みは2mm程度とする．外側は外周を残して内腔への脱落を防ぐ形状とする．

●肋軟骨グラフトの縫着（図4）

気管軟骨と肋軟骨グラフトの縫合は，4-0〜5-0サイズのモノフィラメント吸収糸で行う．気管内腔に縫合糸が露出しないように軟骨どうしを合わせて縫うことが大切である．

●術後のステント留置

ACSと同様で，一期的手術もしくは二期的手術によってステントチューブを選択する．

輪状軟骨気管切除・吻合術（PCTR）

狭窄病変である輪状軟骨の前壁，側壁および気管を切除し，下方の正常な気管断端と甲状軟骨を吻合する術式である（図5）．狭窄部を切除するため，重度な狭窄症例に対して行われることが多い．

●体位

全身麻酔下に手術を施行する．気管切開と同様の仰臥位，頸部伸展位とする．

●皮膚切開

気管切開カニューレを使用している症例では，気管切開孔の周囲皮膚を三日月状に全周性に切開（図6）し，切開した皮膚弁をコッヘル鉗子で持ち上げ，気管剥離時の牽引に使用する．

●喉頭気管の剥離

胸骨舌骨筋は正中で縦切開し，甲状腺峡部を正中で切離する．舌骨の位置を確認し，甲状軟骨上縁から気管切開部の尾側気管まで気管の前壁を露出する．甲状軟骨，輪状軟骨および気管切開孔の位置を確認し気管の剥離を進めるが，気管の剥離は気管壁に沿って気管前壁と側壁までにとどめておき，反回神経は同定せずに行う．気管膜様部と食道の剥離は，この時点では行わずに，次に行う喉頭と気管の切離後に行うほうが安全に行える．

甲状軟骨前面の甲状舌骨筋は甲状軟骨の付着部で切離する．輪状甲状筋を輪状軟骨から側方（輪状甲状関節が確認できる位置まで）まで剥離する．剥離後に，甲状軟骨下角，輪状甲状関節を確認する（動画1）．

図4 肋軟骨グラフトの縫着

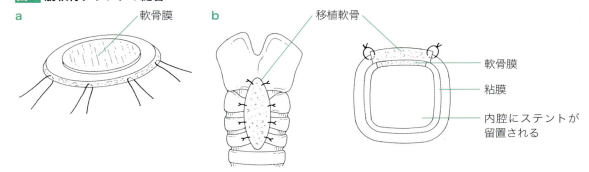

図5 輪状軟骨気管切除・吻合術

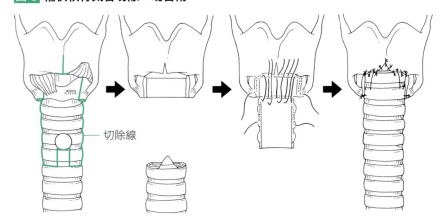

図6 三日月状の皮膚切開

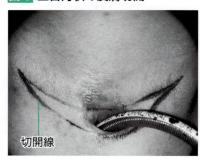

動画1 皮膚切開，喉頭気管の剥離

● 輪状軟骨と気管の切離による狭窄病変の切除
（図7～10）

狭窄部である輪状軟骨と気管の切除範囲を図7bに示す。多くの症例では，気管切開の位置が輪状軟骨に近い第2～3気管輪に置かれており，気管切開口尾側までが切除範囲に含まれる。気管切開孔の位置が離れている症例（第4～5気管輪以下）では気管切開孔を温存できることもある。甲状軟骨下縁の輪状甲状靱帯を甲状軟骨下縁に沿って正中から側方へ向けてメスで横切開する。反回神経損傷を予防するため，側方への切開は輪状甲状関節手前までにとどめておく（図7b）。

輪状甲状靱帯を側方まで切開したら，輪状軟骨の前壁正中を頭側から尾側へ向けて輪状軟骨の内腔の狭窄状態を確認しながら縦切開する。このとき輪状軟骨内腔に直角鉗子を挿入して開大しながら行うと内腔を直視できて，安全に前壁の切開ができる。輪状軟骨下端の輪状気管靱帯まで正中を縦切開したら，尾側の気管内腔に狭窄病変が及んでいないか確認する。

喉頭気管の離断は，輪状軟骨と第1気管輪の間の輪状気管靱帯を横切開し，気管内腔から気管膜様部を確認し，気管と食道の間を剥離（図8）し離断する。輪状軟骨尾側の気管内腔に狭窄病変が及んでいる症例では，合わせて気管を切除するが，不要な気管切除を防ぐために1気管輪ずつ縦切開を延長し，狭窄が解除される位置まで気管前壁の正中を縦切開する。

次に輪状甲状関節よりやや腹側の高さで輪状軟骨の側壁を水平にメスで切開し，輪状軟骨の前壁および側壁を切除し後壁のみ残す（図9）。輪状軟骨後壁を残す目的は，反回神経損傷予防と後の喉頭気管吻合の支持組織とするためである。輪状軟骨後壁の肥厚した粘膜をメッツェンバウムやメスで摘除し，肥厚した軟骨組織は，吻合する気管膜様部の大きさに合うようにダイヤモンドバーで削り薄くする（図10）。

図7 狭窄部の切除

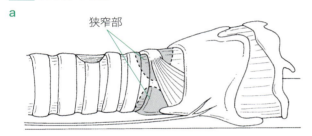

a

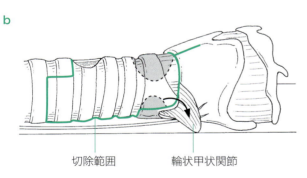

b
切除範囲　輪状甲状関節

図8 気管，食道間の剥離

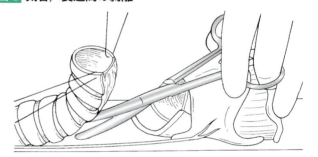

図9 輪状軟骨壁と側壁の切除

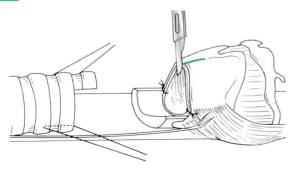

図10 ダイヤモンドバーによる肥厚軟骨組織の削減

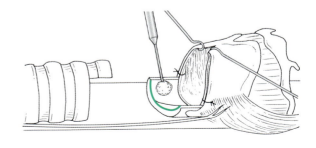

次いで甲状軟骨内腔を開大させるため，甲状軟骨の前壁正中を尾側から頭側に向かい全長の1/3を縦切開する。正常気管断端の前壁正中の気管軟骨を楔状（三角弁状）にトリミングする。頭側の甲状軟骨と尾側の気管断端を支持糸で牽引し吻合が可能であることを確認し，緊張の程度に応じて気管の剥離を全周性に遠位側に追加する（動画2）。

合の運針も気管および甲状軟骨の内腔に縫合糸が出てこないように粘膜下組織を通す。縦切開した甲状軟骨の正中を開大させ，その部分に気管断端の楔状三角弁を当てはめ4-0〜5-0モノフィラメント吸収糸を用いて縫合する（動画3〜5）。

動画2 狭窄病変の切除

動画3 気管吻合

動画4 PCTR 術前

動画5 PCTR 術後

●甲状軟骨−気管縫合（側壁と後壁）

縫合はすべて3-0〜5-0サイズのモノフィラメント吸収糸を用いて行う。最初に気管側壁と甲状軟骨の側壁に3-0モノフィラメント吸収糸を用いて減張縫合を行う。運針の注意点として，気管側壁と前壁の縫合糸は粘膜下組織を通し内腔に縫合糸が出てこないように運針する（図11）。側壁の吻合は，甲状軟骨の側後壁は全層に通さずに，粘膜下（内→外）で糸を通し，輪状軟骨側壁（内→外）へ抜き運針する（食道，反回神経の損傷を予防する）（図12）。

次に甲状軟骨後壁粘膜と気管膜様部全層の縫合5-0モノフィラメント吸収糸を用いて行う。後壁は縫合糸の結節が気管内腔に出てもよい（図13, 14）。後壁の縫合により露出している輪状軟骨後壁が気管膜様部で被覆される。

●術後ステントの留置

側壁・後壁の縫合終了後に，ステント用のチューブを留置する。一期的手術では，経鼻挿管を行い，二期的手術ではTチューブを選択する。Tチューブを留置するときに，術前の気管切開孔を温存できた症例では，気管切開孔を再利用しTチューブを挿入するが，気管切開孔まで気管を切離した症例では，吻合部の2〜3気管輪尾側気管に新たに気管切開孔を作成しTチューブを留置する。

換気に問題がないことを確認し，口側から硬性気管支鏡を挿入しTチューブの口側先端の位置を評価する。Tチューブの先端は声門を越え，声門上腔に位置するよう調節する。

●甲状軟骨−気管縫合（前壁）

術後のステントチューブ留置後に4-0モノフィラメント吸収糸を用いて前壁の吻合を行う（図15）。前壁の吻

術後管理

①手術後は4〜7日間，筋弛緩薬を用いた調節呼吸管理を行い，形成部位や吻合部に緊張がかからないように，頸部の前屈姿勢を保持する。ICUやPICUでの管理が推奨される。

②一期的手術を行う場合には，抜管前に気管挿管チューブを浅めて，形成部位や吻合部の内腔の状態を評価する。喉頭気管の内腔が形成され，肉芽形成や変形がないことを確認してから挿管チューブの抜去を行う。

③二期的手術を行う場合には，Tチューブ留置期間は原則4週間以上としている。Tチューブ抜去は，硬性気管支鏡下に観察しながら行う。抜去後に喉頭気管の内腔の形状や肉芽形成がないことを観察する。問題がなければ，気管切開孔から細めの気管切開カニューレを挿入して帰室する。鼻後腔に呼気が出て，呼吸に問題がなければ計画的にカニューレを細くし，カニューレの抜去を行う。

文献

1) Monnier P, Ikonomidis C, et al: Proposal of a new classification for optimising outcome assessment following partial cricotracheal resections in severe pediatric subglottic stenosis. Int J Pediatr Otorhinolaryngol 2009; 73: 1217-21.
2) Fiz I, Monnier P, et al: Implementation of the European Laryngological Society classification for pediatric benign laryngotracheal stenosis: a multicentric study. Eur Arch Otorhinolaryngol 2019; 276: 785-92.

図11 甲状軟骨 - 気管縫合（側壁と後壁）の運針（1）

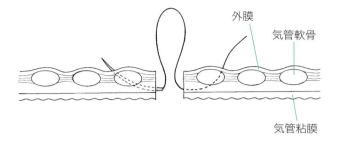

外膜
気管軟骨
気管粘膜

図12 甲状軟骨 - 気管縫合（側壁と後壁）の運針（2）

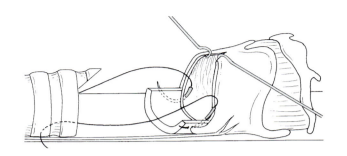

図13 甲状軟骨 - 気管縫合（側壁と後壁）の運針（3）

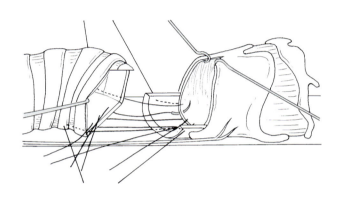

図14 甲状軟骨 - 気管縫合（側壁と後壁）の運針（4）

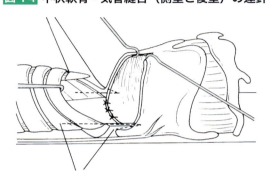

図15 甲状軟骨 - 気管縫合（前壁）

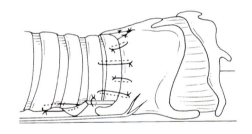

5. 先天性気管狭窄症の手術

下島直樹

先天性気管狭窄症は気管膜様部が欠損し，気管軟骨が全周性に完全気管軟骨輪（complete ring）の形状を呈し，内腔が狭窄する病態である。狭窄の程度や臨床症状により外科手術の適応を検討する。スライド気管形成術が現在の標準術式であり，原則的にECMO（extracorporeal membrane oxygenation）または人工心肺による体外循環下に行う。また，心奇形や血管奇形（左肺動脈スリング）を合併することも多く，心臓外科手術を同時または分割して行う。

術式

古くは切除端々吻合（図1）や肋軟骨移植（図2）などが行われていたが，現在はスライド気管形成術が標準術式である。狭窄部気管を切断し，前後に切開を入れて狭窄部気管を開き，重ね合わせるように縫合することで短い距離のスライドで広い内腔を得ることができる（図3）。

術前準備

気管の形態や周囲の血管との関係，狭窄の範囲や程度を知るために胸部造影CTが重要である。舌骨を含めた範囲で撮像する。3D構築画像で狭窄の範囲を把握し，形成範囲と気管の切断部位を決定する。3D気管モデルを作成してシミュレーション手術（図4）を行うことも非常に有効である。

手術はなるべく患児のコンディションのよい状態で待機的に行うことが望ましく，特に気道感染のコントロールがついた状態で行うことが術後の致死的合併症である縦隔炎や敗血症のリスクを下げるためには重要である。術前に痰培養検査を行い，周術期の抗菌薬治療の参考にする。呼吸不全の状態から術前にECMO管理となった症例は，可能であればECMOから離脱し，感染リスクを下げた状態で気管形成術を実施する。

気道管理は周術期の安定した気管チューブの固定を得るために，経鼻挿管を行う。術前から挿管管理となった症例では，狭窄部に気管チューブ先端が嵌入しないように厳密なチューブ位置管理を行い，肉芽の形成に注意して管理する必要がある。

デザイン

スライド気管形成術を最初に発表したTsang[1]は狭窄部気管の中央で気管を切離し，頭側気管の前側，尾側気管の後側に切開を入れて形成している（図5a）。その後，Grillo[2]が頭側気管の後側，尾側気管の前側を切開するデザインを発表した（図5b）。われわれは，頭側気管の後側，尾側気管の前側を切開し，分岐部まで狭窄が及ぶ症例では左右の主気管支に逆Y字切開を加えることで分岐部を広く形成するようにしている[3]（図3）。症例によっては，前後の切開を逆にすることもある（後述）。

図1 気管環状切除端々吻合
狭窄部気管を切除し，頭側気管と尾側気管を寄せて吻合する。狭窄長が長い症例には適応できない。

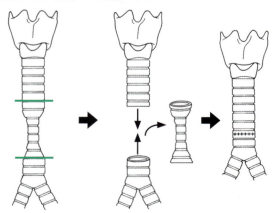

図2 肋軟骨移植
狭窄部気管を縦に切開し，肋軟骨グラフトをはめ込んで縫合する。

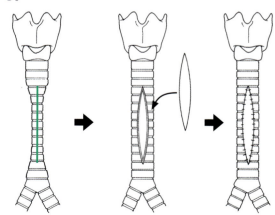

図3 スライド気管形成術

狭窄部気管の中ほどで気管を切離し，頭側気管の後面と尾側気管の前面に切開を入れ，重ね合わせて吻合する．

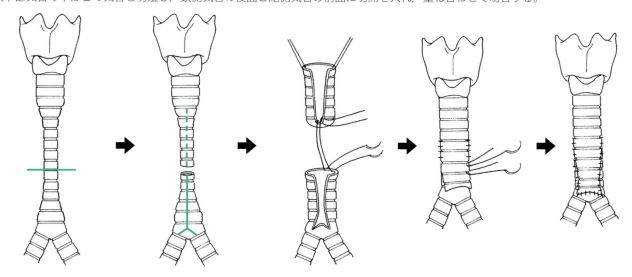

図4 3D気管モデルによるシミュレーション手術

中部気管から右後方に盲端（矢印）を有する形状に対する前後逆切開のデザイン
a：気管モデル前面．黒線が気管切離ライン，緑線が頭側気管の切開ライン
b：気管モデル後面．黒線が気管切離ライン，緑線が尾側気管の切開ライン
c：気管を切離後，切離断端に吊り糸をかけて展開
d：吻合後の気管モデル前面の外観

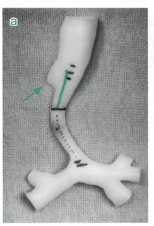
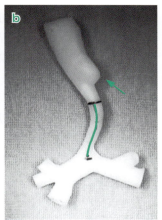
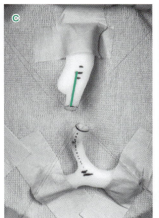
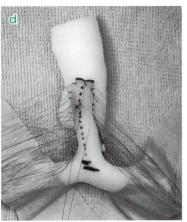

図5 頭側気管，尾側気管の切開の面

a：頭側気管の前側，尾側気管の後側を切開する．　　　　b：頭側気管の後側，尾側気管の前側を切開する．

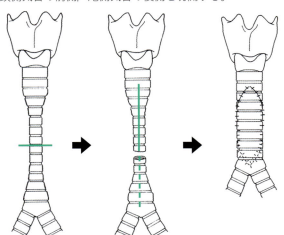
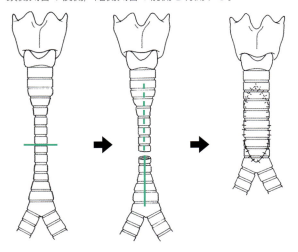

手術手技

麻酔導入

術前に挿管管理となっている場合はベッド移乗後，自然気道の場合は気管挿管後にまず気管支鏡検査にてチューブ先端が狭窄部に陥入していないことを確認する。術前に気管支鏡検査を施行していない症例ではこの時点で気管～気管支の観察を行うが，狭窄部気管が非常に狭い症例では挿入に伴い気管壁の浮腫を惹起し換気不全に陥るリスクもあるので，補助循環が確立するまで観察を控える。

乳児では通常，気管チューブ内径3.5mm（気管が細い症例では3.0mm）を選択する。吻合終了後のチューブ位置は形成長の長い症例では吻合部をステントするように奥まで挿入し，先端が吻合下端に当たらないように5mm程度手前に留置している。形成範囲が短い場合や気管気管支の症例では形成部の手前にチューブを置くこともある。

皮膚切開から補助循環の確立

心臓外科により手術開始。胸骨正中切開アプローチで開胸し（図6）主要血管を剥離，テーピング後，補助循環を樹立して外科に交代する（図7）。肺動脈スリングや心内修復術を同時に施行する場合は心臓外科チームが先に修復する。補助循環の間は肺への換気を停止する。

舌骨リリースと気管全長の剥離

外科に交代後，舌骨リリースを施行する場合は気管剥離に先立って行う。正中切開を頭側に延長，もしくは舌骨の高さに横切開を置き，舌骨の頭側で舌骨上筋（顎舌骨筋，オトガイ舌骨筋，オトガイ舌筋）を切離してから顎二腹筋付着部内側で舌骨を切断する[4]（図8）。これにより気管は尾側に動きやすくなる（動画1）。

続いて気管全長の剥離を行う。気管の血流維持のために剥離は原則，気管前面のみにとどめることが肝要である。

動画1 舌骨リリース

形成範囲の選定と気管切離部位の決定

気管全長の剥離終了後，気管支鏡で内腔より狭窄（完全気管軟骨輪）の始まりと終わりを確認し，気管前壁より26G針を気管に刺入して気管支鏡により適切な位置であるかを確認することで，正確に形成範囲を決定する（図9）（動画2）。気管の切離は頭側が長めになるように頭側：尾側が3：2になる点とし，同部を全周性に剥離してから気管を切断する。気管の切断端から尾側気管内に血液の垂れ込みがあると術後の換気不良となるため，気管切断後は切断端に吊り糸をかけ，気管を吊り上げられるようにしておく。また，尾側気管内に細い吸引チューブを留置して血液の垂れ込みを予防する（動画3）。さらに気管周囲の出血回収目的に，われわれは心嚢および気管分岐部に持続吸引チューブを留置しておくことで，極力尾側気管内への垂れ込みを防ぐようにしている。

動画2 形成範囲の決定

動画3 気管の切離

スライド気管形成

頭側気管の後壁側を正中のみケリー鉗子で剥離し，左右背側の血管を含んだ結合織を極力温存する（図10）（動画4）。血流を温存することは術後の縫合不全や気管壊死などの致死的な合併症リスクを減らすうえで最も重要であると考えている。形成長の長い症例で頭側気管背側の視野が悪い場合は，形成部の中間付近に左右，吊り糸をかけ展開することで良好な気管裏面の視野を得ることができる（図11）。

頭側気管の後壁を正中で切開する。狭窄部は完全気管軟骨輪となっているので，背側も気管軟骨があるが，正常部の膜様部まで切開し内腔が広がるのがわかったら切開をやめる。形成後に通過させたい気管チューブが抵抗なく通過するのをここで確認しておく。

尾側気管は前壁を正中で切開するが，最初から予定部位まで切開するのではなく，吻合後半で頭側気管の余裕をみながら最終的な切開範囲を決める。多くの症例では気管分岐部まで狭窄が及んでいることが多く，その場合は先述のように逆Y字の切開デザインとする。分岐部を広く形成する目的で前壁の切開を分岐部で左右それぞれの主気管支に2～3mm程度切開し，頭側気管の切断端の角を逆Y字の頂点に合わせるように重ねて形成することで分岐部が広く形成される。

運針は吻合の頭側縁より開始する。われわれは縫合糸にMaxon 5-0（CV-22, 13mm, 75cm）を用いている。1針目は外内で頭側気管背側正中にかけ，これを尾側気管切断端正中に内外でかける。次の糸は前の糸の上（手前）にかけることで，糸がくぐらないようにする。正中から左壁に向けて，1針ずつかけていき，縫合糸は結紮せずにsuture holderに順に整理する。半分から2/3程度，糸針がかかったら対側（右壁）も同様に糸針をかけていく。結紮は逆にそれまでかけてきた糸針の尾側より開始し，最後に頭側端の糸を結紮する。このとき，結紮点は気管の裏であるため直視することはできない。指を送って手の感覚で結紮を行う。結紮は右壁，左壁の順に行っ

図6 皮膚切開

胸骨正中切開による開胸と舌骨リリースのための前頸部横切開の皮膚切開デザインを示す。

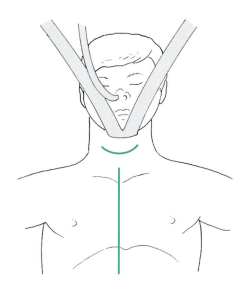

図7 血管テーピングと体外循環

大動脈を左側へ展開し，背側の心膜を切開して剥離すると気管前面に到達する。体外循環は右房に脱血管，上行大動脈に送血管がそれぞれ挿入されている。

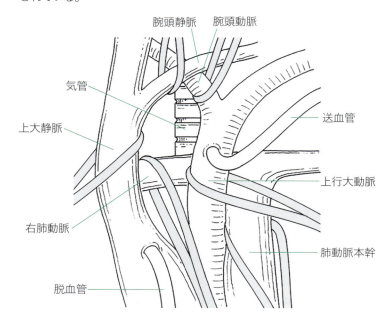

図8 舌骨リリース

舌骨前面を剥離し，中央1/3程度を切離する。舌骨の頭側にある筋を切離し，舌骨の可動性をよくすることで頭側気管の尾側への可動性が良好となる。

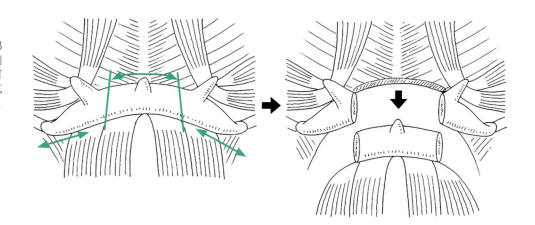

図9 形成範囲の決定

気管支鏡で気管内腔を観察しながら術野より26G針を刺入して正確に形成範囲を決定する。

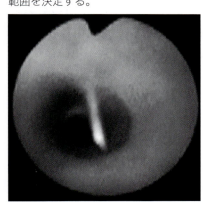

図10 気管周囲の剥離

気管の剥離は頭側気管の背側正中のみとし，気管の血流を温存するために左右の結合織は極力温存する。

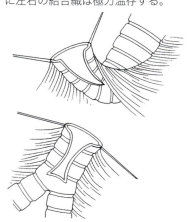

図11 頭側気管の展開

形成範囲が長い症例では，吊り糸を途中にかけることで最も頭側の吻合上端の視野展開が良好となる。

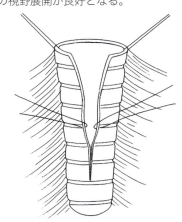

ている。後壁の吻合が終了したところで挿管チューブが抵抗なく通過することを確認後，残りの運針を行う。左側壁から前壁にかけて運針後，右壁も同様に運針し，最後に吻合下端前壁の糸針をかけ，今度は頭側から尾側にかけて結紮していく。最後に吻合尾側端の前壁を結紮して吻合終了となる（図12）。吻合下端では頭側気管が尾側気管の上からふわりと乗るような形で吻合されることが望ましい。

形成気管の位置や範囲にもよるが，腕頭動脈の上下に形成範囲が及ぶ場合は，なるべく腕頭動脈の頭側で運針を行うほうが頭側気管背側の視野がよい。視野が取りにくい場合は頭側気管の左右背側から伸びる血管を含んだ結合織を気管から離れたところで少し切開をすることで視野が良好となる。運針は2mm程度のバイトとピッチで進めていく。

動画4　頭側気管背側の剥離と切開

人工心肺／ECMO離脱

吻合が終了したらまず気管支鏡で吻合内腔を観察し，チューブ位置を調整する。

リークテストでは30cmH₂Oまで圧をかけエアリークの有無を確認する。問題がなければ止血を確認しよく洗浄した後に，再び心臓外科に交代する。術野の状態，気管支鏡の所見，呼吸器設定，血液ガス分析などを確認しつつ，関連各科（外科，心臓外科，麻酔科，集中治療科）で一度手術室に集まって協議したうえで進むようにしている。

閉胸

補助循環の離脱後，十分な止血確認と洗浄をした後，閉胸する。閉胸の際も補助循環離脱基準と同様に基準をクリアしているかの確認をした後，先に進む。ドレーンは心囊および気管前面に挿入し，操作中開胸した場合は胸腔ドレーンも挿入留置している。

特殊なケース

気管分岐異常

先天性気管狭窄症に気管分岐異常を合併することは多く，右上葉気管支の早期分岐である気管気管支に加えてそれに準ずる早期分岐で奇静脈葉などの余剰肺につながる症例や肺実質にはつながらずに盲端に終わる分岐異常を含めると約3割の症例に分岐異常を認める（図13）。これらの症例の多くは中部気管の右背側から分岐する（図14）。通常の切開デザインの場合，頭側気管の後面正中を切開するが，気管気管支症例では分岐異常の気管壁が背側正中に近いため，正中で切開すると左右に気管壁が開きにくく，縫合線が気管気管支にかかり，縫合後に広い内腔を得ることが難しい。これを避けるために正中背側ではなく，気管気管支から離れてやや左寄りに切開するほうがよい（図15）。また，通常とは前後逆に切開を入れて縫合する方法もある。その場合は，気管を切離する位置も，通常とは逆で頭側：尾側を2：3の比率で切離

図12　吻合の運針
a：後壁の吻合は外内内外で頭側端より開始し，先に左側，その後右側にかけてくる（①→⑨）。その後，結紮は⑨→①の順に行う。
b：前壁の吻合も外内内外で先に左側，その後右側をかけ，最後に尾側前壁にかける。
c：ここからは頭側より順に結紮を行い，最後に尾側前壁の結紮をして吻合が完了する。

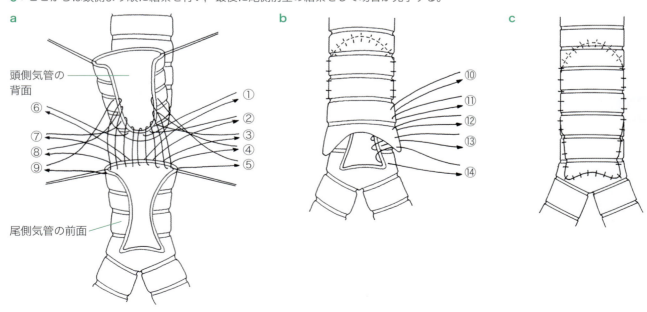

図13 気管分岐異常

a：気管気管支（右上葉気管支が気管から分岐）から分岐部にかけての狭窄を認める。
b：気管気管支のように早期分岐してすぐ盲端で終わっており，その先が狭窄している。

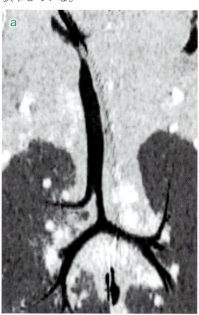
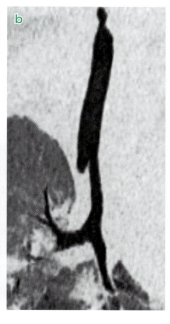

図14 気管気管支の分岐位置

気管気管支（緑矢印）は気管（白矢印）から右背側に向かって分岐していることがよくわかる。

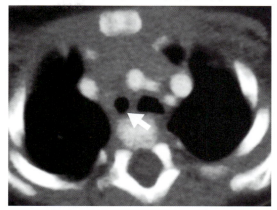
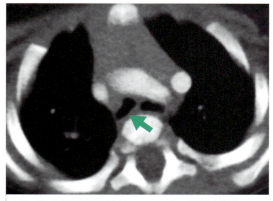
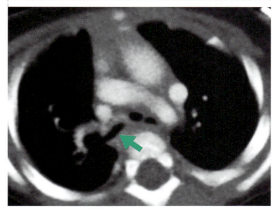

図15 気管気管支合併症例における頭側気管後面の切開デザイン

通常どおり正中で切開すると（a）気管気管支の壁に切開線が近くなり，気管壁が左右に開きにくく内腔の良好な開存が得られないため，切開線は左寄りにデザイン（b）するほうがよい。

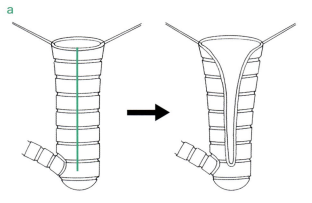
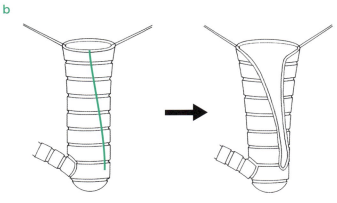

位置をデザインする（図16）。術者は通常，患者の右に立って手術を行うが，前後逆切開デザインの場合は患者の左に立って行うことで通常どおりに吻合することができる。前後逆切開の場合は分岐部の逆Y字切開ができなくなるため分岐部まで狭窄が及んでいる症例には向かない。

片肺無形成症例

先天性気管狭窄症に片肺無形成・低形成は15〜20％に合併する。片肺無形成の場合，気管分岐部が存在しないが，本来の主気管支に相当する部位にまで狭窄が及ぶことが多く，通常の症例に比べて形成範囲がより遠位にまで及ぶことがある。このような症例では気管支の遠位に及ぶ範囲まで気管周囲の剥離と肺動脈の遠位部までの剥離が必要になる。

また，狭窄範囲が非常に広範囲に及ぶ場合には狭窄の強い部分を形成し，一部の狭窄部は形成しないデザインを選択することもある（図17）。

術野挿管症例

狭窄範囲が中部気管に限局し，気管分岐部手前に十分な距離（15〜20mm）の正常径を有する気管が存在する場合（図18）は，切離した気管断端から遠位側に気管チューブを術野から挿管することで換気を維持しながら体外循環を回すことなく気管形成をすることが可能である。内径2.0mmからの細い気管チューブを準備しておき，気管切離後，尾側気管にチューブを挿入して換気を維持する（図19）。チューブが挿入困難な場合は尾側気管の前側に切開を入れてチューブを挿入しやすくする。吻合の糸掛けの最中は術者が尾側気管に針を入れるときにチューブを抜去し，糸針がかかったら素早くチューブを尾側気管に挿入することを繰り返しながら縫合を進めていく。

吻合の糸掛けは通常どおりに行うが，途中で後壁の結紮をするのではなく，すべての糸掛けを術野挿管による換気のまま終えてから結紮前に気管チューブを吻合部の遠位側までステントとして進めたうえで結紮する。

術後管理のポイント

術後は気管支鏡でチューブ位置を確認し，先端のアライメントがよくなる首の角度でマジックベッドを固め，原則96時間は筋弛緩薬を持続投与して不動化を図る（図20）。連日，胸部単純X線写真および気管支鏡によるチューブ位置の確認を行い，術後96時間（症例によっては72時間）以降で筋弛緩薬を減らしていき，抜管を目指す。抜管前には気管チューブを吻合上端の手前まで引き抜き，縫合線の観察，確認を行う（図21）。

循環が不安定な場合や気道内に浮腫や出血を認め換気が得られないときはECMO管理を継続し，その場合でも1日でも早いECMOからの離脱を目指す。遠位側気管および気管支に血液が垂れ込み，血餅で内腔を閉塞している場合は気管支鏡で吸引をして気管開存性を高める。2.8mm径の気管支鏡は吸引が可能であるが内径3.0mmの気管チューブに挿入して操作するのは困難であるため，そのためにも気管チューブは内径3.5mmのほうがよい。

文献

1) Tsang V, Murday A, et al: Slide tracheoplasty for congenital funnel-shaped tracheal stenosis. Ann Thorac Surg 1989; 48: 632-5.
2) Grillo HC: Slide tracheoplasty for long-segment congenital tracheal stenosis. Ann Thorac Surg 1994; 58: 613-9.
3) Toma M, Kamagata S, et al: Modified slide tracheoplasty for congenital tracheal stenosis. J Pediatr Surg 2009; 44: 2019-22.
4) Komori K, Toma M, et al: Laryngeal release with slide tracheoplasty for long-segment congenital tracheal stenosis. Gen Thorac Cardiovasc Surg 2015; 63: 583-5.

図16 前後逆切開時の切離位置の違い
通常の切開では，頭側気管：尾側気管が3：2の位置で切離する（a）が，前後逆切開の場合は2：3に二分する位置で切離する（b）ことになる。

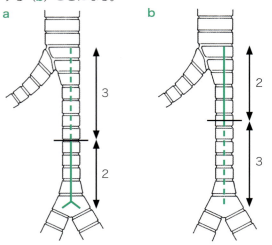

図17 片肺無形成症例の特徴
左肺無形成症例で，狭窄が高い位置から漏斗状に始まり本来の右主気管支に相当する部位で最も狭窄が強い。この症例では内径3.0mm気管チューブが通過する範囲は形成範囲に含めずに狭窄の強い遠位部を形成し，術後の気道開通性は良好だった。

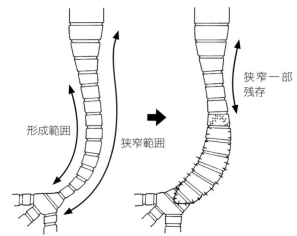

図18 限局型の症例

上部〜中部気管にかけての限局した狭窄であり、気管分岐部から十分な距離の正常気管が存在している。

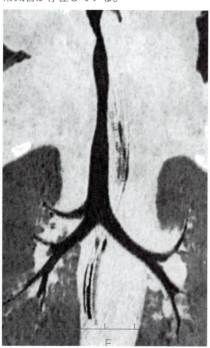

図19 術野挿管

遠位側気管に正常な気管が十分ある場合は、体外循環を回さずに術野から挿管して換気を維持しながらスライド気管形成することが可能である。

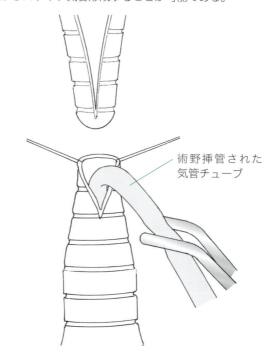

図20 術後の体位

頸部をやや前屈させマジックベッドで体全体を固定し、厳密なチューブ位置管理を行う。

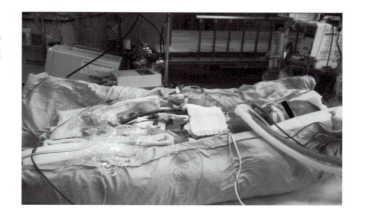

図21 気管支鏡による吻合部の観察

術後7日の抜管前の吻合部観察。ステントしていた気管チューブを徐々に抜いてきて吻合部の下端から上端までの様子を観察している。

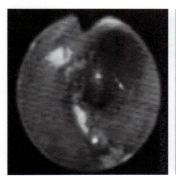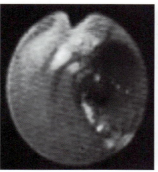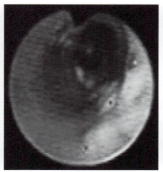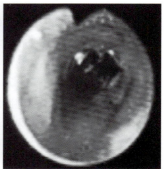

II 頭頸部・気管の手術

6. 気管軟化症の手術

住田 亙

気管軟化症は「気管軟骨および気管膜様部の構造異常により気管が容易につぶれること」と定義されており，病因は多岐にわたる。先天性の気管軟化症は，食道閉鎖症（気管食道瘻）に合併することが多い。喘鳴，咳嗽，呼吸困難および無呼吸発作などの症状がある場合は，気管軟化症を疑うべきである。

気管軟化症において手術が必要な場合には，図1のような戦略としている。気管軟化症を診断するための gold standard は気管支鏡である。気管支鏡で観察し，気管軟化症を伴う場合は，気管後壁固定を考慮する[1]。特に，食道閉鎖症の根治術時に，気管支鏡で観察し気管軟化症を認める場合は，食道閉鎖症根治術中に気管後壁固定を同時に行う。この操作による追加時間は短く合併症もみられず，有効性が高い[2]。

気管軟化症の診断のための CT は，本来，吸気時と呼気時に同期させて CT を撮影する必要があるが，年少児では困難である。われわれは，dynamic CT を施行することで違う時相の画像が得られるため，呼気時に近い画像を用いて評価している。特に食道閉鎖症に合併する場合は，腕頭動脈により圧迫されている局所的な気管軟化症が多く[3]，大動脈固定術の適応としている。びまん性病変，全周性病変がみられる場合は，気管外ステントの適応としている[4]。

気管後方固定

胸腔鏡下食道閉鎖症手術時に付加する方法がよく行われているが，食道閉鎖症とは関連のない気管軟化症に対しても行われている。体位は伏臥位やや右を挙上する。ポート配置は，第6肋間後腋窩線に 5mm ポート，第6肋間背側，第3肋間後腋窩線に 3mm ポートとする。5-0 モノフィラメント非吸収糸（プロリーン®）で気管膜様部を脊椎前縦靱帯に縫着する。この際，気管支鏡で観察しながら膜様部のせり上がりがなくなるまで行う。以下に示すビデオは胸腔鏡下食道閉鎖症手術の際に行っている気管後方固定である。従来は食道吻合の前に固定が行われていたが，われわれは食道吻合後に行っている（図2）（動画1）。

動画1 post-tracheopexy

大動脈固定術

大動脈固定術は，大動脈および気管の前面を横切る腕頭動脈を前胸壁に縫着することによって前方に血管を持ち上げ，それとともに気管も引き上げることで，気管の内腔を拡張させて気管の虚脱を防ぐ手術である（図3）。血管と気管の間の結合織（図3の灰色の部分）によって血管とともに気管前壁を持ち上げるため，大動脈，腕頭動脈の背側の剥離を行ってはいけない。近年は開胸だけでなく，胸腔鏡下でも施行されている。

開胸では，仰臥位で手術を行う。胸骨正中切開を行い，胸腺を切除し，無名静脈を結紮切離する。胸腺，無名静脈を温存した症例で再手術を経験したため，当院では胸腺，無名静脈を温存していない。大動脈弓を露出し（図4），大動脈，腕頭動脈の外膜のみに 5-0 モノフィラメント非吸収糸（プロリーン®）で U stich をかけて自己心膜を縫合し（図5），その心膜に 4-0 ブレイド非吸収糸（ネスピレン®）をかけて，胸壁に引き上げて固定する。

胸腔鏡手術の場合，左側を 20°挙上した仰臥位で手術を行う。左第6肋間前腋窩線に 5mm，第4肋間，第7肋間前腋窩線に 3mm のポートを挿入する。開胸手術と同様に，胸腺を切除し，無名静脈を結紮切離する。大動脈弓を露出し，大動脈，腕頭動脈に 4-0 モノフィラメント非吸収糸（プロリーン®）を U stich でかけてプレジェットを縫合し，前胸壁に引き上げて固定する。この際，われわれはラパヘルクロージャーを使用して前胸壁に糸を通している（動画2）。

動画2 thoraco-aortopexy

気管外ステント術

気管外ステント術は，リングつき人工血管を加工し，気管軟骨の背側縁に固定する手術である（図6）。リングが閉じようとする力（黒矢印）で気管を横から押すことで全面が上に持ち上がる（緑矢印）ために，気管内腔を確保する。後壁も人工血管と固定することで，膜様部が凸にならないようにする。

気管または右主気管支にステントを行う場合は左側臥

II 頭頸部・気管の手術

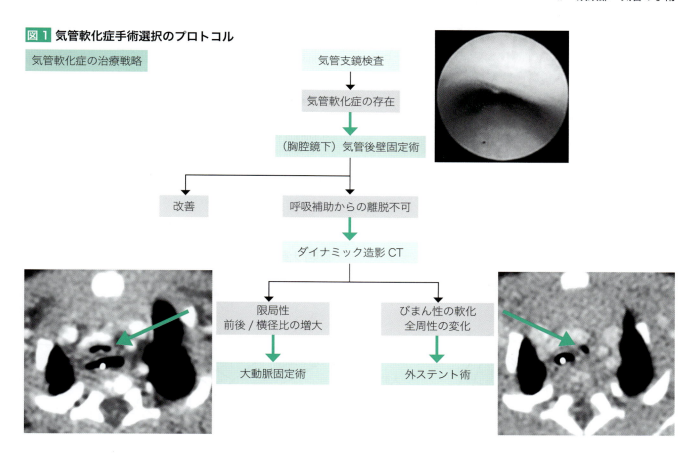

図1 気管軟化症手術選択のプロトコル

気管軟化症の治療戦略

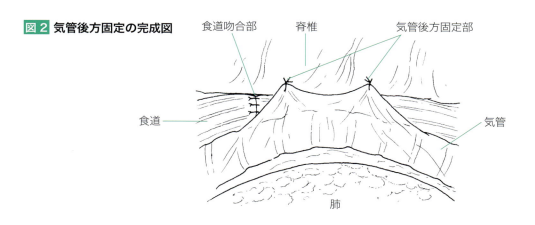

図2 気管後方固定の完成図

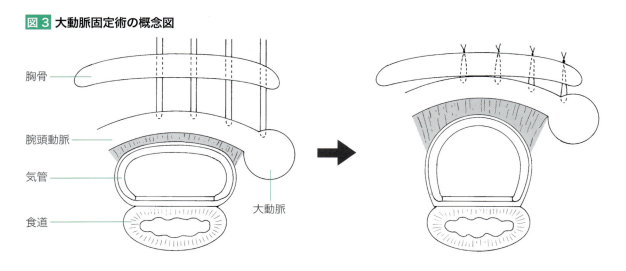

図3 大動脈固定術の概念図

55

位で，左主気管支のみにステントを行う場合は右側臥位で手術を行う．第4肋間で開胸し，気管を同定しテーピングする．リングつき人工血管を気管軟骨の両縁に6-0プロリーン®で，数カ所縫着する．後壁側も同様にリングつき人工血管を，6-0プロリーン®で中心線に数カ所縫着する．

文献

1) Shieh HF, Smithers CJ, et al: Posterior tracheopexy for severe tracheomalacia. J Pediatr Surg 2017; 52: 951-5.
2) Yasui A, Hinoki A, et al: Thoracoscopic posterior tracheopexy during primary esophageal atresia repair ameliorate tracheomalacia in neonates: a single-center retrospective comparative cohort study. BMC Surg 2022; 22: 285.
3) Sumida W, Tainaka T, et al: An imaging study on tracheomalacia in infants with esophageal atresia: the degree of tracheal compression by the brachiocephalic artery is a good indicator for therapeutic intervention. Pediatr Surg Int 2021; 37: 1719-24.
4) Ando M, Nagase Y, et al: External stenting: A reliable technique to relieve airway obstruction in small children. J Thorac Cardiovasc Surg 2017; 153: 1167-77.

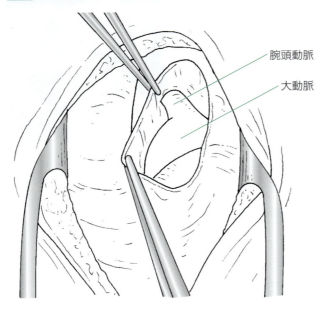

図4 心嚢を開き，大動脈，腕頭動脈を露出したところ

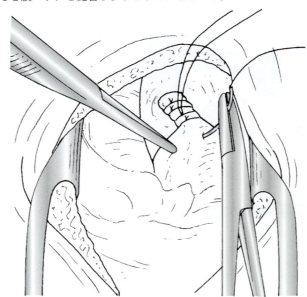

図5 大動脈の心膜パッチ縫着

腕頭動脈にはすでに心膜パッチが当てられている．大動脈にも心膜パッチを縫着しようとしているところ．

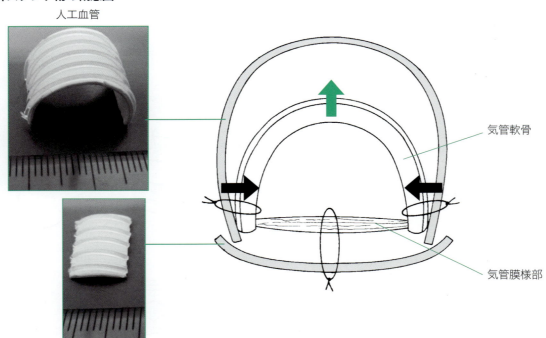

図6 気管外ステント術の概念図

II 頭頸部・気管の手術

7. 喉頭気管分離術

佐々木隆士

　嚥下障害に対する手術治療のうち，気道と食道を分離することで誤嚥を防止する手術を誤嚥防止手術（気道食道分離術）と総称する．その適応は，①誤嚥による嚥下性肺炎の反復がある，またはその危険性が高い，②嚥下機能の回復が期待できない，③構音機能や発声機能がすでに高度に障害されている，④発声機能の喪失に納得している場合とされている[1]．

　誤嚥防止手術を大別すると，①喉頭摘出術，②喉頭閉鎖術，③喉頭気管分離術に分類される．それぞれの比較を表1に示す[2]．本項ではこのうち，小児で行われることの多い③喉頭気管分離術の代表的な2法について当科の工夫を交えて概説する[3〜6]．

tracheoesophageal diversion (TED；Lindeman 原法[3]）

　気管を切断し，喉頭側断端を背側の頸部食道と吻合，肺側断端を皮膚と吻合して気管切開孔とする術式である．

気管・食道へのアプローチ

　頭部を適切に固定した仰臥位頸部伸展位とし，輪状軟骨の2cm尾側に6〜8cmの横皮切を置く（図1）．広頸

図1 体位，皮膚切開

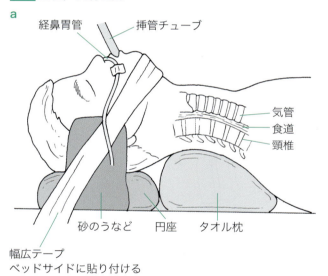

a
経鼻胃管／挿管チューブ／気管／食道／頸椎／砂のうなど／円座／タオル枕
幅広テープ ベッドサイドに貼り付ける

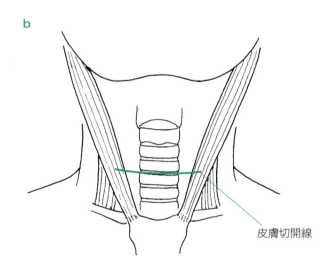

b
皮膚切開線

表1 各誤嚥防止手術の比較

	喉頭摘出術	喉頭閉鎖術 （声門上，声門部，声門下）	喉頭気管分離術・気管食道吻合術
誤嚥防止効果	確実	やや不確実（再開通が多い）	確実
侵襲	大	小	中
再建（発声）	不能，完全に声が出せなくなる	理論上は可能だが現実的には困難	喉頭を触らないので理論上は可能 Lindeman 原法では食道発声が可能な場合もあり
適応	筋緊張が強く喉頭の安静が保てない（喉頭の上下運動が強い）患者 気管が固い成人男性患者	気管の偏倚や，拘縮などのため他手術が困難な患者 全身状態が悪いため他手術が困難な患者	小児 脳血管障害や脳腫瘍術後（嚥下障害が改善する可能性がある）患者 言語理解が良好な患者

（林田哲郎，内藤理恵：8．重症心身障害児（重身児）の摂食・嚥下障害—誤嚥の特徴と対策—．耳鼻咽喉科診療プラクティス7 嚥下障害を治す，文光堂，2002．より引用改変）

57

筋まで横に切開し，前頸筋群は前面で広く剥離露出させた後，正中で縦にスプリットする．甲状腺を峡部で離断して観音開きにし，気管前面に達する．輪状軟骨から第5気管輪までの範囲の気管と食道を左右側壁まで十分に剥離・露出させる．

気管の離断

第2～4軟骨輪レベルで気管後面と食道前壁との間をわたり，腹側第3-4気管輪間から背側第2-3気管輪間に向かって気管を斜めに離断する．術野でカフ付きスパイラルチューブに入れ替えて呼吸管理をする（図2）．

気管食道吻合

肺側気管を剥離授動して食道前壁を露出させ，喉頭側気管断端レベルから尾側に気管断端径の1.5倍の縦切開を置く（図3a）．斜め背側を向いた喉頭側気管断端と食道壁を，撚糸吸収糸の全層一層結節縫合で端側吻合する．食道側面～背側の剥離を適宜追加し，食道壁で気管断端を迎えにいってこれを包むようなイメージで吻合する（図3b）．

閉創・気管孔作成

術野を十分に洗浄後，細いチャネルドレーンを留置し，甲状腺や前頸筋群をできるだけ再縫合する．

肺側気管断端は，なだらかに（不自然な屈曲は気管カニューレの弯曲と合わず肉芽形成や気管腕頭動脈瘻などの原因となる）体表面に持ち上がるよう，十分に剥離・授動し，モノフィラメント非吸収糸で皮膚と全層一層結節縫合して気管孔を形成する（図3b）．

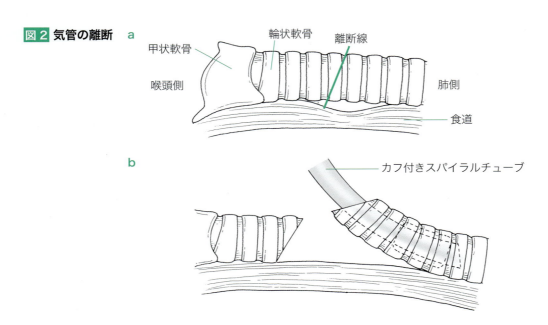

図2 気管の離断

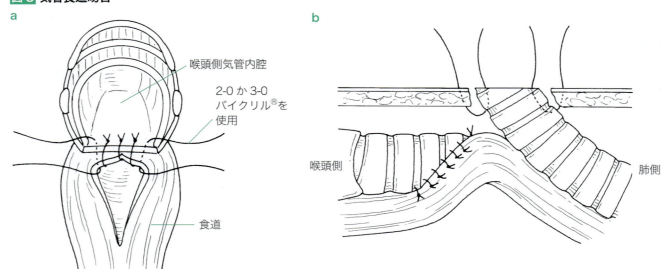

図3 気管食道吻合

laryngotracheal separation (LTS；Lindeman 変法[4])

離断した気管の喉頭側を縫合閉鎖して盲端としてしまう術式である。

気管の離断まで

頭側の皮弁を十分確保できるよう，皮切は若干尾側に置く。前頸筋群の前面を広く露出させて正中でスプリットし，輪状軟骨下端から第4気管輪までの気管を側面まで露出させる（肺側気管は授動しない）。3-4気管輪間で気管を全周性に剥離して離断し，肺側断端から術野挿管する。

喉頭側気管断端の縫合閉鎖（図4）

喉頭側気管断端を Overholt 法に準じて閉鎖する。軟骨輪の中間点に割を入れて（粘膜は残す）折り曲げ，左右に寄せてモノフィラメント非吸収糸で全層一層結節縫合する。膜様部は内腔に折り込んで軟骨部－膜様部－膜様部－軟骨部と運針する。さらに1軟骨輪喉頭側の軟骨間組織に全層マットレス縫合を数針追加して気管内腔を押しつぶして断端縫合の減張とする。

閉創・気管孔作成（図5）

洗浄・止血確認後，細いチャネルドレーンを留置し，前頸筋前面レベルで広く剥離することで皮弁状となった創の頭側部分を，喉頭側気管断端を覆いつつ肺側気管断端の背側へ落とし込み，奥（膜様部）から順に肺側気管断端と縫合していく。尾側，側方の縫合でたるみを調整しつつ全周性に縫合する。

喉頭側気管断端部への筋束充填

本法の問題点として，そのままでは左右に分けた前頸筋群を正中で完全に寄せることができないため，左右に分けた前頸筋群の片側または両側を胸骨寄りで離断・遊離させて遊離筋束（弁）を作成し，これを断端間に充填することもある。

図4 喉頭側気管断端の縫合閉鎖

a：軟骨輪の中間点（＊）に割を入れて折り曲げて縫合し，気管内腔をしっかり圧し潰す。膜様部は内腔に織り込んで（●）縫い込む。気管粘膜を剥離して2層で縫合閉鎖すると記載されている成書もあるがこだわらなくてよい。
b：さらに1軟骨輪頭側に全層マットレス縫合を数針追加して断端縫合部の減張を行う。

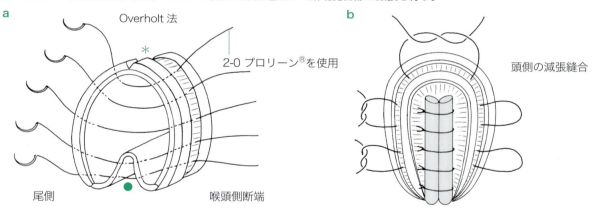

図5 閉創と気管孔の作成

a：頭側の皮膚フラップを，喉頭側断端を覆うように背側へ落とし込み，肺側断端と縫合する。
b：肺側気管断端縁と皮膚創縁とは長さが異なるので，バランスをとりながら全周性に縫合する。左右の創縁が余った場合は皮膚どうしを縫合する。

a：横から見たイメージ

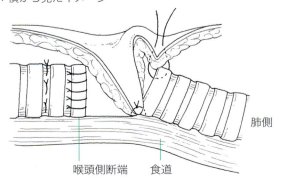

b：上から見たイメージ

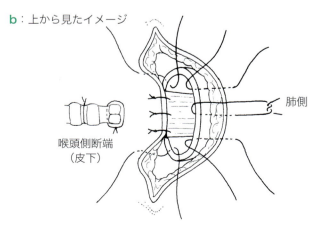

すでに気管切開が置かれている場合（図6）

通常，気切孔を温存でき手順もシンプルな LTS を選択する。気管切開カニューレをカフ付きスパイラルチューブに入れ替え，チューブを前胸部に固定して手術を開始する。気切孔の頭側縁に接する横皮切を置き（図6a），気切部の瘻孔をできるだけ破壊せずに，最頭側のみ開放して気管に到達する。気管口に接するレベルで気管を全周性に確保し，離断する（図6b）。以後の手順は未気管切開例と同様であるが，喉頭側気管の距離が短いことが多く，かつ肺側の剥離授動もできないので難易度はやや高い。また皮膚（弁）と気管縫合もアライメントの工夫が必要である（図6c）。

術後管理

TED では，気管食道吻合部の安静を保つためにマジックベッドなどを用いて1週間程度頸部の捻転や後屈を防ぐが，LTS では，通常それほど厳格な創部安静は必要ないことが多い。いずれにしても縫合不全や創哆開などの出現に十分注意して管理する。

誤嚥防止手術はほかにも多くの方法が報告されている[7]。年齢，体格，原疾患や病歴の影響（筋緊張，不随意運動，側弯などの解剖学的異常，慢性的な感染や炎症の存在，栄養状態）などを加味し，症例ごとに工夫が必要である。

文献

1) 日本耳鼻咽喉科学会 編：嚥下障害診療ガイドライン 2018 年版．金原出版，2018.
2) 林田哲郎，内藤理恵：8．重症心身障害児（重身児）の摂食・嚥下障害―誤嚥の特徴と対策―．耳鼻咽喉科診療プラクティス 7 嚥下障害を治す，文光堂，2002.
3) Lindeman RC, Yarington CT Jr, et al: Clinical experience with the tracheoesophageal anastomosis for intractable aspiration. Ann Otol Rhinol Laryngol 1976; 85(5 Pt.1): 609-12.
4) Eisele DW, Yarington CT Jr, et al: The tracheoesophageal diversion and laryngotracheal separation procedures for treatment of intractable aspiration. Am J Surg 1989; 157: 230-6.
5) 佐々木隆士，奥山宏臣，ほか：当科における喉頭気管分離術の工夫．日小外会誌 2013；49：1091-5.
6) 佐々木隆士，阪 龍太，ほか：喉頭気管分離術．小児外科 2016；48：617-20.
7) Ueha R, Magdayao RB, et al: Aspiration prevention surgeries: a review. Respir Res 2023; 24: 43.

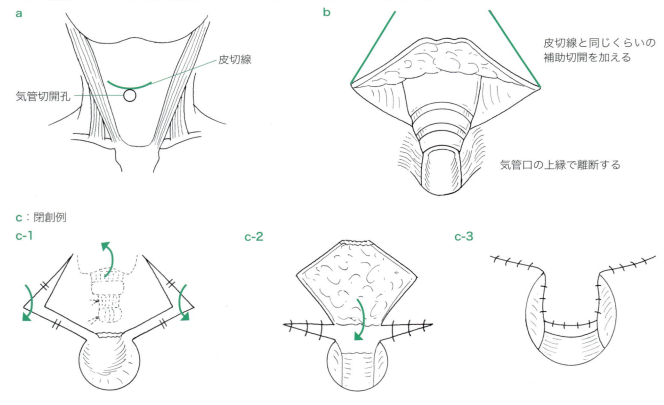

図6 気管切開孔が置かれている場合の手術手技
a：既存の気管切開孔をできるだけ温存したアプローチを心がけている。
b：頭側の皮膚を図のように補助切開を置いてフラップ状にする。
c-1，c-2：皮下を十分剥離授動して創縁を合わせる。
c-3：頭側のフラップ状の皮膚を適宜トリミングして，サイズを整えて気管断端と縫合する。

III

胸部の手術

III 胸部の手術

1. 先天性食道閉鎖症の手術

奥山宏臣

術前管理

食道閉鎖症の診断が得られれば，直ちに絶飲食として輸液を開始する。口腔内の唾液を頻回に吸引して誤嚥による肺合併症を予防する。最も頻度の高い Gross C 型では，気管食道瘻（tracheoesophageal fistula；TEF）を通じて胃液が気管内へ逆流して重篤な肺炎を引き起こすため，緊急の対応が必要となる。全身状態が良好であれば，胃瘻を造設せずに，一期的根治術を行う。肺合併症などを伴い全身状態が不良であれば，胃瘻造設して，全身状態改善後に根治術を行う。術前に合併心奇形と大動脈弓の評価は必須である。右大動脈弓の場合は左胸腔からのアプローチを考慮する。

気管内挿管後に細径気管支ファイバーを用いて，TEF の位置を確認する。これにより，術中 TEF の同定がより安全・確実に行えるだけでなく，上下食道間の gap の評価も可能となる。またこの際に，気管チューブを浅くして，近位側の TEF の有無も確認する（Gross B または D 型）。

開胸手術（胸膜外到達法，Gross C 型，左大動脈弓の場合）

体位は左側臥位。皮膚切開は後側方，腋窩縦，腋窩皺切開などが用いられる。開胸予定部位（通常第 3 ～ 5 肋間の後側方開胸）を中心に皮下を剥離して skin flap を作成し，広背筋筋膜を露出する（図 1a）。ここより開胸にあたっては，筋肉をできるだけ切開しない total muscle-sparing approach[1] とする。広背筋前縁を剥離して，これを後方へ圧排して，その下にある前鋸筋筋膜を露出する。開胸予定部位の前鋸筋筋膜を切開して（図 1b），筋線維をスプリットして骨性胸郭に到達する。肋間筋のみを切開して壁側胸膜は温存する（図 1c）。薄い胸膜を損傷しないように注意しながら，胸膜と肋骨・肋間筋の間をツッペル鉗子を用いて少しずつ鈍的剥離する（図 2）。

肋間にスペースができれば開胸器をかけて，胸膜外スペースをさらに後方へ剥離を進め，開胸器を徐々に広げ

ていく。後縦隔に近づくにつれて，胸膜外腔の剥離は容易となる。上方は肺尖部まで，後方は奇静脈がよく見えるところまで十分に剥離する（図 3）。

肺を胸膜越しに腹側へ圧排して後縦隔の術野を広げ，奇静脈を結紮切離する。その直下には迷走神経の走行が明瞭に認められ，これを尾側にたどると，呼吸に合わせて広がる下部食道を見つけることができる。迷走神経本幹を温存しながら，下部食道周囲を剥離してテーピングの後，このテープを把持しながら頭側の気管方向へ剥離を進める（図 4）。

下部食道は細く脆弱なので，鑷子などで直接把持しない。気管接続部を確認して，そこから 2 ～ 3mm の位置で 2 重結紮する（この段階ではまだ切離しない）（図 5a）。気管分岐異常などがあり，気管食道瘻の同定が困難であれば，術中気管支ファイバーで TEF を確認する。TEF を結紮した段階で，呼吸管理は容易となる。上部食道は，盲端に経鼻的に挿入したチューブを押し込むことで容易に確認できる。盲端に全層性の支持糸をかけて牽引しながら，膜様部を損傷しないように気管との間を剥離する（図 5b）。この際に術前診断で発見することのできなかった気管食道瘻が存在する場合があるので注意を要する（Gross B または D 型）。気管を損傷した場合は，5-0，6-0 モノフィラメント吸収糸を用いて結節縫合で修復する。

上部食道は粘膜下血流が良好なため血行障害をきたしにくく，胸郭入り口近くまで十分に剥離する。Gap が長い場合はさらに頸部までの剥離が必要となるが，この際は反回神経を損傷しないように，食道壁に沿って剥離を進めることが肝要である。上下食道が無理なく引き寄せられることを確認した後，まず下部食道を切離する。細く脆弱な下部食道には支持糸をかけて牽引し，組織を直接把持しないようにする。Gap が長い場合は，下部食道をさらに横隔膜レベルまで剥離する。上部食道は NG チューブ（nasogastric tube）を押し込みつつ盲端を切開する。内腔の粘膜面を観察して，全層が切開されていることを確認する。吻合の際にねじれないように，上下食道のそれぞれ前面に支持糸を置く（図 6）。

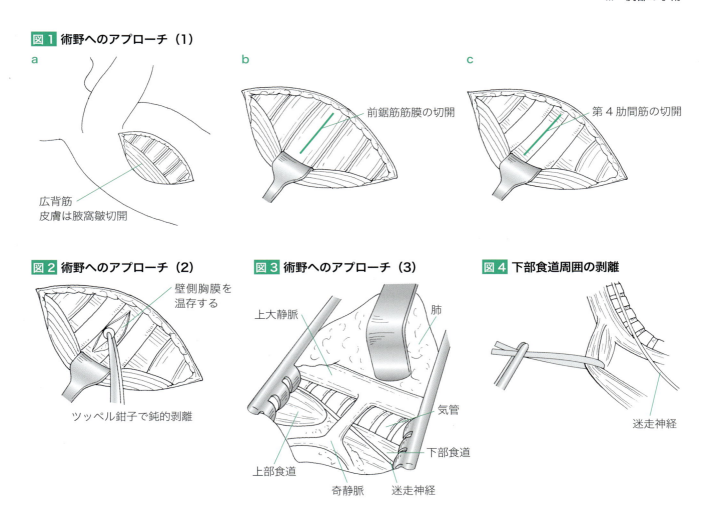

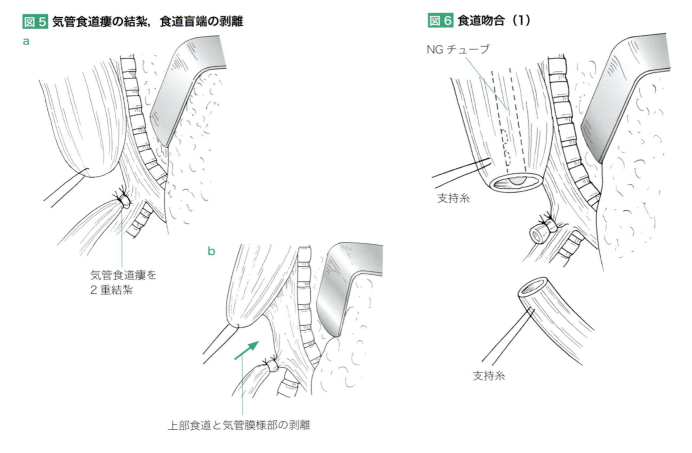

食道吻合は5-0または6-0モノフィラメント吸収糸を用いて全層一層結節縫合にて行う。まず後壁中央（縦隔側）より始めて，その前後を順次縫合する。粘膜を含めた全層を確実に縫合することが肝要である。後壁は内外－外内，5針程度（図7a）。後壁を縫い終わった時点で，trans-anastomotic tubeを胃内まで挿入，留置する（図7b）。ただしこのtrans-anastomotic tubeの有効性はcontroversialである[2]。上下食道には口径差があるので，プロポーションを考慮しながら，できるだけ均等な吻合となるよう心がける。Gapが長く吻合部の緊張が強い場合は組織のcuttingを防ぐために，助手が上下食道を引き寄せて緊張を減らした状態で，後壁の縫合糸を数本まとめて結紮する。前壁は外内－内外と運針して漿膜面で結紮する。前後壁合わせて10針程度で吻合を終了する（図7c）。

術野を洗浄して，肺損傷がないかリークテストする。吻合部にフィブリングルーを散布して，吻合部に3〜5mmドレーンを留置。開胸部の肋骨を吸収糸で適度な間隔まで寄せた後，前鋸筋筋膜を元どおり縫合修復する。広背筋は癒着を防ぐためできるだけ縫合しない。皮下および皮膚を2層で埋没縫合して手術を終了する。

胸腔鏡手術（動画1）

胸腔鏡手術機材の大きさの制約上，適応は体重1.8〜2kg以上としている。呼吸循環状態が安定し，腹臥位および人工気胸に耐えられれば，心臓等合併病変に制限はない[3]。本手術には3mm/20cmの鉗子類と持針器を用いる。図8に手術室の配置と患者の体位を示す。手術台の右側にモニターを配置して術者と助手は左側に立って手術を行う。

体位は腹臥位に近い左側臥位。図9に示すように肩甲骨角を囲むように3本のポートを挿入する。まず右第6肋間中腋窩線より3mmカメラポートを挿入し，4〜5mmHgの圧で人工気胸とする。さらに第3肋間中腋窩線より5mmポート，第9肋間後腋窩線に3mmポートの計2本の操作ポートを挿入する。体位と気胸により肺は腹側へ圧排されて後縦隔の視野が確保できるので，通常右肺ブロックは必要としない。電気メスにて後縦隔胸膜を切開して，奇静脈をシーリングデバイスで切離する（図10）。次に，奇静脈のすぐ下（縦隔側）に走行する迷走神経をガイドに下部食道を同定し，これを全周性に剥離して鉗子を通して把持する。下部食道は細く脆弱なので，鉗子で直接把持しない。鉗子で持ち上げながら下部食道を気管との合流部近くまで剥離を進め，気管より2，3mm離れたレベルで結紮あるいはサージカルクリップを用いて閉鎖する（図11）。次に口側食道の盲端を把持しながら頭側に剥離する。気管との剥離は膜様部を損傷しないように注意する。吻合部の緊張を減らすため，頸部近くまで十分に剥離しておく。胸郭入り口付近の剥離操作を良好な視野で行えることは，胸腔鏡手術の大きな利点である。

上下食道が緊張なく引き寄せられることを確認後に，吻合操作に移る。まずTEF結紮部位から3〜4mm離れた下部食道前壁の半周を全層性に切開して内腔の粘膜面を確認する。下部食道を完全に切り離すと断端が肛門側へ引き込まれるので，引き続く内腔確認や吻合操作が難しくなる。次に開胸手術と同様に上部食道盲端を全層性に切離して，内腔の粘膜面を確認する。上部食道は筋層，粘膜ともに肥厚しているので，鉗子で直接把持して粘膜を確認する。

右手の5mmポートより13mmまたは11mm弱弯針付の5-0または6-0モノフィラメント吸収糸を挿入する。まず後壁の中央に全層性に1針縫合糸をかけた段階で（図12a），下部食道を完全に切離する（図12b）。縫合糸を体腔外結紮して，1針目を終了する（図12c）。こ

図7 食道吻合（2）

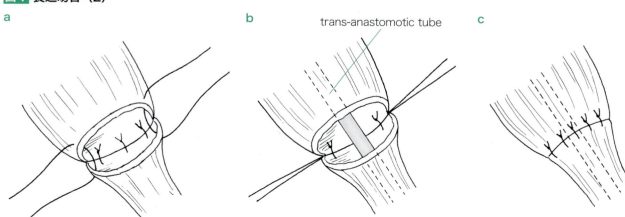

a　　　　　b　trans-anastomotic tube　　　c

III 胸部の手術

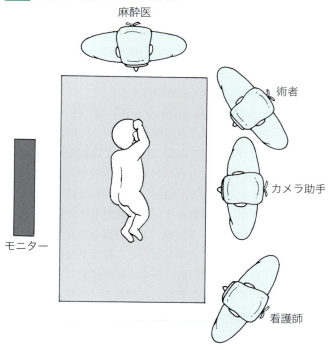

図8 手術室の配置と患者の体位

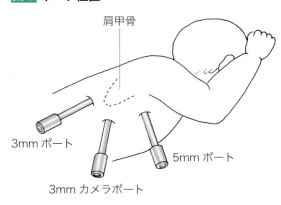

図9 ポート位置

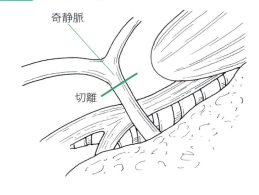

図10 奇静脈の切離

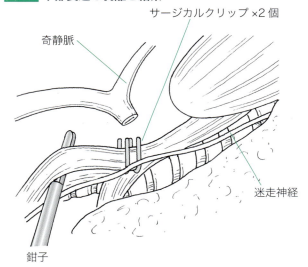

図11 下部食道の剥離と結紮

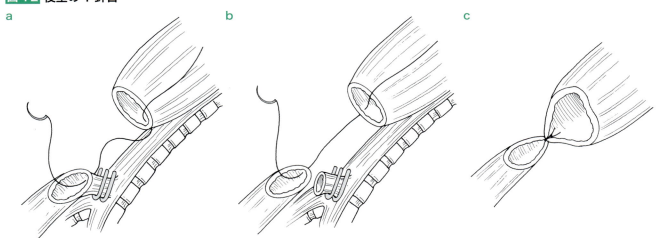

図12 後壁の1針目

1. 先天性食道閉鎖症の手術

れに続いて後壁縫合を順次進める。通常5針程度で後壁吻合は完了する。運針は開胸手術と同じく内外−外内として，内腔側で体腔外結紮する。後壁終了後にtrans-anastomotic tubeを吻合部を越えて胃内に留置する。次に前壁を同様に5針程度の全層結節縫合を行う（図13）。前壁の運針は外内−内外として，漿膜側で体腔外結紮する。吻合のポイントは粘膜を含めた全層を確実に縫合することである。特に内腔の狭い下部食道の粘膜を確認することが重要である（図14）。吻合部にフィブリングルーを散布し，胸腔ドレーンを留置して手術を終了する。

動画1 先天性食道閉鎖症の胸腔鏡手術

long gap

3–4椎体までのgapであれば，上下食道の十分な剥離やLivaditis法の追加により一期的吻合が可能である。一方，上下食道が4–5椎体以上離れているlong gapでは，一期的吻合が困難であり，1回目の手術ではTEF切離にとどめ，食道延長後二期的に食道再建を行う。A型の多くはlong gapのため，胃瘻造設の後，二期的に食道再建を行う。自己食道での再建が困難な場合は，胃管（または全胃）や小腸，結腸を用いた再建を行うが，小児におけるこれら食道置換術の長期予後は必ずしも良好ではなく，できるだけ自己食道で再建することが望ましい。

種々の食道延長術

● Livaditis法（図15a）

剥離鉗子などで食道壁の筋層をすくって，粘膜が露出されるまで環状に切開する。1回の筋層切開により約1cmの延長が可能である。食道は粘膜下血流が豊富なので，筋層を切開しても吻合部の血行は維持される。

● Howard法（図15b）

上部食道は経口的に，下部食道は経胃瘻的にブジーを挿入して，X線透視下に上下盲端が重なる程度まで延長した後に吻合する。下部食道は，ブジーにより容易に穿孔して縦隔炎を引き起こすので，特に注意を要する。入院管理が必要なので，通常は1～2カ月かけて延長して吻合する。

● Foker法（図15c）

開胸もしくは胸腔鏡下に食道盲端を剥離後，支持糸をかけて胸壁外から牽引する方法。C型の場合はTEFを閉鎖後に下部食道を牽引する。組織が裂けないように，上下食道断端の支持糸にはプレジェットを付けておく。数日から1週間程度の延長で吻合する[4]。

● 胸郭外食道延長術（Kimura法）（図15d）

初回手術として頸部食道瘻を造設後，段階的に頸部食道瘻を胸郭外の皮下を尾側に移動して口側食道を延長する。1回の延長で1cm程度の延長が可能である。延長術の間隔は1カ月程度で，通常3～4回の延長が必要である。食道再建は，開胸あるいは胸腔鏡下に，延長した口側食道を胸腔内に引き込み，下部食道と吻合する。瘢痕化した断端は十分に切除しないと，縫合不全の原因となる。頸部食道瘻を造設後は外来管理が可能であり，嚥下の練習も可能であるなどの利点がある。一方で，吻合までに時間がかかること，前胸部に複数の創痕ができることが欠点である[5]。

術後管理

Long gapで吻合部の緊張が強い場合は，術後数日間鎮静（±筋弛緩），人工呼吸管理として，嚥下運動自体をできるだけ抑えて吻合部の安静を保つ。術後1週前後で食道造影を行い，縫合不全がなければ経口哺乳を開始する。術後は胃食道逆流症を高率に合併するので，制酸薬を継続投与する。

文献

1) Rothenberg SS, Pokorny WJ: Experience with a total muscle-sparing approach for thoracotomies in neonates, infants, and children. J Pediatr Surg 1992; 27: 1157-9.
2) Wang C, Feng L, et al: What is the impact of the use of transanastomotic feeding tube on patients with esophageal atresia: a systematic review and meta-analysis. BMC Pediatr 2018; 18: 385.
3) Okuyama H, Saka R, et al: Thoracoscopic repair of esophageal atresia. Surg Today 2020; 50: 966-73.
4) Foker JE, Linden BC, et al: Development of a true primary repair for the full spectrum of esophageal atresia. Ann Surg 1997; 226: 533-43.
5) Kimura K, Soper RT: Multistaged extrathoracic esophageal elongation for long gap esophageal atresia. J Pediatr Surg 1994; 29: 566-8.

図13 前壁の縫合

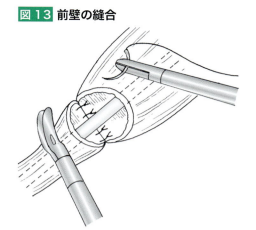

図14 吻合完了

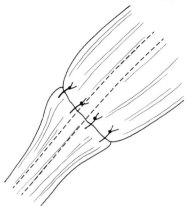

図15 食道延長術

a：Livaditis 法

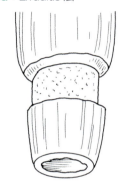

b：Howard 法

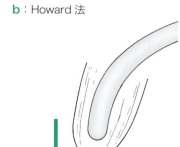

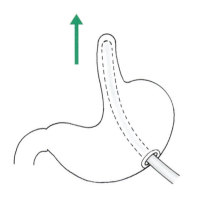

c：Foker 法

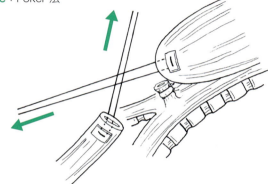

d：胸郭外食道延長術（Kimura 法）

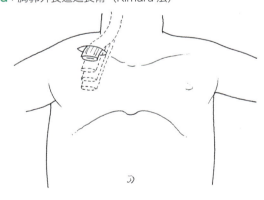

1. 先天性食道閉鎖症の手術

67

2. 先天性食道狭窄症の手術

福本弘二

先天性食道狭窄症は気管原基迷入型，筋線維性肥厚性狭窄，膜様狭窄の3病型に分類されているが，術前に病型診断を確定することは困難である。術前に行う消化管造影やCTで，狭窄部の位置や形態については評価できるが，超音波内視鏡を行っても，術前に予想された病型と最終病型が合致したものは半数ほどとの報告もある。治療としては，バルーン拡張術が最初に選択されることが多く，改善しない場合に手術が行われるが，術式の選択は症例ごとに行われており，標準化されたものはない。術式の種類としては，粘膜外筋層切開，全層縦切開・横縫合（Wendel法）といった非切除術や，狭窄部部分切除・横縫合（準Wendel法），狭窄部全切除・端々吻合といった切除術がある[1〜3]。

アプローチ

アプローチは，胸部食道の狭窄では開胸手術か胸腔鏡手術を選択する。開胸手術は左側臥位で，狭窄部の位置に応じて右第3〜6肋間のいずれかを選択し，後側方開胸で行う（図1）。視野を広くとりたい場合は大きな皮膚切開で開胸するが，整容性を重視して小さな皮膚切開で開胸したり，皮膚は腋窩切開で皮下を剥離した後に第3〜4肋間で開胸することもできる。胸腔鏡手術は，腹臥位に近い左側臥位で行う。5mmのカメラ用トロカーから5mmの30°あるいは45°の斜視鏡を使用，術者の鉗子孔として，右手用は5mmトロカーを，左手用は3mmのトロカーを挿入する。必要があれば助手用の鉗子孔として3mmのトロカーを背部に追加し，視野確保や吻合時の補助に用いる（図2）。配置は狭窄部の位置に応じて設定する。また，狭窄部位が横隔膜レベル近傍から腹部食道の場合は開腹や腹腔鏡で噴門形成術に準じてアプローチし，頸部食道の場合は頸部切開で行う。

狭窄部が外観から視認できる場合や，触知できる場合はそのまま食道の剥離を行う。狭窄部位がわかりにくい場合は，食道内にチューブを留置して空気を送り食道の拡張具合を観察する，食道内視鏡を挿入して狭窄部を内視鏡の光で確認する，バルーンを挿入してイメージによる透視下や食道の拡張具合で狭窄部を確認する，などの方法が必要となる。食道は狭窄部を含めて全周剥離しテーピングするが，迷走神経は確認できる限り食道から剥離して温存する。

粘膜外筋層切開

狭窄部全長を越える部位まで剪刀やメスを用いて筋層切開を行い，ベンソン鉗子にて筋層を十分に広げる。筋層切開は1条で行う場合（図3）と2条で行う場合（図4）がある。バルーンや送気を用いて食道狭窄部が十分拡張することを確認する[4, 5]。

全層縦切開・横縫合（Wendel法）

狭窄部全長を少し越える部位まで剪刀やメスを用いて縦切開を行う。鉗子を内腔に挿入して軟らかく広がることを確認し，バルーンが十分拡張するまで切開したことを確認する。縫合は頭側と尾側を合わせる形で短軸方向に，体格に応じて4-0または5-0の吸収糸を用いて，全層結節縫合で行う[6]（図5）。

図1 右第5肋間の後側方開胸の皮膚切開

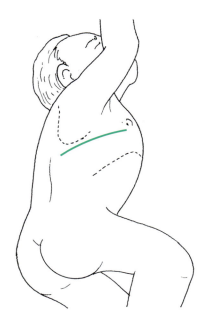

図2 胸腔鏡手術のポート配置の一例
①カメラ用，②術者右手用，③術者左手用，④助手用

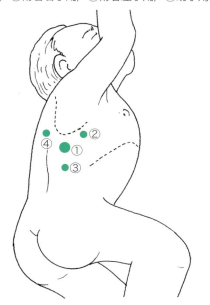

図3 粘膜外筋層切開（1条）

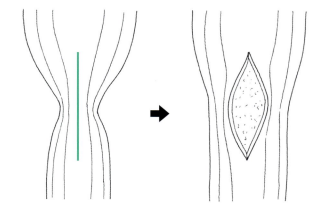

図4 粘膜外筋層切開（2条）

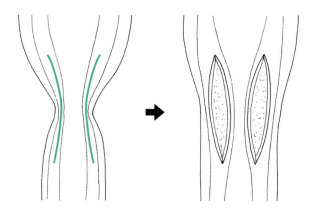

図5 全層縦切開・横縫合（Wendel法）

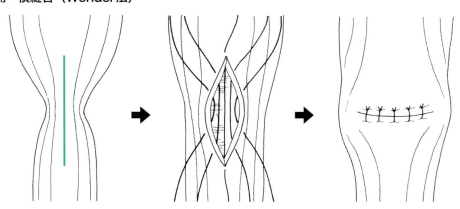

狭窄部部分切除・横縫合（準Wendel法）

狭窄部全長を少し越える部位まで剪刀やメスを用いて縦切開し，切開線より左右の食道壁腹側を，菱形または紡錘形となるように剪刀にて全層で切除する。縦切開を行わず直接，食道壁腹側を菱形や紡錘形に切除してもよい。鉗子を内腔に挿入して軟らかく広がることを確認し，バルーンを入れていれば拡張させてnotchができなくなるまで十分に切除したことを確認する。縫合は頭側と尾側を合わせる形で短軸方向に，4-0または5-0の吸収糸を用いて，全層結節縫合で行う[7]（図6）。

狭窄部全切除・端々吻合（動画1）

狭窄部全域を切除するが，狭窄部を残さず正常食道をなるべく含めないように注意する。断端から内腔が軟らかく広がることを確認し，4-0または5-0の吸収糸を用いて，全層結節縫合で端々吻合を行う[3,4]。開胸の場合は結紮をすべて食道外側にすることができる（図7）が，胸腔鏡の場合は後壁側の結紮が内腔側に前壁側の結紮が外側になる。縫合に際して緊張が強くかかるようであれば，食道の剥離・授動を追加する必要があるが，狭窄部が長い場合は，long gapの食道閉鎖に準じた食道再建が必要になる場合もある。

全術式に共通して，縫合が終了したら食道内視鏡を挿入し吻合部を内腔側から観察するとともに，送気にてair leakageの有無を確認する。Air leakageを認めた場合は追加縫合を行う。ドレーンを挿入した後に閉創する。

| 動画1 | 胸腔鏡下狭窄部切除術，食道食道端々吻合術 |

（動画は，大阪大学大学院医学系研究科外科学講座 小児成育外科学 奥山宏臣先生ご提供）

術後管理

術後1週間程度で食道胃造影を行う。通過に問題がなく，縫合部リークも認めないことを確認したら，水分から経口摂取を開始する。経口摂取開始後に問題がなければドレーンを抜去する。

文献

1) 三藤賢志，春本　研，ほか：先天性食道狭窄症における手術適応決定に関する因子の検討．日本小児外科学会雑誌 2020；56：59-65．
2) 入江理絵，土岐　彰，ほか：先天性食道狭窄症の治療方針―自験10例からの考察―．日本小児外科学会雑誌 2019；55：933-8．
3) 佐々木隆士：食道狭窄症［根治術］．スタンダード小児内視鏡外科手術，メジカルビュー社，2020，p78-80．
4) 井上正宏，岡田　正：先天性食道狭窄症の手術．手術 1997；51：285-9．
5) 川野晋也，真田　裕，ほか：食道狭窄症に対する粘膜外筋層切開―2条の筋層切開が奏効した先天性食道狭窄症の1例―．小児外科 2006；38：801-5．
6) 中島秀明，福本弘二，ほか：当院における先天性食道狭窄症の臨床的検討．日本小児外科学会雑誌 2017；53：56-62．
7) Urushihara N, Nouso H, et al: Thoracoscopic and laparoscopic esophagoplasty for congenital esophageal stenosis. J Pediatr Surg Case Rep 2013; 1: 434-7.

図6 狭窄部部分切除・横縫合（準 Wendel 法）

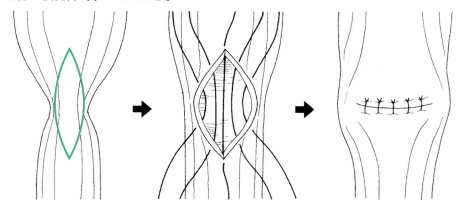

図7 狭窄部全切除・端々吻合

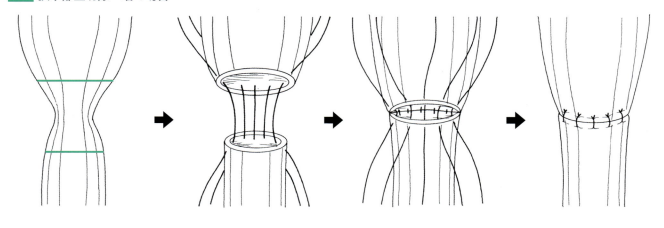

III 胸部の手術

3. 食道再建術

渕本康史

　先天性食道閉鎖症の食道再建における最良の方法は，上部食道と下部食道の端々吻合で自己食道による再建であることに異論はない。そのため long-gap 症例では Howard 法，Foker 法，Collis-Nissen 法，胸壁延長術（木村法）などにより食道延長を行い，なるべく食道吻合を第一の選択として考える。しかし，これらの方法で術後合併症を起こした症例や，気管無形成症の症例では胃，小腸，大腸を用いた食道再建が必要である。

　本項では，胸骨後経路全胃吊り上げ[1]，小腸[2]，結腸間置[3,4]による食道再建術のポイントや重要な手技を解説する。

全胃吊り上げによる再建術（動画1）（胸骨後経路）

手術のシェーマ

　手術のシェーマを示す（図1）。

開腹による胃の遊離と食道下端の切離

　胸骨剣状突起から臍上部にかけての上腹部正中切開にて開腹。このときに食道 banding をしているとその周囲は胃と肝臓，脾臓が著明に癒着し，剥離が非常に困難な場合がある（図2a）。食道は非常に脆弱で裂けやすいために剥離は慎重に行う。全胃管の場合，最も距離がとれるのは胃穹隆部なので，胃食道接合部は基本的に切離する。そのためにも横隔膜下の腹部食道にテーピングする（図2a）。胃小弯と肝臓の癒着，胃大弯と脾臓，結腸を切離する必要がある。十分な視野がとれないときには，ケント鉤にて開くと視野が得られやすい。

　全胃吊り上げの場合，血流維持のために必須な血管は右胃動・静脈と胃大網動・静脈である。そのため，胃結腸間膜を切離するときは胃大網動・静脈から少し距離をとり，短胃動脈，胃結腸動脈を慎重に切離していく。吊り上げに必要な距離をとるために左胃動脈は切離する（図2b）。

頸部食道の剥離と後縦隔経路作成の試み

　腹部食道がある程度剥離されると，頸部食道の剥離に移る。胸鎖乳突筋，前頸筋群をベッセルループにてテーピング（オレンジ），また左総頸動脈，左内頸静脈にテーピング（青色）して側方に引っ張り視野を作る。気管の後側方に反回神経があるので，損傷しないように気を付

図1 手術のシェーマ

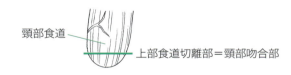

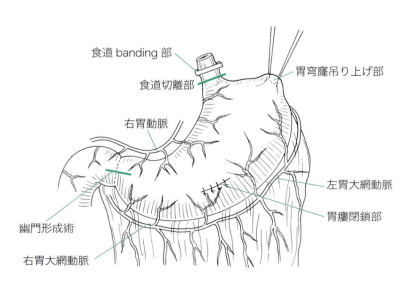

ける。食道は小児用ケリー鉗子やツッペル鉗子にて剥離し，テフロンテープにてテーピングする（図3）。

この後，食道後壁と椎体の間を用手的に剥離していく[1]。通常は最短距離である後縦隔経路を選択する。しかし，縦隔膿瘍の既往などにより食道の剥離が困難な場合は，胸骨後経路で全胃管を吊り上げる。本項では，胸骨後経路法を示す。

胸骨後経路の作成

胸骨後経路の作成は上方では胸骨切痕を目印にその後方を用手的に十分剥離する。胸骨切痕の後ろ側には腕頭静脈など損傷により生命の危険となる大血管があるために十分解剖を理解して剥離する。下方は剣状突起を目印にして剣状突起を一部切除し，その部分から上方へ前縦隔内に入り，胸骨の後方に用手的にスペースを作る（図4a）。全胃を持ち上げてきたときに血流不全にならないように胸骨の上下に指を入れて可及的に大きなスペースを作成することが望ましい。また挙上胃に陰圧がかからぬように壁側胸膜を破らないように注意する。上方から内視鏡を挿入して下方から指を入れて観察し，十分なスペースが確保されたこと，壁側胸膜の損傷の有無を確認することは有用である（図4b）。

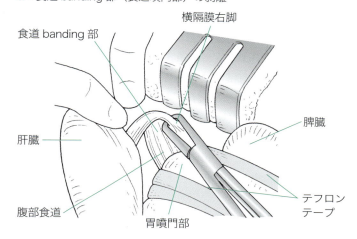

図2 食道下端の剥離と胃の遊離
a：食道 banding 部（食道噴門部）の剥離

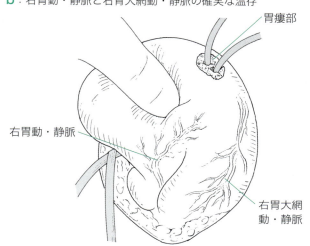

b：右胃動・静脈と右胃大網動・静脈の確実な温存

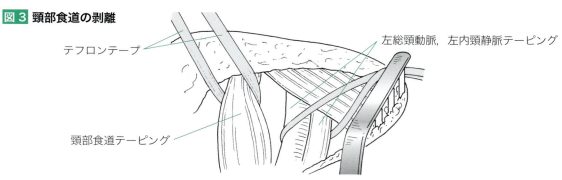

図3 頸部食道の剥離

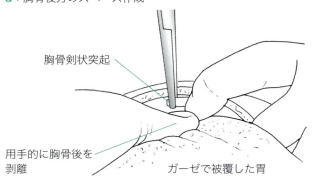

図4 胸骨後経路の作成
a：胸骨後方のスペース作成

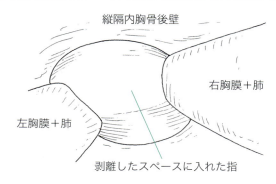

b：胸骨後経路のスペースの確認（胸骨柄から内視鏡にて観察）

全胃管の作成と胸骨後経路の挙上

下方食道を可及的上部で切離。胃食道接合部付近の胃噴門部はエンド GIA™ にて切離し，切離部の胃は漿膜筋層を連続縫合する。次に，最も伸展度の高い胃底部の小弯側に白糸を，大弯側に青糸を縫合し，吊り上げの際にねじれのないようにする（図 5a，b）。

胸骨後経路では全胃を胸骨後に挙上するため，後縦隔経路よりもさらに胃の長さが必要である。Kocher の授動を行い，右胃動脈と（右）胃大網動脈は完全に温存されていることを確認した後に，突っ張っている血管や結合組織などは剥離する。頸部まで挙上可能であることが確認できた時点で Heineke-Mikulicz 法による幽門形成術を行う。幽門部を 2〜3cm 縦切りにし，これを横縫合する。

腹部での全胃管の作成が完了した時点で，実際に胸骨後方に全胃の挙上を行う。胃底部に縫合した 2 本の糸を上方からケリー鉗子にてつかみ，ゆっくりと上方に引き上げる。このとき，栄養血管を損傷しないように上方から引っ張ると同時に下方から全胃管を胸骨後方のスペースに押し込むように細心の注意を払って行う。滅菌したビニール傘袋に全胃の上方を通して胸骨上方から牽引の糸と傘袋を引っ張るようにして pull-through する（図 5c）。頸部から全胃を出すのが難しい場合は，再度引き抜いて，胸骨後面のスペースの拡張を図り，癒着や索状物を切離する。何回か繰り返して容易に挙上が可能になるまで繰り返して行うことが重要である。挙上した全胃の先端部の色調が良いことを確認して食道 - 胃吻合に移る。

頸部での食道 - 全胃吻合

テフロンテープにて挙上した頸部食道は下方に直角鉗子をかけて，メスにて切離（図 6a）。口側の食道はアリス鉗子で軽くつかんで粘膜，筋層・外膜が明らかになるようにする（図 6b）。挙上した全胃の頂部に吻合する食道径と同等の長さの切開を入れる。上部食道と全胃管の後壁を 4-0 バイクリル® にて縫合。このときに食道は粘膜と外膜・筋層，全胃管側は粘膜と漿膜・筋層を意識してバイトを十分にとり，全層一層でしっかり運針する（図 6c）。後壁の結紮が終わった時点で経鼻的に挿入した 10〜12Fr の NG チューブをステントとして挿入する。その後，前壁を同様に全層一層で縫合して吻合を終了する（図 6d）。次に胸鎖乳突筋（または前頸筋）の一部を切離して有茎にて吻合部を覆うようにして逢着する（図 6e）。これにより縫合不全の予防または縫合不全が起きてもなるべく限局化を図る。

頸部横から吻合部後壁にサンプドレーンを挿入。経腸栄養のために Treitz 靱帯から 15cm 肛門側の空腸にチューブ腸瘻を作成する。

図 5　全胃管の作成

a：胃噴門部切離線の決定

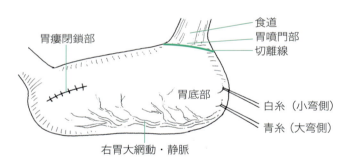

b：胃噴門部切離

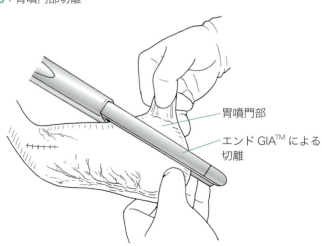

c：全胃管の胸骨後経路の pull-through

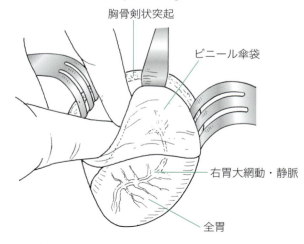

III 胸部の手術

図6 頸部での食道 – 全胃吻合

a：頸部食道の切離

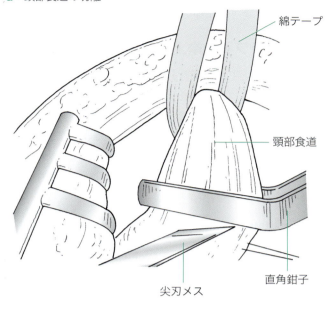

b：切離頸部食道の口側（吻合前）

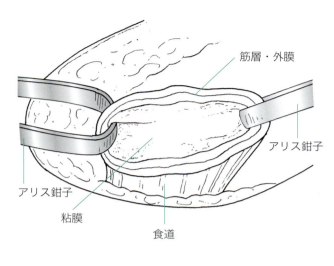

c：頸部食道 – 全胃管後壁縫合終了

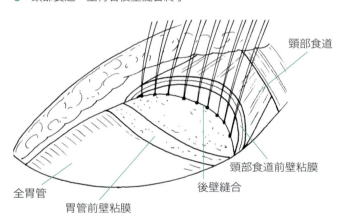

d：頸部食道 – 全胃管全層一層吻合終了

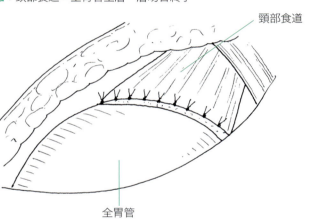

e：胸鎖乳突筋による縫合部強化

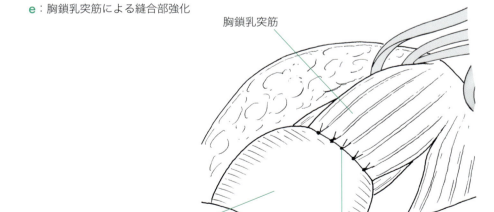

胸鎖乳突筋の一部を縫合部近辺の胃管前壁に縫合して，食道 – 全胃管縫合部を強化する

3．食道再建術

腹壁閉鎖

腹壁閉鎖での注意点として，剣状突起部から腹腔内に胃が入ってくる部において圧迫や屈曲が起こらないように，白膜の上方は少し緩めに結紮する。

動画 1　全胃吊り上げ再建術

小腸間置による食道再建術

開腹操作（小腸有茎グラフトの作成）

上腹部正中切開にて開腹。肝左三角間膜を切離して，噴門部を展開。左横隔膜脚を同定して，腹部食道をテーピング。右横隔膜脚も露出し，横隔膜脚を右，中央，左に吊り糸をかけて食道裂孔の領域の視認を行う。この際に迷走神経を損傷しないように注意する。腹部から裂孔を通して右胸へのトンネルをヘガール拡張器で拡張する。空腸ペディクルグラフトをこのトンネルを通して右胸に通すのを容易にする。

続いて空腸有茎グラフトの作成に移行。上腸間膜動脈（SMA）より分枝する枝を確認後に，最初の2つまたは3つの腸間膜血管（J1～J3）を腸間膜根元に近い位置で処理する（図7）。空腸をTreitz靱帯に近い位置で切断し，小腸有茎グラフトが十分挙上するように間膜処理を行う。腸間膜処理を行って血流の悪い腸管は犠牲腸管として切除する（図8）。この際に血管をブルドッグ鉗子で挟んで，腸管の血流を評価する。グラフトの挙上性を良好にするためには血管の処理に加えて間膜を切開し，辺縁血管を直線化することが重要である。

小腸グラフトの挙上と食道の吻合

挙上経路として，横行結腸の後方で間膜を切開し，小網切開部からグラフトを引き出し，食道裂孔を通して縦隔に挙上する。上部食道と空腸有茎グラフトの縫合は頸部，または開胸による胸腔内で行う（図9）。また，下部食道と有茎空腸下端を縫合する（図10）。このときにグラフトがねじれて色調が悪くならないように，間膜の位置などを注意する。

胃空腸吻合

胃空腸吻合（バイパス）はエンドGIA™にて行う（図11）。最後にRoux-en-Y脚のY脚吻合を行う。

結腸間置による食道再建術

後縦郭経路と胸骨後経路

第6肋間の後側方胸部切開を行う。以前に胸腔切開が行われていない場合，胸膜外アプローチで行う。以前に胸腔切開が行われている場合には，胸膜内アプローチが行われる（図12a）。別の方法として，後縦隔に瘢痕癒着が多いと予想される場合は，結腸を胸骨後に挙上することも可能である（図12b）。右結腸移植は，比較的長

図7　空腸有茎グラフトの作成
J1を空腸起始部側に残して切離。J2，J3を上腸間膜寄りで処理し，それぞれ辺縁血管近傍までの間膜に切開を入れ，辺縁血管が直線化するようにして，なるべくグラフト先端が上方に挙上できるようにする。J4はSMA近傍まで遠位側に出る枝を処理することにより，pedicleとしての挙上性を良くした。

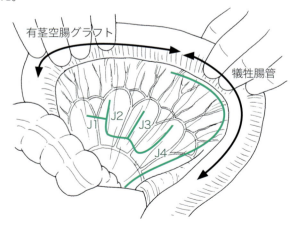

図8　空腸有茎グラフトの挙上
処理したJ2，J3の挙上を示している。犠牲腸管はすでに切離。J4の部分ではねじれが起こらないように注意する。グラフトは先端に向かうにつれやや血流が乏しくなっている。

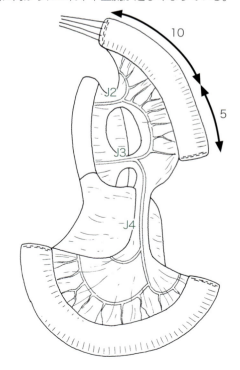

図9 食道空腸吻合

a：食道と空腸の後壁に糸をかけたところ。

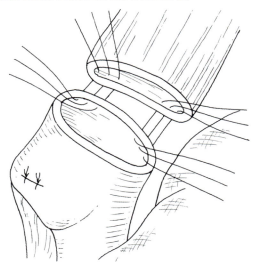

b：食道空腸吻合終了

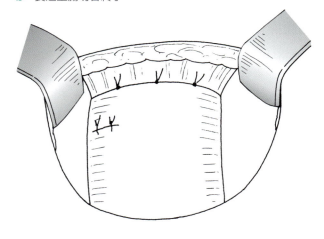

図10 空腸グラフト胃噴門部吻合

空腸グラフトと胃噴門部を縫合閉鎖する。頭側の3本の黒は食道裂孔の吊り糸。

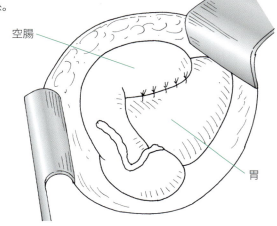

図11 胃空腸吻合

エンドGIA™により胃空腸吻合を行う。

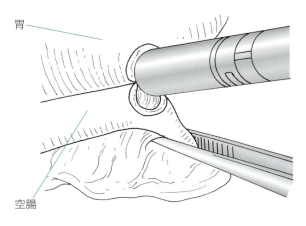

図12 結腸間置による食道再建術

a：後縦郭経路

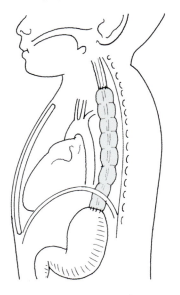

b：胸骨後経路

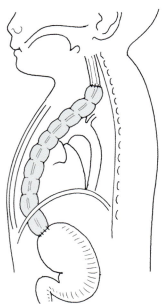

い移植片が可能であり，食道頸部へのアクセスが容易であるため胸骨後経路の選択も可能である。

開腹操作による結腸有茎グラフトの作成

通常は右結腸および横行結腸の等蠕動性結腸を選択することが推奨される。この場合，血液の供給は中結腸動脈に基づく（図13a）。または左結腸動脈とその辺縁動脈に基づいて血液を供給する場合もある（図13b）。さらには，逆蠕動性となるが左側結腸を可動化することも報告されている。右側結腸の置換においては，中央および右結腸の血管と，予定された切除範囲の辺縁動脈に小さなブルドッグ鉗子にてクランプする。血液供給が十分であることを確認するために，クランプは少なくとも10分間そのままにしておき，辺縁血管が脈打ち続け，選択された結腸部分の色が正常であることを確認することが重要である（図14）。血液供給が十分であることが確認されたならば，切離の必要な血管は慎重かつ確実に結紮切離する。このとき，腸間膜内で血腫が形成されないようにすることが重要である。

結腸有茎グラフトを可及的に可動後に食道遠位盲端は胃食道逆流を防ぐためにエンドGIA™にて切離する。場合によっては，正常な胃食道接合部が保存され，粘膜下胃トンネルにて逆流防止可能であれば，食道の遠位部と結腸グラフトが吻合されることもある。結腸有茎グラフトの遠位端は，胃の小弯に近い前壁に吻合される（図15）。

近位食道と結腸有茎グラフトとの頸部吻合

食道と結腸グラフトの近位部吻合は，吸収糸を用いて頸部で一層縫合にて行う（図15）。吻合は頸部または胸部に作成することができるが，頸部吻合は，罹患率と死亡率が高い胸腔内漏出という重大な合併症を避けることができる。頸部の切開は胸骨柄の約1cm上方で首の正中線まで延長する。胸骨柄の上縁および後面は頸部筋膜と胸鎖乳突筋の起始部を切開することで露出する。結腸有茎グラフトを頸部まで通過させるときに血液供給を損なう可能性のある屈曲やねじれがないことを確認すること

が非常に重要である。

迷走神経が切断された場合は，幽門形成術を行う必要がある。すべての症例において，幽門形成術の実施を慎重に検討すべきである。胃の減圧と経口摂取への移行のために，一時的な胃瘻を造設する。最後に，血管茎の前方で結腸吻合術を行い，結腸の再建を行う（図15）。

各食道間置術式の比較

食道間置にはいくつかの代替手段があり，それぞれに大きな利点と欠点がある。全胃管では術後早期は胃の貯蔵能力の低下により経口摂取の確立に困難が伴う，また長期的には肺機能制限を認めるなどの欠点があるが，縫合不全が少ない，長期的には胃の機能の改善がみられる。結腸間置では短期的には縫合不全や胃酸の結腸グラフトの逆流による潰瘍形成で出血，穿孔，膿胸の合併症がある。また結腸は蠕動運動に乏しいために長期的には結腸の拡張がみられ，肺機能異常や摂食障害を認める症例もあり，1/3に拡張した結腸に対して修正手術が必要となるとの報告もある。小腸間置では蠕動運動が保持され，胃の貯蔵能が維持される。しかし，縫合部が多く，小腸グラフトの壊死や縫合不全が起こると致死的になる場合もある。

現在，手術の相対的な簡便さ，術後の低い罹患率，そして長期耐久性の観点から全胃管吊り上げ術が用いられることが多い。しかし，食道置換後の長期的な問題や合併症を考慮すると，これらの患者に対する長期的なフォローアップも不可欠である[4]。

文献

1) Spitz L, Kiely E, et al: Gastric transposition for esophageal replacement in children. Ann Surg 1987; 206: 69-73.
2) Platt E, McNally J, et al: Pedicled jejunal interposition for long gap esophageal atresia. J Pediatr Surg 2019; 54: 1557-62.
3) Arul GS, Parikh D: Oesophageal replacement in children. Ann R Coll Surg Engl 2008; 90: 7-12.
4) Kunisaki SM, Coran AG: Esophageal replacement. Semin Pediatr Surg 2017; 26: 105-15.

図13 結腸有茎グラフトへの血液供給

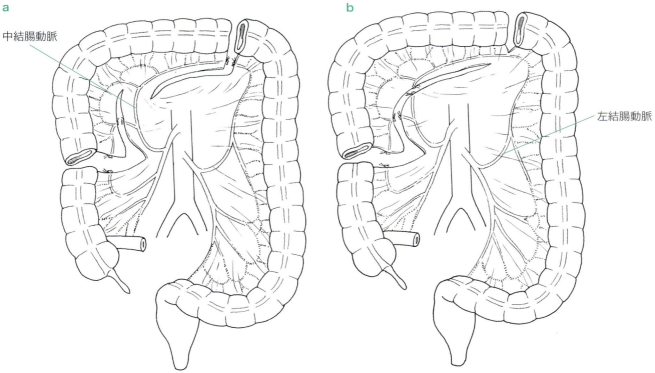

a　中結腸動脈

b　左結腸動脈

図14 血流の確認

回結腸動脈にブルドッグ鉗子をかけてクランプし血流を確かめる。

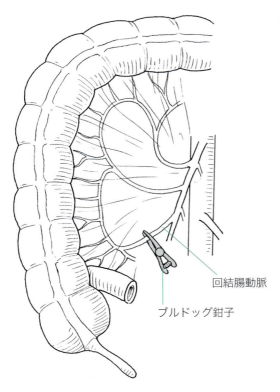

回結腸動脈

ブルドッグ鉗子

図15 近位食道と結腸有茎グラフトの頸部吻合

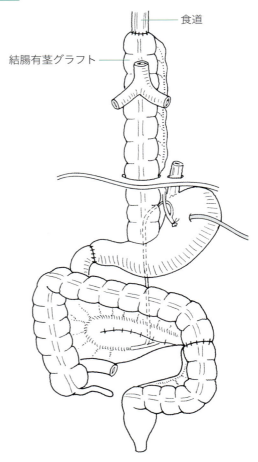

食道

結腸有茎グラフト

III 胸部の手術

4. 肺切除術（開胸，胸腔鏡）
a. 総論（体位，麻酔，Device，開胸法）

本間崇浩

小児の肺切除術は，先天性嚢胞性疾患が主な対象である。先天性肺気道形成不全（congenital pulmonary airway malformation），肺分画症，気管支原性嚢胞，気管支閉鎖症と疾患を問わず，手術による切除が唯一の治療法とされる。

手術適応と判断した場合，まず術式を選択する。先天性嚢胞性肺疾患に対する根治術の多くは肺葉切除術で，複数の肺葉に病変が及ぶ場合や併存する心疾患など全身状態を考慮して区域切除術や肺部分切除術を選択する場合もある。

手術適応，術式選択，施行時期は，施設や時代による差もあるため，本項では技術的な観点について解説する。

さまざまな手術アプローチ：開胸法と胸腔鏡手術

開胸法と胸腔鏡手術は，患者因子（摘出病変の大きさ，癒着），術者因子（技術，施設方針），麻酔因子（分離肺換気）により左右される。創部の位置は，病変の位置に応じておのずと決定される。

術者の立ち位置

筆者は患側の左右を問わず，患者の右側に立つ。すなわち，左側臥位では背側，右側臥位では腹側に立つ。右側に立つことで，術者の右手は尾側から頭側への手術操作手順やポート配置に影響を与える。助手は対側に1〜2名立つ（図1）。

開胸法

肺切除の主な開胸法は，後側方開胸と前方腋窩開胸の2つが最も基本的なアプローチである。術者として，これら2つの開胸法に習熟することが求められる。

胸腔鏡手術もこれら2つの開胸アプローチを基本に開発された。後側方開胸，前方腋窩開胸，それぞれの皮膚切開ライン上に胸腔鏡のポートが設定される。緊急時には胸腔鏡ポートの切開を延長することで，後側方開胸，前方腋窩開胸へとコンバート可能となる（後述）（図2）。

メモ：前縦隔の手術操作には胸骨正中切開，両側肺と

縦隔を一度に操作する場合には両側前側方胸骨横切開（clamshell incision）など操作箇所の優先度に応じた，さまざまなアプローチが存在する。ほかにも，成人分野では剣状突起下や季肋下切開によるアプローチも開発されている。

麻酔科との連携

安全な手術には麻酔科との連携が欠かせない。小児における肺切除術の最大の問題は分離肺換気であり，可能な限り早めに患児の情報を共有する。分離肺換気の実施が可能であれば，胸腔鏡手術も可能になる。胸腔鏡手術と開胸では，疼痛や美容的な問題だけでなく，成長に伴う胸郭変形の影響が異なる[1]。可能な限り胸腔鏡手術を提供できるよう準備しよう。

新生児では分離肺換気は難しい場合があるが，工夫と経験でカバーできる部分もある。分離肺換気成功の是非は，挿管チューブや気管支鏡の事前準備が大切であるため，術者と麻酔科医と一緒に麻酔計画を練ることが大切である。

分離肺換気

主に4つの方法がある（表1）。

シングルルーメンチューブによる片肺挿管（図3）

患児の年齢を問わず実施可能であるが，患側の吸痰や吸引はできない。肺が虚脱するまでに時間がかかる可能性がある。特に閉塞性障害を伴う場合では分離困難が予想される。

本法では肺切除術後のエアリークテストが実施できないため，カフを抜くか，挿管チューブの位置を気管まで移動させるか考える必要がある。カフを抜いた場合でも，挿管チューブと気管支の間隙が狭い場合には，十分なエアリークテストを実施できない可能性がある。肺切除を伴わない術式（縦隔腫瘍切除など）ではエアリークテストの必要がないため，本法も十分考慮できる。

分離肺換気チューブ（ダブルルーメンチューブ）（図4）

肺切除を実施する場合には最適な分離肺換気が得られる。ただし，入手可能な分離肺換気チューブで最も細い製品は26Frである。このため，患児の年齢が8歳程度から適応になる。また，製品を入手するまでに時間がかかる可能性もあるため，待機手術では事前に麻酔科や手術室に連絡し確保しておきたい。

チューブの位置確認は気管支鏡が望ましい。ただ内径が細いと気管支鏡の出し入れによって位置が移動するリスクがあり，細径気管支鏡を準備しておく。透視による位置確認も選択肢だが，被曝のリスクがある。麻酔科と一緒に正しい位置にあるか確認しよう。

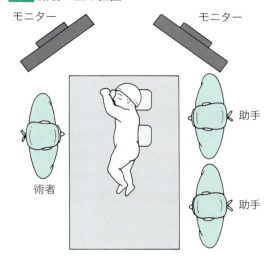

図1 術者の立ち位置

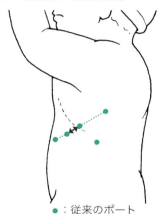

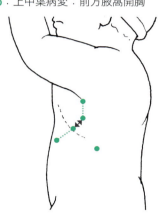

図2 肺切除の主な開胸法
a：下葉病変：後側方開胸　b：上中葉病変：前方腋窩開胸

● ：従来のポート
↔ ：単孔式ポート
●‥‥● ：連続すると開胸創へ（a：後側方開胸，b：前方腋窩開胸）

表1 分離肺換気の方法

換気	方法	分離肺換気	エアリークテスト	手術アプローチ	特徴
両肺	シングルルーメンチューブで気管挿管	×	○	開胸	年齢や呼吸状態を問わず実施可能
片肺	シングルルーメンチューブで片肺挿管	○	△	VATS	年齢を問わず実施可能 患側の吸痰や吸引を実施できない エアリークテストに難あり
片肺	分離肺換気チューブ（ダブルルーメン）	◎	◎	VATS	肺切除術では最適 最細径が26Frのため，適応が限られる
片肺	気管支ブロッカー	○	○	VATS	新生児では困難 右上葉切除では分離不十分 気管支鏡必須 いくつか方法と種類あり
両／片肺	CO_2送気	○	△	VATS	送気用ポートや送気装置が必要 圧設定により循環への影響あり 両肺換気も可能 エアリークテストに難あり

VATS：video-assisted thoracoscopic surgery（胸腔鏡手術）

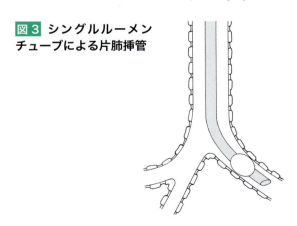

図3 シングルルーメンチューブによる片肺挿管

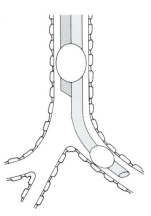

図4 分離肺換気チューブ（ダブルルーメンチューブ）の挿入

気管支ブロッカー

ダブルルーメンチューブが入手できない場合や，体格が小さく適応外となる場合に，本法は有用である。気管支ブロッカー（図5）を用いる場合にも2つの方法がある。1つは挿管チューブ内にブロッカーを挿入する方法（図6）で，成人では一般的な方法である。もう1つは挿管チューブの外にブロッカーを挿入する方法（図7）である。小児の場合には挿管チューブの内腔が細いため，前者では気管支鏡で位置を確認するとブロッカーごとずれるリスクが高い。気管支鏡を挿入しても，挿管チューブの内腔が確保される場合にはよい適応となる。気管支鏡をようやく出し入れするほど挿管チューブが細い場合には，ブロッカーを気管挿管チューブの外側に留置するとよい[2]（図8〜10）。乳児でも実施可能で，気管支鏡でブロッカーの位置が移動するリスクはない。気管支用ブロッカーは5Frが最も小さい。すぐに入手できない場合や緊急の場合には，血管用のブロッカーで代用する方法もあるが適応外使用になることに注意したい。ブロッカーの位置は，麻酔科と一緒に確認しよう。

気管支ブロッカーを用いる場合には，挿入方法によらず欠点がいくつかある。ブロッカーは移動しやすい。特に右上葉切除術では解剖学的に右主気管支が短く，カフ位置の設定に難渋しやすい。術中操作でカフが移動することもあり，適宜麻酔科医による介入が必要となる。また，ブロッカーと気管支の圧着面積が狭いため，間隙から換気されてしまいダブルルーメンチューブほど厳密な分離肺換気ができない場合が多い。細径気管支鏡が必要であるほか，患側の吸引や吸痰は十分には望めない。

CO$_2$送気

CO$_2$送気法は，胸腔鏡手術の場合に実施可能な新しい選択肢である。特にロボット支援下胸腔鏡手術で用いられることが多い。送気用ポートや送気装置が必要になるが，腹腔鏡手術で使用するものと同じ物品でよい。片肺換気の状況で安定した呼吸管理を維持できない場合には，両肺換気も実施可能である。圧設定の知見は多くないが，新生児や乳児では4mmHg以上で循環動態に影響を与える可能性がある[3]。

他にCO$_2$送気下の注意点は，エアリークテストを実施しにくい可能性，送気装置や吸引管によって送気下に吸引をできない可能性，出血時に血管内に空気塞栓を起こす可能性が挙げられる。また，送気を中断しポートを抜去すると一気に肺が拡張し，胸腔内の視野が得られなくなり，止血やドレーン位置を十分に確認できない可能性がある。

想定どおりの分離肺換気にならない場合

分離肺換気を行ったはずが，肺が換気されている場合にはたびたび遭遇する。主な原因は以下が挙げられる。

ブロッカーや分離肺換気チューブの移動

ブロッカーは体位変換や術中操作により移動することがあり，適宜気管支鏡で確認する。特に血管剥離時などは不十分な分離肺換気で無理に実施せず，手を止めて麻酔科と連携する。

ブロッカーや分離肺換気チューブのカフ不足

バルーンが隙間なく気管支を閉鎖しているか，気管支鏡での確認が望ましい。チューブの位置が移動するとカフ不足になることもある。ブロッカーや分離肺換気チューブのカフには適正量が記載されている。必要以上にエアを注入すると破裂する危険性がある。挿入前にも破裂しないか確認が必要である。

ブロッカーや分離肺換気チューブ位置の誤認

気管支内腔の観察に慣れていないと気管分岐部を誤認することがある。左主気管支に挿入すべきチューブ先端を，右中間幹に挿入する例に遭遇することがある。特に経験の浅い麻酔科医が実施する際には，一緒に気管支鏡の観察を行うことが望ましい。ブロッカーの位置も適切であるか一緒に観察しよう。

患側肺の虚脱不良

患側肺が拡張したままでワーキングスペースが確保できないことがある。閉塞性肺障害の患者ではたびたび経験する。気管支内腔から吸引をしてもらい肺を虚脱させる，コットンなどで愛護的に肺の外側から空気を圧出する工夫がある。ただし，気管支ブロッカーを用いている場合や片肺挿管の場合には麻酔科側からの介入は実施しにくいため，虚脱するまで胸腔内側から空気を圧出しながら待機する。

病変が大きく，分離肺換気が奏功していないように感じる場合

分離肺換気がうまくいっても，巨大肺嚢胞ではワーキングスペースを得られにくい。嚢胞を切開することで，劇的にワーキングスペースが改善する。膿瘍が貯留している場合には即座に吸引することで同様のこともできる。病変が器質化している場合や腫瘍が大きい場合には開胸ア

プローチが望ましい。

心拡大で分離肺換気が奏功していないように感じる場合

心拡大がある患者で左側の手術を行うと，胸腔内が異常に狭く感じることがある。特に胸腔鏡手術ではワーキングスペースが狭く，器械の出し入れで肺を損傷することもあり注意が必要である。

後側方開胸

最も広い適応をもつ標準的なアプローチである。後側方開胸の利点は広い視野が得られ，さまざまな胸腔内操作の処理が可能な点にある。特に下葉や背側に病変がある場合に適したアプローチである。皮膚切開を頭側にも側方や尾側にも延長可能で，肋骨を切断さえすれば，あらゆる不測の事態に対応可能である。欠点は切断する筋

図5 気管支ブロッカー

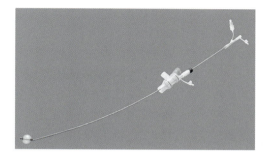

（富士システムズ株式会社ご提供）

図6 ブロッカーの挿入方法（1）

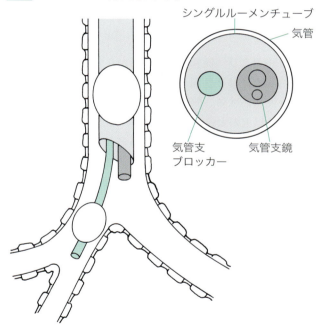

図7 ブロッカーの挿入方法（2）

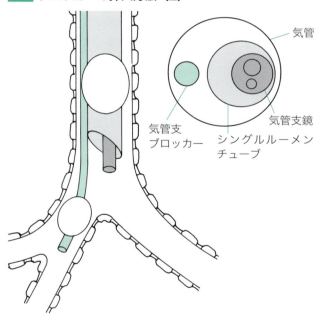

図8 ブロッカー留置の実際（1）

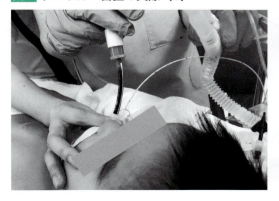

図9 ブロッカー留置の実際（2）

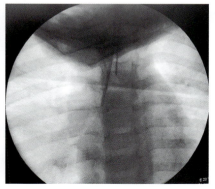

図10 ブロッカー留置の実際（3）

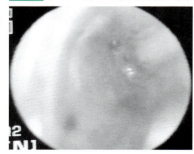

肉が多く，開胸や閉胸に時間を要する点と，切開が大きい場合には発達に伴い胸郭変形のリスクが高まる点が挙げられる。前方腋窩開胸に比べ，肺門部前面の視野は不良である。

主な適応術式

下葉切除術，S6切除術，底区域切除術

体位

患側を上にした側臥位とする。右側の手術では左側臥位，左側の手術では右側臥位とする。腹側へやや傾斜した側臥位にするとよい。やや前方へ倒れ，背側が十分露出し，かつ肩甲骨が頭側方向へ向かうよう，患側の上肢を垂らすよう枕もしくは丸めたタオルに載せる。

上肢の垂らし具合で肩甲骨の位置が変わり，手術操作に影響する。また，腸骨と下肢の位置が重要である。腸骨は手術台に対して垂直より，やや前方とする。下肢は健側をやや後方へ，患側を前方へ位置するよう意識する。下肢と腰の位置が悪いと，躯幹全体が後方へと倒れ込み必要な視野を得にくくなる。

なお，腋窩神経，橈骨神経，尺骨神経，正中神経麻痺にならないよう，手術室看護師と連携して適宜タオルやスポンジを利用して除圧を行う。

開胸肋間

第6肋間開胸が一般的であるが，上葉や肺尖部の操作も行う場合には第5肋間アプローチが有効である。

メモ：肩甲骨下縁レベルは第6肋間，上下葉間〜中下葉間にかけたmajor fissure lineに相当する。

皮膚切開（図2）

肩甲骨を後方から前方へ回り込むように切開する。頭側は第4，5胸椎の棘突起を目安にする。前方は後腋窩線上まで切開する。必要に応じて開胸肋間に沿ってさらに前方へ切開を延長する。横隔膜側にも操作を行う場合には，季肋下へと延長する方法もある。

開胸手順

大開胸では広背筋は切開ラインに沿って切断する。閉胸で再建することを意識し，広背筋に適宜目印を付けておく。前鋸筋が見えたら切断しないで後縁に沿って尾側方向へ剥離する。後方の僧帽筋，大菱形筋は適宜切開ラインに沿って切断する。小開胸では必ずしも筋肉を切断する必要はなく，筋線維方向に沿って開排すればよい（muscle sparing）。

開胸肋間を同定したら肋間筋は外肋間筋，内肋間筋，それぞれの筋線維の方向と肋骨上縁を意識しながら剥離

する。後方では脊柱起立筋筋膜に到達する。脊柱起立筋筋膜は切断せず，肋骨と剥離を行う。

壁側胸膜では肺を損傷しないよう，鋭的切開を行う。電気メスによる剥離では肺を熱で損傷させることがある。特に肺炎の既往がある場合や胸水が過去に貯留した場合には，壁側胸膜と臓側胸膜が癒着している可能性があり，よりいっそう注意をしたい。

開胸後は創縁保護材を展開する。創縁保護材のみで十分開胸することが多い。不十分と感じる場合や病変部が大きい場合には開胸器を併用する。開胸器は時間をおいて少しずつ馴染ませるように開くことで，よりいっそう肋間が開いていく。それでもなお肋間が狭く，視野が不良と感じる場合には肋骨をできるだけ背側で切断する。

メモ：肋骨の切断が必要な場合：肋間動静脈をエネルギーデバイスなどを用いて，出血しないよう処理する。骨膜剥離子を用いて肋骨の上縁，下縁を越えるまで骨膜を剥離する。肋骨裏面はDoyenの剥離子を用いるとよい。骨膜剥離後は肋骨剪刀で後方肋骨を切断する。切断面が不整で突出する場合には，外科医の手袋破損や臓器損傷の原因になりうるため，鑢をかけておく。

閉胸

胸腔内および壁側胸膜や肋間筋からの止血を確認する。開胸の場合には2肋間下げた中腋窩線上を目安に胸腔ドレーンを留置する。開胸肋間は肋骨下縁と肋骨上縁にかけた2-0以上の太いバイクリル®糸で肋間を閉鎖する。縫合の距離を確保できれば，肋間筋どうしを合わせてもよい。5cmごとに1針を目安にする。肋間を強く締めすぎると，胸郭の変形や，肋間神経への影響が懸念されるため，軽く肋間を寄せる程度でよい。大開胸の場合には閉胸器を用いるか，助手と一緒に結紮すると締まりやすくなる。

皮下の筋層を縫合する際には，垂れ下げていた患側上肢の位置を上げることで筋肉を縫合しやすくなる。筋組織を縫合する際には，挫滅が最小限になるよう筋膜を意識して縫合する。

ドレーン留置

開胸肋間よりも2肋間尾側で中腋窩線上を目安に胸腔ドレーンを留置する。皮下剥離を多く実施している場合には，皮下ドレーンの留置も考慮する。

後側方開胸適応術式に対する 胸腔鏡手術

適応術式

適応術式は開胸時と同様であるが，術者の技量，分離肺換気，患者因子に左右される。

特に新生児や乳児では分離肺換気が困難な場合があり，胸腔鏡手術を行うだけのワーキングスペースを得られない可能性がある。技量，分離肺換気が確立できても，感染を合併し囊胞内に膿瘍が貯留した症例や，癒着症例では胸腔鏡手術が困難と予想される。

体位

後側方開胸と同様である。

ポート位置（図2）

後側方開胸の切開ライン上にポートを設置するのがコンセプトである。体位を側臥位としたときに，一番高い位置（おおむね後腋窩線上か少し後方）の第6肋間をカメラポートとする。一番高い位置をカメラポートとすることで胸腔内を俯瞰した視野を確保できる。

●右側

カメラポートから5cm程度距離を空けて，腹側と背側の後側方開胸の切開ライン上に残り2つのポートを設置する。背側は肩甲骨背側線上，腹側は前腋窩線上程度になる。ポート間の距離が近いと器械が干渉しやすくなる。最後の1ポート（尾側）は，カメラポートと背側ポートの中線上で2肋間程度下げた位置（おおむね第8肋間）に置く。

同一線上にポートを並べた場合にも干渉しやすい。皮膚ペンでマーキングを終えたとき，カメラポートを中心に円を描くように円周上にポートが配置されていればよい（図11）。

●左側

カメラポートから5cm程度距離を空けて背側の後側方開胸の切開ライン上で肩甲骨背側線上に1つ助手ポートを設置する。第4肋間中腋窩線上に1つポートを置く。カメラポートと頭側ポートの中線上で2肋間程度下げた位置（おおむね第8肋間）に置く。

ポート間の距離が近いと器械が干渉しやすくなる。皮膚ペンでマーキングを終えたとき，カメラポートを中心に円を描くように円周上にポートが配置されていればよい（図12）。

なお，右側と左右対象にならないのは心臓があるためである。尾側ポートを腹側に置くと心臓が干渉したり，損傷するリスクが高まる。

ポート数：術者と助手の関係

右側では第6肋間背側ポート，左側では第4肋間ポートが術者の左手，第8肋間尾側ポートは術者の右手として使用する。右側では第6肋間腹側ポート，左側では第6肋間背側ポートは助手が使用する。

展開に助手のサポートが必要な場合には4ポート法で，不要な場合には第6肋間腹側ポートは作らず3ポート法で実施する。

肺葉切除術や区域切除術のように血管剥離を要する術式では4ポートが望ましい。肺部分切除術や生検のような血管処理を伴わない術式では3ポートで実施可能である。

ポート切開長

自動縫合器を使用する場合，尾側ポートは必然的に自動縫合器シャフトの直径分（10mm）切開が必要になる。その他のポート切開長は胸腔鏡（5mmもしくは10mm）や使用する器械に左右される。

検体を摘出する際，カメラポートもしくは尾側ポートの切開を延長する。尾側ポートのほうが肋間が広い。乳幼児の肺葉切除であれば2cmの皮膚切開で十分摘出可能である。

壁側胸膜の剥離は皮膚切開以上に必要である。剥離しなければ肋間が広がらない。感染合併例や腫瘍が大きい場合には，病変の大きさに合わせて切開する。囊胞の場合には囊胞を切開して，肺を虚脱させてから摘出する。

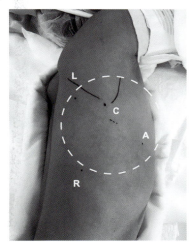

図11 ポート位置（右側）
L：術者左手ポート
C：カメラポート
A：助手ポート
R：術者右手ポート

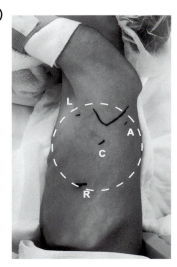

図12 ポート位置（左側）

ポート造設

最初のポート造設時は細心の注意が必要である。十分肺が虚脱していることを確認しなければ，ポートで肺を損傷するリスクがある。闇雲にポートを挿入するのではなく，肺が癒着していないことを確認し，胸腔内のスペースを確認してからポートを留置する。最初のポート作成以降も適宜胸腔鏡で確認しながら，ポートを追加していく。

ドレーン留置

尾側ポートを胸腔ドレーン留置部とする。1本留置すればよい。

開胸移行

胸腔鏡手術でアプローチを計画しても，不測の事態に備える。

強固な癒着や胸腔鏡下でのコントロールできない出血が起きた場合には，開胸へ移行する。

メモ：検体摘出に必要な切開と，単孔式胸腔鏡手術：単孔式胸腔鏡手術は，検体摘出に必要な最小限の切開から全操作を行う手術である。成人分野では皮膚切開4cm以下が定義である[4]。通常の鏡視下手術の器械では干渉するため，大きく弯曲した器械が必要となる（図13）。ポートではなく，創縁保護材を使用することも特徴である。

検体摘出に必要な皮膚切開長はどの程度だろうか？成人でも肺葉切除術は一般的に3cmあれば，十分摘出可能である。ただし，右下葉は5区域あるため，他の肺葉よりも大きく4cm必要とする。皮膚切開は3～4cmでも，壁側胸膜の剥離はもっと必要である。

筆者はカメラポートを3cmとして成人の単孔式胸腔鏡手術を実施する（図14）。単孔式胸腔鏡手術は創部が1カ所とはいえ，気管支形成など高難度手術も可能である。小児分野でも単孔式技術の応用が可能と考えている。

メモ：cool conversion：胸腔鏡手術で難渋する場合や，出血した場合には，いつ開胸へコンバートするべきだろうか？　焦りは手術成績に直結し，泥沼化する可能性がある。手術前から手術の難易度を見極め，開胸する基準を設けておく。胸腔鏡手術の適応を明確にすることが大事である。難渋していると感じる場合には安全最優先で，冷静に開胸移行を決断しよう（cool conversion）。

なお，筆者は5cm以上の腫瘍，高度癒着（特に血管鞘）では，胸腔鏡手術の適応から除外している。開胸移行は，①30分以上同じ場面のまま操作が進まない場合，②コットンの圧迫でコントロール不能な出血の場合，としている。

前方腋窩開胸

前方腋窩開胸は，後側方開胸に次いで広い適応をもつアプローチである。中葉や舌区を含む上葉に病変がある場合や，肺門部前面で癒着が予想される場合，肺門中枢の血管を確保する必要がある場合に，良好な視野が得られる。

筋肉は開排するのみで切断する必要がなく，創部は上肢で隠れる。欠点は後方や横隔膜後部の視野が不良な点である。

主な適応術式

上葉切除術，中葉切除術，左上大区域切除術，舌区切除術

体位

患側を上にした側臥位とする。右側の手術では左側臥位，左側の手術では右側臥位とする。

体幹は垂直な側臥位でよいが，腋窩が開くように患側の上肢を手台に載せる。適切な手台がない場合には，弾性包帯を用いて離被架に固定するか，枕を使って上肢の位置を保持する。

腋窩の開き具合が手術操作に影響する。また，腸骨と下肢の位置が重要である。腸骨は手術台に対して垂直とする。下肢は健側をやや前方へ意識する。健側の下肢が後方へ位置すると，腸骨を含め躯幹全体が腹側へと倒れ込んでしまう。

なお，腋窩神経，橈骨神経，尺骨神経，正中神経麻痺にならないよう，手術室看護師と連携して適宜タオルやスポンジを利用して除圧を行う。

開胸肋間

第5肋間開胸が一般的であるが，肺門中枢血管の確保や肺尖部が操作の主体になる場合には第4肋間アプローチが有効である

メモ：肋間の数え方：乳頭の位置が第4肋間，第3肋間までは肋間は水平であるが，第2肋間は傾斜が急になる。

皮膚切開（図2）

広背筋前縁から開胸肋間上にかけて弧状切開を行う。頭側は開胸肋間より1～2肋間上まで切開することで肋間が開きやすくなる。前方は前腋窩線上程度にとどめる。乳腺を損傷しないように意識する。必要に応じて乳頭下レベルまで延長する。

開胸手順

前鋸筋は筋線維の方向に沿って開排する。前方の開胸肋間付着部は適宜剥離する。後方の広背筋は切断する必要はなく，前鋸筋と広背筋を剥離することでさらに後方へ剥離可能となる。

肋間筋は外肋間筋，内肋間筋，それぞれの筋線維の方向と肋骨上縁を意識しながら剥離する。壁側胸膜では肺を損傷しないよう，鋭的切開を行う。電気メスによる剥離では肺を熱で損傷させることがある。特に肺炎の既往がある場合，壁側胸膜と肺が癒着している可能性があり，よりいっそう注意したい。

創縁保護材を展開する。多くは創縁保護材のみで十分開胸する。不十分と感じる場合には開胸器を併用する。時間をおいて少しずつ馴染ませるように開胸器を開くことで，よりいっそう開く。それでもなお肋間が狭く，視野が不良と感じる場合には肋骨をできるだけ背側で切断する。

閉胸・ドレーン留置

前述の「後側方開胸」を参照。

メモ：胸腔内癒着の術前予測：肺にエコーを当て sliding lung sign を認める場合には癒着の心配はない。胸壁に腫瘍浸潤があるかどうかも判断可能である。術前の予測は手術アプローチの決定や手術時間の予測にも有効である[5]。

上葉・肺尖・前方病変に対する胸腔鏡手術

適応術式と体位

主な適応術式や体位については，「前方腋窩開胸」と同様である。

特に新生児や乳児では分離肺換気が困難な場合があり，胸腔鏡手術を行うだけのワーキングスペースを得られない可能性がある。技量，分離肺換気が確立できても，感染を合併し嚢胞内に膿瘍が貯留した症例や，癒着症例では胸腔鏡手術が困難と予想される。

ポート位置：肺尖部の ブラ切除以外（図2）

前方腋窩開胸の切開ライン上にポートを設置するのがコンセプトである。まず体位を側臥位としたときに，一番高い位置（おおむね中〜後腋窩線上）の第5肋間をカメラポートとする。一番高い位置をカメラポートとすることで胸腔内を俯瞰することができる。

カメラポートから5cm程度距離を空けて頭側と腹側の前方腋窩開胸切開ライン上に残り2つのポートを設置する。頭側ポートは後腋窩線上の第3肋間，腹側ポートは前腋窩線上の第5肋間になる。ポート間の距離が近い場合や，同一腋窩線上にポートを配置すると器械は干渉するため，カメラポートと頭側ポートはわずかにずらしたほうがよい。

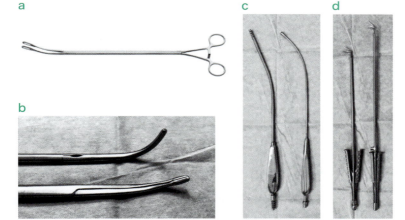

図13 単孔式胸腔鏡手術に使用する器械
a：肺把持鉗子（Scanlan社 Foerster lung grasping clamps）
b：弱弯と強弯の剥離鉗子（ミドリジャスギウラ社ポートつるりん鉗子，Scanlan社 Gonzalez-Rivas Dissector）
c：吸引管とコットンハンドル（いずれもユニメディック社ソラゲートサクションチューブ，CS Two-Way ハンドル™）
d：曲りの鑷子（ビーブラウンエースクラップ社 AESCULAP UniportXS）

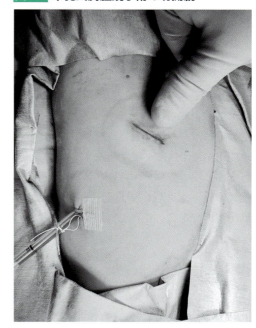

図14 単孔式胸腔鏡手術の切開創

最後の1ポート（尾側）は，肩甲骨下角線上で2〜3肋間下げた位置（第7肋間）に置く。皮膚ペンでマーキングを終えたとき，カメラポートを中心に円を描くように円周上にポートが配置されていればよい。

メモ：S1区域切除や肺門部中枢遮断を行う場合： 前方腋窩開胸のなかでも第4肋間を主体にしたアプローチのほうがアクセスしやすくなる。このため，カメラポート，前方ポートを第4肋間，頭側ポートを第2肋間，尾側ポートを第6肋間と1肋間ずつ頭側にずらす。

メモ：気胸の肺尖部ブラ切除時のポート位置（図15）： 肺尖部ブラ切除術では，ポート配置を変更している。上記の前方腋窩開胸ポート配置でも実施は可能であるが，開胸移行リスクがきわめて低いため，より美容的に目立たない位置にポートを配置可能である。

第3肋間後腋窩線上と，同じく第3肋間前腋窩線上にポートを配置する。おそらく第5もしくは6肋間中腋窩線上にすでに留置されているドレーン創部をポートに変更し，3ポートでアプローチする。万が一，開胸移行する場合には，第3肋間上の2ポートの皮膚切開をつなげることで腋窩横切開に移行する。

ポート数：術者と助手の関係

第3肋間頭側ポートは術者の左手，第7肋間尾側ポートは術者の右手として使用する。第6肋間前方ポートは助手が使用する。

展開に助手のサポートが必要な場合には4ポート，不要な場合には第6肋間前方ポートは作らず3ポートで実施する。

肺葉切除術や区域切除術のように血管剥離を要する術式では4ポートが望ましい。一方，肺部分切除術や生検のような症例では3ポート以下で実施可能である。

ポート切開長

自動縫合器を使用する場合，尾側ポートの切開長は必然的に自動縫合器のシャフト直径分（10mm）となる。その他のポート切開長は胸腔鏡（5mmもしくは10mm）や使用する器械に左右される。

なお，検体を摘出する際，ポートの1つの切開を適宜延長する。乳幼児であれば肺葉切除も2cmの切開で十分摘出可能である。ただし，感染合併例ではその限りではない。

ポート造設

最初のポート造設時は特に注意する。十分肺が虚脱していることを確認しなければ，ポートで肺を損傷するリスクがある。闇雲にポートを挿入するのではなく，壁側胸膜を剥離する際に肺が癒着していないことを確認し，肺を虚脱させスペースを確認してからポートを留置していく。最初のポート作成以降も適宜胸腔鏡で確認しながら，ポートを追加していく。

ドレーン留置

尾側ポートを胸腔ドレーン留置部とする。1本留置すればよい。

開胸移行

胸腔鏡手術でアプローチを計画しても，不測の事態に備える。

強固な癒着や胸腔鏡下でのコントロールできない出血が起きた場合には，開胸へ移行する。

手術操作とデバイス

開胸，胸腔鏡，手術アプローチは異なっても，解剖や手術手技は変わらない。手術操作は視野展開，剥離を基礎に，切開，結紮，縫合が成り立つ。それぞれの手術操作に有効なデバイスがある。

視野展開

肺を牽引して場を展開する。肺の牽引は，コットンもしくは肺把持鉗子で行う。肺は損傷しやすい臓器であり，損傷箇所はエアリークの原因となる。コットンも肺把持鉗子も力を加えすぎないよう愛護的に操作する。肺把持鉗子はコットンより組織を挫滅するリスクが高いことを認識する。コットンは胸腔鏡用のものは複数あるが，製品によって大きさや固さが異なる。筆者はNK綿棒™やエンドスワブ™が開胸，胸腔鏡を問わず重宝すると考えている。ただし，専用のホルダーが必要となる。

開胸手術の場合には，折りたたんだガーゼ，綿球を用いる方法や，直接手で展開する方法もある。

剥離

安全な剥離には膜を把持する鑷子が有用である。血管剥離にはドベーキータイプの鑷子が有用である。ひとたび適切な層に入れば，剥離操作は剥離鉗子，吸引管，コットンで行う。剥離鉗子は長さや角度（弱弯，強弯，直角）が異なるものを複数用意しておく。吸引管は剥離操作でも有効な場合がある。

切開

メス，メッツェンバウム，エネルギーデバイスが選択肢として挙げられる。メッツェンバウムは長さの異なるものを用意しておく。胸腔は深いため，体格によって長さを使い分ける。

縫合

呼吸器外科手術で縫合を行う場面はそう多くない。ただし必要とする場合は，損傷した肺・気管支・血管の修復，気管支形成や血管形成など重要な局面で行うことが多い。このため，縫合の準備は常にしておく必要がある。

胸腔は深いため，体格にあわせて長さの異なる持針器が必要になる。ヘガール持針器は創部が大きくなければ使用しにくいが，胸腔鏡用の持針器であればアプローチや体格を問わず有効である。

結紮

呼吸器外科領域ではロボット支援下手術を除いて，腔外結紮が一般的である。結紮する際には，先端に溝がついて結び目を目的箇所に誘導するシャフトタイプと鉗子タイプの選択肢がある。鉗子タイプは創が小さいと使用しにくい。シャフトタイプであれば，アプローチや体格を問わず有効である。

エネルギーデバイス

剥離や切離する際に用いる。モノポーラー（ヘラ型もしくはフック型），アドバンスドバイポーラー，超音波凝固切開装置が主な選択肢である。アプローチを問わず，慣れたものを使用するのがよい。アドバンスドエナジー（アドバンスドバイポーラーや超音波凝固切開装置）は小児では23cmの製品がよい。成人並みの患児であれば，37cmを選択する。

アドバンスドエナジーは7mm以下の脈管のシーリングが可能とされるが，5mm以上の脈管では中枢側に結紮やクリップを併用する。術中厳密に脈管の測定は困難であるため，デバイスの太さを参考にする。太いと感じる脈管には無理せずに中枢処理を併用したり，自動縫合器を使用する。いずれのデバイスでも肺門部で使用する際は目的外の臓器を損傷しないよう，先端視野を確認してから使用する。

自動縫合器

本体はショートタイプを選択する。成人並みの患児であれば標準長を選択する。血管にはアゴ付きのカートリッジを使用することでアプローチが高まる。カートリッジは施設や術者によって選択基準に幅はあるが，筆者は血管にはGray，肺実質や気管支にはPurpleもしくはGoldを使用する。細い気管支ではCamel，区域間形成や厚い肺実質にはBlackも選択肢になるが，多くはPurpleやGoldで事足りる。細径のカートリッジは小児では有用であるがoozingする場合がある。使用後にoozingした場合には焦らず，圧迫止血を行う。

スコープ

硬性鏡を用いる。一般的に5mmと10mmの選択肢があり，明るさ，画質ともに10mmのほうが良好である。しかし，小児の場合，体格が小さいほど5mmと10mmで創の違いが際立つため，筆者は可能な限り5mmの硬性鏡を使用する。

ポート（トロカー）

Open typeとclosed type，単回製品とリユース製品がある。CO_2送気をしない限り，胸腔鏡手術ではopen typeを用いる。CO_2送気を行う場合にはclosed typeを用いる。単回使用かリユースかは施設の採用製品でよい。どの太さのポートを用いるかは，胸腔鏡や自動縫合器など使用する器械の太さに左右される（既述の各胸腔鏡手術の「ポート切開長」を参照）。3mmの細径ポートもあるが，3mmの器械を用意する必要がある。

メモ：気管支の処理法：選択肢は結紮（単純結紮，刺通結紮），手縫い，自動縫合器による切離が挙げられる。成人では自動縫合器が主で，結紮はほとんど行われなくなったが，小児の細い気管支では有効な処理法である。結紮

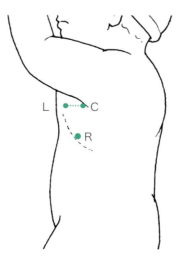

図15 気胸の肺尖部ブラ切除時のポート位置
L：術者左手ポート（第3肋間）
R：術者右手ポート（第5もしくは6肋間）
C：カメラポート（第3肋間）

では撚り糸の非吸収糸，縫合ではモノフィラメントを使用する。糸の選択については議論の余地がある。

　シリコン製のクリップによる処理も報告されているが，耐圧能，長期的な異物による影響は，自動縫合器ほど知見が蓄積されていない点に留意したい。

メモ：肺動静脈の切離法：選択肢は結紮（単純結紮，刺通結紮），自動縫合器，クリップ，エナジーデバイスによる切離が挙げられる。成人では自動縫合器が主で，5mmより細い血管ではエナジーデバイス単独で切離することが多い。5〜7mmの血管では中枢を結紮もしくはクリップで処理したうえで，エナジーデバイスで切離する[6]。新生児や乳児ではエナジーデバイス単独ですべて切離可能かもしれないが，知見が蓄積されていない点に留意したい。このためエナジーデバイス単独で切離可能な径でも，中枢血管の場合には中枢処理を併用したほうが安全かもしれない。

文献

1) Makita S, Kaneko K, et al: Risk factors for thoracic and spinal deformities following lung resection in neonates, infants, and children. Surg Today 2017; 47: 810-4.

2) 本間崇浩，嶋田喜文，ほか：気管支ブロッカー留置の工夫により施行し得た肺動静脈瘻に対する小児完全胸腔鏡下肺葉切除術．日呼外会誌 2017；31：604-9.

3) Cano I, Antón-Pacheco JL, et al: Video-assisted thoracoscopic lobectomy in infants. Eur J Cardiothorac Surg 2006; 29: 997-1000.

4) Bertolaccini L, Batirel H, et al: Uniportal video-assisted thoracic surgery lobectomy: a consensus report from the Uniportal VATS Interest Group (UVIG) of the European Society of Thoracic Surgeons (ESTS). Eur J Cardiothorac Surg 2019; 56: 224-9.

5) Homma T, Ojima T, et al: Utility of the sliding lung sign for the prediction of preoperative intrathoracic adhesions. J Thorac Dis 2020; 12: 4224-32.

6) Homma T: Advances and safe use of energy devices in lung cancer surgery. Gen Thorac Cardiovasc Surg 2022; 70: 207-18.

Ⅲ 胸部の手術

4. 肺切除術（開胸，胸腔鏡）
b. 上葉切除（左，右）

本間崇浩

右上葉切除術の手順 （動画1）

癒着と分葉の確認

まず右上葉全体を見渡し，癒着がないか確認する。癒着を剥離せずに牽引すると思わぬ出血や肺損傷をきたすことがある。

三葉合流部の分葉不全がある場合には手順が異なる（後述）。

肺門後方の胸膜剥離

右上葉を腹側に牽引し，肺門後方縦隔胸膜を切開する。2nd carina を確認し，上葉と中間幹の間を剥離しておく。

上葉気管支後方を剥離

気管支動脈は上葉気管支に流入するものだけ切離する。

三葉合流部の剥離と肺動脈の確認

三葉合流部は組織が薄く，肺動脈にアクセスしやすい。上葉を頭側に牽引すると透見可能な場合が多い。拍動する肺動脈直上の臓側胸膜を裂開し，肺動脈を剥離する。黄白色の脂肪組織を認めたら，直下に肺動脈を同定できる。肺動脈を可及的に剥離し，分枝を同定する。

上下葉間を形成

A6 の位置を確認できれば，2nd carina に向かって上下葉間をトンネリングする。リンパ節が腫大している場合や A6 から A2 が分岐する症例では注意が必要である。薄い肺実質ではアドバンスドエナジーで，厚い肺実質では自動縫合器で葉間を形成する。

肺門前方～頭側の胸膜剥離

肺門前方の胸膜から奇静脈下まで胸膜を剥離し，肺門後方の切開した胸膜まで連続させる。上肺静脈，肺動脈の位置を確認する。

V1-3／A1+3 の切離

上肺静脈のうち V1-3 を同定する。V1-3 の頭側縁を剥離し，そのまま肺動脈の血管鞘も剥離する。気管支心膜靱帯は厚いことがあり，肺動脈壁ではないことを必ず確認してから剥離する。

気管支心膜靱帯を切離すると，A1+3 と主肺動脈本幹分岐部が明らかになる。V1-3 の尾側縁を剥離する。V4+5 を含んでいないことを確認する。V1-3 を切離する。V1，V2，V3 が広く分岐している場合には単独で切離することもある。V1-3 を切離すると肺門の展開が容易になり，A1+3 を剥離しやすくなる。A1+3 を切離し，気管支方向へ剥離を行う。Asc.A2 が明らかになる。中枢側で分岐している場合には，この場面で Asc.A2 を切離してもよい。

なお，V1-3 と A1+3 の切離の順番は必ずしも V1-3 から切離しなくてもよい。

上中葉間を形成

Asc.A2 が同定できた場合も，上中葉間形成を先行させたほうがワーキングスペースが広がり，安全に切離しやすくなる場合が多い。三葉合流部から V1-3 切離端に向かって上中葉間をトンネリングする。薄い肺実質ではアドバンスドエナジーを，厚い肺実質では自動縫合器を用いて葉間を形成する。

Asc.A2 を切離

上中葉間を形成すると，Asc.A2 の全貌が理解しやすくなる。改めて剥離し Asc.A2 を切離する。

上葉気管支の切断

残るは上葉気管支のみである。リンパ節や気管支動脈を末梢側へ剥離する。Inflate test で確認後，上葉気管支を切断する。

メモ：肺門後方→肺門前方，肺門前方→肺門後方： 肺門前方から剥離を進めても，もちろん問題はない。

肺門後方から剥離する利点は，①連続的かつスムーズな進行が可能で視野の出戻りが少なくなること，②気管支後方の胸膜剥離を不十分なまま切断することがないこと，③上下葉間形成がスムーズでリンパ節を巻き込みにくいこと，と筆者は考えている。

メモ：高度分葉不全： 三葉合流部は一般的に葉間が薄いものの，高度分葉不全の症例では肺動脈の剥離が困難な場合がある。葉間剥離による肺瘻リスクを低下させるための手順がある。具体的には，肺動脈，肺静脈，気管支

を切離し，最後に葉間形成を行う方法である．

　上下葉間を形成する際にリンパ節を噛み込まないような確認や，葉間形成ラインを読み誤らないよう注意が必要である．

動画1　小児右肺上葉切除術

左上葉切除術の手順

癒着と分葉の確認

　まず左上葉全体を見渡し，癒着がないか確認する．癒着を剥離せずに牽引すると思わぬ出血や肺損傷をきたすことがある．

　高度分葉不全がある場合には後述するように手順が異なる．

上下葉間剥離と肺動脈剥離

　葉間が最も薄く，肺動脈が透見できる箇所を確認する．葉間を十分牽引することで，多くは最適な剥離箇所がわかる．

　黄白色の脂肪組織を認めたら，直下に肺動脈を同定できる．肺動脈同定後は肺動脈に沿って，頭側尾側方向にそれぞれ可及的に剥離する．

上下葉間形成

　舌区を牽引することで上肺静脈と下肺静脈の間を同定できる．上下肺静脈間を剥離すると気管支を同定できる．周囲にリンパ節がある場合はリンパ節を剥離すると，すぐに気管支を同定できる．気管支は肺動脈と必ず伴走しており，肺動脈も容易に同定できる．葉間側から肺動脈の剥離をすでに済ませているため，舌区-下葉間を容易にトンネリングできる．

　舌区-下葉間を形成すると，そのまま頭側方向へ肺動脈に沿って葉間を形成する．上葉-S6間の形成を行う際には上葉を尾側へ牽引し，大動脈弓部下の胸膜を裂開しておく．

葉間肺動脈の切離

　A4+5，A1+2cと尾側から頭側へ順に左上葉へ流入する肺動脈の分枝を切離する．可能な場合にはA1+2bの剥離も葉間から済ませておく．

上葉気管支後方の剥離

　葉間肺動脈を切離すると，上葉気管支の同定が容易になる．気管支を後方から剥離を済ませておく．

肺門前方～頭側剥離

　舌区を頭側かつ背側へ牽引しつつ，肺門胸膜を切開する．上肺静脈と気管支間を剥離しておく．剥離を終えたら，左上葉を背側に牽引し，肺門前方の胸膜を剥離する．その後は左上葉を尾側へ牽引し，さらに前方から頭側へと回り込むように胸膜の切開を進める．上葉-S6間の葉間形成の際に剥離した胸膜と連続させるまで切開を行う．

上肺静脈の切離

　左上葉周囲の胸膜剥離を終えると，上肺静脈，肺動脈を同定できる．上肺静脈頭側縁と肺動脈間の血管鞘を剥離する．上肺静脈をテーピングし切離する．上肺静脈全体の剥離が難しい場合には，末梢側でV1-3とV4+5とそれぞれ分けて切離してもよい．

肺動脈の切離

　上肺静脈を切離すると肺動脈の分枝を同定しやすくなる．気管支と肺動脈の間には気管支動脈が走行しているため，適宜切離する．肺動脈を肺門前方側からA3，A1+2a，A1+b2と順に切離する．

上葉気管支の切断

　残るは上葉気管支のみである．気管支を全周性に剥離したことを確認後テーピングする．Inflate testで確認後，気管支を切断する．

メモ：舌区肺動脈の走行に注意[1]：舌区肺動脈は縦隔型と葉間型がある．葉間型は走行がわかりやすいが，縦隔型の場合には混同することがあるかもしれない．特に区域切除を行う場合には注意が必要である．可能な限り，術前に3D-CTを構築し走行を確認したい．

メモ：葉間→肺門前方，肺門前方→葉間：肺門前方から剥離しても，もちろん問題はない．

　葉間から剥離することで肺門頭側を剥離するゴールが明確となり，S6まで余計な剥離を行う心配がない．連続的な進行が可能で視野の出戻りも少ない．

メモ：高度分葉不全（図1）

　左上葉切除で高度分葉不全を認める場合は，葉間剥離による肺瘻リスクを低下させる手順がある．具体的には，上肺静脈，A3，A1+2a+b，気管支，残る葉間から分岐する肺動脈（A1+2c，A4，A5）を切離し，最後に葉間形成を行う方法である．この手順では，気管支背側には肺動脈が控えているため，背側の剥離をかなり慎重に行う必要がある．また気管支を自動縫合器で安全に切離するには，気管支頭側の肺動脈を処理しておく必要がある．気管支の剥離が困難な場合には鋭的に気管支を切断することで，肺動脈を安全に確認できることがある．肺動脈

の本幹を誤って切離することがないよう，肺動脈の分岐を誤認しないよう十分確認しておく。

文献
1) 荒井他嘉司, 塩沢正俊：1.5 肺動脈, 改訂新版 肺切除術―局所解剖と手術手技―. 朝倉書店, 1992, p75.

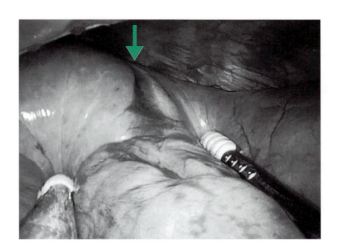

図1 高度分葉不全
矢印：分葉不全

4. 肺切除術（開胸，胸腔鏡）
c. 中葉切除

本間崇浩

右中葉切除術の手順（動画1）

癒着と分葉の確認

まず右中葉全体を見渡し，癒着がないか確認する。癒着を剥離せずに牽引すると思わぬ出血や肺損傷をきたすことがある。右中葉切除では上中葉間と中下葉間の2つの方向性の異なる葉間を形成することが特徴である。上中葉間は解剖学的に分葉不全を伴うことが多い。

肺門前方剥離

中葉にかかわる肺門前方を剥離し，V4+5を同定する。V1-3とV4+5の分岐部は確認する。上肺静脈全体を剥離する必要はない。V4+5は前方だけでなく，後方の裏面も剥離しておく。

肺静脈切離と中下葉間形成

V4+5切離が容易であれば実施する。切離がすぐに困難な場合には先に中下葉間を形成したほうが，V4+5の切離が安全に実施可能となる。

中下葉間形成

中葉を頭側へ挙上し，V4+5と下肺静脈の間を剥離し，葉間形成ラインを確認しておく。

中葉の挙上をやめ，視野を葉間を見下ろし，肺動脈が透見できる薄い葉間を確認する。中下葉間は三葉合流部までところどころ分葉不全を伴う症例がある。葉間ラインを確認し，S7やS8の区域間ラインと誤認しないように注意する。葉間から黄白色の脂肪組織を認めたら，直下に肺動脈を同定できる。肺動脈同定後は肺動脈に沿って，頭側尾側方向にそれぞれ可及的に剥離する。肺動脈の剥離を終えると，中下葉間のトンネリングが可能になる。薄い肺実質ではアドバンスドエナジーを，厚い肺実質では自動縫合器を用いて葉間を形成する。中下葉間の形成ではカーブタイプのカートリッジを使うと形成しやすい。

肺動脈切離

中下葉間の形成を終えると，A5，A4の分岐が明らかになる。それぞれ剥離して切離する。肺動脈を切離すると気管支が明らかになるため，この視野で気管支を剥離しておく。

上中葉間形成

上中葉間を肺動脈側からV1-3，V4+5の分岐部に向かってトンネリングを行う。

気管支切離

B4+5を全周性にテーピングし，inflate testで確認後切断する。

動画1 中葉切除術

（動画は，大阪大学大学院医学系研究科外科学講座小児成育外科学 奥山宏臣先生ご提供）

高度分葉不全

上中葉間の分葉不良があれば，気管支を先に切離する。肺動脈，肺静脈を切離していれば，比較的容易にB4+5は剥離できる。残るは上中葉間のみである。自動縫合器で形成する場合には肺門前方の胸膜，特に横隔神経を引っ掛けないように注意する。

成人との違い

小児と成人とでは体格以外にも大きな違いが3つある。

1つ目は胸壁の柔軟性である。小児では柔軟性があるゆえにポートを作成する際には肺を損傷しないよう注意が必要である。

2つ目はリンパ節である。成人では黒色化しているため，一見してリンパ節と視認できる（図1）。小児ではリンパ節は炭粉沈着がなく，周囲組織と色調がほとんど同じで区別がつきにくい（図2）。成人の呼吸器外科手術に慣れている場合には混乱する可能性がある。

3つ目は膜構造である。膜構造は若いほど堅牢であり，正しい層に入るには切開操作が欠かせない。高齢者のようにコットンでの剥離は困難である。

図1 成人のリンパ節
リンパ節は黒色化している（矢印）ため，一見してリンパ節と視認できる。

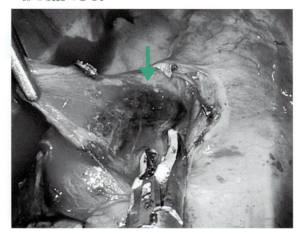

図2 小児のリンパ節
リンパ節は炭粉沈着がなく，周囲組織と色調がほとんど同じ（矢印）で区別がつきにくい。

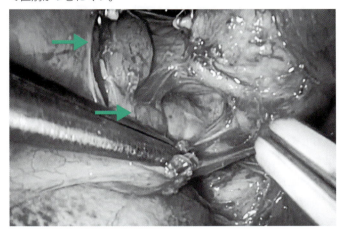

III 胸部の手術

4. 肺切除術（開胸，胸腔鏡）
d. 下葉切除（左，右）

望月響子

小児外科領域では先天性嚢胞性肺疾患に対し肺葉切除術が行われる。出生後早期から呼吸障害が出現すれば緊急もしくは臨時で新生児期に手術が行われる。無症状例については，画像所見に応じて肺炎の発症，肺の発達などを考慮し，1歳までを目安に手術を推奨している。

開胸肺切除と胸腔鏡下肺切除の違いはアプローチのみであるため，今回はまとめて説明する。

肺下葉切除術（開胸，胸腔鏡）

術前準備

造影CT画像評価で肺病変の位置，気管支，肺動脈，肺静脈，異常動脈，分葉不全の評価を行う。術前に炎症は可能な限りコントロールしておく。

必要な器具

開胸：視野を妨げず，かつ，胸壁の厚さに応じた厚みのある開胸器を用いる。

胸腔鏡：血管処理にメリーランド鉗子と直角鉗子が有用である。エネルギーデバイスとして電気メスのほか，vessel sealing system（VSS）を用いる。

手術手技

●麻酔

可能であれば分離肺換気で行う。開胸手術では必須ではないが，胸腔鏡手術では気胸圧に加えて分離肺換気で視野の確保を行うことは重要である。挿管チューブ内にFogartyカテーテルを挿入して分離肺換気にしている。Fogartyカテーテルが挿入できる挿管チューブのサイズは3.5mm以上である。

●体位（図1）

患側を上にした側臥位にする。腋窩枕を挿入することで神経圧迫を予防するだけでなく胸郭を持ち上げ肋間を開く。離被架に手を固定するが，過伸展に留意する。左右に倒れないよう骨盤部をしっかり固定する。

開胸手術では術者が患児の腹側に立つ。胸腔鏡手術では術者・スコピストが患児の腹側に立つ。術者の手が離被架と干渉して操作困難とならないよう離被架の配置にも注意が必要である。

●皮膚切開と開胸視野展開（図2）

腋窩皺からやや尾側の横切開で皮膚切開し，広背筋は温存し，前鋸筋の肋骨付着部を切離して肋間開胸している。術前の画像所見を参考に，葉間処理可能な肋間で開胸する。

1つの開胸器で肋間を広げ，それに直角にもう1つの開胸器で広背筋を圧排した2個の開胸器で視野を確保している。

●胸腔鏡手術ポート挿入（図3, 4）

操作スペースの限られた小児では，術者の操作鉗子とスコープの干渉，スコープ先端と臓器の直接接触を生じやすいため，症例ごとにポートの位置を一つ一つ吟味する必要がある。最頭側のポートからの鉗子操作が離被架と干渉して操作困難とならないよう注意も必要である。

分離肺換気で十分に肺を虚脱させた後に，肩甲骨やや尾側の後腋窩線上の肋間にopen法でポートを挿入する。このポートは後に助手鉗子用として使用する。CO_2送気圧を4mmHgで設定し，送気による気胸を行い，胸腔内を観察する。葉間を同定し，葉間直上の前腋窩線にカメラ用ポートを挿入する。いったんこのカメラ用ポートからスコープを挿入し全体像をイメージし離被架との位置関係も把握したうえで，再度肩甲骨尾側のポートから胸壁を観察して術者両手のポートを挿入する。一般的にはカメラポートの一肋間上の前腋窩線やや背側とカメラポートの二肋間下の前腋窩線やや背側に挿入することが多い。通常はこの4ポートで操作可能であるが，病変部の大きさなどによってはより尾側背側に追加ポートを要することがある。

ポートが深部に挿入されると鉗子操作スペースが小さくなるため，適切なポート挿入長を確保するため胸壁との固定に工夫を要する。基本は5mmポートを用いるが（図3），新生児では3mmポートを用いる（図4）。

下葉切除後の標本摘出には腋窩小切開を追加している。

●葉間の処理

葉間面からの剥離を開始する。基本は，葉間面の肺動脈から露出して肺動脈の分枝を明らかにしてから切除肺葉の肺動脈を処理し，次に肺静脈，気管支の順に処理する。葉間から肺動脈がすぐに確認できる症例は容易だが，範囲や厚みは異なるが分葉不全を合併することも多く，その場合は慎重に剥離を進め肺動脈表面に到達していく必

要がある．どこかで肺動脈表面が同定できれば，その動脈の表面に沿いトンネルを掘るように剥離を進める．動脈の表面さえ同定できれば，その上に残った肺実質は安全に切離可能であるためVSSを用いて切離を行う（動画1）．

厚い断面の場合は数層に分けて切離していく．葉間からのエアリークの修復は，狭い範囲であれば，連続縫合閉鎖する（動画2）．広い範囲であれば，ネオベール®を貼付し，ボルヒール®を散布することで対応する（動画1）．

| 動画1 | 分葉不全に対する葉間形成 |
| 動画2 | 形成葉間縫合閉鎖 |

●肺動脈の処理

肺動脈は壁の厚さが他の動脈の半分であり，かつ血流量が多い．内圧は低圧なので押さえていれば止まりやすいが，裂けると修復しにくいので，愛護的な剥離が大切である．また肺動脈は1本の主幹から枝分かれしているので，中枢で損傷すると全体の血流に影響してしまい，全摘が必要となる場合がある．

肺動脈壁の周りは線維性結合織，血管鞘が覆っており，これを剥離して血管壁を良い層で露出することが大切である．この剥離の際に出血を極力減らすことで剥離すべき層がより明確となる．肺動脈の背側に肺静脈が近接している場合があり注意が必要である．肺動脈の分枝走行が確認できれば，下葉に向かう動脈の枝を各々全周性に剥離していく（図5, 6）．

枝ごとに中枢側を3-0もしくは4-0ブレイド吸収糸で結紮し，末梢側はVSSでシーリングし，切離する．動

図1 体位

右肺下葉切除目的の左側臥位．分離肺換気による麻酔が行われている．右上肢は離被架に固定され，骨盤部も左右に倒れないように固定されている．腋窩枕で神経圧迫を予防し肋間を開く．

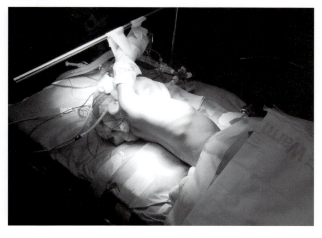

図2 開胸視野展開

1つの開胸器で肋間を広げ，それと直角にもう1つの開胸器で温存した広背筋を圧排して視野を確保する．

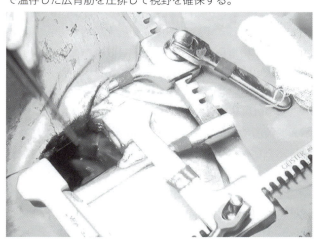

図3 胸腔鏡手術ポート配置（1）

左肺下葉 5mmポート4個＋切除肺摘出用腋窩小切開創

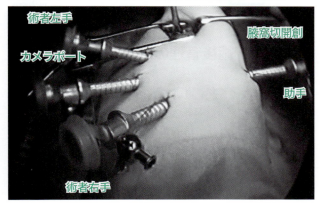

図4 胸腔鏡手術ポート配置（2）

新生児左肺下葉 3mmポート4個＋切除肺摘出腋窩切開創

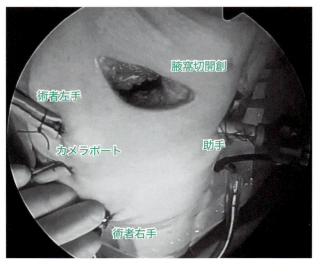

脈の太さによっては中枢側を二重結紮にすることもあり，VSSを使用できない視野展開やポートサイズの場合は末梢側も結紮して切離する。

● 肺静脈の処理

肺静脈は心膜外で合流して1つの幹をなしているが，ときには分岐が別々に心膜を貫通していることもある。

肺静脈の近くの剝離での損傷では，左房から吹き出す出血となり処理困難となるので，心囊から離れて，肺内の末梢側肺静脈の分岐部で剝離する。肺動脈よりさらに慎重に周囲結合織の剝離を行い，3分岐（V6，上肺底静脈，下肺底静脈）の分岐部まで剝離，露出して（図7, 8）さらにそれぞれの分枝で結紮する。細い分枝でない限りは中枢側を2重結紮しておく。末梢側はVSSでシーリングするか単結紮し，メッツェンバウムで切離する。

● 気管支の処理

肺動脈，肺静脈が切離されると，気管支の位置が明らかとなる。気管支の周囲結合織，気管支動脈を剝離して切離部気管を露出する。処理する位置は，残す肺葉気管支を狭窄させずしかも断端が長すぎないように留意する。

気管支の走行が下葉にのみ向かっていることを確認したうえで，中枢側を3-0ブレイド吸収糸で2重結紮する（図9）。可能であれば切離予定部をクランプし，残す肺葉の換気が問題ないことを確認する。末梢側はメッツェンバウムで直接気管支を切り込み，分枝を確認する。

必要時断端を縫合閉鎖する。B6とB 8-10が離れており一括処理が困難である場合は，それぞれ分けて結紮処理を行う（図10）。

● 切除肺の摘出と胸腔ドレーンの挿入

腋窩皺に約2cmの切開を置き第3肋間で小開胸し（図3, 4），切除した下葉を把持摘出する。

胸腔内を温生理食塩水洗浄し，リークテストを行う。気管支断端からのリークであれば縫合閉鎖を行う。葉間形成断面など肺実質からの漏れであれば，縫合閉鎖を行う場合もあるが，前述のとおりネオベール®貼付，ボルヒール®散布で対応することもある。このリークテストの際に，上葉中葉が十分に膨らむことを確認する。

胸腔ドレーン（8〜10Fr）は開胸手術の場合は，開胸創部肋間より肋間下に小皮膚切開を置き，1肋間上げて胸腔に挿入し，肺尖部背側に向けて留置する。胸腔鏡手術の場合は，最も尾側のポート創部から1肋間上げて胸腔に挿入し，肺尖部背面に向けて留置する。

● 閉胸

開胸手術における閉胸は将来的な胸郭変形を考慮して，肋間を閉めすぎないように注意しながら閉鎖する。肋間筋を3-0ブレイド吸収糸にて寄せ，前鋸筋を同糸で修復し，皮下組織を寄せた後，真皮を5-0モノフィラメント吸収糸で埋没縫合する。

胸腔鏡手術の閉胸の際は，気胸により胸腔内に流入されたCO_2をできるだけ吸引する。

実際の手術の流れ

新生児開胸左肺下葉切除（動画3）

創部は小さく，指数本しか入らず，手は入らない。視野展開のためには，可能であれば分離肺換気で肺を過膨張させない工夫や，肺を創外に大きく出さず，創内で視野展開できる工夫を行う。例えば葉間の視野は，切除肺葉は肺把持鉗子で把持し，残す肺は鉗子で愛護的に圧排して視野を得る。

気管支だけの状態になったら，肺葉は体外に引き出し結紮処理を行ったほうがより適切な位置での処理が可能となる。

動画3 開胸左肺下葉切除

乳児胸腔鏡下右肺下葉切除（動画4）

上葉との間の分葉不全はVSS切離のみで葉間形成を行った。胸腔鏡下に血管結紮を行う場合は，糸の過度な緊張が血管壁に負担をかけることがないよう，ポートとの摩擦にも注意しながら糸を扱う。

動画4 乳児胸腔鏡下右肺下葉切除

新生児胸腔鏡下左肺下葉切除（動画5）

動画の症例は肺葉内肺分画症であり，異常動脈2本を結紮処理している。3mmポートでの手術であり，3mm VSSを所持していないことからエネルギーデバイスは電気メスを用いている。分葉不全の葉間処理も電気メスで行ったためか実質からのリークを認め，腋窩の肺摘出創から直接縫合閉鎖した。

動画5 新生児胸腔鏡下左肺下葉切除

術後管理のポイント

胸腔ドレーンには，出血や肺からのエアリークが胸腔内にたまらないようにするという目的がある。通常はエアリークがなくなり，排液量が少なくなるのを確認し，2〜3日程度で抜去する。ときに乳び胸水が貯留することがあり，ドレーン留置期間が長くなる。

胸腔鏡手術では，術中や術直後の胸腔内CO_2が皮下に漏れて皮下気腫になることがあるが，増大がなければ自然に吸収されるので問題ない。

図5 右肺下葉切除　肺動脈分枝
全周性に剥離を行い露出させていく。

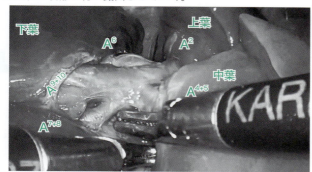

図6 左肺下葉切除　肺動脈分枝
全周性に剥離を行い露出させていく。

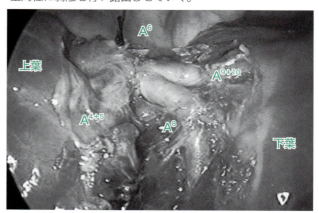

図7 右肺下葉切除　肺静脈分枝（1）
損傷に注意しながら慎重に全周性に剥離を行う。

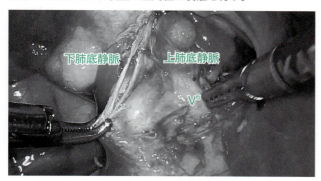

図8 左肺下葉切除　肺静脈分枝（2）
損傷に注意しながら慎重に全周性に剥離を行う。

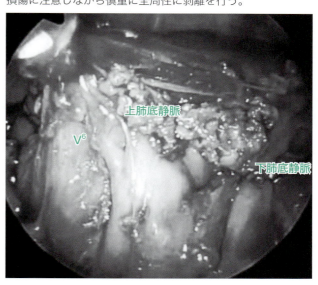

図9 右肺下葉切除　気管支結紮
右下葉気管支を一括結紮している。

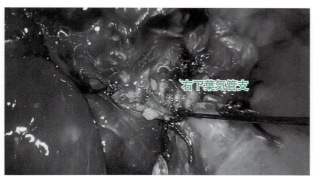

図10 左肺下葉切除　気管支結紮
分枝が離れていたため分枝ごとに結紮切離を行っている。

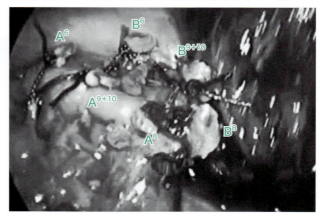

5. 胸郭形成術（漏斗胸，鳩胸）

曹　英樹，吉田篤史，久山寿子

漏斗胸

　漏斗胸は前胸部の陥凹をきたす疾患で（図1），胸郭変形疾患のなかでは最も頻度が高く，800〜1,000人に1人といわれている。男児に多く，ほとんどが散発性だが，Marfan症候群，Ehlers-Danlos症候群など全身性の症候群にも合併する。肋軟骨の過形成が原因とされていたが詳細は不明である。呼吸器症状，循環器症状を伴うこともあるが，無症状で経過することも多くその場合は整容性が問題となる。

手術適応

　術前にCT検査を行い，胸郭変形の程度を評価する。最陥凹部を含む横断面での胸郭内横径を最陥凹部と椎骨前面までの距離で割ったHaller indexを用い，5以上を高度陥凹，3.5以上を中等度陥凹とし（図2），中等度以上の陥凹で，呼吸器症状，易疲労感，胸痛などの漏斗胸に関連する症状が疑われる場合，外観に対する本人の矯正の要望が強い場合に手術適応となる。

手術術式

　治療は手術による胸郭形成である。従来多くの術式が試みられてきたが，現在は胸骨を前方に持ち上げる胸骨挙上術が主流である。特に金属バーにより矯正するNuss法（図3）が低侵襲で整容性にも優れ，わが国でも広く行われている。そのほかに肋軟骨を切除するRavitch法がある。

手術年齢

　Nuss法では低年齢では骨格も柔らかく矯正しやすいが，バー抜去後の再発やバー留置による縦隔内瘢痕が形成されることがある。思春期を超えると骨格が固くなり矯正がやや困難になる。待機できる場合は10歳以上での手術が望ましい。幼少期から変形が強く症状を有する場合には他の術式を選択する。

Nuss法

　低侵襲で整容性に優れている。長期間金属バーを留置することと，抜去と合わせて2回の手術を必要とするデメリットがある。また，変形の強い場合や左右差の強い場合には手術に工夫を要する。

麻酔，体位

　術中術後の疼痛管理のために硬膜外麻酔カテーテルを留置する。体位は仰臥位とし，両上肢は外転させるか，マットで体幹を挙上し両上肢を伸展させる。ブラッシングを含めた広い範囲の丁寧な消毒と，覆布，ドレープの使用など確実な清潔操作を心がける。

図1 漏斗胸の胸部外観
剣状突起周辺の胸骨が極端に陥凹する。左右差が生じることも少なくない。

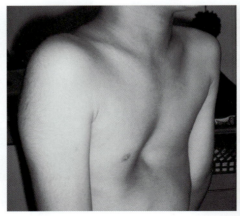
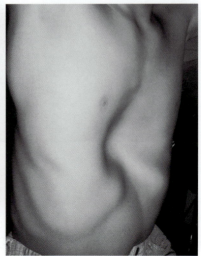

図2 Haller index

胸部CTで最陥凹部と椎体前面までの距離と胸郭横径の比で表す。
Haller index = a/b

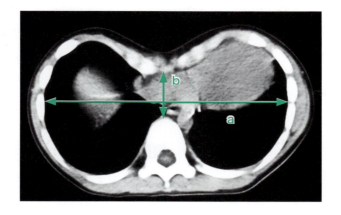

図3 Nuss法の概略

あらかじめ弯曲させた金属バーを前縦隔に通し（a ①→②→③），翻転させて胸骨を挙上する（b）。

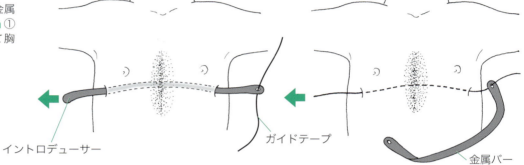

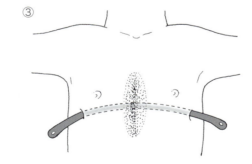
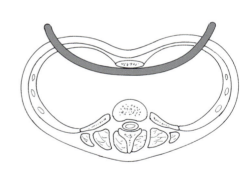

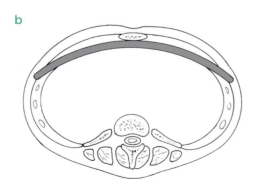

バーの選択

体表を直接計測してバーを準備しておく。最陥凹点の高さで両側中腋窩線の間の距離をメジャーで直接距離を測定し，それより1〜2cm短い長さのバーを選択する。年長児や陥凹部の広い症例では2本留置する。素材にはステンレスとチタンがある。

バー挿入肋間の決定

挿入位置が手術成績を大きく左右する。胸骨下端の最陥凹部にバーを通すのがポイントである。最陥凹点から左右に水平に伸ばした直線上で，左右胸郭の最も高い部分から1横指外側の肋間がバーが胸腔内に入る点である。術前のCTから挿入肋間を想定し，最終的には実際に触診により決定する（図4，5）。肋骨が邪魔になる場合には少しずらすが，内側や外側にずらすと胸骨が突出したり，挙上が不十分になる。左右の肋間の高さが左右で異なることになっても，胸骨最下端を確実に通し，かつ胸郭の最も高いところよりほんの少し外側に最も近い点を選択する。2本目は最陥凹点を通るバーよりも1肋間上のやや外側から通す。

バーの調整

ベンダーを用いて患者の胸郭の形に沿った形にバーに彎曲を加える。中央から外側に向けて曲げていくが，慣れないうちはテンプレートを用いてとった型を見本に曲げていく。卓上型のベンダーでだいたいの形を整え，ハンドタイプのベンダーで微調整を行う（図6）。

手術創と皮下の剥離

バー挿入部位が決まれば，創をデザインする。留置予定のバーの先端部分の中腋窩線に交わるところに2cmの横または斜切開を加える。女児では乳房外縁に沿って切開する。思春期前ではその後に乳腺がさらに発達することを想定してさらに外側とする。2本留置する場合は3〜4cm程度に延長する。皮膚を筋膜の直上まで切開し筋膜直上で皮下を剥離する。正しい層に入れば容易に剥離できる。バーを胸腔内に挿入する肋間まで十分に剥離する。2本入れる場合，頭側は乳腺の損傷を避けるためにも大胸筋の背側を剥離する。

胸骨の吊り上げ（動画1）

右第7または第8肋間の背側に5mmポートを留置し30°の斜視鏡を挿入する。片側換気や分離換気の必要はなく，低圧（3〜5mmH$_2$O）人工気胸下に観察する。胸骨の最陥凹部右に数mmの小切開を置き胸骨挙上鈎（単鈍鈎）を挿入し胸腔鏡観察下に胸骨を用手的に持ち上げる。この操作により，胸骨と心膜との間の視野が良くなり，安全に前縦隔の剥離を行うことができる。吊り上げ器に固定すると操作が容易になる。なければ第2助手が必要に応じて用手的に持ち上げて視野を展開する。

動画1 胸骨の吊り上げ

縦隔剥離（動画2）

イントロデューサーを右の皮下からバーを通す予定の位置，すなわち胸骨の最陥凹部を通る直線と肋骨の再突出部の1横指外側の肋間から胸腔内に挿入する。このとき胸腔鏡下に観察し，予定点に28G針を経皮的に穿刺し確認すると正しい部位から挿入できる。胸骨挙上鈎により胸骨を挙上し，イントロデューサーの先端を胸骨側に向けてこするように左右に動かし右の臓側胸膜を鈍的に切開する。縦隔の剥離を胸骨に沿って進め，左側の胸膜を穿破する。この操作は重篤な合併症につながるため，盲目的に操作せず，鏡視下に慎重な剥離を心がける。胸骨がしっかり持ち上がっており，胸骨に沿って剥離ができれば，少しの剥離で左胸腔に達することが観察できる。

左の胸壁貫通予定の肋間を同様に確認したうえで，イントロデューサー先端を胸腔外に穿破する。ガイドテープをイントロデューサー先端に通してバー留置経路に通す。ガイドには丈夫なテフロンテープや輸液チューブなどを用いる。

動画2 縦隔剥離

バーの挿入

ガイドテープによりバーを背側が凸になる向きで誘導し挿入する。陽圧換気を止めて肺実質巻き込みを予防しながら，フリッパーでバーを回転させて胸郭の形を確認する。挙上が不十分な場合やバーが外側に突出する場合にはガイドテープをつけたままいったんバーを抜いて，ベンダーで調節し再度挿入する。

胸郭の左右差が強い場合は挙上が強いほうの肋軟骨切開，肋骨外側骨皮質切開，胸骨骨切りなどの付加術式がある。

バーの固定

スタビライザーを留置する。術後の偏位を防ぐため，スタビライザーは確実に固定する。メーカーによって形状や止め方が異なるのであらかじめ確認しておく。胸腔鏡を挿入した孔にネラトンカテーテルを挿入し，胸腔内を脱気し，閉創する。

術後管理

術後管理の最大のポイントは疼痛管理である。術後4日間硬膜外チューブから持続的に鎮痛薬を投与するとともに，アセリオ®，セレコックス®などの鎮痛薬を定期的に投与する。必要に応じてフェンタニルなど強力な鎮痛薬の全身投与を行う。

合併症

術直後には気胸，血胸などに注意する。治療に難渋する合併症はバー周囲の感染である。抗菌薬は術前，および術後5日間の静脈内投与，その後5日間の内服投与を行う。感染徴候があれば速やかに薬剤や投与量の変更を行う。

バー抜去

抜去は留置後3年後をめどに行う。

前回創部を切開し，バーまで皮下を切開し，バー，スタビライザーに沿って瘢痕を切開し，露出させる。長期間留置した症例では仮骨が形成され強固な組織で囲まれていることがある。骨膜剥離子，リューエルなどを用いて削りながらはずしていく。

スタビライザーをはずす際には各メーカーによって専用の工具がいる場合があるので確認しておく。またネジも確実に回収できるようにする。スタビライザーがはずれたらバーの可動性を確認する。リムーバルギアを用いてバーの弯曲を少し戻すと安全に抜去できる。抜去後は気胸，血胸の有無をX線で確認する。問題なければ翌日には退院可能である。

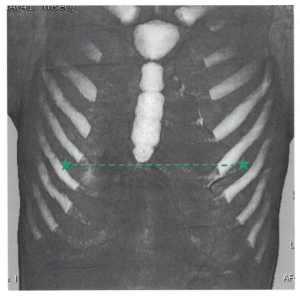

図4 3DCTを用いたバーの位置のシミュレーション
胸骨の最陥凹部を通るようにバーの留置部位（破線），胸腔内に入る肋間の位置（星印）をシミュレーションすると確実に胸骨を持ち上げる部位を決定できる。

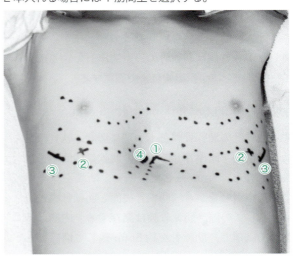

図5 バー挿入位置と皮膚切開線
2本入れる場合には1肋間上を選択する。

①最陥凹部
②バー挿入点
③皮膚切開線
④胸骨挙上鉤挿入部

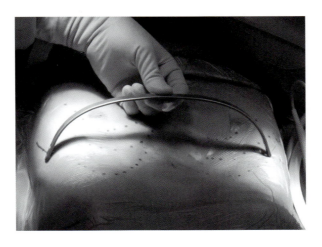

図6 バーの弯曲
中央は平坦にし，両端は胸郭に合わせて弯曲させる。

Ravitch 法

漏斗胸の原因は肋軟骨の過形成にあるという考え方から，過長分の肋軟骨を切除したうえで胸骨を骨折挙上させる方法である。Nuss 法に比べ手術侵襲が大きいが，比較的低年齢の患児や，極端な左右非対称例にも対応しやすい。従来は術後の変形が問題になったこともあったが，肋軟骨膜を温存することにより，良好な成績が得られている。

皮下の剥離

最陥凹部を通り，約 4cm の横切開を置く。皮下を剥離し，胸骨前面，大胸筋前面を露出させる。頭側，尾側は変形肋軟骨（多くは第 4 肋骨から 7 肋骨）の部位まで，外側は肋骨肋軟骨関節まで剥離する（図 7）。

肋軟骨の露出

胸骨正中から，縦切開を加え，尾側は剣状突起の高さで肋骨弓下縁に沿って斜め外側に切開し腹直筋停止部を剥離する。両大胸筋の後面を内胸動脈の穿通枝からの出血を止血しながら外側は肋軟骨の最も突出している部分を越えて肋軟骨の全体が露出するまで剥離する。

肋軟骨切除

切除する肋軟骨の肋軟骨膜を工字型に切開，軟骨膜を剥離し肋軟骨前面を露出させる。肋骨肋軟骨関節の付近で全周性に剥離し，5mm 残して離断し，断端をコッヘル鉗子で把持牽引しながら，肋軟骨後面と肋軟骨膜との剥離を進める。この際，肋軟骨膜は温存する。内側は胸骨付着部まで剥離し，肋軟骨を約 5mm 残して切除する。同様の操作で両側の第 4 〜 8 肋軟骨を切除する（図 8）。

亜脱臼

陥凹が胸骨の頭側から始まっており，しっかり挙上さ

せるときには，第 3 肋軟骨の肋軟骨膜を剥離した後で，肋軟骨の中程やや中枢寄りで肋軟骨を内前方から後外方へ斜めに離断し，亜脱臼させ中枢端を末梢端の上に重ね合わせて縫合する。

胸骨挙上と骨折

胸骨に付着する肋軟骨膜，肋間筋を胸骨から切離し，胸骨後面の疎性結合組織を剥離して胸骨を遊離挙上させる。変形が始まる高さで胸骨の前面に楔状に横切開を加えて胸骨を前方へ骨折させ，切開部上下に非吸収糸を 2-3 針により胸骨体を前方に挙上した状態で縫合固定する。

閉鎖

切離した両側の肋軟骨膜，肋間筋を胸骨の後面での結節縫合にて閉鎖し，ドレナージチューブを胸骨後面に留置し，腹直筋を大胸筋に縫合閉鎖し，閉創する。

鳩胸

Abramson 法

Nuss バーを胸郭外に通して固定し，圧迫により胸郭変形を矯正する方法である。胸腔内の操作を必要とせず，基本的には筋肉，軟骨，骨を切除する必要がなく低侵襲である。ただし，しっかり押し付けて固定するのに両端の固定に工夫が必要である。

肋軟骨切除

Ravitch 法と同様に正中切開，または横切開で皮下を剥離し，胸骨から大胸筋を切離した後，余剰肋軟骨を肋軟骨膜を残して切除し矯正する。

図7 Ravitch 法

余剰肋軟骨を切除する。第4～7肋軟骨を剥離する。8，9は7と一緒に切除する。

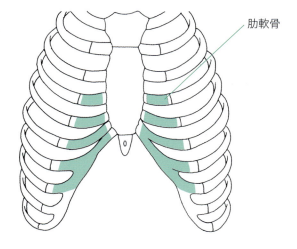

図8 肋軟骨切除

切除予定の肋軟骨の前面の軟骨膜をI字型に切開し，肋軟骨から剥がしていく（a）。前面から肋軟骨を切除し，肋軟骨膜の後面は温存する（b）。

a

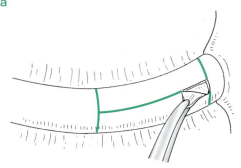

b

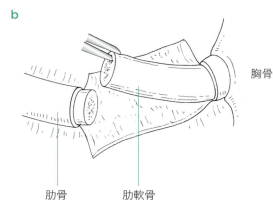

III 胸部の手術

6. 先天性横隔膜ヘルニア根治術 （開腹，内視鏡外科手術）

照井慶太

術前準備

発症時期による重症度の相違

胎児診断・新生児発症の場合，肺低形成・肺高血圧に対する集中的な呼吸循環管理が必要である。生後24時間以降発症の場合は通常特別な管理は要さないことが多い。

胎児診断・新生児発症症例への初期対応

マスクバギングは消化管の拡張をきたし，胸腔への圧迫を助長するため，速やかに気管内挿管を行うことが重要である[1]。

肺高血圧は右上肢（pre-ductal）・下肢（post-ductal）のSpO_2を計測し，差があれば併存を強く疑う。肺高血圧がある場合，児へのストレスが増悪因子となるため，可及的速やかに深鎮静を行う。そのための速やかなルート確保が重要であり，臍静脈カテーテルは有用な手段である。

肺高血圧に対する呼吸循環管理

肺高血圧により動脈管の右→左シャントが増加し，動脈血の血液ガスが増悪するとさらに肺高血圧を助長することとなる。この悪循環を回避・改善するため，肺血圧を下げるとともに体血圧を上げる管理を行う。

肺高血圧治療のなかで，一酸化窒素は肺血圧を特異的に下げる有効な治療法である。その他の肺血管拡張薬は体血圧も下げてしまうことがあり，管理に熟練を要する。

血圧維持のため，容量負荷・昇圧剤・ステロイド投与を行う。

呼吸管理の要点

強力な呼吸管理が原因で中長期的に慢性的な肺障害をきたすことがあるため，"肺にやさしい呼吸管理"を行うことが需要である（gentle ventilation）。つまり血液ガス値の正常化を目標とはせず，60mmHg程度の高炭酸ガス血症を許容し（permissive hypercapnia），pre-ductal SpO_2 90台前半程度の低酸素血症を許容（permissive hypoxemia）した呼吸器設定とする。

通常の人工呼吸換気で換気が維持できない場合，高頻度振幅換気法や体外式膜型人工肺（extracorporeal membrane oxygenation；ECMO）の導入を検討してもよい。

処置

腸管による胸腔内圧迫を軽減させるため，胃管ドレナージ，浣腸を行う。

手術時期

胎児診断・新生児発症の場合，全身状態が安定してから手術を行う。全身状態安定化の具体的な指標として，動脈管血流の方向が左右優位になった段階を手術適応の目安として用いることができる[2]。

生後24時間以降発症の場合，脱出臓器による急性増悪をきたすことがあるため，可及的速やかに手術を企画する。

ECMO症例での対応

早期手術によるヘルニア解除のメリット，術中の出血傾向，待機による安定化のメリット，総ECMO時間などの要素を鑑み，術後ECMO，ECMO下手術，ECMO離脱後手術のいずれかの方針を選択する。

ECMO下手術の最大のリスクは出血である。術中〜術後において回路の状態を加味したうえでの凝固管理が必要となる。

開腹手術（左側）

開腹

左季肋部斜切開もしくは横切開にて開腹。創が肋骨に近いほど背側の視野は良好となる。

術中，必要に応じて正中側，外側への皮切を追加する。

脱出臓器の還納

横隔膜欠損孔を同定し，脱出臓器を腹腔内に還納する。

肝が脱出している場合，まず肝を還納する。脳ベラ（幅1cm）の面を用いて還納し，腹腔内で腸ベラ（幅2〜3cm）に入れ替えて，視野を展開する（動画1）。

腸管は用手，ガーゼを用いるなどして愛護的に引き出し，還納後も捻転などによる血流障害に配慮する（動画2）。

最後に脾臓を還納する。出血のリスクがあるため直接把持することはせず，手や脳ベラを用いて愛護的に扱う。

脳ベラである程度還納できたら，ガーゼや腸ベラを用いてより広い面で圧排し，視野を展開する（動画3）。

動画1 術野展開
動画2 腸管の還納
動画3 脾臓の還納

術野展開

腸管は腹腔外に脱転，もしくは腹腔内に還納させる。脾臓は可能であれば腹腔外に脱転せず，肝臓とともにガーゼ＋ヘラを用いて尾側および右側に圧排し，術野を展開する（図1）。

ヘルニア門の確認

横隔膜の完全な欠損はまれであり，通常，腹側の横隔膜縁の同定は容易である。背側の横隔膜縁は膜組織に覆われていることがあるため，縫い代が取れる程度まで剥離し，縫合可能な横隔膜縁を確保する（図2）。重症例においては，背側の横隔膜縁が欠損していることがある。

腹側と背側の横隔膜縁を牽引し，直接縫合が可能かを判定する。横隔膜縁どうしを無理に寄せた縫合の場合，縫合そのものの緊張に加えて直線的な横隔膜の形状となってしまうことにより，腹腔容積の減少や胸郭変形・再発のリスクが上昇することに留意する。長期的な予後を考慮すると直接縫合に固執せず，異物留置による感染などのリスクは生じるが，patchを用いた縫合を積極的に考慮すべきである。

直接縫合可能な場合

3-0非吸収糸を用いて横隔膜欠損孔を縫合する。縫合部の癒着形成のための辺縁切除は通常行わない。

横隔膜欠損孔を近接させた際の緊張に応じて，結節縫合もしくは水平マットレス縫合を選択する。いずれの場合も縫合糸間から再発しないよう，密な運針を心がける。

マットレス縫合の場合，両端針を用いると運針が一方向となり，容易である（図3）。

有嚢性ヘルニアの場合，膜組織ではなく，しっかりとした横隔膜の筋組織どうしを縫合する。膜組織は切除してもしなくてもよい。膜組織を完全に切り離さず，縫合部の補強・被覆に使用してもよい。

図1 術野展開

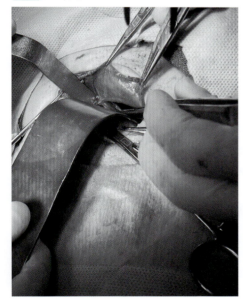

図2 背側の横隔膜縁
背側の横隔膜縁を縫い代が取れる程度まで剥離する。

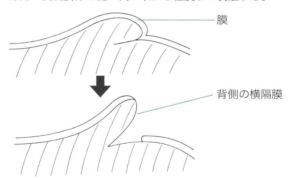

膜
背側の横隔膜

図3 両端針によるマットレス縫合
マットレス縫合の際，両端針を用いると運針が一方向となり，容易である。

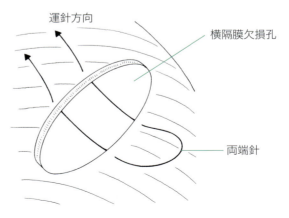

運針方向
横隔膜欠損孔
両端針

patch 閉鎖

● patch に用いる材質

延伸ポリテトラフルオロエチレン（ePTFE）製シート（ゴアテックス®組織補強材料）：異物反応や周辺臓器への癒着が少ない材質である。適度な軟らかさがあるため扱いやすく，立体的な形状を構築しやすい。

● patch の作製方法

本来横隔膜は頭側に凸な形状をしているが，patch を欠損孔と同じ大きさにしてしまうと，結果的に直線的な横隔膜となってしまう。そのため，頭側方向に凸の形状を作るようにする。以下のようにいくつかの方法がある。
- あらかじめ patch を立体的に形成しておく[3]（図4）。
- 大きめの patch で縫合を開始し，最後に余剰分を折り返して patch どうしを縫合する（図5）。
- 欠損孔の縦・横径にそれぞれ 2～3 cm 足した大きめの patch を用意し，腹側の縫合時に patch のギャザーを形成するように縫合する。ギャザーに間隙が目立つようであれば縫合を追加する（図6）。

●横隔膜と patch の縫合

横隔膜と patch の縫合は 3-0 非吸収糸を使用し，結節縫合もしくは水平マットレス縫合を行う。縫合糸間からの再発を防止するため密な運針を心がける。特に背側の横隔膜が欠損している場合には，密な縫合が困難であり，水平マットレス縫合の運針をクロスさせることで縫合糸の間隙からの再発を予防する（図7）。

縫合は視野確保や操作のしにくい内背側から行う。その際，食道・大動脈に針がかからないよう留意する。

欠損孔が大きい場合，背側に横隔膜が存在しないことがある。その場合，肋間筋および肋骨に針をかけることとなり，肋間動静脈からの出血が起こりうる。また，内背側に横隔膜が存在せず，縫合が困難なことがある。その場合，腹側の横隔膜から背側方向へ連なる筋組織を可及的に使用するが，背側の胸壁との間にスキップが生じる。

筋組織と patch の縫合後，patch 断端と周囲組織との縫合を追加しておく。

閉腹

脱出臓器の腹腔内への還納が難しい場合，用手にて腹腔内から腹壁の拡張手技を行う（図8）。それでも還納困難な場合，サイロを用いた多段階閉鎖を考慮する。必要に応じて膀胱内圧を測定し，腹腔内圧をモニタリングする。

創の外側において腹斜筋の 3 層を確実に縫合し，腹壁瘢痕ヘルニアを起こさないようにする。

内視鏡外科手術（胸腔鏡）（左側）

適応

全身状態が以下の条件を満たすことが必要である。
- 側臥位が可能
- 術中の人工気胸に耐えうる呼吸循環動態

欠損孔が大きい場合，patch 閉鎖が必要となり，手術の難易度が上昇する。術前に欠損孔サイズを予測するスコアが開発されているため，施設・術者の習熟度に応じて胸腔鏡手術の適応を検討する[4]。

体位

右側臥位。
左腕は体の前方に置き，鉗子の邪魔にならないようなるべく低く固定する（図9）。

ポート位置

スモールヘッドタイプの 5 mm ポートを使用する。
中腋窩線上，第 3 もしくは第 4 肋間にカメラポートを置いた後，ワーキングポートを前・後腋窩線の第 5 もしくは第 6 肋間に置く（図10）。カメラポートと左右のワーキングポートの間はそれぞれ 10～15 mm 程度離れていることが望ましい。

ポート挿入時の肺損傷に注意する。

図4 patch の形成（1）
あらかじめ立体的に形成し，頭側に凸な形状とする。

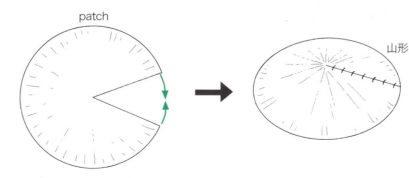

図5 patch の形成（2）

大きめの patch で縫合を開始し，最後に余剰分を折り返して縫合する。

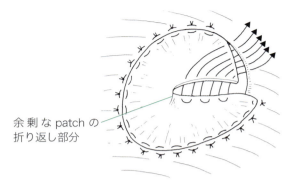

余剰な patch の折り返し部分

図6 patch の形成（3）

欠損孔径に 2〜3cm 足した大きめの patch でギャザーを形成しながら縫合する。

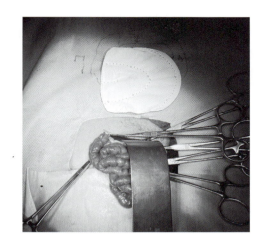

図7 水平マットレス縫合の運針

縫合糸の間隙からの再発を予防するため水平マットレス縫合の運針をクロスさせる。

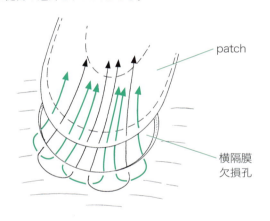

patch

横隔膜欠損孔

図8 用手による腹腔内からの腹壁の拡張

脱出臓器の腹腔内への還納が難しい場合，腹壁を用手で拡張させる。

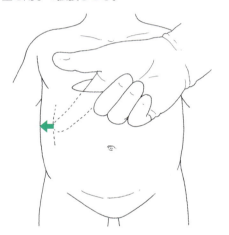

図9 内視鏡外科手術（胸腔鏡）（左側）の体位

左腕が鉗子操作の邪魔にならないよう留意する。

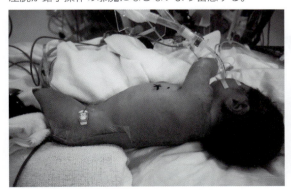

図10 内視鏡外科手術（胸腔鏡）のポート位置

中腋窩線上，第 3/4 肋間にカメラポート，前 / 後腋窩線上，第 5/6 肋間にワーキングポートを置く。

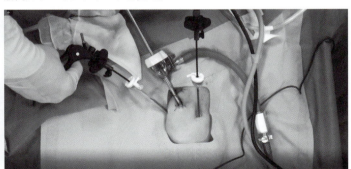

人工気胸

設定：気胸圧2〜4mmHg，低流速で開始し，適宜増減する。

呼気CO_2をモニタリングし，麻酔科医と密にコミュニケーションをとりながら，術中に換気の問題がないか常に留意する。問題がある場合，手術の中断やconversionを考慮する。

脱出臓器の還納

エンドパス®チェリーダイセクターで愛護的に臓器を還納する（動画4）。人工気胸下では無理な力を必要とせず，自然に還納することが多い。

腸管の還納を先行すると，脾臓はそれに牽引されるので還納しやすい。

還納時の臓器損傷に注意する。特に脾臓の還納時には被膜損傷により出血させないよう注意を要する。

動画4 腸管・脾臓の還納

横隔膜欠損孔の確認

背側の横隔膜が膜組織に覆われていることがあるので，縫い代が取れるまで剥離し，縫合する欠損孔縁を確保する（動画5）。

欠損孔の大きさを確認し，欠損孔縁を鉗子で把持・牽引しながら直接縫合が可能かどうかを判断する（図11）。縫合の緊張が強いと判断した場合，patchを用いた修復が必要となる。その場合，手技の難度・煩雑さが増加し，手術時間が長くなるリスクがあることに留意する。

動画5 背側欠損孔縁の確保

横隔膜縫合（直接縫合）

3-0非吸収糸を用いて横隔膜を縫合する（動画6）。針先がわずかに肺に刺さっただけで気胸となるため，運針には細心の注意を要する。

後外側領域において縫合に使用できる横隔膜がない場合，ラパヘルクロージャーによる体外からの縫合が有用である[5]（動画7）。

動画6 横隔膜の縫合

動画7 ラパヘルクロージャーによる後外側横隔膜の縫合

術後管理

胸腔ドレーンはルーチンでは留置せず，胸水貯留に対しては適宜胸腔穿刺を行う。特にpatch閉鎖症例に対するドレーン留置は感染のリスクがあるため，注意を要する。

文献

1) Ito M, Terui K, et al: Japanese Congenital Diaphragmatic Hernia Study Group: Clinical guidelines for the treatment of congenital diaphragmatic hernia. Pediatr Int 2021; 63: 371-90.
2) Shinno Y, Terui K, et al: Optimization of surgical timing of congenital diaphragmatic hernia using the quantified flow patterns of patent ductus arteriosus. Pediatr Surg Int 2021; 37: 197-203.
3) Loff S, Wirth H, et al: Implantation of a cone-shaped double-fixed patch increases abdominal space and prevents recurrence of large defects in congenital diaphragmatic hernia. J Pediatr Surg 2005; 40: 1701-5.
4) Terui K, Nagata K, et al: A predictive scoring system for small diaphragmatic defects in infants with congenital diaphragmatic hernia. Pediatr Surg Int 2022; 39: 4.
5) Deguchi K, Watanabe M, et al: Tension-free thoracoscopic repair of congenital diaphragmatic hernia combined with a percutaneous extracorporeal closure technique: how to do it. Surg Today 2023; 53: 640-6.

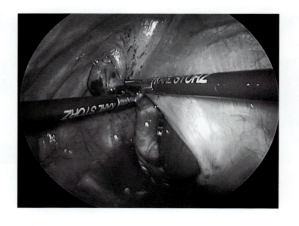

図11 横隔膜欠損孔サイズの確認
欠損孔縁を鉗子で把持・牽引しながら直接縫合が可能かどうかを判断する。

III 胸部の手術

7. 横隔膜縫縮術（横隔膜弛緩症）

藤代　準

横隔膜挙上症（横隔膜弛緩症，以下本症）は先天性と後天性に分類される．先天性では有嚢性横隔膜ヘルニアとの鑑別が問題となるが，一般に全体に横隔膜が弛緩している場合には本症と，局所的な弛緩・挙上では有嚢性横隔膜ヘルニアと診断される．後天性の成因には分娩時外傷（C3～C5 の神経損傷）や心疾患手術時の横隔神経損傷などがある．

本症では胸部単純 X 線写真で横隔膜の挙上を認める．透視などによる観察で吸気時に横隔膜が挙上する奇異性運動が特徴的である．軽症例は無症状であるが，多呼吸や呼吸障害，人工呼吸管理依存，繰り返す気道感染症などの症状を呈することがある．本症は経過観察で改善を認めることがあり，有症状で経過観察にて改善傾向がみられない場合に手術が検討される．

近年では新生児・乳幼児に対する内視鏡外科手術が広く施行されるようになり，本症に対する横隔膜縫縮術も胸腔鏡・腹腔鏡手術が増加している．本項では，胸腔鏡下横隔膜縫縮術を概説する．

手術の目的

手術の目的は弛緩した横隔膜を縫縮することにより吸気時の横隔膜挙上を制限し，奇異性運動や縦隔変異に伴う呼吸障害を軽減することにある．術後も患側横隔膜の運動性自体は回復しない．

アプローチ・体位，ポート位置

横隔膜挙上症手術の対象は新生児・乳幼児が多く手術中の片肺換気が困難なことがあるが，術野確保は人工気胸（3～4mmHg）のみでも可能である．気管支ブロッカーなどを用いた片肺換気ができれば，より良好な術野となる．体位は側臥位で，3mm 径または 5mm 径のポートを用いる（図 1）．ステープラーを用いて弛緩した横隔膜を切離する場合には，ステープラーの径に合わせたポートが必要となる．

カメラポートは第 4 または第 5 肋間中腋窩線上，ワーキングポートは同一または 1 肋間尾側の肋間の前腋窩線，後腋窩線上に挿入する．頭側にポートを挿入しポート間距離を広くとると操作性が向上する．モニターは患児の足側に配置し麻酔科医・麻酔器の位置を工夫して術者が患児の頭側に立って手術するとやりやすいが，術者・助手が手術台の左右（患児の腹側・背側）に位置しても手術は可能である．カメラや鉗子との干渉を避けるために，離被架はできるだけ低い位置で固定する．

動画 1（1 歳 4 カ月男児，左横隔膜挙上症）では気管支ブロッカーによる片肺換気を行い，カメラポートは 5mm，ワーキングポートは 3mm，術者は患児の背側に立ち手術を施行している．

動画 1　左横隔膜挙上症に対する胸腔鏡下横隔膜縫縮術

図 1　体位，ポートレイアウト

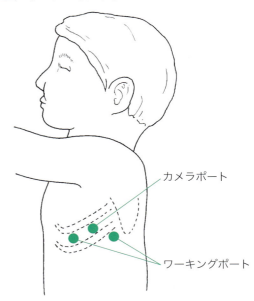

手術手技

ポート挿入の後，まず初めに人工気胸下に患側胸腔を観察する．心臓手術後など胸腔内に癒着を認める症例では，横隔膜全体が観察できるように癒着を剥離する．

横隔膜・横隔神経を確認し，横隔神経を損傷しないように留意しながら横隔膜を縫縮する（図2）．人工気胸により胸腔内が陽圧のため，横隔膜を把持・牽引すると腹腔内臓器は横隔膜から離れて横隔膜のみが持ち上がり安全な運針が可能である（図3）．当科では，縫縮はブレイド非吸収糸（3-0タイクロン™）を用いた波縫いによる重層法で患児の腹側–背側方向に施行し，結紮には体外結紮を用いている．縫縮にはプレジェットを用いた水平マットレス縫合を行う施設もある．

縫縮は，横隔膜がある程度平坦化する程度まで，横隔膜に過度な緊張がかからない範囲で行う．縫縮は横隔膜の中央付近の運針しやすいところから開始し，患児の外側・内側へ縫縮を進めていく．最初の1針の縫縮後には，縫合糸を牽引しながら手術操作を行ってもよい．運針時の横隔膜の把持が難しい場合には，針先で横隔膜を軽く牽引して持ち上がった部分を左手の鉗子で把持すると比較的容易に横隔膜を把持できる（図4）．横隔膜裏側（腹腔側）の臓器損傷が懸念される部位については，浅めの運針で腹腔内に針が出ないように留意する．

縫縮後には人工気胸を終了し，横隔膜が十分に縫縮され横隔膜の挙上が改善されたことを確認する（図5）．止血確認後に虚脱した患側肺を再膨張させて閉創する．一般的に術後の胸腔ドレーン留置は不要であるが，術中の肺損傷や術後の胸水貯留が懸念される症例では胸腔ドレーンを留置してもよい．

術後管理

片側症例の術後経過は良好で，横隔膜縫縮の効果は早期から認められる．術前に人工呼吸管理が不要であった症例では手術室での抜管が可能であり，術前に人工呼吸管理を要した症例であっても横隔膜挙上症以外の原因がなければ術後数日で抜管可能となる．

文献

1) 杉山正彦：横隔膜弛緩症の手術．スタンダード小児外科手術，メジカルビュー社，2013, p126-7.
2) 宮本和俊，宮城久之，ほか：横隔膜弛緩症［縫縮術］．スタンダード小児内視鏡外科手術，メジカルビュー社，2020, p106-8.
3) 臼井規朗：横隔膜挙上症．標準小児外科学 第8版，医学書院，2022, p163-4.

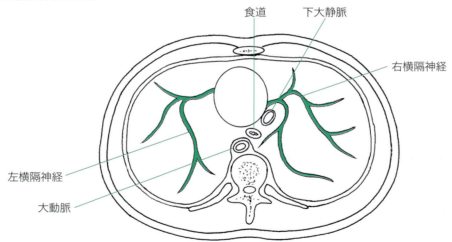

図2 胸腔側から見た横隔神経の走行

図3 横隔膜の運針（1）

陽圧気胸により，横隔膜を牽引すると腹部臓器は横隔膜から離れ，安全な運針が可能である。

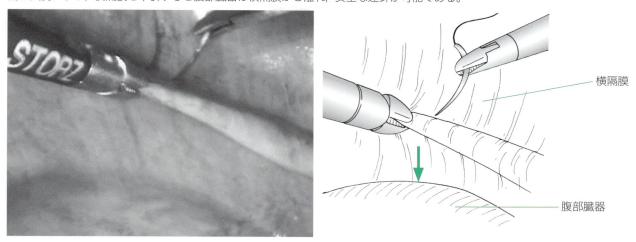

横隔膜

腹部臓器

図4 横隔膜の運針（2）

横隔膜の把持が困難な場合，針先で横隔膜を軽く牽引して持ち上がる部分を把持すると，横隔膜の把持が容易となる。

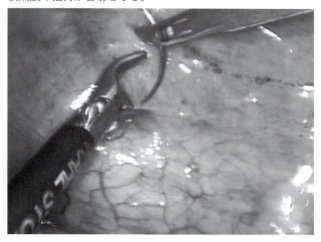
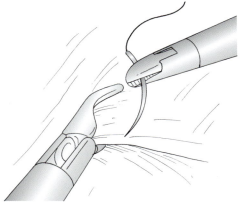

図5 縫縮後の横隔膜

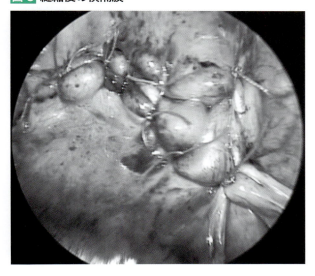
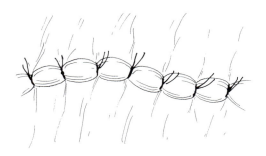

7. 横隔膜縫縮術（横隔膜弛緩症）

113

腹部消化管の手術

Ⅳ 腹部消化管の手術

1. 新生児胃穿孔・胃破裂，胃軸捻転の手術

小池勇樹

新生児胃穿孔・胃破裂

新生児胃穿孔・胃破裂では汎発性腹膜炎からショック状態に陥っていることも多く，早期診断・早期治療が重要である。腹部単純Ｘ線写真では，saddle back sign や，肝円索による境が特徴的な football sign がみられる。胃穿孔では pin-hole 状もしくは punched-out 状の開口部を呈し，周囲の胃壁の形状変化は乏しく，胃の小弯側に発生しやすい。一方，胃破裂の開口部は大きく，周囲の胃壁も菲薄化ないし壊死に陥っており，胃体部大弯側に発生しやすい。これは胃体部の前後壁における筋層は，他の領域に比べて疎になっていることが一つの原因と考えられている[1]。発生機序として，新生児期に呼吸障害などを有する未熟児や新生児仮死症例では，胃などの消化管の血流が減少する diving reflex が起こり，さらに胃内圧上昇などが加わると，まず胃壁の漿膜筋層が障害され，さらに粘膜がバルーン状に膨隆（impending rupture）して，粘膜も裂けてしまうという病態が考えられており[2]，手術所見として破裂部辺縁の筋層が欠損していることも多い。

術前管理

胃破裂では診断時にすでに重篤な状態を呈していることが多く，迅速かつ的確な全身管理が必須である。抗菌薬を直ちに投与するだけでなく，細胞外液に準じた電解質組成のものを選択し，輸液補充が必要である。また代謝性アシドーシスの補正，適宜カテコラミンやステロイドなどの投与も考慮する。一般的には利尿が得られた後に手術を行うほうが安全ではあるが，利尿が得られていなくても循環動態が改善していれば，手術開始を考慮すべきである。

手術手技

救命を第一に考えるべき病態であり，上腹部横切開を選択することで，十分な術中視野の確保と手術時間の短縮を優先する。臍静脈は結紮切離し，腹水を培養に提出する。胃破裂は大弯側に多く，破裂部周囲の胃壁では筋層が欠損し，壊死に陥っている（図1）。壊死組織のトリミングは必要最小限にとどめ，血流障害のないレベルで 3-0 もしくは 4-0 吸収糸を用いて，連続あるいは結節縫合で閉鎖する（図2）。破裂部の口側端が食道胃接合部近傍まで及んでいる場合は，太めの経鼻胃管を挿入して破裂部を閉鎖することで，術後狭窄の予防となる。経鼻胃管の先端位置は，破裂部よりも肛門側（一般的には幽門手前の前庭部）まで進めておき，吸引圧による術後二次的な再穿孔の予防に留意する。

胃穿孔は，胃の小弯側や後壁に発生しやすいので，前壁穿孔部位が見つけられない場合には，網嚢腔を開放し，胃脾結腸間膜を適宜処理して，穿孔部位の処理が安全に行える視野を確保する（図3）。穿孔部周辺組織の血流が問題なければ，周囲組織のトリミングは必要なく，穿孔部を直接縫合閉鎖する。

破裂部や穿孔部の閉鎖後には，胃破裂の原因となる他の併存疾患の有無について余裕があれば確認する。最後に腹腔内を十分な温生理食塩水で洗浄し，腹壁を閉鎖する。汚染や出血の程度によっては，左横隔膜下や Douglas 窩にドレーンを留置する。

術後管理

腎不全を合併することもあり，必要に応じて血液透析・腹膜透析を躊躇せず導入する。播種性血管内凝固症候群へと至る症例もあり，脳出血など続発症の予防にも注意が必要である。

IV 腹部消化管の手術

図1 胃破裂の処理

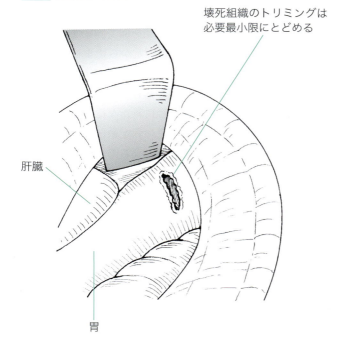

壊死組織のトリミングは必要最小限にとどめる

肝臓

胃

図2 胃破裂部の閉鎖処理

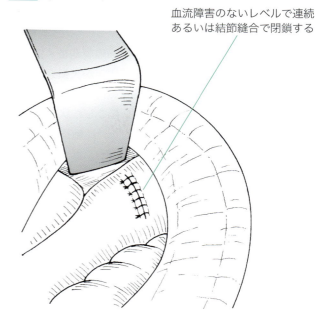

血流障害のないレベルで連続あるいは結節縫合で閉鎖する

図3 網嚢腔の開放と穿孔部の視野確保
①胃結腸間膜（ないし胃脾間膜）を処理
②網嚢腔に入り，穿孔部の視野を確保

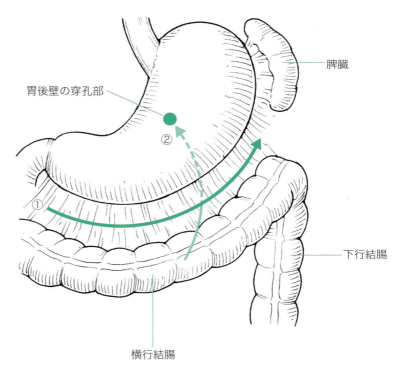

胃後壁の穿孔部

脾臓

横行結腸

下行結腸

1. 新生児胃穿孔・胃破裂，胃軸捻転の手術

胃軸捻転症

胃の周囲に存在する胃肝間膜・胃横隔膜靱帯・胃結腸間膜・胃脾間膜や十二指腸の後腹膜固定が欠損もしくは弛緩していることで，胃が生理的な範囲を越えて胃の一部ないし全体が180°以上の捻転を起こした状態を胃軸捻転症という。胃の捻転方向により，長軸捻転（臓器軸性捻転），短軸捻転（腸間膜軸性捻転），混合性捻転に分類される。発症経過により慢性型と急性型に分けられる。慢性型は新生児期から乳児期に多く，ほとんどが長軸捻転である。急性型は急激に発症する上腹部痛と上腹部膨満がみられ，短軸捻転であることが多く，乳児期以降に発症しやすい[3]。慢性型は，経鼻胃管挿入や体位変換，栄養少量頻回投与などの保存的治療を行い，胃周囲の靱帯固定が安定する1歳以降には自然軽快することが多い。一方，急性型は，血流障害などにより胃の壊死・穿孔をきたす可能性があり，緊急の処置を要する。

術前管理

まず経鼻胃管を挿入して胃の減圧を試みる。胃管の挿入が困難な場合は上部消化管内視鏡を施行し，捻転解除とともに胃の減圧を試みる。これらにより胃の減圧ができない場合には緊急で捻転解除術＋胃固定術を実施する[4]。腹腔鏡下胃固定術の適応となるのは，急性型で胃の減圧ができた症例や，慢性型で捻転や再発を繰り返す症例である。待機手術が可能な症例においては上部消化管造影検査や24時間pHモニタリング検査を行い，胃食道逆流症の合併がないことを確認する。

手術手技（腹腔鏡下胃固定術）(動画1)

術者は患児の尾側に，スコピストは患児の右側に立つ。オープン法で臍部にカメラポートを留置し，気腹圧を8mmHgとして腹腔内を観察する。さらに左右の側腹部に操作用のポートを各1本留置し，3ポートで腹腔鏡操作を開始する（図4）。臍部にwound retractorとマルチポートアクセス用のキャップを装着し，3ポートを留置する単孔式腹腔鏡下胃固定術も可能である（図5）。胃と腹壁の固定法は，胃体部大弯側，胃前庭部大弯側，胃前庭部小弯側の3カ所で胃壁と腹壁を面で固定する方法[5]（図6）や，胃底部と横隔膜の固定から始まって，大弯前壁に沿って胃体部に向かって固定する方法[6]（図7）などが報告されている。どちらも有効な方法だが，固定する面が狭いと，その部位を軸に新たな捻転を起こしてしまう可能性がある。また大弯の固定糸どうしの距離を広げすぎると内ヘルニアの原因となるため，それぞれ注意が必要である。固定糸は非吸収糸を用い，腹壁の運針においては，腹膜だけではなく筋膜までかけることで，術後における捻転の再発や内ヘルニアの発症を予防する。胃壁と腹壁の固定部位は，術中に胃を拡張させたり，気腹圧を下げたりすることで，解剖学的に自然な位置を心がける。なお，幽門輪に近い部位での固定は，胃の排出能を下げる可能性があるため，行うべきではない。

動画1 腹腔鏡下胃固定術

術後管理

経鼻胃管からの排液量が減少すれば，少量の水分摂取から再開し，徐々に食事摂取量を増量する。胃固定術により胃の蠕動とその推進力が低下することもあるため，注意が必要である。

文献

1) 里見 昭，林 信一，ほか：新生児胃破裂はどうして大彎側が破れやすいの？ 小児外科 2009；41：1308-10.
2) 神山雅史：新生児胃破裂（neonatal gastric rupture）の病態．小児外科 2018；50：614-8.
3) Cribbs RK, Gow KW, et al: Gastric volvulus in infants and children. Pediatrics 2008; 122: e752-62.
4) 福澤宏明：胃軸捻転症に対する腹腔鏡下胃固定術．小児外科 2018；50：1214-7.
5) 佐藤智行，天江新太郎，ほか：小児胃軸捻転症に対する腹腔鏡下胃前方固定術についての検討．日本小児外科学会雑誌 2015；51：787-92.
6) Takahashi T, Yamoto M, et al: Single-incision laparoscopic gastropexy for mesentero-axial gastric volvulus. Surg Case Rep 2019; 5: 19.

IV　腹部消化管の手術

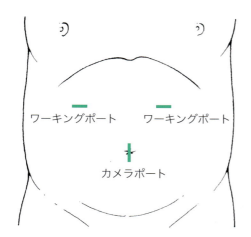

図4　腹腔鏡下胃固定術ポート配置

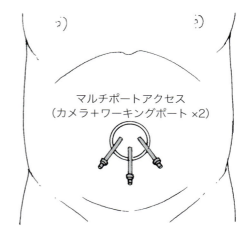

図5　単孔式腹腔鏡下胃固定術ポート配置

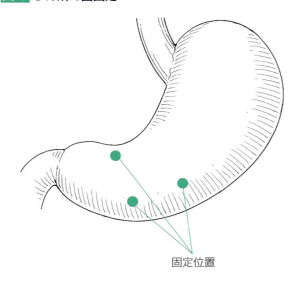

図6　3カ所で面固定

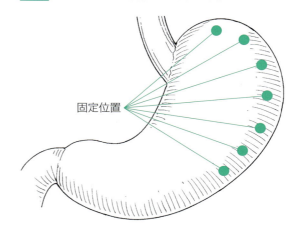

図7　胃底部から胃体部の大弯前壁固定

1．新生児胃穿孔・胃破裂，胃軸捻転の手術

119

IV 腹部消化管の手術

2. 噴門機能再建術
（含む アカラシア，裂孔ヘルニア）

川嶋 寛

手術のポイント

腹腔鏡下噴門機能再建術（腹腔鏡下噴門形成術）には，Nissen 法，Nissen-Rossetti 法，Toupet 法などいくつかの術式が行われている。今回解説するのは，最も普及している Nissen 法である。

腹腔鏡下噴門形成術のポイントを列記する。
①剥離の開始は胃脾間膜から行う。
②食道の剥離は必要最小限にとどめ，過度に胸腔内の奥まで剥離を行わない。
③胃底部の剥離は膵臓の上縁が露出，確認できるまで十分に行う。
④横隔膜脚と食道を縫合し，食道の固定を9時方向，12時方向，3時方向と3点で行う。
⑤wrap の縫合は食道の9～11時方向で行う。
⑥wrap は胃底部の頭側が食道の低い位置に来ないように注意する。

術前準備

術前処置の目的は，術中，術野確保のために腸管ガスを減らすことにある。一般的な管理としては，経管栄養や食事は手術前日の夕食まで通常どおり行っている。特に術前から腹部膨満がなく，腸管ガスの少ない症例では，手術前日にグリセリン浣腸を行う程度で十分である。術前から腹部膨満が強く腸管ガスの多い症例では，手術前日の昼食から絶食とし，胃管を挿入し持続吸引を行い，夜にグリセリン浣腸（2mL/kg）を行う。手術当日も出棟前にグリセリン浣腸（2mL/kg）を行う。またこのような症例では，全身麻酔後に，肛門からネラトンチューブ（太め）を留置し術中の排ガスを促すことが，術中の術野確保に有効である。

ポートの位置

臍の正中を縦切開し，open Hasson 法で第1ポートを挿入する。腹腔内を観察・確認の後に，臍部のやや頭側の左右側腹部にワーキングポートを挿入する。

第2ポートからはすべて穿刺法で挿入している。使用するポートは5mmである（図1）。

噴門形成術

右肋骨弓下（おおむね鎖骨中線上）に肝挙上用のポートを挿入する。

肝の挙上方法については，細径鉗子を stab 法で挿入する場合や，肝挙上専用の鉗子（ネイサンソン）を stab 法で挿入する方法もある。当院では2mm細径鉗子を stab 法で挿入する方法，肝左葉が大きい場合などでは，3mmポートを挿入し鉗子で肝の挙上を行っている。

胃瘻造設予定部位に胃牽引用の補助ポート（3mmポート）を挿入している。そのほか，胃を牽引するための補助ポートは，左側腹部に挿入してもよい。今回の解説では，術野の展開には，まず右肋骨弓下より2mmの細径鉗子を stab 法で挿入し，食道裂孔の直上で腹膜を把持し肝を挙上している（図2）。心窩部のポートより3mmの鉗子を挿入し胃を把持することで，食道の牽引と術野の確保を行う（動画1）。

動画1 肝の挙上，胃の牽引

胃脾間膜の処理と胃底部の剥離から開始

胃を牽引する鉗子で胃を患者の右側方向に牽引し，胃底部と脾門部の間に術野を確保し胃脾間膜の切離を開始する。胃脾間膜の切離は，脾門部を目安にこれより頭側を切離する。乳児の症例では術野の確保のために脾の下極付近から胃脾間膜の切離を開始することもある。胃脾間膜の切離を頭側に進め，胃底部の剥離・授動から胃横隔靱帯の剥離へと進める。胃横隔靱帯の剥離は膵臓が見えるまで十分に行っている。この剥離を食道や横隔膜脚の左脚に沿って腹側に進め，食道の剥離へとつなげる。食道左側から右側へ向けて剥離を進める際に食道の正中を越えて剥離を進めると，食道の右側まで剥離が進んでしまい迷走神経肝臓枝を損傷することがあるので，過度に剥離を行わないように注意が必要である（動画2）。

動画2 胃脾間膜の切離・胃底部の剥離

図1 ポートデザイン

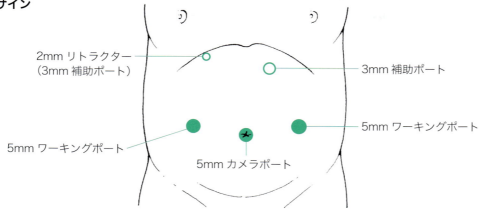

- 2mm リトラクター（3mm 補助ポート）
- 3mm 補助ポート
- 5mm ワーキングポート
- 5mm ワーキングポート
- 5mm カメラポート

図2 2mm 鉗子による肝の挙上

右上腹部より stab 法で 2mm 鉗子を挿入する。術者が食道腹側の術野を確保し，2mm 鉗子で腹膜を把持し，肝を挙上する。

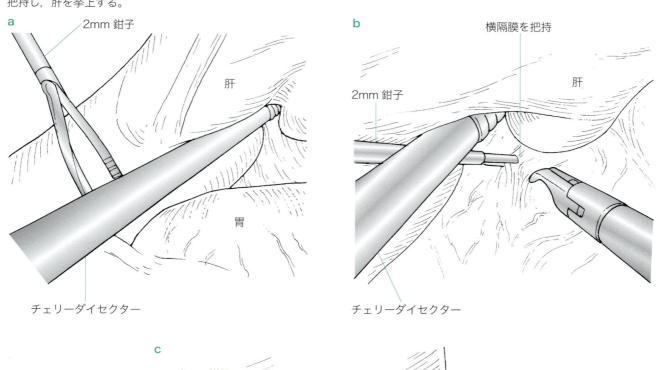

a
- 2mm 鉗子
- 肝
- 胃
- チェリーダイセクター

b
- 2mm 鉗子
- 横隔膜を把持
- 肝
- チェリーダイセクター

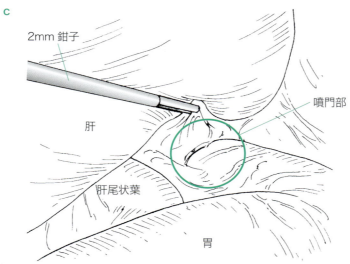

c
- 2mm 鉗子
- 肝
- 噴門部
- 肝尾状葉
- 胃

食道周囲の剥離，食道の確保

胃を牽引している鉗子を患者の左側方向に牽引し，胃と肝臓の間に術野を確保する．まず迷走神経肝臓枝を確認する．胃を左側・尾側に牽引し，食道右側に十分な術野を確保し剥離を開始する．まずはじめに，食道の左側から行った剥離の部位と横隔膜脚の右脚の位置を確認する．食道と横隔膜脚の右脚の間に向け剥離を進め，食道の背側へと剥離を進める．食道背側の剥離の際には，迷走神経後幹を損傷しないように注意が必要である．迷走神経後幹を食道側に付けるように食道背側を剥離し，食道の左側に到達したことを確認しテーピングを行う．胃を牽引していた鉗子でテーピングを把持し食道の牽引を行う（動画3）．

 動画3 食道の剥離・腹部食道の確保

食道裂孔の縫縮

食道裂孔の縫縮は右側から行っている．脊椎側弯が右曲がりの症例では，食道を右側に牽引することで縫合の術野を確保しやすい症例もある．

縫縮は背側→腹側の順に進め，縫合糸は3-0非吸収糸を使用する．縫縮した食道裂孔が食道の直径より狭くならないように注意している（図3）．

当院では，再発防止の目的に食道と横隔膜脚を縫合し，食道の固定を行っている．食道の9時，12時，3時方向で縫合固定を行う．食道を縫合する際に迷走神経の前枝，後枝を損傷しないように注意する（図4）．

縫合に使用する糸は，3-0非吸収糸を使用している（動画4）．

 動画4 食道裂孔の縫縮・食道固定

噴門形成術

当院で行っている噴門形成術はNissen法でlose, shortを基本としている．ブジーは挿入せず，食道の直径に合わせて胃をwrappingし，長さは患児の体格に合わせて約1.5〜2cmにしている．Wrapは食道を中心に胃の前壁と後壁を縫合することが大切で，shoeshine methodを十分に行い縫合する位置を慎重に決定する（図5）．

縫合は食道の11〜12時方向で，wrapの頭側より縫合を開始する．Wrapは3針の縫合で作成し，3針とも食道壁にかけている（図6）（動画5）．

Wrapを行う際に，胃底部の頭側が尾側にねじれないように注意が必要である．Wrapの頭側を尾側に縫合される

と，前壁の縫合が胃体部に行われることになり，wrapのねじれや食道のねじれの原因となるため注意されたい．

 動画5 shoeshine method, wrapの作成

ショルダースティッチ

再発防止を目的としてwrapの後壁と横隔膜脚の右脚，胃底部と左横隔膜をそれぞれでanchoring stitchを行う（図7）．使用する縫合糸はwrapの縫合と同様に3-0非吸収糸を使用する．

ポート抜去

ポートを抜去する際には，気腹を保ちつつポート創の出血がないことを確認しながら抜去する．当院でも行っているが，ポート創ヘルニアの予防のため，すべてのポート創をラパヘルクロージャーを使用し筋層の縫合を行うことで，術後合併症の予防となりより安心である．

術後管理

重症心身障害児の症例では胃瘻造設を併せて行うことが多いことから，抗痙攣薬を使用している患児では，術後1〜2日より薬のみ注入を開始する．術後3〜4日より経管栄養を開始し，胃液の遺残が少なければ経鼻胃管を抜去する．

胃瘻造設を行わない症例では，術後1〜2日目から水分を開始し，術後3〜4日目に食事を開始する．

7日目に食道造影と胃の造影を行い狭窄の有無，wrapの位置などの確認を行う．

胃瘻の初回交換は4週間以降に行っている．

図3 食道裂孔の縫縮

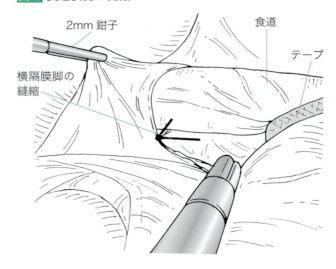

図4 食道の固定

a：9時，12時方向

b：3時方向

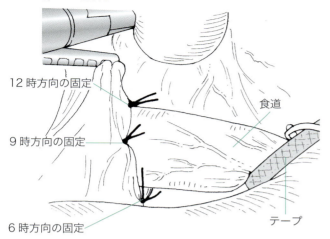

図5 shoeshine method 後

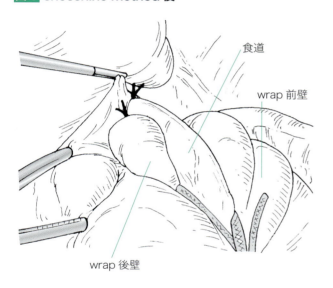

図6 噴門形成後

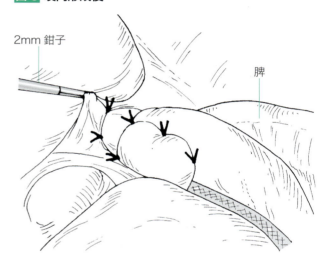

図7 anchoring stitch

a：wrap 後壁の固定

b：wrap 前壁の固定

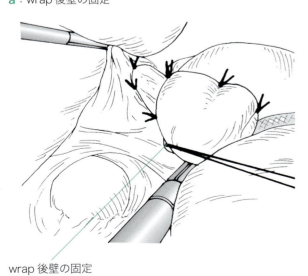
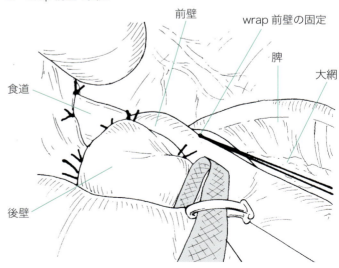

IV 腹部消化管の手術

3. 幽門筋切開術

高澤慎也

肥厚性幽門狭窄症に対する手術は，1912年にRamstedtが報告した幽門筋切開術（Ramstedt手術）が広く行われており，アプローチ法のバリエーションはあるものの，手術の要である幽門筋の切開の手技はすでに確立されている。

本項では，まず術野へのアプローチ法ごとに，手術手技について解説し，その後に幽門筋切開の手技について解説する。

開腹手術

皮膚切開については，古典的な右上腹部横切開と，臍部切開に大別される。

右上腹部横切開

右上腹部横切開（図1）は，幽門の直上で開けることで手術操作は容易であるが，大きな手術痕が残るのが欠点である。並存疾患があり，手術時間を極力短縮したい場合などに有効と考える。皮膚切開は触知するオリーブの径より若干大きく，3cm程度切開すると，後述するように幽門筋を創外に脱転できる。腹直筋前鞘を縦切開し，腹直筋は鈍的に縦にスプリットして，後鞘と腹膜を縦切開して開腹する。

臍部切開

臍部の切開については，臍輪の上縁2/3周程度を切開する方法（図1）が一般的だが，臍輪の外側寄りで切開する臍外弧状切開と，内側寄りで切開する臍内弧状切開がある。前者は創が大きいため創外に幽門を脱転することが可能で前述の右上腹部横切開と同様の術野が得られるが，臍輪を大きくはずれると手術痕が臍の外側に残る場合がある。後者は手術痕は目立たないが，創が小さく創外への脱転は困難で後述する方法で創内での筋層切開が必要となる。

筆者は臍内弧状切開に近いレベルで皮膚切開を置いて，幽門筋を創外に脱転できない場合は左右横切開を数mm加えたΩ型の皮膚切開（図2）を置いて，幽門筋を創外に脱転したうえで手術を行っている。左右に延長した切開痕が臍輪を越えてわずかに見えることになるが，整容性は高い。同部位の皮膚を図3のようにΔ型にトリミングすることで臍外の手術痕をなくし，さらに整容性を高める方法もある。

臍部切開はさまざまな皮膚切開法があるが，筋層の切開は共通しており，頭尾側方向に正中の白線を切開して開腹する。臍部の筋膜は正中よりやや右側で切開していき，肝円索を切離したほうが幽門筋に近い広い視野が得られる。肝円索はまれに内腔が開存していて出血することがあるので結紮切離する。

臍部弧状切開と類似の方法として，臍縁を完全に全周くり抜くように切開し，皮下を剥離した後に創を上腹部に移動させ同部位の筋層を開排するsliding widow法[3]も報告されている。筋層の開排については前述の右上腹部横切開に準じる。

腹腔鏡手術

筆者の施設で標準術式としている3ポートで行う腹腔鏡手術を解説する。患児は手術台の下端で仰臥位とし，術者が足側に立って手術を行う（図4）。カメラポートは臍内縦切開から小開腹法（open Hasson法）で5mm径ポートを留置する。左右の操作用ポートは肥厚した幽門筋の位置を確認し，そのやや尾側で幽門筋を頂点とした二等辺三角形となるように3mm径ポートを留置する。ポート挿入時は腹腔内が狭いので先端の向きに注意して挿入する。また，当科では左手用ポートの代わりに，後述する血管鉗子をstab法で挿入している。ポートデザインを図5に示す。

幽門筋の固定方法

創外に脱転する方法

十分大きな皮膚切開創が得られているのなら幽門筋を創外に引き出し，拇指と示指で幽門筋の口側と肛門側をしっかり把持する方法が，後述の粘膜損傷を避ける意味でも安全である（図6）。指先で輪状の筋層の中央の陥凹を意識して把持することで，しっかり固定できる。

124

IV　腹部消化管の手術

図1 開腹法
①右上腹部横切開, ②臍上部弧状切開

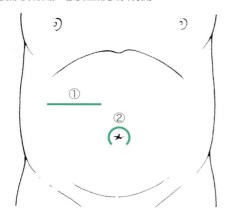

図2 臍上部Ω切開

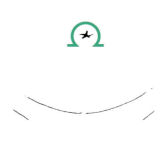

図3 Ω切開後のΔ型のトリミング

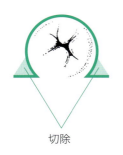

図4 手術体位, 術者の位置

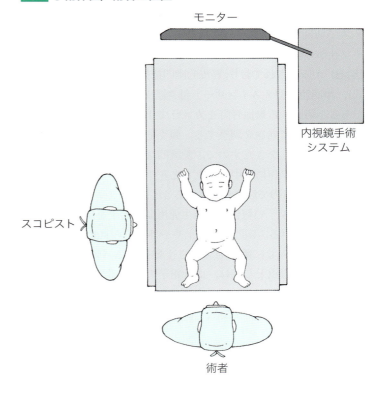

図5 ポート配置

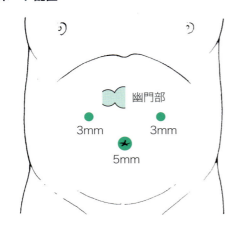

図6 幽門筋の把持

腫瘤を挟むように保持する。

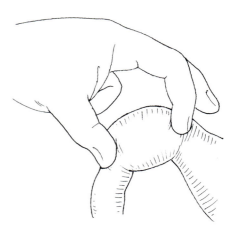

3. 幽門筋切開術

創内で固定する方法

筆者は行っていないが，臍内弧状切開などの小さい皮膚切開で幽門筋を脱転することなく手術を行うためには，幽門筋に支持糸をかけて切開操作中に動かないように幽門を創直下に固定する必要がある。幽門の切開部を中心として，小弯側と大弯側にそれぞれ数針ずつ支持糸をかける。田中ら[4]は，幽門筋の切開部から漿膜に向かって十分深く支持糸をかけることにより，牽引に伴う幽門筋の損傷を避けることができ，切開部の開排も容易となると報告している（図7）。また，切開前に針糸をかけるより，十二指腸側に向かって順次切開しながら糸をかけるほうが容易であると指摘している。

腹腔鏡手術における固定方法

左手に持った無傷鉗子で十二指腸側を把持し，右手のメスで切開する方法が一般的である。現在カールストルツ社から幽門筋切開のためのインスツルメントセット（図8）が販売されており，経皮的幽門把持鉗子（GEIGER式），単回使用型メスインサート付き経皮的幽門刀が有用である。切開する無血管野をカメラで正面視できるよう，鉗子をねじって向きを調整する。強く把持すると十二指腸の挫滅や穿孔をきたすので，愛護的な操作が求められるが，右手の操作に集中しすぎると左手に力が入ってしまう場合があるので注意が必要である。

筆者は佐藤ら[5]の報告した新生児用血管鉗子を用いる方法を用いている。幽門筋の直上やや外側からstab法で血管鉗子を挿入し，幽門筋を大きく把持する（動画1）。このときの注意点としては，血管鉗子の関節部が創内に達するまで鉗子を十分に挿入すること，無血管野を正面視できる向きに把持すること，である。

幽門筋切開（動画1）

肥厚した幽門筋の胃および十二指腸側の辺縁を触診や鉗子などで確認し，切開ラインを決める。切開範囲は十二指腸側の幽門静脈の手前から開始し，幽門を越えて正常な胃壁を5mm程度含めて十分に切開する（図9）。切開の全長は2cm程度を目標とする。特に注意が必要なのは十二指腸側で，肥厚した幽門筋が急に薄い十二指腸壁に移行し，粘膜損傷のリスクが高いことからdangerous pointとよばれる（図10）。反対に胃側の幽門筋は徐々に薄くなることから粘膜損傷をきたしにくい。そのため，胃側を十分に開排し，十二指腸側はやや不完全な切開となってもdangerous pointの手前でとどめるように意識する。幽門を創外に脱転しているのなら，指でしっかり幽門筋の辺縁を意識して十二指腸側は少し筋層が残る程度の切開にとどめる。創内や腹腔鏡での操作ならば，幽門静脈などのメルクマールを意識して，十二指腸側に切り込みすぎないよう十分に注意する。

切開はメスで行うが，腹腔鏡ではメス刃の長さを調節できるデバイスがあるので，超音波検査での幽門筋の厚みを参考にメス刃の長さを調節する。通常は2〜3mm程度の刃の長さで十分であり，切り残った筋層は鈍的に開排できる。

筋層の開排操作は，まず，開いたベンソン鉗子の片側や，メスホルダーの尾部などを切開した幽門筋に挿入し鈍的に開大する。その後，ベンソン鉗子の両側を挿入しゆっくりと開くことで切開創を鈍的に拡大して粘膜下層まで到達する。筋層が裂けて灰白色の粘膜下層が確認できたら，切開部全体に粘膜下層が露出されるまで十分に開排していく（図11）。開排操作の際に，ベンソン鉗子先端を粘膜に押し付けすぎると粘膜損傷が起きやすくなるため，鉗子先端は粘膜から軽く浮かせ，筋層のみに触れた状態で開排操作を行うよう意識する。また，開排が甘いと一部筋組織が残存し，術後の通過不良の原因となるため，ベンソン鉗子を大きく開いて十分に筋組織を断裂，開排させる。エコーによって測定された幽門筋層の長さをガイドとして筋層の開排をすることで不十分な筋層切開を防げることが示されている[6]。特に腹腔鏡手術で開く幅が小さい鉗子を用いる場合は，開排操作を繰り返し行い筋組織の残存がないように注意する。

切開後は，胃管から胃内に空気を40〜50mL程度注入し，空気が幽門を通過するかどうか，粘膜損傷がないかどうかを確認する。十分に開排できたら止血を確認して閉創する。ドレーンは留置していない。

粘膜損傷があった場合の対処法としては，損傷部の粘膜を縫合し大網を充填する方法や，筋層ごと縫合閉鎖し，反対側に幽門筋切開を行う方法などがある。腹腔鏡手術で粘膜損傷した場合も同様の対処を行うが，慣れていない場合は開腹移行して行うほうが安全である。

動画1　幽門筋の切開

文献

1) 川嶋 寛, 岩中 督：肥厚性幽門狭窄症の開腹手術. 腹腔鏡下手術. スタンダード小児外科手術, メジカルビュー社, 2013, p164-7.
2) 星野諭子, 藤代 準：肥厚性幽門狭窄症. スタンダード小児内視鏡外科手術, メジカルビュー社, 2020, p142-4.
3) Yokomori K, Oue T, et al: Pyloromyotomy through a sliding umbilical window. J Pediatr Surg 2006; 41: 2066-8.
4) 田中 潔, 武田憲子, ほか：肥厚性幽門狭窄症：直視下. 小児外科 2018; 50: 231-5.
5) 佐藤かおり, 内田広夫, ほか：腹腔鏡下幽門筋切開術における腫瘤固定の工夫. 日小外会誌 2010; 46: 28-31.
6) Bensard DD, Hendrickson RJ, et al: Use of ultrasound measurements to direct laparoscopic pyloromyotomy in infants. JSLS 2010; 14: 553-7.

図7 創内で幽門を固定する方法

幽門の切開部を中心として、小弯側と大弯側にそれぞれ数針ずつ支持糸をかける。

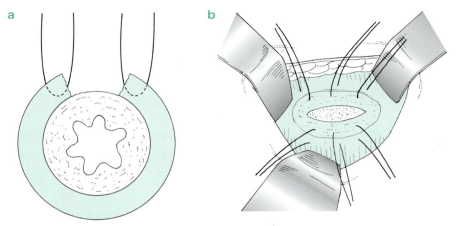

(田中　潔, 武田憲子, ほか：肥厚性幽門狭窄症：直視下. 小児外科 2018；50：231-5. 図2を参考に作成)

図8 幽門筋切開のためのインスツルメントセット

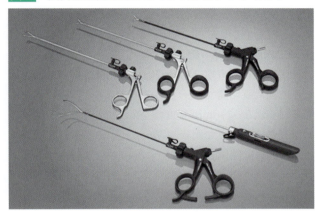

図9 幽門筋切開の範囲

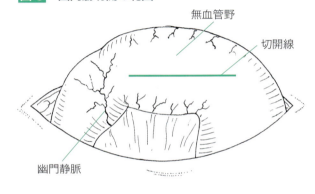

無血管野
切開線
幽門静脈

図10 dangerous point

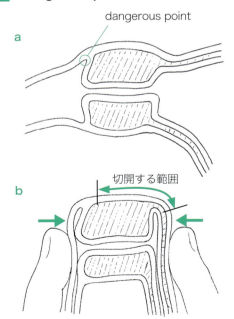

図11 幽門筋の開排

ベンソン鉗子を大きく開いて開排する。

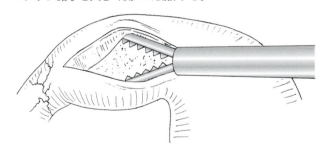

Ⅳ 腹部消化管の手術

4. 十二指腸閉鎖症・狭窄症の手術（開腹手術，腹腔鏡手術）

鈴木　信

十二指腸閉鎖・狭窄をきたす先天性疾患は大きく内因性と外因性に分類される。内因性のものは膜様物や輪状膵，完全な離断による先天性十二指腸閉鎖症・狭窄症があり（図1），外因性のものは腸回転異常症，腸管重複症，十二指腸前門脈，上腸間膜動脈症候群などによる閉塞がある。本項では内因性閉塞である十二指腸閉鎖症・狭窄症に対する術式および手技を中心に述べる。

手術適応

十二指腸閉鎖症・狭窄症全体では約半数に合併奇形を伴う。主な合併症はダウン症，心奇形，食道閉鎖・直腸肛門奇形などの消化管奇形であり，こうした疾患の術前検索は術式選択に必須である。特に腹腔鏡手術では気腹による術中の呼吸・循環動態変化が問題となってくるため重要である。筆者は，新生児に対しては組織の脆弱性や狭小なワーキングスペースを考慮し，出生体重2,000g以上，重篤な先天性心疾患（主に動脈管依存性）を有していない症例を腹腔鏡手術の適応としている。

術前準備

新生児例では他の合併疾患の検索を行い手術適応の検討を十分に行っておく以外には特別な検査は必要ではなく，術前の消化管造影検査は必須ではない。年長児症例では膜様狭窄等の狭窄症例が主体であるため，術前に上部消化管造影や上部消化管内視鏡を行い，閉鎖（狭窄）部位および形態，Vater乳頭の位置を事前に把握しておくことが重要である。いずれの症例も，術前に経鼻胃管を挿入し胃内容を十分に吸引しておく。

手術手技

十二指腸・十二指腸吻合術：ダイアモンド吻合（開腹手術）

●皮膚切開（図2）

右上腹部横切開による開腹が一般的だが，最近では臍部弧状切開やΩ型切開といった臍を利用したアプローチの報告もある。

●十二指腸の剥離（Kocher授動術）（図3）

拡張した十二指腸球部を確認した後に，結腸の肝彎曲部外側に沿って後腹膜を剥離し，右半結腸を左尾側による。次に，十二指腸球部を膵頭部とともに下大静脈が視認できるところまで後腹膜より剥離すると拡張した球部のすぐ肛門側，膵頭部辺縁付近に肛門側十二指腸を見つけることができる。この操作で肛門側十二指腸が見つからない場合は，Treitz靱帯から逆行性に肛門側十二指腸を検索するとよい。肛門側十二指腸外側も可及的に後腹膜より剥離し，吻合時に緊張がかからない程度に十二指腸を授動する。

●十二指腸の切開（図4）

拡張した口側盲端は短軸方向に横切開，細い肛門側は長軸方向に縦切開する。上下盲端の切開部は閉鎖部位からそれぞれ5〜10mm程度離した部位とするが，前壁外側寄りとすることで胆管やVater乳頭の損傷を回避できる。口側・肛門側ともに15〜20mm程度切開することで十分な吻合径が得られる。十二指腸内腔を観察しながら胆嚢を圧迫して胆汁流出部位からVater乳頭の位置を確認するとともに胆管損傷の有無を確認する。さらに口側と肛門側内腔にカテーテルなどを挿入し，併存する腸閉鎖症・狭窄症の確認を行う。

●十二指腸の吻合（図5）

後壁吻合は5-0モノフィラメントもしくはブレイド吸収糸を用いた全層一層結節縫合あるいは連続縫合で行う。連続縫合を全周に行うと吻合部狭窄を生じる可能性があるため，連続縫合は半周までにとどめるほうがよい。後壁の吻合は口側横切開の中央と肛門側縦切開の口側端の縫合を最初に行い，次に口側横切開の両端と肛門側縦切開の左右中央を縫合する。運針は内外・外内で行い，十二指腸内腔側で結紮すれば粘膜は自然に内反される。その後，それらの間を均等になるように適宜縫合する。この際，Vater乳頭の損傷には常に気を付け，後壁吻合が終了した時点で再度胆嚢を圧迫し胆汁流出を確認するとよい。前壁も同様に全層一層縫合を行うが，運針は外内・内外となり，粘膜が外反しやすいので粘膜組織をあまりとらず，結紮時は助手が粘膜を内反させるようにすることが肝要である。術後早期に経腸栄養を開始するため，後壁吻合が終わったところで，transanastomotic tubeを空腸起始部まで挿入する。

図1 閉鎖形態による分類

a：膜様型

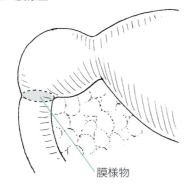

膜様物

b：索状型

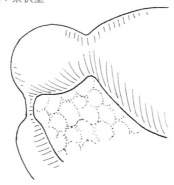

c：離断型

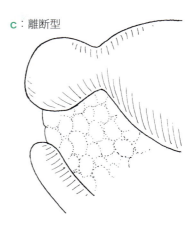

図2 皮膚切開

右上腹部横切開（①）が一般的であるが，臍部弧状切開（③）やΩ型切開（②）といった臍を利用したアプローチも用いられる。

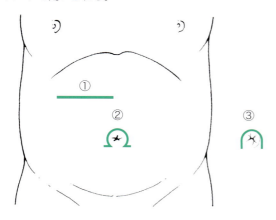

図3 十二指腸の剝離（Kocher 授動術）

結腸の肝弯曲部外側に沿って後腹膜を剝離し，右半結腸を左尾側によけ，十二指腸球部を膵頭部とともに下大静脈が視認できるところまで後腹膜より剝離する。

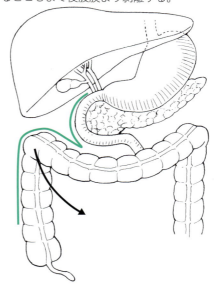

図4 十二指腸の切開

拡張した口側盲端は短軸方向に横切開，細い肛門側は長軸方向に縦切開する。

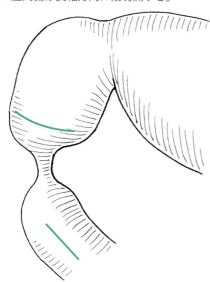

図5 十二指腸の吻合

口側横切開の中央と肛門側縦切開の口側端の縫合を最初に行い（①），次に口側横切開の両端と肛門側縦切開の左右中央を縫合する（②）。

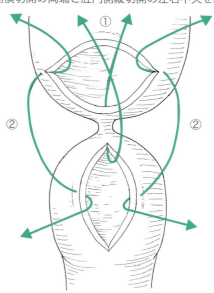

十二指腸・十二指腸吻合術：ダイアモンド吻合（腹腔鏡手術）（動画1）

●手術器材
　新生児例に対しては径5mmの30°硬性斜視鏡を用いるが，ワーキングスペースが十分確保できる年長児では，フレキシブルスコープも使用可能である。手術鉗子は新生児例に対しては主に，径3mmのショートタイプの鉗子（メリーランド，無傷性有窓，フック型電気メス，剪刀）および持針器を用いるが，年長児では径5mm鉗子で問題なく，腹腔鏡手術実施施設に既存の通常鉗子のみで特殊な鉗子や器材は必要としない。縫合糸は13mm弱弯丸針もしくは13もしくは17mm強弯丸針付の5-0モノフィラメントもしくはブレイド吸収糸を用いる。これらの縫合針サイズであれば径5mmポートから挿入可能であるが，直接体外から刺入して腹腔内へ誘導してもよい。新生児例ではワーキングスペースが極端に狭いため，ノットプッシャーを用いると気腹漏れによる影響が強いため，体腔内縫合に努めると良好な視野が維持される。

●手術室の配置（図6）
　全身麻酔下仰臥位とし，場合により15～20°の逆トレンデレンブルグ体位をとる。患児は手術台の尾側端まで下げ，術者は尾側に立つ。通常スコピストは患児の左側に座り，低い位置からカメラを把持することで安定するとともに，術者がスコピストと干渉せずに手術操作が行える。手術用モニターは極力頭側に置き，鉗子方向と視線が一致するように心がける。

●ポート配置（図7）
　臍下部よりopen Hasson法で5mmカメラポートを挿入する。気腹圧8～10mmHg，送気流量1～3L/分を基本とし，患児の体格および視野確保状況に応じて調整する。ワーキングポートは左右側腹部に3mmポートを挿入するが，ターゲットとなる十二指腸の位置を考慮し，左右均等な距離となるように臍部と十二指腸との方向に直交する直線上に左右のポートが位置するよう，右側を若干尾側に，左側を若干頭側に置き，co-axialで対称なtriangulationが得られるようにするとすべての操作が容易となる。肝臓の挙上や十二指腸の展開にはすべて体腔外への牽引糸を用いた展開方法を用いるため，追加のポートは必要としないが，必要に応じて右上腹部などからの追加ポートを考慮する。

●牽引糸による視野の確保（図8）
　肝の挙上は，体腔外から直接刺入した縫合糸を肝円索の下に通して腹腔外で結紮することで行う。また，十二指腸口側の拡張部には5-0縫合糸をかけ体外へ牽引することで，十二指腸全体の挙上が得られ，剥離および吻合の際の視野確保および十二指腸吻合部の安定が得られる。十二指腸周囲の剥離を進めていくと，初回の牽引部位では十分な視野が得られないことが生じるが，十二指腸閉鎖部近傍に牽引糸をかけ直すことで，同様な視野が維持される。

●十二指腸の剥離（Kocher授動術）（図9）
　開腹と同様に十二指腸の剥離・授動を行うが，新生児例では特に肛門側十二指腸は脆弱なため，周囲の線維性組織を把持するなど，なるべく腸管壁自体を把持しないように心がけることが肝要である。やむを得ず把持する場合でも愛護的な鉗子操作に心がける。

●十二指腸切開と後壁の吻合（図10）
　十二指腸吻合は開腹術と同様にダイアモンド吻合を行う。拡張した口側盲端は短軸方向に横切開，細い肛門側は長軸方向に縦切開するが，腹腔鏡手術では一度に目標の切開長を切開せず，後壁中央を1～2針縫合後に吻合径を確認しながら追加切開を加えて，最終的に目標の15～20mm程度まで切開を広げるようにするとよい。また，後壁1～2針縫合後のほうが腸管内腔を確認しやすく，胆嚢を圧迫しての胆汁流出およびVater乳頭の位置確認を，この時点でするとよい。開腹術と同様に後壁の吻合は口側横切開の中央と肛門側縦切開の口側端の縫合を最初に行い，次に口側横切開の両端と肛門側縦切開の左右中央を縫合する。それらの縫合糸を牽引しながら，間を縫合すると容易である。運針は開腹と同様，内外・外内で行う。後壁吻合が終わったところで，transanastomotic tubeを空腸起始部まで挿入する。

図6　手術室の配置
患児は手術台の尾側端まで下げ，術者は尾側に立つ。スコピストは患児の左側に座り，手術用モニターは極力頭側に置く。

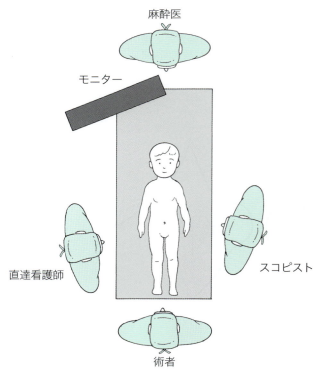

図7 ポート配置

臍下部より 5mm カメラポート（①），左右側腹部（②，③）に 3mm ワーキングポートを挿入する。

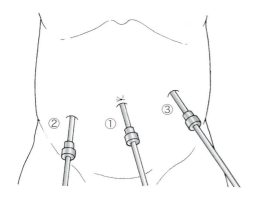

図8 牽引糸による視野の確保

a：肝円索の挙上

b：十二指腸口側の挙上

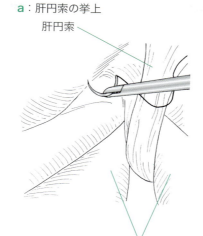
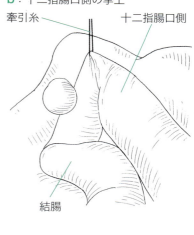

図9 十二指腸の剝離（Kocher 授動術）

愛護的に肛門側十二指腸を後腹膜より剝離する。

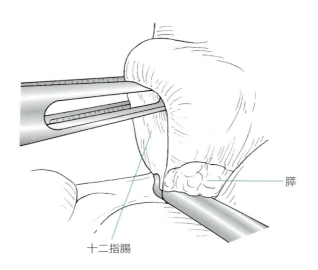

図10 十二指腸切開と後壁の吻合

拡張した口側盲端は短軸方向に横切開（a），細い肛門側は長軸方向に縦切開する（b）。
1〜2 針縫合後に胆囊を圧迫しての胆汁流出および Vater 乳頭の位置確認を行う（c）。

a
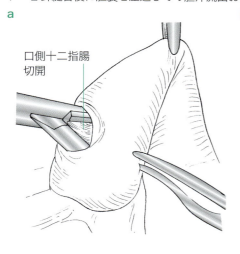

b
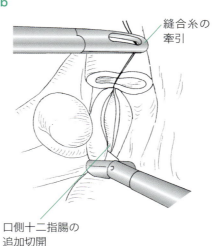

c
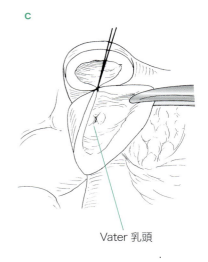

● 十二指腸前壁の吻合（図11）

　前壁も開腹同様に全層一層縫合する。吻合が終了したら、麻酔科医に胃管から50mL程度の空気を胃内に注入してもらい、吻合部の開存性とリークのないことを確認するとともに、空気を遠位側腸管に送りながら全小腸を確認し、他の消化管閉鎖・狭窄合併の有無を確認し、手術を終了する。

動画1　十二指腸閉鎖症に対する腹腔鏡手術…

膜切開・切除術（膜様狭窄症）（図12）

　膜様狭窄症に対しては、膜切開・切除術は十二指腸・十二指腸吻合術とならび一般的に施行される術式である。また、膜様狭窄症は閉鎖症と比較して新生児期に診断されることが少なく、乳児期および幼児期に診断されることが多いことから、上部消化管内視鏡観察下にバルーン拡張術やhook knifeなどを用いた膜切開などが行われている。いずれの術式においても、Vater乳頭の温存が重要なポイントとなる。膜付着部の同定に関しては、膜の開口面積が小さい場合は口側十二指腸の拡張を強く認めるため比較的容易だが、開口面積が大きい場合には膜付着部の同定は容易ではない。特にwindsock型膜様狭窄の場合には膜付着部よりも遠位側まで拡張を認めるため、上部消化管内視鏡やバルーンカテーテルなどを併用した付着部同定が必要となる。膜様狭窄の多くはVater乳頭近傍に位置しており、膜切開・切除に際しては、常にVater乳頭がどこにあるのかを注意し、膜様部の縦切開は膵付着部対側を切開するとよい。また、上部消化管内視鏡下での切開の際、狭窄部を介してVater乳頭が確認できない症例では、乳頭損傷の危険性が高く、避けるべきである。

術後管理のポイント

　術後管理に関してはアプローチによる相違はない。術後数日は胃管の間欠的吸引での胃内減圧を行い、下部消化管へのガスの流入がみられ、胃管からの排液減少および胆汁混入が減少した時点で経腸栄養を開始する。Transanastomotic tubeを挿入した場合は、排便・排ガスが得られる術後2〜3日目より経腸栄養を開始する。

文献

1) 奥山宏臣：十二指腸閉鎖症または狭窄症の開腹手術／腹腔鏡下手術．スタンダード小児外科手術，猪股裕紀洋，黒田達夫，ほか 編，メジカルビュー社，2013，p168-73．
2) van der Zee DC, Bax KMA: Laparoscopic Treatment of Duodenal and Jejunal Atresia and Stenosis. Endoscopic Surgery in Infants and Children, Bax KMA, Georgeson KE, et al eds, Springer, 2008, p293-7.

図11　十二指腸前壁の吻合

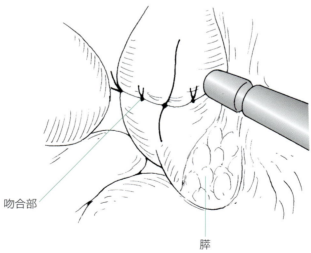

吻合部
膵

図12 膜切開・切除術（膜様狭窄症）

膜様物付着部位を中心に縦切開（a）して，膜様物の切除（b）後，十二指腸を横縫合する（c, d）。

a
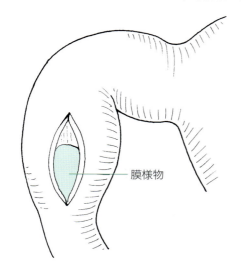

b
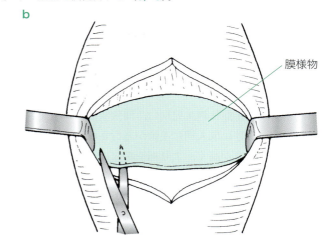

c
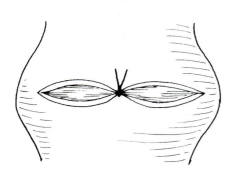

d
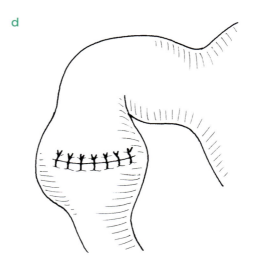

IV 腹部消化管の手術

5. 小腸・結腸閉鎖症・狭窄症の手術

齋藤 武

　小腸・結腸閉鎖症は新生児期に，同狭窄症は新生児期から学童期，ときに成人期に手術が施行される。本項では技術的に難易度が高く，より細やかな周術期管理を要する新生児症例を中心に述べる。

　術式には一期的根治術と分割手術があるが，全身状態が安定していれば，一期的根治術が優先される。ただし結腸閉鎖症では，口径差がきわめて大きく，回盲部温存の観点から二期的手術を選択する場合がある。

病型

　閉鎖症の病型分類としてLouwの分類にGrosfeldが改変を加えたものがよく知られている（図1）。膜様型，索状型，離断型，離断特殊型であるapple-peel（もしくはChristmas-tree）型と多発閉鎖型に分類される。Apple-peel型は上腸間膜動脈が欠損し回結腸動脈からの栄養血管を中心に腸管が渦を巻くように走行し，腸間膜の欠損と短縮が認められる。また多発閉鎖型は残存小腸の長さを考慮し，腸管の切除範囲を慎重に決める必要がある。

　発症頻度は離断型が半数近くを占め，次いで膜様型が多い。部位との関連では，空腸では膜様型が，回腸では離断型が多い傾向にある。

術前準備

　経鼻胃管を留置し，胃内容の減圧を図る。下部消化管閉鎖・狭窄症は減圧が効きにくく，腹満が強い症例は緊急手術の対象となる。特に結腸閉鎖症は回盲弁の逆流防止機構によりclosed loop obstructionを呈することがあり，より緊急性は高い。小腸閉鎖・狭窄症の約30％になんらかの合併奇形を認め，心・大血管異常，腸回転異常症，21トリソミーなどがみられる。注腸造影検査にて，microcolonや腸回転異常症の有無を確認する。

一期的根治術

開腹と腹腔内の観察

　上腹部横切開で開腹することが多いが（図2①），近年は臍を利用したアプローチも用いられる（図2②，③）。いずれにおいても全小腸を検査する必要があり，術野確

図1 先天性腸閉鎖症の病型分類

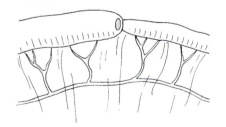

Ⅰ：膜様型

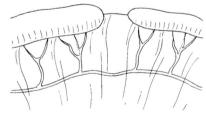

Ⅱ：索状型

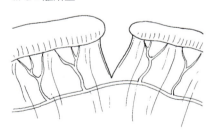

Ⅲa：離断型

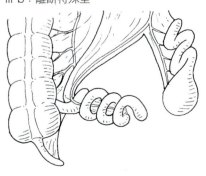

Ⅲb：離断特殊型

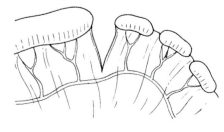

Ⅳ：多発閉鎖型

保が困難な場合は，筋膜や皮膚の切開を延長する。

全小腸を創外に出し，閉鎖・狭窄部位と形態を把握する。一期的吻合を目指すが，血流障害や強固な癒着・炎症を生じている場合や，罹患範囲の小腸切除により術後の短腸症が危惧される場合などは，分割手術も考慮する。

一期的吻合を施行する際は，拡張した口側腸管の肛門側に小切開を置き，チューブを留置して停滞した胎便・腸内容を吸引する。肛門側腸管の口側を切開後，チューブを留置し生理食塩水を注入して，肛門側腸管の閉鎖・狭窄の有無を確認する。下部腸管には胎便栓が詰まっていることがあり，これを洗い流すとともに，吻合に備え細い腸管内腔を拡張しておく。腸管の検索と減圧が終わ れば，切除する部位以外の腸管を腹腔内に戻す。腸管を長時間腹腔外に出しておくと，低体温・脱水を惹起するだけでなく，術後腸管機能の回復が遅れる。

腸管切除

口側腸管は，通常拡張腸管を可能な範囲で摘除し（10～20cmの切除にとどめることが多い），断端は長軸に直角に切断して口径差を最小にするよう留意する。拡張した口側腸管は機能異常を有するとされ，これを残すと腸内容の停滞と通過障害をきたす可能性が指摘されている。肛門側腸管の切除は最小限にとどめ，以後の吻合法に従って断端を処理する。End-to-end anastomosisが基本であるが（図3），口径差が顕著な際はend-

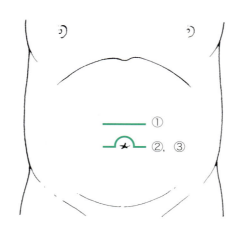

図2 皮膚切開法
①上腹部横切開，②臍部弧状切開：1/2～3/4周の皮膚切開，③臍部Ω型小切開：臍輪より横方向への延長

②臍部弧状切開

③臍部Ω型小切開
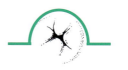

図3 end-to-end anastomosis
両端とその中央の順に，全層一層結節縫合を繰り返す。
a：後壁：内外・外内と運針。粘膜は自然に内反される。
b：前壁：外内・内外と運針。結紮時に粘膜を内反する必要がある。

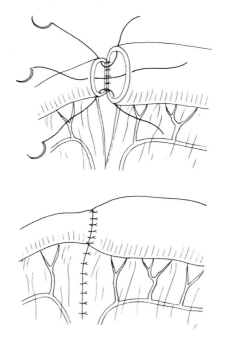

to-oblique anastomosis（図 4a, b）や end-to-back anastomosis（図 4c）により吻合径を可及的に大きく確保する。ただし過度に斜め切りにすると，吻合に際し肛門側腸管の腸間膜側が弁状となり脆弱化する。また肛門側腸管の腸間膜対側を長軸方向に切開しすぎると，口側と肛門側の長軸が過度に屈曲する。

吻合

端側吻合や側々吻合は術後 blind loop syndrome（盲係蹄症候群）をきたす可能性が指摘されており積極的には行われていない。原則は口径差を有する腸管どうしの端々吻合である。

吻合法には漿膜接合術式と断端接合術式があり，各々二層と一層縫合がある（図 5）。局所の支持力や頑丈さ，許容される内腔狭窄の程度，創傷治癒機転などにより吻合法を決めるが，新生児例では一層縫合が推奨される。前後壁全層縫合（図 3），Gambee 縫合，Hepp-Jourdan 縫合などがあるが（図 5），血流に富む粘膜下組織の接合を重視したものが理想的である。糸は組織反応がより少ない 5-0 または 6-0 モノフィラメント吸収糸を用いる。

口径差が大きい場合は，両端に糸をかけた後，順次中央に運針することを反復すると，バランスよく全周に針糸がかけられる（図 3）。結紮時には粘膜が内翻するよう留意する。

拡張腸管切除を回避し口径差を修正する吻合法

高位空腸閉鎖症例や，短腸症の発症が危惧される症例では，口側の拡張腸管切除を回避せざるを得ず，以下のような術式が報告されている（図 6）。肛門側腸管が極端に細い場合は，術後相応の期間，拡張部を減圧する必要があり，pre- や trans-anastomotic tube を留置する。

● **end-to-end linear anastomotic technique**
（図 6a）

肛門側腸管の口径に合わせるように口側拡張腸管盲端を disc（円盤）状に切除し端々吻合する。次いで口側拡張部の腸管壁を内側に折り込むように縫縮する。

図 4 口径差を軽減する試み
a：end-to-oblique anastomosis 施行時の腸管切除

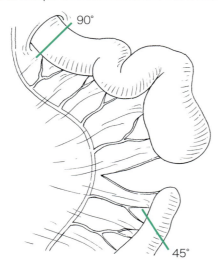

b：end-to-oblique anastomosis

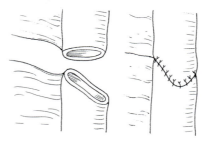

c：end-to-back anastomosis

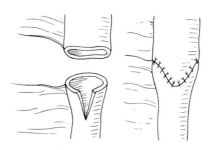

図 5 消化管吻合法
a：Albert-Lembert

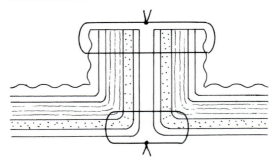

b：Gambee

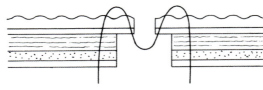

c：Hepp-Jourdan

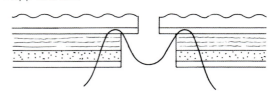

IV 腹部消化管の手術

● tapering enteroplasty

　口側拡張腸管を漸次 tapering して肛門側腸管との口径差を減じ吻合する（図 6b）。Tapering した縫合部や，同部遠位側の肛門側腸管との吻合箇所は，縫合不全をきたしやすい場所であり慎重に対処する。高位空腸閉鎖症では Treitz 靱帯近傍での tapering に難渋するが，拡張部を nonrotation 化した後，十二指腸と空腸外側を tapering し肛門側腸管と端々吻合する方法がある（duodenal derotation and extent tapering jejunoplasty）（図 6c）。

膜様閉鎖・狭窄に対する膜切除

　膜様型は回腸よりも空腸に頻度が高い。膜の存在する箇所の腸管を縦に切開し，膜のみ切除し腸管切開部を横縫合（二層）で閉鎖する術式も適応となりうる。通常，膜付着部より少し下流で腸管の caliber change が見られるので，それを念頭に切開部を決める。膜付着部の前後で腸を開放し膜の全貌を確かめ，膜をその立ち上がりで切除する。切除断端は止血目的も兼ね粘膜縫合を追加す

図 6 腸管長を保つ術式

a : end-to-end linear anastomotic technique

①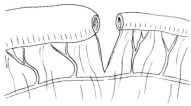

②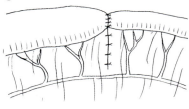

③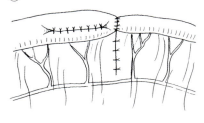

b : tapering enteroplasty：大きな口径差を有する結腸の吻合

① 口径差は 8：1

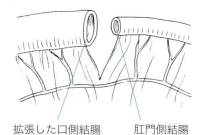

拡張した口側結腸　　肛門側結腸

② 口側結腸を tapering

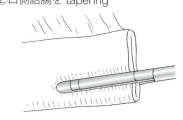

③ 肛門側腸管は腸間膜対側を長軸方向に切開し，口径差は 5：4 になった（end-to-back anastomosis）。

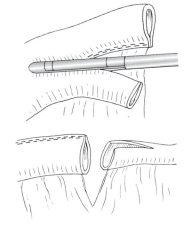

④ 口側腸管の tapering 遠位側が吻合の端（edge）にならないよう，口側腸管を時計回りに回転させている。

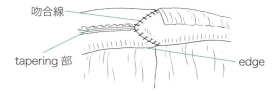

吻合線

tapering 部　　　　　　edge

c : duodenal derotation and extent tapering jejunoplasty

①

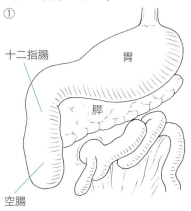

十二指腸　　　胃

膵

空腸

②

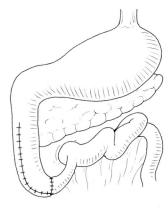

る。ただし膜の全切除にこだわるあまり腸管壁を損傷しないよう留意する。温存する腸管が十分長あるようなら，先述した腸切除を施行するのもよい。

器械吻合による functional end-to-end anastomosis （図7）

成人消化器外科領域において functional end-to-end anastomosis は日常的に行われているが，小児領域では一般的とはいえない。しかし近年の内視鏡外科関連デバイスの進歩により，新生児・乳児例でも報告されるようになってきている。肛門側の狭小腸管に自動吻合器の細いほうの anvil が挿入できれば吻合可能である。側々吻合の股の箇所は漿膜筋層縫合を追加して補強する。断端も自動吻合器で閉鎖するが，吻合部で3つの staple line が重ならないよう前後壁をずらして閉鎖する。出血部と double staple 部を追加縫合で補強し吻合を終了する。従来の手縫い縫合に比し，手術時間が短縮でき口径差を修正する必要がない。術後合併症発生率に関して手縫い縫合と遜色ないとの報告がみられる。吻合部の部分的拡張など本法特有の合併症を指摘する報告もあり，適応には慎重を要する。

腸間膜裂隙の閉鎖

術後の内ヘルニアの予防目的に腸間膜に生じている欠損部を縫合閉鎖する。血管を損傷しないよう留意し，腸管が自然な形でおさまるようにする。Apple-peel 型では腸間膜が広く欠損し，血管の走行が通常とは異なる場合があるので，裂隙閉鎖前に縫合箇所を慎重に選定する。

分割手術

口径差が大きい場合，患児の全身状態が不良な場合，胎便性腹膜炎などを発症し癒着や炎症が高度な場合，腸管血流に不安があり縫合不全のリスクが高い場合，などは分割手術が行われる。ループ式腸瘻が一般的だが，いくつかの方法が考案されており，術後の腸瘻管理法に違いがある。いずれの場合も，全身状態が安定し患児の成長が得られ，確実な吻合が可能となった時点で腸瘻を閉鎖する。

ループ式・二連銃式腸瘻

閉鎖部直上の口側拡張腸管を開放し減圧後，腸間膜に細いネラトンチューブを通し，同部が頂部（ストーマ出口）となるように腹壁に固定する。ネラトンチューブは小リングにして術後しばらく留置し，下記に述べる腸管内留置チューブの固定に利用したりする。細いチューブを肛門側腸管に留置することで，ここから栄養剤や腸液を注入できる。またストーマ出口部狭窄をきたした場合には，口側腸管にチューブを挿入して減圧したり，洗腸したりする。

Bishop-Koop 型腸瘻 （図8a）

当初はメコニウムイレウスに対する術式として施行されたが，壊死性腸炎や先天性小腸閉鎖症，短腸症，腸管機能不全などでの試みが散見される。腸管の連続性を相応に保ちながら，減圧できる点が特徴である。腸管を切断後，細い肛門側腸管を煙突状にして腹壁にたて，その側壁に拡張した口側腸管を端側に繋げる。口側腸管を確実に減圧する目的で，腸瘻より吻合部を越えて tubing することがある。一方，肛門側には栄養チューブを留置し経腸栄養を開始する。腸管機能の改善とともに，腸内容は腸瘻から排泄されるよりも肛門側腸管に流入する割合が増えてくる。

Santulli 型腸瘻 （図8b）

Bishop-Koop 法とは逆に，口側拡張腸管を煙突として腹壁に固定し，その側壁に細い肛門側腸管を側端吻合する。減圧は容易であり，栄養チューブを吻合部経由で肛門側に留置することで経腸栄養を開始する。本法は腸内容が容易に腸瘻より排泄されるため，吻合部を経由し肛門側に流れるルートを育てるには腸瘻を出口でクランプする必要がある。

結腸閉鎖症に対する分割手術

結腸閉鎖症は腸閉鎖症のなかでもまれである。閉鎖部は回盲部から上行結腸に多く，病型は離断型が優位である。口径差がきわめて大きく一期的吻合が難しいことに加え，回盲弁を温存する目的で，二期的手術が選択されることが比較的多い。その場合，口側では拡張部を腸瘻としたり，虫垂瘻を造設したりして減圧を図る。肛門側はチューブ腸瘻を造設し，術後，便などを積極的に注入し腸管を育てる。口径差が改善されたのを確認してから吻合する。

術後管理のポイント

吻合部口側腸管の減圧

経鼻胃管による減圧はもちろんであるが，拡張腸管が残存する際は吻合部手前の拡張部をいかに減圧するかが，ポイントの一つである。Pre-anastomotic tube やイレウス管を術中に留置するのも一法である。後者を留置する際は，バルーンを萎ませておくことを銘記する。

早期経腸栄養の実践

全身状態，閉鎖・狭窄の箇所，吻合の完成度などにもよるが，腸管機能は腸管を用いることで発達・馴化するため，可及的早期に経腸栄養を開始する．口径差を有する吻合では，trans-anastomotic tube を用い肛門側腸管に栄養を投与する．同様な配慮から，腸瘻造設時も排泄された腸液などを肛門側チューブから注入し腸管を育てる．

静脈栄養の併用

高位空腸閉鎖・狭窄症や全身状態不良例では，術後経腸栄養の確立に長期間を要することがあり，中心静脈栄養を早めに開始する．

図7 器械吻合による functional end-to-end anastomosis
a：側々吻合

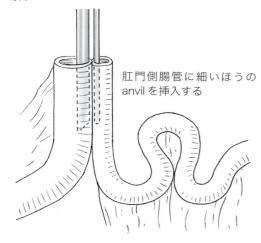

肛門側腸管に細いほうの anvil を挿入する

b：断端閉鎖

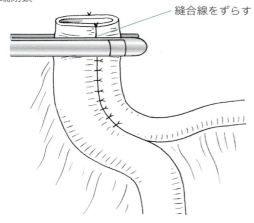

縫合線をずらす

c：吸収糸による吻合部の補強

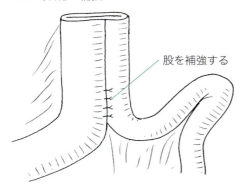

股を補強する

図8 分割手術
a：Bishop-Koop 法

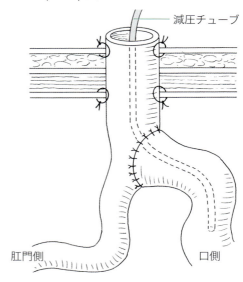

減圧チューブ

肛門側　　　口側

b：Santulli 法

栄養チューブ

肛門側

IV 腹部消化管の手術

6. 腸回転異常症の手術

高間勇一，銭谷成剛，佐々木隆士

適応

腸回転異常症に対する手術は，中腸軸捻転に対する捻転解除操作，Ladd靱帯（paraduodenal band）の切離操作，茎（pedicle）となっている腸間膜根部の線維性膜様物および腸間膜浅層の切開剥離による腸間膜根部の開大操作が，基本操作である[1]。

開腹手術

開腹

新生児例や中腸軸捻転合併例では開腹手術が選択されることが多い。やや正中右寄りの上腹部横切開あるいは臍部上縁弧状切開（創延長の際は上腹部正中切開を併用）でアプローチする（図1）。創縁保護開創器（Alexis® ウーンドプロテクター / リトラクターなど）を装着する。

腸管の授動

まず腸管を全体的に開腹創から体外へ愛護的に引き出す。一箇所を連続して引き出そうとすると，抵抗を感じ授動しにくいときもある。引き出しやすい腸管から順次授動する。

引き出した腸管の色調や穿孔の有無を確認することになるが，捻転解除が優先されるのでこの確認に時間を費やさない。腸管全体をガーゼで覆い一塊にして操作すると授動しやすい。上腹部横切開では創直下に捻転箇所を確認できる。臍上縁切開でのアプローチでは捻転箇所は創直下よりやや頭側になるため，腸管を尾側方向へ牽引することで腸間膜根部（捻転箇所）を確認できる（図2a）。この操作は捻転部を牽引することになるため血流がより悪化しやすいので注意して施行する。時計回りに捻転していることが多い。腸管全体を患者左側へ授動すると捻転箇所の右側が観察しやすくなる。十二指腸から空腸起始部が上行結腸の腹側を跨ぎ時計回りに捻転しているのが観察される（図2b）。

捻転解除

時計回りに捻転していることが多く，反時計回りに回転させて捻転を解除する。小腸全体をタオルガーゼで包んで一塊にすると，捻転解除操作が行いやすい。

腸管を頭側へ授動しており，腸間膜全体を裏面から見ている状態である。捻転解除前では十二指腸から空腸起始部が上行結腸の腹側を跨いでいる（図2b）。反時計回りに小腸全体を回転させ捻転を解除する（図3）。Paraduodenal bandが存在するため十二指腸から空腸起始部の腹側からやや右側に上行結腸が位置している。

Ladd靱帯切離

Ladd靱帯（paraduodenal band）は，盲腸・上行結腸・横行結腸の付近から，十二指腸空腸移行部の右側面から前面を跨ぎ右後腹膜へ連なる線維性膜様物を指す。腸管全体を患者左下方向へ授動すると，paraduodenal band，十二指腸空腸移行部が観察しやすくなる。結腸を左側へ持ち上げるように展開すると，十二指腸および後腹膜への連続性がわかりやすくなる（図4a）。線維性膜様物を剥離切開する（図4b）。十二指腸の屈曲が解除するように後腹膜側も切離する（図4c）。

図1 臍上縁切開でのアプローチ

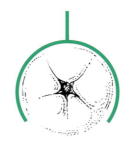 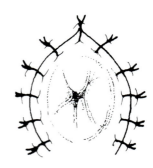

a：皮膚切開
臍上縁を皺に沿って2/3周切開。正中を頭側へ5mm切開。

b：腹壁は逆Y字で縫合
皮膚は正中切開部を横方向へ弧状部に縫合してもよい。

IV. 腹部消化管の手術

図2 中腸軸捻転
十二指腸から空腸起始部が上行結腸の腹側を跨ぎ捻転している状態。

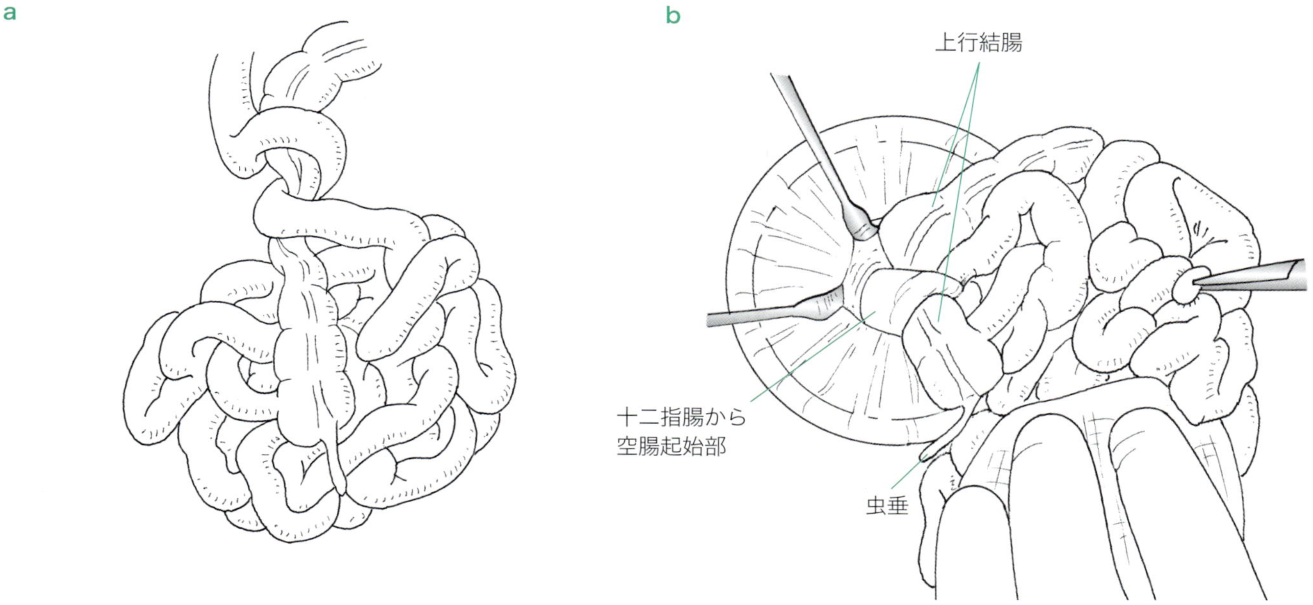

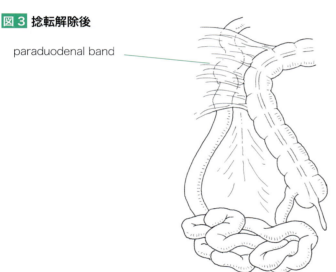

a

b　上行結腸／十二指腸から空腸起始部／虫垂

図3 捻転解除後

paraduodenal band

図4 Ladd 靱帯切離

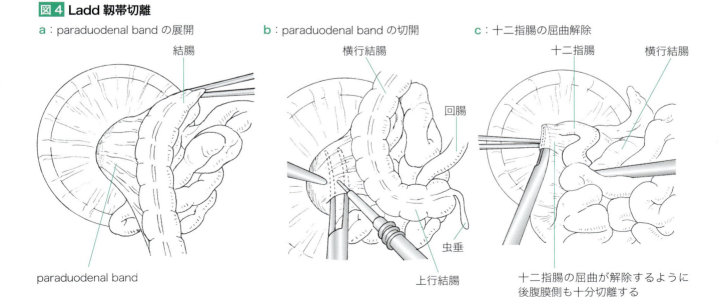

a：paraduodenal band の展開 — 結腸／paraduodenal band

b：paraduodenal band の切開 — 横行結腸／回腸／上行結腸／虫垂

c：十二指腸の屈曲解除 — 十二指腸／横行結腸／十二指腸の屈曲が解除するように後腹膜側も十分切離する

6．腸回転異常症の手術

141

腸間膜根部の剝離

Ladd靱帯を切離した後に，上行結腸を左側に，小腸を尾側に位置させると，十二指腸から空腸起始部と上行結腸とが癒着し腸間膜根部が一塊の茎（pedicle）を形成しているのを確認できる（図5）。Pedicleを形成している十二指腸から空腸起始部と上行結腸との間の線維性膜様物を切開剝離する（図6）。この線維性膜様物の裏には上腸間膜動静脈が存在するので損傷しないように膜様物の剝離は薄く少しずつ剝離する。腸間膜根部方向への膜様物の剝離が進むと十二指腸と上行結腸が離れて腸間膜根部の幅が広がってくる。さらに十分に広げるために，十二指腸と上行結腸をそれぞれ外側へ展開し，突っ張っている箇所の線維性膜様物を腸間膜から剝離する。腸間膜根部の十分な開大が重要である（図7）。

腸管の腹腔内への還納

腹腔内洗浄と止血確認，特に腸間膜根部の腹膜欠損部の止血を十分確認した後，腸管を腹腔内へ還納する。十二指腸・小腸は右側に，結腸は左側に還納する。

閉腹

癒着防止処置は，腸回転異常症手術においては癒着の発症が抑えられる可能性と再捻転のリスクを増やす可能性が考えられる。腸回転異常症ガイドラインでは，これまで検討された報告はなく明確な推奨ができないと記載されている[2]。

臍上縁弧状切開を施行した際の閉腹では，腹壁は切開に従った逆Y字での縫合となるが，皮膚は正中切開部の頂点を弧状の中点に縫合する形で，弧状に縫合すると縦の創部がわからなくなる（図1b）。

虫垂切除

予防的虫垂切除により後々の虫垂炎関連合併症が減るという施行の有効性の報告は認められない。腸回転異常症ガイドラインでは，予防的虫垂切除を行うことは弱く推奨し，腹膜炎合併，腸管壊死，低出生体重児の場合には行わないことを弱く推奨している[2]。そのうえで，予防的虫垂切除を施行する際は，方法としては無菌的虫垂切除が行われる。虫垂間膜を結紮切離した後，外科用ゾンデを使用し虫垂先端部から少しずつ内翻させていき，虫垂根部付近の盲腸に巾着縫合を行う。

腸管固定

再捻転予防のために十二指腸から空腸起始部の右後側方部を右腎部後腹膜に，さらに盲腸を下行結腸に縫合固定する腸管固定（Billの固定）法は，腸回転異常症ガイドラインでは明確な推奨ができないと記載されている[2]。

腹腔鏡手術（動画1）

中腸軸捻転による腸管壊死が疑われる症例では迅速な対応が必要なため開腹手術が望ましい。腸管壊死が疑われていない症例や慢性の消化器症状を示す中腸軸捻転を伴わない腸回転異常症では腹腔鏡手術が施行される。腹腔鏡手術では腸管全体を一瞥することは困難であり，また開腹手術のように腸管を一塊にしての捻転解除操作はできないため，捻転解除操作には腹腔鏡手術特有の操作が必要となる。胃幽門から十二指腸・空腸起始部へと辿り，空腸起始部から肛門側の腸管を順次把持し右腹部へ牽引することを繰り返して捻転を解除していく。ただしこの方法では腸間膜根部での捻転軸への絡みつきが強い場合には腸管を把持しづらく損傷の可能性が増す。そのような際は，結腸を左腹部に位置させて，回盲部を確認し回腸終末から口側へ向けて回腸を順次把持し牽引していくと捻転を緩和することができる。捻転解除後はLadd靱帯切離や腸間膜根部の開大を拡大視野のもと施行する。

動画1　単孔式腹腔鏡下腸回転異常症手術

文献

1) Ladd WE: Surgical Diseases of the Alimentary Tract in Infants. N Engl J Med 1936; 215: 705-8.
2) 日本小児外科学会 編：V．術式．腸回転異常症診療ガイドライン，2022，東京医学社，p53-65．

図5 捻転解除・Ladd 靭帯切離後

十二指腸から空腸起始部と上行結腸が癒着し pedicle を形成している。

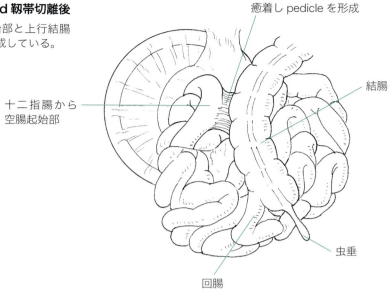

図6 pedicle を形成している膜の切開

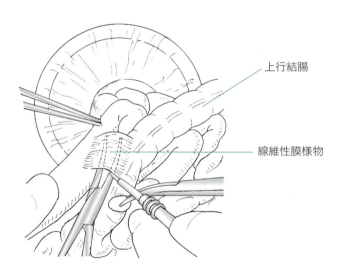

図7 腸間膜根部の開大

pedicle を形成していた腸間膜根部が十分広がった状態にする。

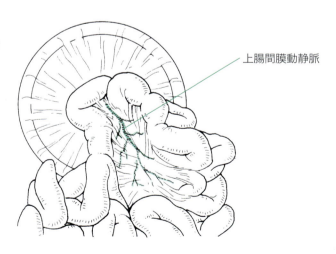

Ⅳ 腹部消化管の手術

7. 腸重積観血的整復術

神山雅史

手術適応

腸重積症に対する手術適応としては，非観血的整復により整復できない場合や病的先進部がある場合，腸管の壊死・穿孔，腹膜炎がある場合，ショックが改善できない場合などが挙げられる[1]。

また腸重積症の重症度から手術適応をみると，小児腸重積症の重症度判定基準[1]（表1）のうち，重症の場合は全身状態を安定化させる治療を先行するが，手術適応となる。また中等症の場合でも非観血的整復術は禁忌ではないものの，手術を念頭に置いて治療を進める必要がある。

術前準備

重症の場合はまず蘇生を含めた集中治療を先行したうえ，できるだけ早期に手術を施行する。中等症であっても，いたずらに非観血的整復術にこだわらずに重症に至る前に手術に向かうことが大切である。先行する感染性腸炎がある症例も多いので十分な補液を行い循環動態の安定化を図る。同時に安全な全身麻酔下の手術の遂行に必要な術前検査，抗菌薬の投与，腸管減圧チューブの留置等も済ませておく。

術式の選択（開腹手術・腹腔鏡手術の選択）

全身状態が不良な場合や腹膜炎を伴う場合は開腹手術を選択する。全身状態が安定している場合は腹腔鏡手術を第一選択とする。腹腔鏡手術で整復が困難な場合はためらわずに開腹手術に移行する。

開腹手術

仰臥位，超音波検査装置で確認し重積先進部に近い部分（右下腹部が多い）の横切開で開腹する。年長児では右傍腹直筋切開で開腹する場合もある。開腹後は腹水の性状，消化管穿孔の有無の確認を行う。次いで，重積部の腸管を腹腔外に導出し重積様式を観察・確認する。重積先進部を外筒腸管の上より圧迫し，内筒腸管を口側へ両手指でゆっくり押し出すように整復を行う。これをHutchinson手技という（図1）。一連の操作において

内筒腸管を牽引する操作は腸管損傷をきたしやすいため推奨されていなかった。しかし下記の腹腔鏡操作で述べるように片手で外筒腸管を圧迫しながら，口側腸管を優しく牽引することで整復が容易になることがある。整復完了後は，陥入腸管の色調変化のないことや器質的病変（病的先進部）のないことを確認する。器質的病変や腸管壊死を強く疑う所見があれば，この部分の腸切除を行う。Hutchinson手技での整復が困難な場合は重積部を含めた腸切除を行う。

腹腔鏡手術（腹腔鏡補助下手術）（動画1，2）

仰臥位，モニターは患者右側足元に置き，術者・カメラ助手（椅子に座る）は患者左側に並列で位置する。臍，右上腹部，下腹部正中に3ポートを留置する（図2a）。カメラは30°の斜視鏡を用いる。臍にマルチチャンネル・ポートを挿入し単孔式手術とすることも可能である。マルチチャンネル・ポートを用いる単孔式手術[2]が困難な場合は，術者左手のポートを下腹部正中に追加する（図2b）。マルチチャンネル・ポートの利点としては，臍の創部からの腸管の導出（腹腔鏡補助下手術）が容易であること，開腹移行が容易であることである。開腹手術同様に，腹水の性状，消化管穿孔の有無の確認を行い，重積部の腸管を同定し重積様式を観察・確認する。ほとんどの症例では，術前に非観血的整復が行われているため重積部は盲腸から上行結腸に認められる。整復操作は，開腹手術のHutchinson手技に準じる。左右の腸鉗子を交互に外筒腸管の上から口側に向かって把持し押し出すように整復を行う。腸鉗子で外筒腸管を大きく把持することが難しいときは，開腹操作とは異なり，片手の腸鉗子で重積先進部がある外筒腸管を把持し，もう一方の腸鉗子で口側の回腸を把持し牽引操作を加えることで整復が容易になる。右手と左手の操作を連携して過度な牽引力を加えないことが腸管損傷を避けるコツである。この操作で整復が困難な場合は，外筒腸管と内筒腸管の間隙に鉗子を慎重に挿入・開排し，この間隙に気腹圧をかけることで整復が進みやすくなる。これら一連の操作で整復できない場合は，マルチチャンネル・ポートを装着した臍の創部から重積部を導出し，腹腔外で整復操作を行うか，開腹手術に移行する。腹腔鏡操作で整復困難な場合や腸管損傷・腸管壊死の所見があればためらわず

144

に開腹移行する。前もって腹腔鏡操作の時間に制限を設定しておくと，スムーズに開腹移行できる。

動画1　腸重積整復：2カ月女児

動画2　腸重積整復：10カ月女児

（動画は，奈良県立総合医療センター小児外科 米倉竹夫先生ご提供）

術後管理

手術が整復のみで完了した症例では，腸蠕動の回復を待ち経口摂取を再開する。腸管切除を要した症例では，一般の腸管切除術に準じた管理を行う。観血的整復術後の再発率は1〜4%とされる。

付加手術について

観血的整復術後の再発率は，非観血的整復術後に比べると低いとされている。再発予防としての回腸上行結腸の固定，回腸結腸襞の切離や虫垂切除等の付加手術の有効性は示されていない[1]。

文献

1) 日本小児救急医学会 監修：エビデンスに基づいた 小児腸重積症の診療ガイドライン 改訂第2版. へるす出版, 2022.
2) 大割　貢, 山内勝治, ほか：小児腸重積症に対する単孔式腹腔鏡下整復術の有用性—従来の腹腔鏡下整復術との比較検討—. 日小外会誌 2014；50：793-7.

表1　小児腸重積症の重症度評価基準（案）

重症	全身状態が不良または腸管壊死が疑われる以下のいずれかの状態を有する。 1) ショック症状 2) 腹膜炎症状 3) 腹部単純X線写真に遊離ガス像を認める
中等症	全身状態は良好であるが，腸管虚血の可能性を示す以下のいずれかの条件を有する。 1) 初発症状からの経過時間が48時間以上 2) 生後3カ月以下 3) 先進部が脾彎曲より肛門側 4) 回腸回腸結腸型 5) 白血球増多（＞20,000/μL），CRP高値（＞10mg/dL） 6) 腹部単純X線写真で小腸閉塞 7) 超音波検査所見で 　・血流低下 　・内・外筒間の液体貯留 　・病的先進部の存在
軽症	全身状態が良好で，「重症」「中等症」の基準を満たさないもの。

（日本小児救急医学会 監修：エビデンスに基づいた 小児腸重積症の診療ガイドライン 改訂第2版. へるす出版, 2022. より引用）

図1　Hutchinson手技

重積先進部を外筒腸管の上より圧迫し，内筒腸管を口側へ両手指でゆっくり押し出すように整復を行う。

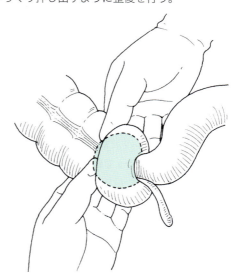

図2　腹腔鏡手術でのポートレイアウト

a：臍部のマルチチャンネル・ポート内に2〜3本のトロカーを追加して行う。

b：臍，右上腹部，下腹部正中にトロカーを挿入して行う。

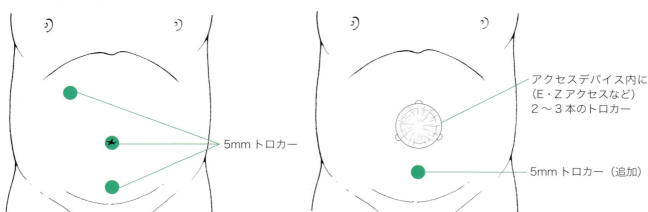

IV 腹部消化管の手術

8. 腸管重複症の手術

浦尾正彦

腸管重複症はまれで，出生 10,000 人当たり 1 例の発生頻度で，男児により多く生じる。

腸管重複症は 1937 年に Ladd らによって提唱された 3 つの条件を共有する。①消化管に隣接した平滑筋を有する憩室あるいは嚢腫，②内面を消化管粘膜に覆われている，③隣接した正常消化管と筋層を共有する。

部位としては，舌根部から肛門までの全消化管に発生する。最も生じやすい部位は小腸であり 50%を占め，これらに結腸，胃，十二指腸，および食道が続く（図 1）。重複症は嚢腫型または管状型を呈するが，回腸末端に発生する腸管重複症の 90%は嚢腫型で，食道，十二指腸などでも嚢腫型が多くみられる。結腸重複症ではしばしば脊椎奇形や泌尿生殖器奇形を合併する。また隣接する正常消化管と交通するものと交通がないものがある。

症状

症状として多いのが腸閉塞で，重複腸管自体による正常腸管の圧迫，重複腸管の炎症に伴う周囲腸管との癒着，重複腸管が先進部となって起こる腸重積などが原因となる。また，粘膜の炎症や重複症内部の緊満による腹痛，腹部腫瘤，異所性胃粘膜に伴う消化管出血，穿孔に伴う腹膜炎などもみられる。

診断

上記症状の精査時に，腹部超音波や CT による嚢腫の確認で見つかることが多い。また正常消化管との交通型では消化管造影により重複腸管の形態が描出できることがある。重複腸管内の異所性胃粘膜を ^{99m}Tc シンチグラフィーで確認することも有用である。このような検査で類似した画像として描出されるのがメッケル憩室であり術前に鑑別を行うことは難しい。最終的に腹腔鏡を行うことで，腸管重複症の正確な位置と診断がつくことになる。嚢腫，憩室の位置が腸間膜側であれば消化管重複症，回腸の腸間膜対側であればメッケル憩室と診断する。

治療

治療は手術による重複腸管の切除が基本となる。重複腸管内の異所性胃粘膜残存に伴う出血や，腸管穿孔，悪性化の可能性などのために完全切除が必要となるが，重複腸管の筋層は正常腸管と共有されているため正常腸管も一緒に切除しなければならないことが多い。正常腸管との壁共有がごく少ない場合には核出することも可能である。一方，重複腸管に接触する正常腸管の合併切除により著しく消化管機能に問題が起こる場合，例えば小児の回盲部，食道，十二指腸などは，重複腸管を開放し正常腸管と筋層を共有している部分を残して切除し，その後共有部の粘膜抜去をすることもある。管腔タイプの重複症で正常腸管との共有壁の長い場合は，重複腸管の粘膜を広い範囲で抜去したり，共通壁を自動吻合器で切開して単一の管腔にすることがある。

これらの手技を腹腔鏡を利用して行うことも可能である。特に頻度の多い小腸重複症嚢腫型の場合，シングルポート腹腔鏡として重複腸管を臍から牽引脱転し創外での腸管部分切除を行う（図 2）。また腹腔内で自動吻合器を用いて小腸部分切除を行い，重複腸管を摘出した後，腸管吻合を臍創部外で行うか，functional 吻合を鏡視下で行うことも可能である。

腹腔鏡の手技

①臍創部を比較的大きめの Y 字型に作り，単孔式デバイスを創部に装着する。
②気腹後，腹腔内を観察し，重複腸管を検索する。小腸の観察は回腸末端から行う。
③腸管を臍創部から牽引し創外に脱転する。
④腸管重複症が大きい場合は穿刺吸引して虚脱させる。
⑤創外で嚢腫ごとに小腸を部分切除する。
⑥通常の腸管吻合を行い腹腔内に還納する。

146

各部位による手術方法の特徴

頸部食道重複症

鎖骨上切開にて腫瘤に到達し，切離するが，迷走神経，横隔神経，胸管などに注意を要する。

食道重複症（図3）

全体の約20%である。背側部切開あるいは胸腔鏡でアプローチする。食道の重複症のほとんどは囊腫型であり，周囲からの剥離を行った後正常食道との共有部分を残して切離。その後共有部分の粘膜抜去あるいは粘膜焼灼を行う。その際には消化管内視鏡による食道内からの観察が有用である。

図1 消化管重複症のバリエーション
①食道：19%，②胸腔腹腔：4%，③胃：9%，④十二指腸：4%，⑤空腸：10%，⑥回腸：35%，⑦回腸末端，盲腸：5%，⑧結腸：7%，⑨直腸：5%

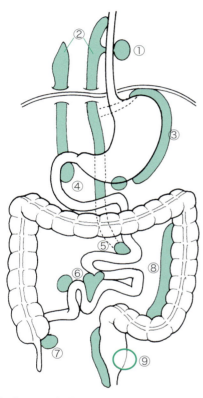

(Langer JC, Somme S: Duplications of the alimentary tract. Operative Pediatric Surgery 6th ed, Spitz L, Coran AG eds, CRC Press, London, 2006, p433-44. より引用)

図2 腹腔鏡下小腸重複症（囊腫型）腹腔鏡補助下小腸部分切除

a：腹腔鏡を用いて病変部を臍窓外に誘導。鑷子の入っているところは腸管重複症の穿孔部。
b：小腸部分切除，腸管吻合後。

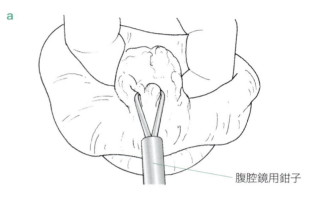

腹腔鏡用鉗子

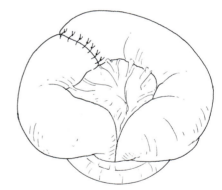

図3 食道囊腫状重複症
共有部分を残して囊腫を切除し，遺残した粘膜を抜去する。

a
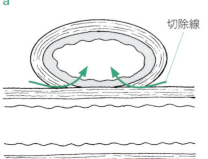
切除線

b
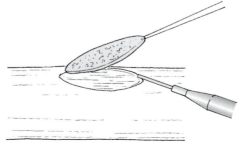

c：範囲が広ければ漿膜を縫合
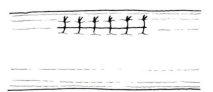

胃重複症 （図4）

全重複症の9%に当たり，6割が乳児期に診断され，4割が腹部腫瘤として発見される。女児が男児の2倍であった。Puriらは6割以上が胃大弯に見られたとしている。手術は囊腫のサイズ形態で決定されるが，小さい囊腫であれば囊腫核出，比較的大きいものであれば胃部分切除を行う[1]。胃大弯の管腔状のものは共有壁以外を切除し粘膜抜去後に漿膜筋層を縫合閉鎖する。共通壁を自動吻合器で切開し単一空間にする方法が報告されているが，重複腸管側の粘膜の状態によっては消化管潰瘍の原因や癌化の可能性も指摘されている。

十二指腸重複症

全体の4%であり，嘔吐，胆道系の閉塞症状，膵炎などで発見される。消化管造影検査で十二指腸外部からの圧排像としてのbeakサインを認める。正常十二指腸と交通があることが多い。手術は完全切除が原則であるが，胆管損傷を予防するため術中胆道造影が有用である。多くは囊腫状であり，共通壁を残して切除した後，粘膜抜去する。

小腸重複症 （図5）

全体の45%であり最も好発する。消化管出血，腹痛，消化管閉塞で発見される。囊腫型は鏡視下に小腸部分切除を行う。管状型で長いものでは小腸部分切除で短腸となってしまうことを避けるため，重複腸管を切開し粘膜抜去を行う。また重複腸管の肛門側を正常腸管と吻合することで自然なドレナージを行うとする報告もあるが，異所性胃粘膜の存在による消化管出血のリスクが残る。

結腸重複症 （図6）

全体の10%ほどで，囊腫型，憩室型，管腔型がある。

泌尿生殖器や脊椎の併存疾患を合併することが多い。管状型は正常結腸と交通があるため，注腸検査で描出されることが多い。囊腫型や憩室型の場合は結腸部分切除を行う。管腔型はまれであるが，double colon といわれる長い重複症のこともある。結腸重複症での異所性胃粘膜の発生頻度は非常にまれであるため，重複腸管の肛門側を正常腸管と自動吻合器を用いて吻合し大きく拡大することで自然なドレナージを行う。

直腸重複症

全体の5%ほどである。仙骨前腫瘍，鎖肛などの併存症を合併することが多い。囊腫型は切離が原則であるが，正常直腸との交通のバリエーションによって個々に対応を検討する必要がある。

重複肛門 （図7）

肛門背側に正常直腸に接して重複肛門の開口部が認められる。サイズはまちまちであるが，基本的には経会陰アプローチにて重複肛門を核出する。サイズが大きい場合は仙骨会陰矢状切開にて核出あるいは共通壁を残して切除し粘膜抜去する。

文献

1) Puri P, Mottel A: Duplications of the alimentary tract. Pediatric Surgery 7th edition, Elsevier, 2012, p423-33.
2) Sømme S, Langer JC: Duplications of the alimentary tract. Operative Pediatric Surgery 8th edition, CRC Press, 2020, p343-52.
3) Jeziorczak PM, Warner BW: Enteric duplication. Clin Colon Rectal Surg 2018; 31: 127-31.
4) Stringer MD, Spitz L, et al: Management of alimentary tract duplication in children. Br J Surg 1995; 82: 74-8.
5) Langer JC, Sømme S: Duplications of the alimentary tract. Operative Pediatric Surgery 6th ed, Spitz L, Coran AG eds, CRC Press, London, 2006, p433-44.

図4 胃重複症

a：囊腫型の胃部分切除。

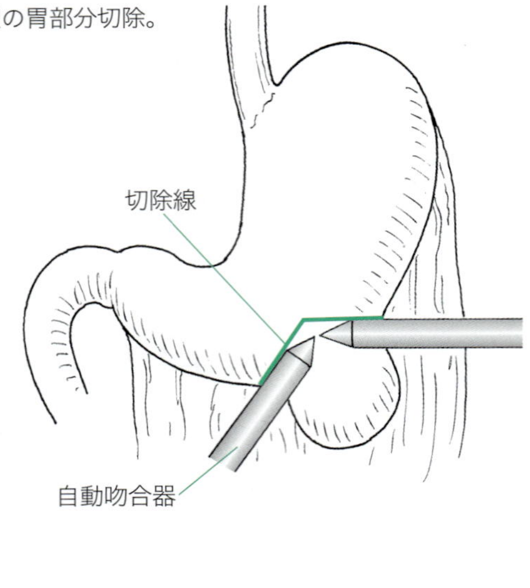

切除線

自動吻合器

b：大弯部管腔型を自動吻合器で正常胃と単一腔とする。

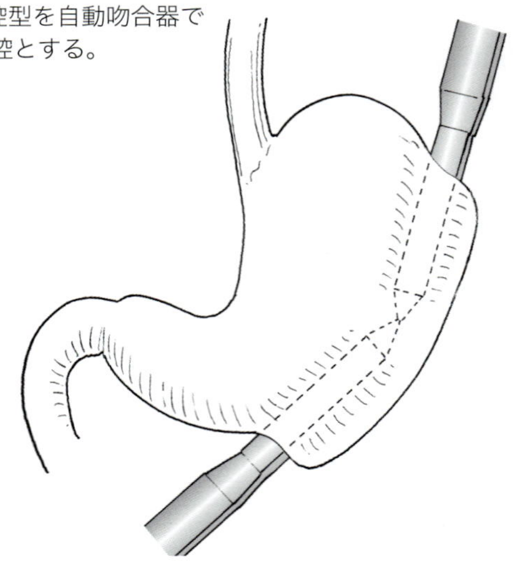

図5 小腸嚢腫型重複症

腹腔鏡補助下に臍部より引き出し，小腸部分切除を行う。

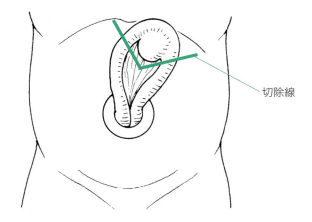

切除線

図6 結腸重複症

a：嚢胞状結腸重複症を結腸部分切除。　　b：管腔状結腸重複症。　　c：結腸重複症の肛門側盲端を自動吻合器で正常腸管と吻合し交通を拡大することで自然なドレナージとする。

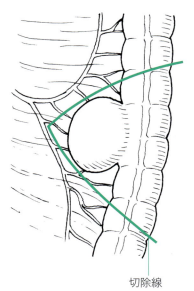

切除線

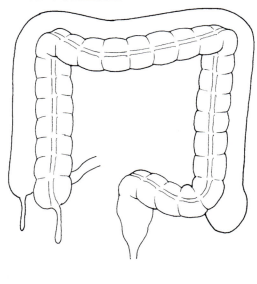

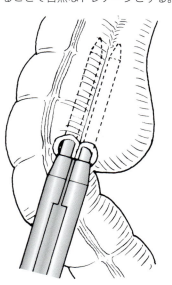

図7 重複肛門

a：小さい重複肛門，会陰より剥離する。　　b：直腸重複症，仙骨会陰式切開のうえ，直腸より剥離する。

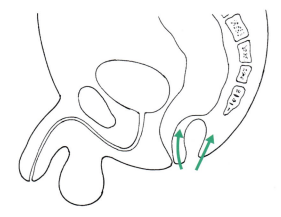

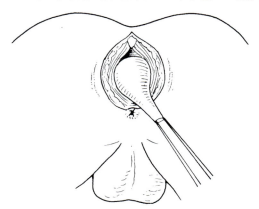

IV 腹部消化管の手術

9. 虫垂切除術

幸地克憲

急性虫垂炎の手術[1]は，1980年の腹腔鏡手術を含め，抗菌薬の進歩，さまざまなデバイスの開発により，手術はより安全・確実に行われるようになった。しかし，いまだに術後に腹腔ドレーンを留置すべきか，腹腔鏡手術の際に虫垂根部を埋没すべきかなど，一定の見解が得られていないのは確かである。虫垂炎はその病態は幅が広く，各施設の考え方により細かい部分で手術法は異なる。

開腹虫垂切除

腹腔鏡手術や待機的虫垂切除（interval appendectomy；IA）の普及により，開腹での手術機会は格段に減少した。しかし，開腹手術は虫垂切除の基本であり，虫垂の同定・扱い・手術の進め方は腹腔鏡手術でも同じであり，習熟を要する。

皮膚切開（図1）

皮膚切開部位は，虫垂先端〜根部の位置と複雑性虫垂炎であれば膿瘍腔の位置により決定される。虫垂の位置はバリエーションが多く，術前の画像診断でその位置を把握し，最適な皮膚切開を置く。

●右傍腹直筋切開（図1①，図2）

腹直筋外縁に沿い縦に皮膚を切開する。腹腔までの到達時間が短く，創を上下に延長して拡大しやすく，視野が最も広い。さらに筋膜切開法の違いで，2つの方法がある。

・Langenbeck法：半月線のやや外側をコッヘル紺子で左右より把持。その中央をメスで垂直に切開し一気に腹膜に到達する。

・Lennander法：半月線のやや内側の腹直筋前鞘を縦に切開。腹直筋を正中側へよけると腹直筋後鞘が見える。半月線より5mm内側を左右よりペアン紺子で把持し，メスで切開する。

●右下腹部横切開（図1②）

皮膚切開は皮膚割線に沿い横に切開し，筋層も横に切開する。筋膜部分は，傍腹直筋切開でも可能である。

●右下腹部斜切開（図1③）

McBurney点（臍から腸骨前棘突起を結んだ線上の突起から2.5〜6cmの間または同線上の外側1/3の点）を通る斜めの皮膚切開で，通常筋層は切開せず，交互に分

ける形で開腹する。

開腹（図3a）

膿汁による汚染を予防するため吸引を準備して腹膜を切開し，速やかに創保護器具を装着し，創の汚染防止に努める。

虫垂の同定と剥離

大きめの筋鉤をかけ，創を外側に引くと盲腸あるいは上行結腸に到達する。大腸は白色調を帯びた結腸紐があるので小腸と区別できる（ときにS状結腸が存在することがあるが，S字結腸には腹膜垂という脂肪組織があるので区別できる）。無鉤摂子で結腸ひもを下方へたどっていくと虫垂根部に到達する。

虫垂間膜の処理（図3a，b）

虫垂周囲を剥離後，虫垂先端の間膜をペアン紺子でしっかり把持し，創外に脱転する。この際，虫垂は炎症により壁が菲薄化しているので，虫垂本体をつかむことは厳に慎むべきである。虫垂間膜の起始部を結紮後，虫垂間膜を虫垂側で切離する。虫垂先端の癒着が強くて脱転が難しい場合，虫垂間膜に吊り糸を通し，それを支持糸として先端方向へ剥離する（先に虫垂根部を結紮・切離し，先端方向に剥離することも可能である）。女児では，卵巣・卵管との癒着に注意する。

虫垂切除（図3c，d）

虫垂根部をペアン紺子で挫滅し，同部位を結紮する。結紮部位から1.5〜2cmくらいの余裕をみてタバコ縫合をかける。虫垂結紮部の直上をペアン鉗子ではさみ，先端に向かって内容をしごくように7〜8mmほどずらしたところで把持する。そのすぐ根部側を切離する。メスと虫垂は膿盆に返却のこと。左手で結腸紐，右手で虫垂根部断端を持ち，根部結紮糸を切離後，右手で根部断端を盲腸に押し込み，タバコ縫合糸を助手に結んでもらう。

洗浄・ドレナージ

複雑性虫垂炎では，温生理食塩水で4〜5Lを目安に腹腔内を洗浄し，必要に応じドレーンを留置する。

図1 開腹虫垂切除における皮膚切開線

①傍腹直筋切開（Lennander法，Langenbeck法），
②下腹部横切開，③斜切開（MacBurney法）

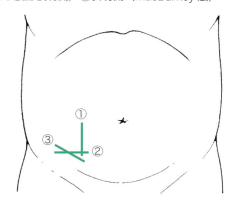

図2 傍腹直筋切開における腹腔内到達経路

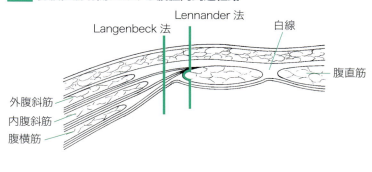

図3 虫垂切除の手順

a：創部に保護具を装着し，虫垂先端の間膜をペアン鉗子で把持し創外に脱転。間膜根部に結紮糸を通す。

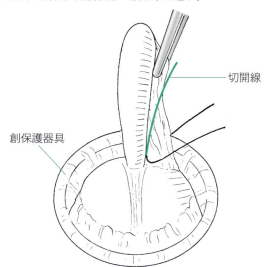

b：虫垂間膜を根部で結紮後，間膜を虫垂側で切離。虫垂根部をペアン鉗子で挫滅後，同部位を結紮。

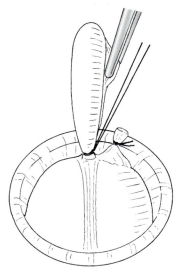

c：タバコ縫合を虫垂断端が埋没できる距離で全周かける。ペアン鉗子で虫垂内容物を先端方向にしごくように移動させ，結紮部から7，8mm末梢側で把持し，その直下をメスで切離。

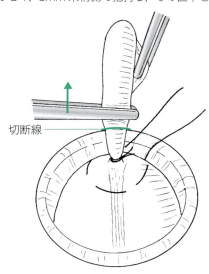

d：虫垂断端を軽く盲腸側に押し込み，タバコ縫合を結紮し断端を盲腸に埋没する。

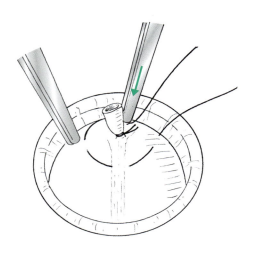

閉創（図4）

連続縫合で，腹膜・後鞘を閉鎖する。これは，腹腔内を貫通した糸を，皮下組織にかからないようにし，創感染を予防するためである。さらに筋膜，皮膚を縫合し3層で閉鎖する。

腹腔鏡下虫垂切除

手術の方法

以下の2つの手法が主に行われている。臍輪が小さい症例や高度肥満症例では，臍部から2ポート挿入は困難であり，3ポートの方がやりやすい場合がある。

● **臍単孔（図5a）**

さらに2つに大別される。

①デバイスからカメラ＋鉗子1本：虫垂を創外に脱転し，開腹法と同様に虫垂切除する（trans-umbilical laparoscopic-assisted appendectomy；TULAA）[2, 3]。虫垂の癒着が軽く，鉗子1本で容易に創外へ脱転できる場合に有効で，手術時間は最も短い。

②デバイスからカメラ＋鉗子2本：虫垂を脱転せず，腹腔内で虫垂切除を行う。小児の臍は小さいため，鉗子の動きが制限されるため，スリムなポート（図6）とクロスハンド（図7）の技術を要する。

● **3ポート（図5b）**

臍にカメラポートを挿入後，2本のワーキングポートを追加する。虫垂の位置，ドレーン留置の可能性により，ポート部位をデザインする。

手術のポイント

● **ポートデザイン**

腸管ガス量，虫垂位置，周囲組織との癒着程度を術前にイメージして位置を決める。このデザインが手術のやりやすさに直結する。

● **気腹圧**

7～8mmHgで十分手術は可能で，腸管ガスが多いときや出血時に圧を上げる。

● **手技**

開腹に比し，制限を受けやすい。

①虫垂がDouglas窩や上行結腸背側に埋没している場合や，腸閉塞により腸管ガスが多い場合，視野は不良となる。体位を傾けるだけで視野が得られることが多い。

②虫垂の扱い：術中，思わず虫垂を鉗子で把持したくなる。IA症例以外では，慎むべき行為である。また，虫垂間膜を把持する際，間膜は炎症性に肥厚しているため，鉗子からすり抜けやすくなる。これが出血につながるので，すり抜けないようにしっかり間膜を把持する。

③周囲組織との癒着：虫垂の可動性から，どこが何に癒着しているかイメージする。虫垂先端の同定はオリエンテーション把握に有効であるが，先端部分が見えないことは多い。背側は尿管・内外腸骨動静脈，女児では尾側に卵巣・卵管があり，それらの存在をイメージしながら手術を進める。

図4 閉腹時の縫合糸の位置

a：腹膜から前鞘までかけると，腹腔内と皮下組織に糸を通した交通ができる。

b：腹膜・後鞘を連続縫合し，鞘膜は別に縫合する。皮下と汚染された腹腔との縫合糸を介した交通をなくす。

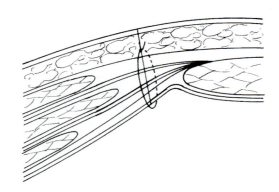
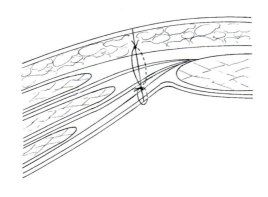

IV　腹部消化管の手術

図5　単孔式，3ポートにおけるポートデザイン

a：単孔式
臍輪外に追加ポートを挿入した場合，2ポートとなり単孔式ではない。ただ，鉗子の自由度は高く，手術操作は楽となる。

b：3ポート
虫垂位置により最もやりやすい2点に鉗子を挿入する。

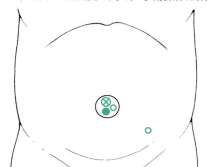
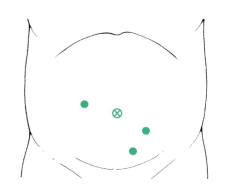

⊗カメラポート：5mm，●鉗子ポート：2〜5mm，○追加鉗子ポート：2〜3mm

図6　単孔式に適したポートとスリムな鉗子

上から2mm鉗子，2mmポート，5mmポート，5mmリユースポート

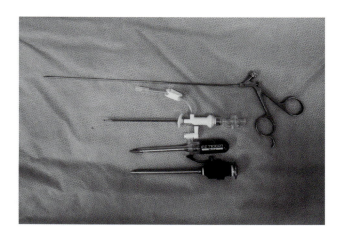

図7　単孔式における鉗子操作技術

a：2本の鉗子を平行に操作すると内側の距離が短く鉗子操作が制限される。

b：2本の鉗子をクロスすることで，鉗子の操作性が良くなる。さらにディスクを回転させることで，鉗子とカメラの位置関係を変え，より立体的な手術を行える。

c：ディスクを回転させ，そのときの操作に適したポート位置に変更する。

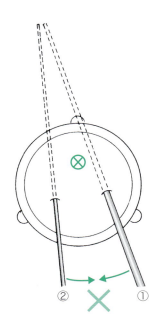
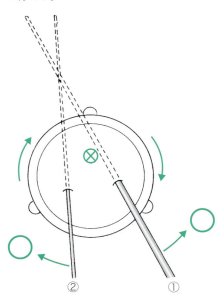
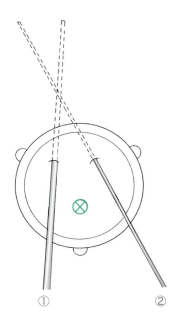

⊗カメラ，①鉗子1，②鉗子2

9．虫垂切除術

153

実際の手技

●TULAA

①ポート挿入（動画1）：臍輪内で皮膚に吊り糸をかけ，臍輪を越えない範囲で，縦（比較的狭い視野）に切開し筋層も縦に切開し開腹。創部に円形デバイスを装着後，2ポート挿入し気腹する。虫垂が大きく腫大している場合，皮膚切開をベンツ型にすると虫垂を脱転しやすい。

②虫垂の同定（動画2）：鉗子で虫垂間膜を把持した後，虫垂を臍部の創まで牽引し，創外に脱転できるか確認する。盲腸が後腹膜に癒着している場合，細径鉗子を追加し，後腹膜との癒着を剥離すると脱転しやすくなる。

③虫垂の切除：虫垂を創外に脱転する。これ以後の手技は，開腹と同じである。

> 動画1 TULAA：臍部切開からデバイス挿入まで
>
> 動画2 TULAA

●完全腹腔鏡下虫垂切除（動画3）

①ポート挿入：3ポートが基本。

②虫垂の同定・剥離：基本，開腹術と同じ手法である。開腹に比べ視野が固定されやすくなる。このため，思わぬ癒着で他臓器を損傷しないように，虫垂間膜を把持して虫垂を動かしながら，いろいろな視野で周囲組織との剥離を行う。膿汁がある場合，吸引しながら剥離を進める。

③虫垂間膜の切離・虫垂根部の切離（図8a，b）：エネルギーデバイス（energy device；ED）を用いて，虫垂間膜を根部で切離。根部と7～8mm先端側の2カ所を結紮する。

④虫垂の切離・回収（図8c）：回収バッグを腹腔内に挿入し，バッグ内に虫垂を収め，左手鉗子で虫垂先端側の結紮糸をバッグ内に引きながら，ハサミで虫垂根部を切離する（筆者は切離時にミストが出るため，EDを使用していない）。局所の汚染を防止するため，直後にバッグを締めて，臍部の創から虫垂を摘出する。

⑤根部の埋没（図8d）：腹腔鏡でも根部の埋没は開腹術と同様に可能で，慣れれば5分程度で可能となる手技である。縫合糸を開腹術と同様にかけていくが，手前1/2周は逆針にするとやりやすい。左手鉗子で虫垂断端を盲腸に押し込み，助手に鉗子を把持してもらい，体外結紮法で断端を埋没する。埋没を行わない場合，根部を2重に結紮する。

⑥腹腔内の洗浄：非穿孔例で汚染がなければ洗浄は行わない。膿汁がある場合，4～5Lを目安に洗浄を行い，必要に応じ下腹部のポート創からドレーンを留置する。

> 動画3 単孔式完全腹腔鏡下虫垂切除術

文献

1) Herrod PJJ, Kwok AT, et al: Three Centuries of Appendicectomy. World J Surg 2023; 47: 928-36.
2) Pelosi MA, Pelosi MA 3rd: Laparoscopic appendectomy using a single umbilical puncture (minilaparoscopy). J Reprod Med 1992; 37: 588-94.
3) Perin G, Scarpa MG: TULAA: A Minimally Invasive Appendicectomy Technique for the Paediatric Patient. Minim Invasive Surg 2016; 2016: 6132741.

IV 腹部消化管の手術

図8 虫垂の腹腔内での処理

a：虫垂間膜を把持し，エネルギーデバイス（ED）を用いて虫垂間膜を根部で切離。

b：虫垂根部を2カ所で結紮する。

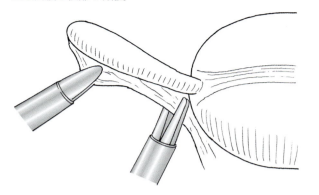
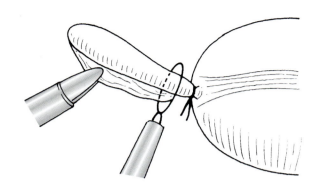

c：腹腔内と創部を汚染しないため回収バッグを腹腔内に挿入後，虫垂の下に引き入れる。この状態で，虫垂をハサミで切離する（EDで切離すると根部の汚染したミストが飛び散るため，EDは使用しない）。虫垂は，回収バッグに収納後創部の創から摘出する。

d：開腹に準じ，根部にタバコ縫合と根部の埋没を行う。この際，手前の運針は，逆針がやりやすい。

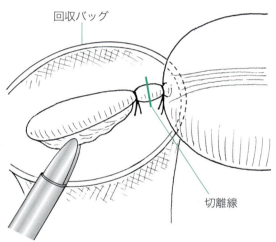

回収バッグ

切離線

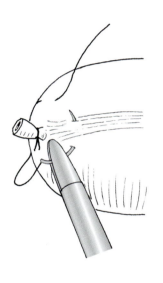

9. 虫垂切除術

155

Ⅳ 腹部消化管の手術

10. メッケル憩室切除術

本多昌平

　メッケル憩室は臍腸管遺残のうち小腸側（多くは回腸末端より 40 〜 100cm 口側）の遺残部分により形成された真性憩室である。消化管出血，腸閉塞，憩室炎，腸重積や捻転などさまざまな症状を呈し，急性腹症として緊急手術の対象となりうる。

手術の実際

　急性大量出血や憩室穿孔に伴うショック状態，または腸閉塞による著明な腸管拡張が認められない限りは，病変部の検索や癒着処理に優れた腹腔鏡手術のよい適応となる。一方で，憩室炎による高度な癒着やワーキングスペースの確保が難しい症例においては，安全性を重視し，開腹手術へとコンバージョンすることに躊躇しない。

開腹

　当科では単孔式の腹腔鏡補助下手術を第一選択としている。臍正中の縦切開で開腹し，マルチチャンネル・ポートを装着して気腹（気腹圧：8mmHg）する。ときにメッケル憩室から臍腸管索として臍部に索状物が連続していることがあるため（図1），開腹時に注意を要する。単孔式ポートよりカメラと鉗子1本を挿入し，回盲部より口側に向かって病変部を検索するが，憩室炎に伴う癒着やワーキングスペースの確保に難渋する場合には，左下腹部にポートを追加する。病変部腸管を臍部ポート創から体外に無理なく引き出すことができるようになったら憩室を鉗子にて把持したまま気腹操作を終了し，病変部腸管を腹腔外に引き出す（図2）。小さい臍部創より長時間腸管ループを体外に引き出しておくと静脈うっ滞により腸管が浮腫状となり還納しにくくなるため注意を要する。

憩室切除

　胎生期卵黄血管の遺残である mesodiverticular band がしばしばメッケル憩室と共存し[1]，憩室から腸間膜へとつながる索状物として同定される際には結紮切離を行う。憩室の基部が広い場合には異所性胃粘膜病変の遺残を避けるために憩室基部の回腸壁を含めて楔状に切除する（図3）。切除したら小腸の内腔をよく観察し，粘膜病変の遺残がないかを視触診にて確認する。縫合閉鎖は腸管の長軸と直角方向に行い，縫合後の狭窄を予防する（図4）。一方で，憩室が長い場合には異所性胃粘膜が先端付近に存在するとされており[2]，憩室基部を小腸壁に沿った切離ラインで切除することも選択される。

文献

1) Rutherford RB, Akers DR: Meckel's diverticulum: a review of 148 pediatric patients, with special reference to the pattern of bleeding and to mesodiverticular vascular bands. Surgery 1966; 59: 618-26.
2) Mukai M, Takamatsu H, et al: Does the external appearance of a Meckel's diverticulum assist in choice of the laparoscopic procedure? Pediatr Surg Int 2002; 18: 231-3.

IV 腹部消化管の手術

図1 腹腔鏡所見
メッケル憩室先端から臍につながる臍腸管索を認める。

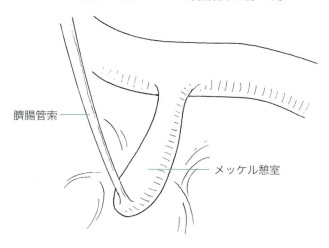

図2 腹腔鏡補助下手術
臍部ポート創からメッケル憩室を体外に引き出して切除する。

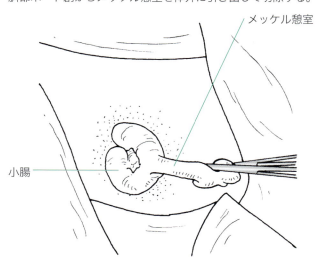

図3 憩室の切除
憩室の基部を含めて楔状に切除する。

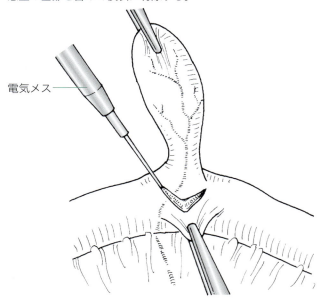

図4 縫合閉鎖
腸管の長軸と直角方向に縫合閉鎖することで狭窄を予防する。

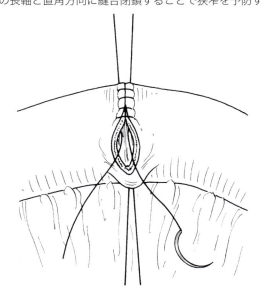

IV 腹部消化管の手術

11. 新生児消化管穿孔手術

渡辺稔彦

新生児の消化管穿孔の早期診断と術前管理／手術の方針

新生児の消化管穿孔を起こす疾患のなかでも，近年増加傾向である低出生体重児における消化管穿孔では呼吸・循環障害が急速に進行して敗血症や播種性血管内凝固（disseminated intravascular coagulation；DIC），多臓器不全に至るため，適切な検査による迅速な診断と術前の状態が予後に大きく影響する。

診断がついたら早期に集中管理を開始する。術前の管理は胃管を挿入して消化管を減圧し，必要に応じて人工呼吸器管理を行う。保育器で体温管理を行いながら脱水や代謝性アシドーシスの補正，抗菌薬やガンマグロブリンの投与など感染対策を行い，必要に応じて循環不全に対しドーパミンなどの循環作動薬を使用する。循環不全からの回復が確認できたら時期を逸しないように手術を開始する。

全身状態が不安定で開腹手術が困難な場合には局所麻酔下にNICUで腹腔穿刺やドレーンを挿入する初期腹腔ドレナージ（primary peritoneal drainage；PPD）を行うことで横隔膜挙上による呼吸状態増悪を改善し，腹腔内の汚染物質の除去や排液性状による穿孔部位の診断にも役立つ。ドレーンは肝損傷のリスクを回避するため，左側腹部から挿入する。

手術は救命を目的とするため，短時間で低侵襲な術式が選択される。穿孔部位を同定して病変の大きさや腸管の状態により，腸管の切除・吻合を行うのか，またストーマ造設をするのかについて術中判断が求められる。ストーマ造設する可能性を考慮して，術前にストーマサイトマーキングしておく（図1）。

胃破裂

壊死性腸炎とともに，周産期・新生児管理の向上により明らかに頻度は減少している。気腹による著しい腹部膨満により横隔膜が挙上して呼吸抑制がみられる場合には，手術に先行してPPDを考慮する。

手術手技

開腹と穿孔部の同定

腹直筋外縁までの上腹部横切開で開腹して，腹水と汚物を吸引して一部を細菌培養検体として提出する。術前の情報では穿孔部位が不明なことが多く，開腹しても腸管の癒着により穿孔部位の同定は簡単ではない。低出生体重児では組織が脆弱であり穿孔部位の同定に際して，副損傷を生じやすい。視野展開に際して，肝臓容積は腹腔に対して相対的にかなり大きくせり出しており，ひとたび肝臓に被膜下血腫や損傷をきたすとその止血は困難で致命的になることがあり，助手の腸／脳ベラの扱いには細心の注意を要する。損傷した場合には，縫合止血は困難であるため，止血を目的とした組織接着用シートを貼付して圧迫止血する。強く癒着した腸管を牽引すると漿膜欠損や穿孔の副損傷をきたすため，腸管の検索は温生理食塩水を浸しながら愛護的に示指を腹腔内に挿入して腸管を持ち上げてくるようにする。胃前壁のみの観察でわかりにくい場合，食道胃接合部の観察や胃結腸間膜を切開して網嚢腔を開放して胃の後壁を検索する。

穿孔部の縫合閉鎖

胃破裂は胃前壁大弯側の長軸方向の筋層が裂けて粘膜が風船状に膨隆して切迫破裂の状態になり，破裂部位の胃壁は菲薄化や壊死を伴うことが多い（図2）。胃容積が過小とならないように注意しながら，破裂部周囲の血流の不良な壊死した菲薄化した胃壁をデブリードマンする（図3）。胃壁の壊死が広範囲である場合は，デブリードマンを最小限にするか，行わずに縫合閉鎖を検討する。血流の良好な胃壁どうしを3-0/4-0程度の吸収糸にて全層1層あるいは2層で単純縫合閉鎖する（図4）。縫合閉鎖部が不安な場合は大網パッチを行う。縫合閉鎖部に先端が当たらないように胃管の先端位置をチェックして適切な位置に留置して減圧を行う。胃瘻造設は胃壁や縫合部位に負担がかかるため行わない。

腹腔内洗浄・ドレナージと閉腹

十二指腸以下の下部腸管を検索して，腸閉鎖や腸回転異常などの通過障害が胃破裂の原因になっていなかっ

たか確認する。腹腔内を十分な温生理食塩水で洗浄して，ペンローズドレーンを左側腹部より，左横隔膜下とDouglas窩に挿入して留置する。

腹膜・筋層を4-0吸収糸で縫合閉鎖した後，創を軽く洗浄し，皮下組織を4-0吸収糸，5-0モノフィラメント糸で真皮を埋没縫合閉鎖して手術を終了する。

術後管理と予後

術前の呼吸・循環不全に対する集中管理と感染対策を継続する。胃管は低圧の間欠性持続吸引による減圧を行う。患児の回復のタイミングに応じて術後透視を行い，縫合不全のないこと，胃容量が十分であることを確認して経腸栄養を開始する。

限局性腸穿孔

超低出生体重児の2～5%に突然発症する消化管穿孔であり，穿孔部以外の腸管には異常を認めない。発症時期は出生後2週間以内であるが，多くのケースでは1週間以内に突然の腹部膨満と腹壁の暗青色変化が随伴して発症する特徴がある。早期に腹腔内感染を改善して経腸栄養の再開を図るため，本症の診断がつけば緊急手術を計画する。限局性腸穿孔の場合，ほとんどの症例で全身状態は良好であるが，まれに全身状態が不良で開腹手術に耐えられない場合はPPDを先行する。

図1 術前ストーマサイトマーキング
装具装着に適した位置にマーキングするが，新生児では腹部面積が狭く簡単ではない。皮膚・排泄ケア認定看護師（WOCナース）に依頼して行う施設が増えている。

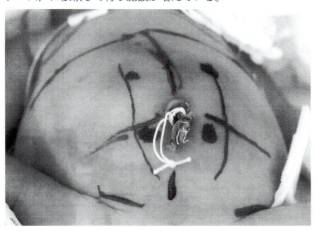

図2 胃破裂（1）
粘膜が風船状に膨隆して切迫破裂となる。

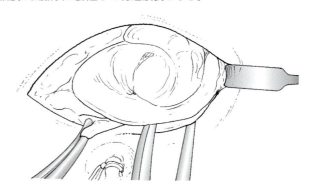

図4 胃破裂部の縫合閉鎖
破裂部位の菲薄化・壊死した胃壁をデブリードマンして，血流の良好な胃壁どうしを可能であれば2層で縫合閉鎖する。

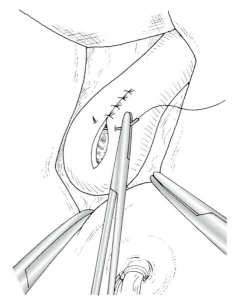

図3 胃破裂（2）
胃壁は菲薄化や壊死を伴っている。

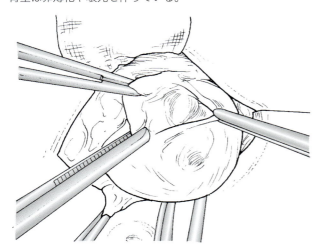

手術手技

開腹と穿孔部の同定

上腹部横切開で開腹し，必要に応じて切開を延長する。肝円索は結紮・切離する。超低出生体重児の肝損傷は致死的なリスクになるため細心の注意を払う。発症早期は腹腔内の癒着は強くないが，超低出生体重児の腸管はきわめて脆弱なため，綿棒などを用いて愛護的に扱う（図5）。穿孔部は遠位側の回腸が最も多い。

穿孔部の単純縫合閉鎖と腸切除・吻合

単純な punched out 状の穿孔であれば，5-0 あるいは6-0 吸収糸を用いて，全層1層で結節縫合閉鎖する。縫合閉鎖部に不安がある場合，近傍の腸管を縫合部にパッチ状に縫着するなどの工夫もある。穿孔部の大きさから単純縫合閉鎖は難しいと判断された場合，穿孔部腸管を切除して，同様に 5-0 あるいは 6-0 吸収糸を用いて，全層1層で腸管の吻合を行う。縫合閉鎖や吻合に先立って，脆弱な腸管への侵襲に留意しながら，注射器にサーフロー針の外套を取り付け温生理食塩水を緩徐に腸管内に注入し，粘稠な胎便を排出・浸軟しておくと縫合不全のリスクが軽減する。腹膜・筋層を 4-0 吸収糸で縫合閉鎖した後，創を軽く洗浄し，5-0 モノフィラメント糸で真皮を埋没縫合閉鎖して手術を終了する。閉腹時に運針した糸を結紮する段階で糸が肝臓に擦れて損傷する可能性があるため，肝臓が創部付近まで露出している場合，肝臓を愛護的に圧迫してから結紮するなど最後まで肝損傷についてそのまま油断しないようにする。

sutureless 法によるストーマ造設

超低出生体重児の不安定な全身状態を考慮して，ストーマが造設されることが多い。最近ではストーマ造設をより短時間で低侵襲に行うために腸管を腹壁に縫合しない sutureless 法[1] が普及している。穿孔部を同定し，同様に胎便を排出・浸軟した後，穿孔部の近位と遠位を結紮し，穿孔部で切断あるいは穿孔部腸管を切除する（図6）。腸管の血流を維持するため腸間膜血管に注意しながら，腸間膜を切開しておくと十分な長さの腸管を腹腔外に引き出しやすい。開腹創から腸管の近位・遠位断端を引き出したまま腹壁とは縫合しないで，腹膜・筋層を 4-0 吸収糸，真皮を 5-0 モノフィラメント糸で埋没縫合して腹壁を閉鎖する。腹壁の縫合閉鎖は腸管を締め付けすぎないように注意する。引き出した腸管断端の糸を切って腸管断端を開放して，5-0 モノフィラメント糸で腸管断端に固定糸を取り付け，糸を胸部にテープで固定しておく（図7）。

腸管断端から出血がみられる場合には，綿状の可吸収性止血薬を貼付しておく。ワセリンを塗布したガーゼにて覆い保湿しておく。

術後管理と予後

術前の呼吸・循環不全に対する集中管理と感染対策を継続する。毎日ストーマの色調と安定性を観察し，腸管位置の安定性が確認できたら術後1週間をめどに固定糸をはずす。徐々に腸管は外翻したかのような高さの十分なストーマ形態となりパウチングも可能となる。穿孔部位により近位腸管だけでの経腸栄養では体重増加が得られないことや遠位腸管の萎縮を防ぐため，遠位腸管ストーマからミルクの注入を行う。十分な体重増加が得られたら，1.5 〜 2.0kg をめどに再開腹して，4-0 吸収糸にて全層1層あるいは2層でストーマ閉鎖を行う。

壊死性腸炎

内科的治療に反応せず全身状態の増悪あるいは腸管穿孔の所見を認めれば手術適応となるが，手術のタイミングが問題となる。先行して PPD を行うか，すぐに開腹術に踏み切るかは各施設の方針によるが，前向き研究では両者の成績に有意差はないとされている[2]。

開腹と全消化管の壊死の検索／術式の判断

肝損傷に注意しながら，上腹部横切開で開腹したら，病変の範囲と壊死の程度を検索する。壊死病変は回腸や結腸の一部に限局するもの，複数箇所に散在するもの，全消化管に及ぶものまでさまざまである（図8）。手術は壊死腸管の切除とストーマ造設が基本であるが，壊死腸管の範囲が限局型，多発型，小腸広範型，全腸管型であるかにより，一期的吻合，ストーマ造設，clip and drop 法，あるいはこれらのコンビネーションで術式を選択する[3]（図9）。Clip and drop 法とは，壊死腸管を切除した後，ストーマを造設せずに切除断端をクリップや自動縫合器で閉鎖しておく術式で，多発する限局性壊死や小腸全体の壊死がみられる場合に大量小腸切除を回避する目的で行われる。腸管を腹腔内に戻して腹腔内洗浄を行い，48 〜 72 時間後に second look operation として再開腹し，腸管吻合を行うか，あるいはストーマを造設するか判断する。全身状態が不良で，壊死腸管が広範にわたる場合は大量小腸切除となる可能性があり，数日後から1週間後程度の適切なタイミングで third look operation を行って，腸管切除範囲を決定する。

図5 限局性腸穿孔の穿孔部同定
超低出生体重児の腸管は細く脆弱であるため，綿棒などを用いて非侵襲的に行う。

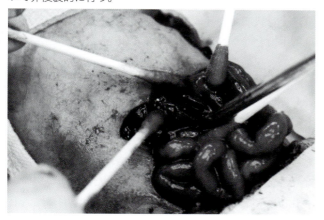

図6 sutureless法（ストーマ造設）(1)
穿孔部の近位と遠位を結紮し，穿孔部腸管を切除する。

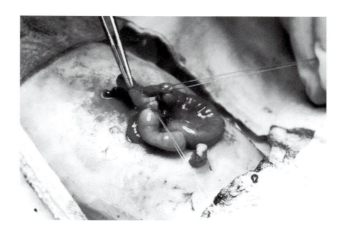

図7 sutureless法（ストーマ造設）(2)
創から腸管の近位・遠位断端を引き出し腹壁とは縫合せずに，腸管断端の糸を胸壁に固定しておくと，自然とよい形態のストーマとなりパウチングできるようになる。

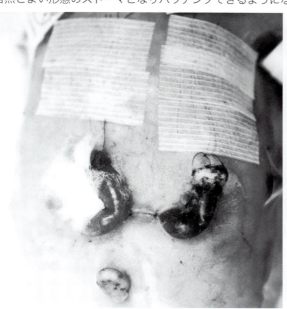
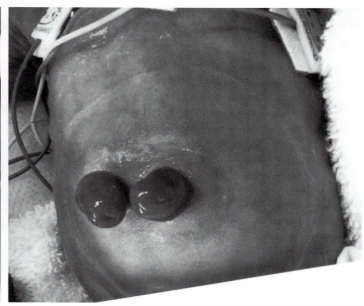

図8 小腸広範型の壊死性腸炎の腸管外観
小腸の全般的に腸管壁内ガスが漿膜から透見できる。

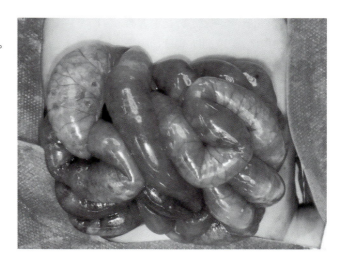

術後管理と予後

術前の新生児集中管理と感染対策を継続する。ストーマから排泄がみられたら経腸栄養を開始し、遠位腸管は造影を行い問題がなければ、成分栄養剤から注入を開始する。術後合併症は、腸管壊死、ストーマ断端の壊死・脱落、縫合不全、腸管狭窄などの可能性がある。血流の不十分な腸管をストーマとしてあげなければならないこともあり、ワセリンを塗布したガーゼなどで愛護的に管理して日々ストーマ色調を観察する。

胎便性腹膜炎

胎生期の消化管穿孔により腹腔内に漏れた胎便に起因する無菌的で化学的な腹膜炎で、穿孔の原因は、腸重積、捻転、小腸閉鎖症などさまざまである。腹膜炎の画像的な形態から、線維性癒着型、囊胞型、汎発型の3つに分類される。腹部X線では、拡張した消化管像や遊離ガス像に加え、腹壁、囊胞壁、腸管壁に石灰化がみられる。出生後に明らかな消化管の閉塞症状や穿孔の所見があれば手術適応となるが、消化管の閉塞を伴わない胎生期の限局性腸穿孔では無症状で経過して手術を必要としない場合がある。

手術手技

開腹と癒着剥離，閉塞・穿孔部位の同定，二期的手術

上腹部横切開で開腹するが、腹腔内の化学的な腹膜炎の影響で、高度な癒着が腹壁に及んでいる場合があるため慎重に開腹する（図10）。腹腔内の癒着が高度で閉塞・穿孔部位の検索に伴う剥離操作で腸管損傷や出血が多くなる場合、あるいは全身状態が不良な場合は、短時間で低侵襲な腹腔内のドレナージのみにとどめる。胎便性腹膜炎による腹腔内癒着の範囲と程度は腹膜炎の形態による。慎重に剥離操作を進めて閉塞部位を明らかにして、術前にマークしたストーマサイトに従い、可能であれば遠位腸管とともに二連銃式のストーマを造設する。

術後は遠位腸管にミルク注入を行い、腸管の成長刺激を加えることで近位腸管との口径差を軽減できる。腹膜炎による線維性の癒着は数週間後には軽くなるとされており、全身状態が許せばこの時期にストーマ閉鎖を行う二期的手術を行う。

一期的手術

一期的吻合を行うか否かの判断は難しくチームの経験と技量に左右されるが、超低出生体重児を除いたほとんどのケースで一期的吻合が可能であるとする報告[4]がある。一期的吻合を考慮する場合、癒着剥離を行い閉塞・穿孔部位を露出して原因を明らかにした後、近位腸管の穿孔部からチューブを挿入して温生理食塩水を注入し、空気と胎便を取り除いて減圧する。遠位腸管の断端に22ゲージのサーフロー針を穿刺して同様に温生理食塩水を注入して、腸管の負担とならないように軽く拡張させるとともに、貯留している胎便を結腸へと押し流す。近位の穿孔部断端は棍棒状に太くなっていることが多いため、この部分を切除することでより口径が小さく腹膜炎の影響が少ない腸管となり、近位と遠位腸管の口径差が3：1以下になれば4-0程度の吸収糸にて全層1層あるいは2層で腸管を吻合する（図11）。腹腔内を十分な温生理食塩水で洗浄して、ペンローズドレーンをDouglas窩に留置する。腹膜・筋層を3-0吸収糸で縫合閉鎖した後、創を軽く洗浄し、皮下組織を4-0吸収糸，5-0モノフィラメント糸で真皮を埋没縫合閉鎖して手術を終了する。

術後管理と予後

術前の新生児集中管理と感染対策を継続する。術後合併症は、癒着性腸閉塞、縫合不全、ストーマ断端の壊死、腸管皮膚瘻などの可能性がある。

文献

1) 大橋研介，池田太郎，ほか：超低出生体重児に対する"Sutureless Enterostomy"．日本小児外科学会雑誌 2012；48：716-21.
2) Puri P ed: Newborn Surgery, 4th ed. CRC Press, 2018.
3) Spitz L, Coran A: Operative Pediatric Surgery, 7th ed. CRC Press, 2013, p487-97.
4) Miyake H, Urushihara N, et al: Primary anastomosis for meconium peritonitis: first choice of treatment. J Pediatr Surg 2011; 46: 2327-31.

IV 腹部消化管の手術

図 9 壊死腸管の範囲による術式選択肢のフローチャート

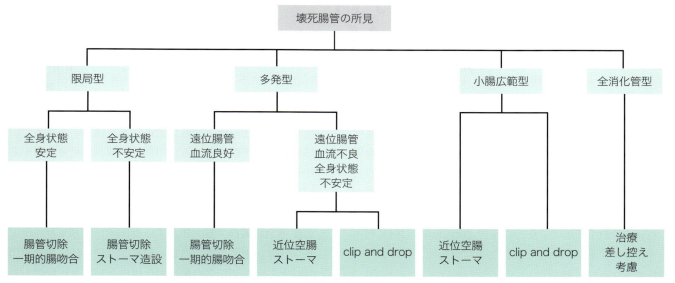

（Spitz L, Coran A: Operative Pediatric Surgery, 7th ed. CRC Press, 2013, p487-97. から転載して改変）

図 10 胎便性腹膜炎の開腹所見

高度な癒着が腹壁に及んでおり，慎重な開腹操作を必要とする。

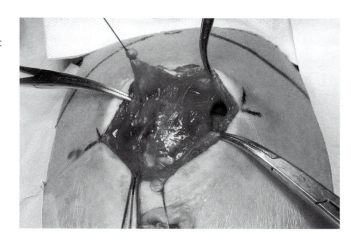

図 11 一期的手術

近位の太い穿孔部断端を切除し，近位と遠位腸管の口径差が小さくなれば一期的吻合ができる。

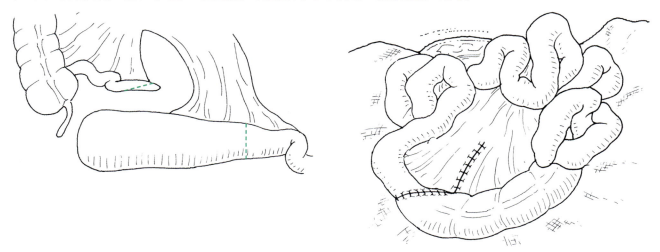

12. 順行性洗腸路手術（Malone法，Monti法）

中田光政

　順行性洗腸の手術は二分脊椎や高位鎖肛術後の高度排便障害などに対して行われる。虫垂を用いて虫垂皮膚瘻を造設するMalone法，輪切りにした結腸を用いるMonti法，ガストロボタンを利用した洗腸路の選択肢がある。実際は，①腹壁のどの位置に作成するか，②どの結腸の位置で作成するか，③導管（conduit）は何を利用するか，④逆流防止などの付加手術を加えるかによりバリエーションがある。

手術適応

　順行性洗腸路を考慮される症例ではすでに肛門から逆行性洗腸が導入されている場合が多い。そのため，本人が自立して洗腸管理を行う場合や逆行性洗腸が奏効しない場合に適応となる。

術前準備

　注腸検査や造影CT検査で虫垂の有無・位置や結腸の拡張の有無を把握する。虫垂皮膚瘻を臍に造設するのが基本形となるが，虫垂が短く使用できなかったり，癒着等で臍に虫垂を誘導できない場合もあり，誘導する腹壁の部位を変更すれば作成できるのか，ガストロボタンに変更するのか，Monti法に変更するのかなど第2，第3の選択肢を準備しておく。

手術手技

Malone法（動画1）

　虫垂皮膚瘻では腹腔鏡下に虫垂や回盲部を剥離して虫垂を引き出す手技を行うことができる。臍に虫垂を引き出す場合の皮膚切開はあらかじめ図1のように尾側1/3は三角皮弁で頭側2/3は臍の中央をくり抜きした扇状の切開創とする（図2）。また，虫垂先端が臍の0時方向の皮下に約2cm埋もれるように剥離してポケットを作成しておく（図3a）。腹腔内で虫垂を牽引し，虫垂の3～4cmは腹腔外へ牽引できる余裕があることを確認する。虫垂は屈曲していると臍に引き出せないので，虫垂間膜を一部切離してある程度直線化しておく。虫垂を臍に引き出した後に0時方向の皮下に作ったポケットに先端を押し込み皮下で縫合固定する。創部から見えている虫垂背側を縦切開する。切開長は創から見える所からやや腹腔内に少し落ち込み始めるところにかけて10～15mm置く。三角皮弁を内翻させて，皮弁の先端と切開部6時方向を縫合する（図3b）。続けて皮膚と虫垂切開辺縁を全周縫合する。挿入するチューブは8Frバルーンチューブを留置する。虫垂の長さが十分あれば便の漏出はほとんどないが，心配な場合は虫垂根部を盲腸に沿わせて埋没縫合し，逆流防止とする（図4）。

動画1 腹腔鏡下虫垂瘻（Malone法）

動画解説：最初に臍に三角皮弁をマーキングし，三角の頂部から臍0時方向を縦切開し，開腹して5mmポートを挿入する。右腹部，左下腹部に5mmポートを挿入し，虫垂，盲腸周囲を剥離する。臍を図2のように切開，トリミングし，くり抜きする。このときに臍0時方向の皮下を剥離し，ポケットを作成する。虫垂を臍に引き出し，先端をポケット内に収納し，2針縫合固定する。虫垂背側を縦に切開し，8Frバルーンチューブを挿入する。三角皮弁を内翻させて，皮弁の先端と切開部6時方向を縫合し，続けて全周虫垂皮膚縫合を行う。最後に腹腔内で虫垂のねじれなどの有無を再確認する。

盲腸瘻

　開腹胃瘻造設と同様の手技で造設できる。虫垂切除と同様に皮膚切開を置き，muscle splittingで開腹する。回盲部から上行結腸にかけて授動し，体外へ引き出す。バウヒン弁より少し離れた肛門側の盲腸前壁を刺入部としてタバコ縫合を2重または3重にかける。刺入部を切開しガストロボタンを挿入してタバコ縫合を結紮した後，刺入部周囲の4箇所の盲腸壁と腹壁を縫合固定し，閉腹する（図5）。

Monti-Malone法

　Monti法は本来導尿路として導管（conduit）を作成したものである。その後，洗腸路として下行結腸や横行結腸に作成されるようになった。腹壁の皮膚レベルまでの距離によって導管の長さが必要となるが代表的な作成部位と方法を示す。

IV　腹部消化管の手術

図1 ポートデザインと皮膚切開

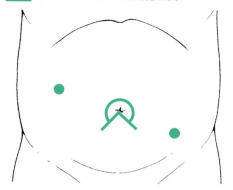

図2 臍部の皮膚切開線

a：頭側2/3弧状切開と尾側1/3の三角皮弁

b：切開後

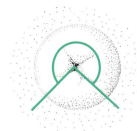 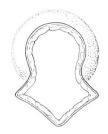

図3 虫垂の臍部への固定

a：虫垂の臍ポケットへの引き込みと虫垂背側の切開

b：臍部皮弁と虫垂切開部の縫合

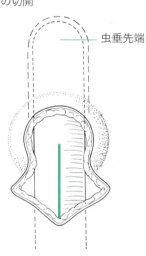 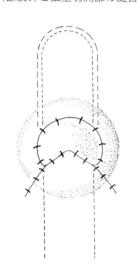

虫垂先端

図4 虫垂埋没による逆流防止

a：盲腸壁に沿って虫垂根部を埋没

b：埋没後

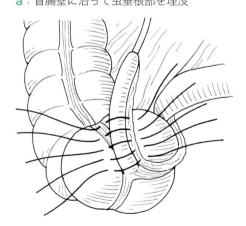 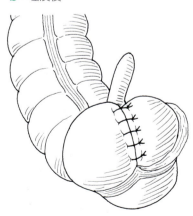

図5 ガストロボタンによる盲腸瘻

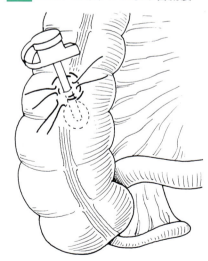

12. 順行性洗腸路手術（Malone法，Monti法）

● Monti 管（6cm）の作成

　2cm の下行結腸を腸間膜からの動静脈を付けて切除する（図 6a）。腸間膜対側（0 時方向），または少しずらして（3 時方向）腸管に切開を加える。粘膜のしわの縦方向に管腔状に縫合して約 6cm の導管を形成する（図 6b, c）。結腸は端端吻合する。端端吻合した遠位側結腸の taenia を約 3cm 切開し，粘膜外にスペースを作成して Monti 管を沿わせて一方を Mitrofanoff 法に準じて粘膜に吻合し，もう一方を皮膚瘻として皮膚と吻合する（図 7）。

● Monti 管（12cm）の作成（spiral Monti 法）

　中結腸動脈の右枝または左枝を付けて横行結腸を 4cm 切除する（図 8a, b）。中央で 4/5 〜 3/4 周切開し（図 8c），2 つに分ける。腸間膜対側を 0 時として一方を 3 時，もう一方を 9 時で長軸方向に切開を加えて，長い短冊を形成する（図 8d）。長い管腔を形成するように縫合し，12cm ほどの導管を形成する（図 8e, f）。結腸は端端吻合する。吻合部の遠位側結腸の taenia を 6cm ほど縦切開し，粘膜外にスペースを作成して Monti 管を沿わせて一方を Mitrofanoff 法に準じて粘膜に吻合し，もう一方を皮膚瘻として皮膚と吻合する（図 9）。

文献

1) Kurzrock EA: A New Appendicostomy Technique to Prevent Stomal Stenosis. J Urol 2020; 203: 1200-6.
2) Malone PS, Ransley PG, et al: Preliminary report: the antegrade continence enema. Lancet 1990; 336: 1217-8.
3) 窪田昭男，川原央好，ほか：慢性便秘症の外科的治療．小児外科 2008；40：226-34.
4) 高見澤滋，木村 健，ほか：難治性便失禁に対する盲腸ポート手術（順行性浣腸）の経験．外科治療 2004；91：87-8.
5) Monti PR, Lara RC, et al: New techniques for construction of efferent conduits based on the Mitrofanoff principle. Urology 1997; 49: 112-5.
6) Liloku RB, Mure PY, et al: The left Monti-Malone procedure: preliminary results in seven cases. J Pediatr Surg 2002; 37: 228-31.
7) Mitrofanoff P: Cystostomie continente trans-appendiculaire dans le traitement des vessies neurologiques. Chir Pediatr 1980; 21: 297-305.

図 6 Monti 管（6cm）の作成

a：2cm の下行結腸切除

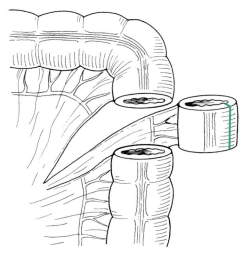

b：腸間膜対側で切開・腸管の展開

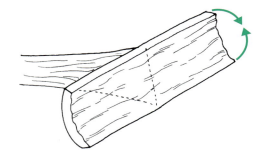

c：縫合して Monti 管を作成

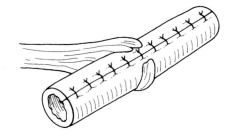

図 7 左結腸瘻造設

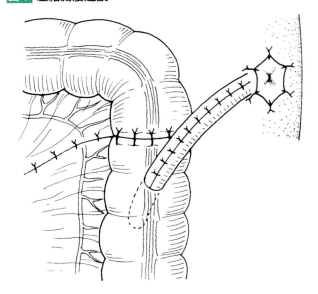

図8 Monti 管（12cm）の作成

a：4cm の横行結腸切除

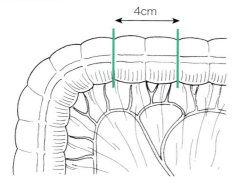

b：有茎結腸

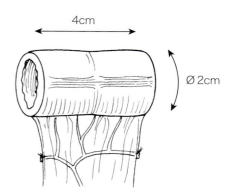

c：短軸・長軸方向の切開

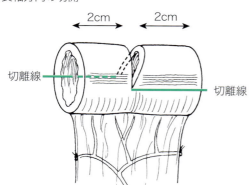

d：切開後

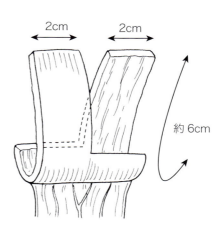

e：腸管の展開

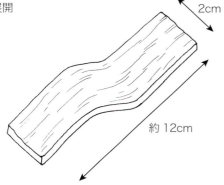

f：縫合して Monti 管を作成

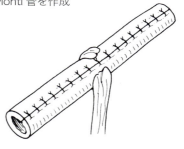

図9 横行結腸瘻造設

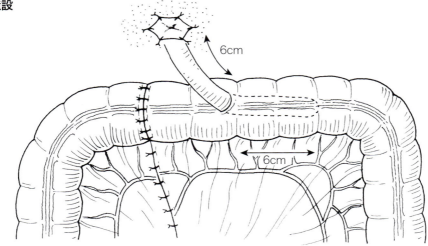

12：順行性洗腸路手術（Malone 法，Monti 法）

IV 腹部消化管の手術

13. 腸管延長術

田附裕子

　腸管延長術は，短腸症候群の患者において選択される非移植手術である。腸管拡張や腸管うっ滞に関連した合併症により，腸管のadaptationが進まない患者が適応となる。

　腸管延長術により，拡張腸管，腸内細菌の異常増殖，腸管蠕動，下痢などの改善が期待でき，結果として，腸管のadaptationが進み，経腸栄養の増加や経口摂取の増加，静脈栄養が減量できる。腸管延長術により，静脈栄養の離脱が可能となる場合もある[1～3]。

　主な腸管延長術の術式は，longitudinal intestinal lengthening and tailoring（LILT）[1]とserial transverse enteroplasty（STEP）[2]である。

　LILTは当初intestinal loop lengthening procedure（Bianchi法）として1980年にBianchiにより発表された[1]。LILTは，拡張した小腸と腸間膜を縦に2分割し，順蠕動方向に吻合する方法で，腸管長は約2倍となるが手術難度が高い。合併症として腸管の血流障害や縫合不全，膿瘍形成，瘻孔形成などがある[3]。

　一方，STEPは2003年にKimらにより報告され，拡張残存腸管の縦軸方向に対して垂直に両側から自動吻合器を用いてジグザグに切離延長する方法である[2]。腸管長は約1.5倍に延長されているが，Bianchi法よりは安全かつ手術手技が簡単なため，最近よく選択されている。合併症として，自動吻合器の吻合部からの出血や縫合不全などがある[3]。

longitudinal intestinal lengthening and tailoring（LILT/Bianchi法）[1]（図1）

　延長予定の拡張腸管を切離後，下記，腸管・腸間膜の分離を開始する。

　切離した拡張腸管の腸間膜（腹膜）を左右に均等に牽引し，腸間膜の血管の走行に注意しながら丁寧に腹膜葉間を展開し（2分した際に血管が均等に分かれること），腸間膜を2分割する（図1a, b）。

　2分割した腸管膜および血管を損傷しないように注意しつつ，腹膜葉間に自動吻合器を挿入し，拡張腸管を縦方向（長軸方向）に2分割する（図1c, d）。なお，Bianchiはこの2分割を自動縫合器でなく手縫合で行う報告もしている。

　自動吻合器により分割された細い腸管を順蠕動方向に端々吻合する（図1e）。

IV 腹部消化管の手術

図1 longitudinal intestinal lengthening and tailoring（LILT/Bianchi法）

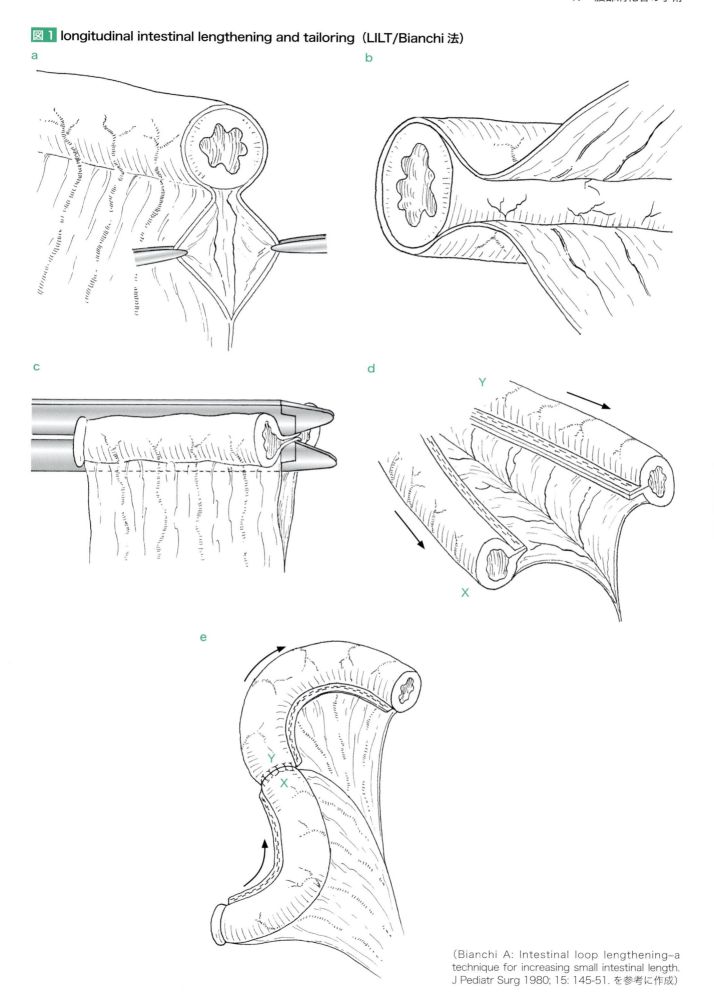

（Bianchi A: Intestinal loop lengthening–a technique for increasing small intestinal length. J Pediatr Surg 1980; 15: 145-51. を参考に作成）

STEP 法の実際

皮膚切開および開腹

創直下では腹壁との癒着を認めることが多い。残存腸管と腸間膜を損傷なく丁寧に剥離し開腹する。癒着剥離後，残存腸管および腸間膜の全体像を観察し，STEP 手術が可能であることを確認する。

切離線の決定（マーキング）

延長予定の腸管の内腔に狭窄がなく，腸間膜の血管が温存されることを念頭に，腸管壁に切離予定線のマーキングを行う（図2a）。

延長手術を予定する残存腸管を把持し，腸間膜の対側の腸管壁を頂点（0°）として，腸管の長軸方向に対して垂直方向（90°あるいは270°）から交互に，一定の間隔をあけて腸管を切離するためのマーキングを置く。マーキングの間隔は，切離後の直径が非拡張部の直径と同じ程度になるようにイメージする（図2b, c）。われわれは，マーキングの際，新生児～小児では3cm間隔で1.5cmの内腔が確保されること，成人では5cm間隔で2.5cmの内腔が確保されることを目安としているが，術中にも自動吻合器の縫合線の厚さや，腸管壁の肥厚によりマーキング間隔を適宜修正している。

自動吻合器の挿入と腸管の切離

腸間膜のアーケードから腸管に向かう直動脈・直静脈を確認し損傷しないように腸間膜に穴をあけ，安全に自動吻合器を挿入する（図2d）。腸間膜の欠損孔は自動吻合器がぎりぎり挿入できればよいため腸間膜の血管に対する特別な処理は行わない。

マーキングにそって自動吻合器を挿入し，腸管切離を行い腸管を延長する（図2e）が，切離腸管の浮腫などによって，内腔が狭窄しないように切離間隔を修正する。自動吻合器で切離後，切離腸管の脆弱部を4-0または5-0の吸収糸で補強する。特に自動吻合器の先端部は壁が裂けないように縫合する。

閉腹

長期的に移植を含めた再開腹手術の可能性もあるため，癒着防止剤を使用する。腹腔内ドレーンを原則として留置する。

術後管理

合併症予防のため，胃管または胃瘻から，STEPより口側腸管の減圧を行う。われわれは，内腔が細めのときは，術中に内ステントとして5Fr ED チューブを，胃瘻からSTEP 腸管を越えて肛門側腸管まで留置している。その場合，術後造影で通過障害などがなければ徐々に抜浅し，経腸栄養に利用することもある。

注意すべき合併症

stapler 切離線部位の出血

短腸症候群では，肝機能障害を合併しているため，止血機能が悪い例もある。吻合部からの出血については閉腹前に十分止血する。

STEP 術後の再拡張と移植適応

長期経過例では，STEP 術後に腸管の再拡張が出現しうる。再拡張例では，再腸管延長術の適応がある。再腸管延長術後に静脈栄養の依存が続く場合は，小腸移植の適応となる。

文献

1) Bianchi A: Intestinal loop lengthening–a technique for increasing small intestinal length. J Pediatr Surg 1980; 15: 145-51.
2) Kim HB, Fauza D, et al: Serial transverse enteroplasty (STEP): A novel bowel lengthening procedure. J Pediatr Surg 2003; 38: 425-9.
3) Shah AA, Petrosyan M, et al: Autologous intestinal reconstruction: a single institution study of the serial transverse enteroplasty (STEP) and the longitudinal intestinal lengthening and tailoring (LILT). Pediatr Surg Int 2019; 35: 649-55.

IV 腹部消化管の手術

図2 serial transverse enteroplasty（STEP）

a：腹壁破裂，回盲部切除術後，残存小腸は約80cmであったが，結腸に連続する小腸（腸管長約20cm）に拡張を認めた。延長する腸管壁にマーキングや支持糸をかけ，腸管切離部位を想定する。

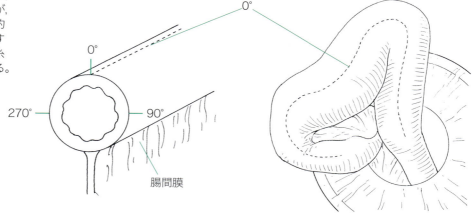

b, c：マーキングした腸管の腸間膜に穴をあけ，拡張腸管を助手とともに平らに把持し，90°から自動吻合器を挿入し（b），2/3〜1/2周分を切離する（c）。腸管切離面は漿膜縫合で補強する。

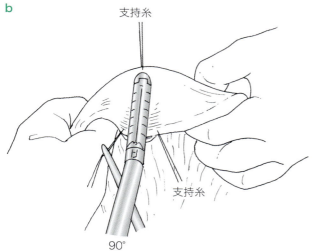

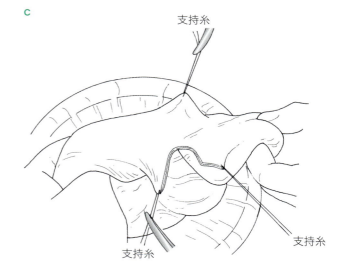

d：その後，内腔が閉塞していないかをメジャーで確認しながら，対側（270°）から自動吻合器で交互に拡張腸管を切離する。

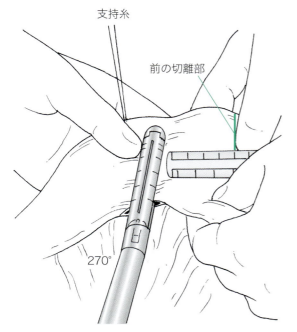

e：延長腸管の完成。拡張腸管はSTEP法で40cmまで延長され，全小腸長は約1mとなった。

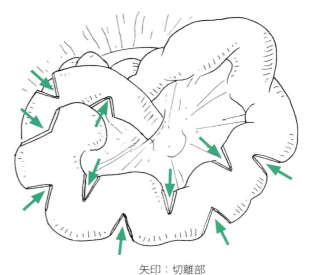

矢印：切離部

13．腸管延長術

V 直腸・肛門の手術

V 直腸・肛門の手術

1. 高位鎖肛，中間位鎖肛の手術（Pena手術，腹腔鏡手術）
a. 後方矢状切開直腸肛門形成術（Pena手術）

小野　滋

　後方矢状切開直腸肛門形成術（Pena手術）（posterior sagittal anorectoplasty；PSARP）は，直腸肛門奇形に対する直腸肛門形成術のさまざまな術式のなかで，多くの中間位症例や一部の高位症例に適応される術式である。術式の特徴は，腹臥位にて仙骨下端から会陰部まで縦切開を加え，骨盤底筋群をすべて正中で縦切開することで，恥骨直腸筋を含む肛門挙筋と外肛門括約筋を左右に開いて直腸に到達し，瘻孔を有する症例では後方（直腸内腔）から切離処理した後に，直腸盲端を直視下に肛門窩に引き下ろし，切開した筋群の再縫合，肛門形成術を行うことである。直腸尿道瘻の確実な処理が可能であることと直腸をpull throughする経路を適切に認識できることが術式のアドバンテージとされている。

術前準備

　多くの症例は人工肛門造設術後であり，通常は本手術施行時は人工肛門は閉鎖しないため，口側腸管の特別なプレパレーションは不要である。遠位側腸管のプレパレーションは術前に人工肛門から圧をかけすぎないように注意しながら洗腸し，抗菌薬投与を行う。

手術体位

　全身麻酔下に腹臥位とし，恥骨前面に枕を挿入し軽度のジャックナイフ位とする。両脚は軽度開脚位で膝関節を屈曲した状態で適宜枕を用いてテープ固定する。殿部は左右均等にテープ固定による牽引を行い肛門窩を軽度伸展させる。また，体位変換前に尿道カテーテルを挿入しておく。

手術手技

男児の中間位，高位症例

1. 肛門刺激装置を用いて，外肛門括約筋の収縮中心（肛門窩）を確認しマーキングする。さらに肛門窩の左右に結紮糸にてマーキングしておく。尾骨から肛門窩の収縮中心を5〜10mm程度超えるまでの皮膚切開線をマーキングする。皮膚，皮下組織を切開し，正中をはずれないように留意して皮下脂肪層およびparasagittal fiberまで切開を進める。適宜，神経刺激装置にて左右の筋組織の収縮を確認し，正中からはずれないように切開を進めていく。切開創を肛門窩まで延長し，外肛門括約筋も正中で切開し，muscle complexの最下端，いわゆるvertical fiberを確認する（図1）。Vertical fiberは非常に薄いため注意して正中で左右に開排する。このparasagittal fiberとvertical fiberが交差する部位が外肛門括約筋の後縁であり，新肛門の後縁となる。

2. 正中切開創を外肛門括約筋からさらに深い層まで進め，神経刺激装置で筋収縮を適宜確認しながら肛門挙筋，muscle complexも正中で切開する。一部の成書には尾骨も正中で左右に切開するとあるが筆者はほとんどの症例で尾骨の切開，切除は行っていない。すべての筋群を正中で開排すると直腸後壁が同定される（図2）。

3. 直腸の後壁を認知した後，丁寧に全周性に直腸の剥離を進めるが，尿道や精管，精囊，前立腺などを損傷する可能性があるため，この時点で雑な剥離や強引な操作は控える。

4. 直腸と尿道の瘻孔を有する多くの症例では，盲端近くの直腸後壁に支持糸をかけ長軸方向に正中縦切開を加え，切開創の辺縁に支持糸をかけておく（図3）。直腸内腔を検索し尿道との瘻孔を直腸内より確認し，可能であれば瘻孔を全周性に剥離し確保する。病型により直腸盲端や瘻孔の位置が異なり，剥離の範囲も異なるため，術前検査での病型評価と瘻孔の位置や走行，そして術中所見に留意し，瘻孔の周囲（特に頭側）の剥離の際に尿道や精管，精囊を損傷しないように注意する。

5. 直腸内腔から瘻孔周囲の粘膜に支持糸をかけた後，瘻孔の頭側10mmのラインで9時から3時まで粘膜，粘膜下層を切離し，直腸と瘻孔の剥離を進める（図4）。

Ⅴ. 直腸・肛門の手術

図1 尾骨から肛門窩収縮中心を越える縦切開

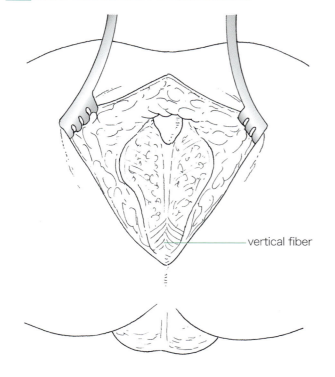

vertical fiber

図2 muscle complex の正中切開と直腸後壁の同定

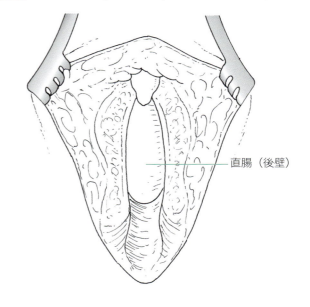

直腸（後壁）

図3 直腸後壁の切開
a

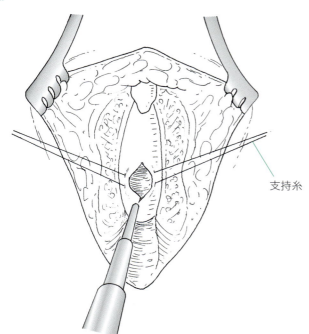

支持糸

b

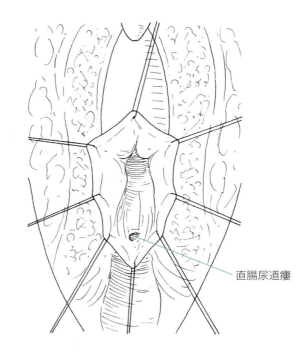

直腸尿道瘻

1. 高位鎖肛，中間位鎖肛の手術（Pena 手術，腹腔鏡手術） a. 後方矢状切開直腸肛門形成術（Pena 手術）

175

直腸側の支持糸を牽引しながら瘻孔との剥離を尿道方向に全周性に進め，術前に挿入しておいた尿道カテーテルを触診にて確認しながら，瘻孔を尿道移行部で切離し，尿道後壁の断端を丁寧に結節縫合し閉鎖する（図5）。

6. 尿道との瘻孔を処理した後，直腸断端の支持糸を背側頭側に挙上しながら直腸前壁と尿道後壁との剥離を丁寧に進める。さらに直腸の全周性の剥離も進め，十分にpull throughできるまで直腸を授動する。この時点で，直腸の拡張が強く，pull throughした腸管を肛門挙筋群の中に収めることが困難な場合は，直腸のtaperingを行う。Taperingは直腸後壁の一部を長軸方向に切除し，吸収糸で2層縫合する（図6）。

7. 直腸をpull throughする位置を確認し，腹側の会陰部（muscle complexの一部を含む）を吸収糸にて縫合閉鎖し会陰体を形成する（図7）。神経刺激装置を用いて十分に肛門挙筋群の走行を確認した後，先に左右の肛門挙筋群に吸収糸をかけておき，直腸を糸の腹側を通してpull throughした後に結節縫合する（図8）。肛門側はmuscle complexの後縁を吸収糸にて縫合閉鎖し，その際は数針直腸後壁にもanchoring sutureとして糸をかけておく。残りの層も適宜神経刺激装置にて筋線維の収縮を確認しながら吸収糸にて縫合していく。

8. 最後に肛門形成術を行う。軽度の緊張がかかるくらいで全周性にpull throughした直腸断端と肛門形成部の皮膚を縫合していく。まず4点（例えば2時，4時，8時，10時）の直腸全層と肛門形成部の皮膚を結節縫合固定し，続いて各縫合糸の間に順次結節縫合を追加していく（図9）。縫合糸は計12〜16針ほどである。吻合終了後は直腸粘膜が奥に隠れて視認できなくなるくらいの吻合部の緊張が，術後の直腸粘膜の脱出予防の点からも望ましい。

9. 仙尾部の皮下を十分に洗浄後，吸収糸で縫合し，皮膚も縫合閉鎖し手術を終了する。

女児の中間位症例

男児の中間位とほぼ同様の手術手順でPSARPを行うことが可能である。女児の中間位症例は，直腸腟瘻あるいは無瘻孔型となるため，直腸腟瘻症例は男児における直腸尿道瘻の手術と同様に瘻孔処理を行う。

文献

1) Pena A, DeVries PA: Posterior sagittal anorectoplasty: important technical considerations and new applications. J Pediatr Surg 1982; 17: 796-811.
2) Pena A: Male defect. Atlas of Surgical Management of Anorectal Malformations, Springer-Verlag, 1990, p25-47.

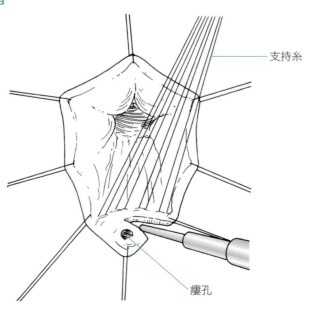

図4 直腸尿道瘻の剥離
a

支持糸

瘻孔

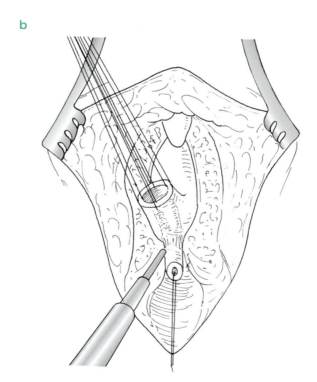

b

Ⅴ. 直腸・肛門の手術

図5 瘻孔の切除と尿道後壁断端の縫合閉鎖

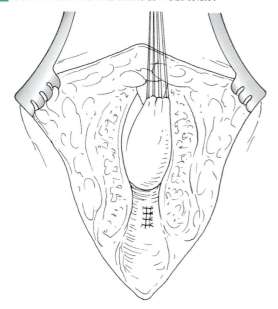

図6 直腸の tapering

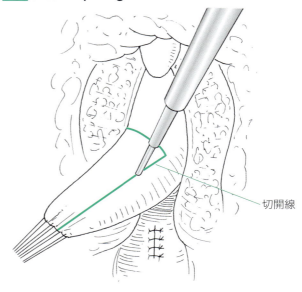

切開線

図7 会陰体の形成と肛門挙筋群の縫合

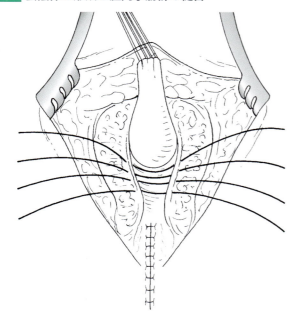

図8 直腸の pull through

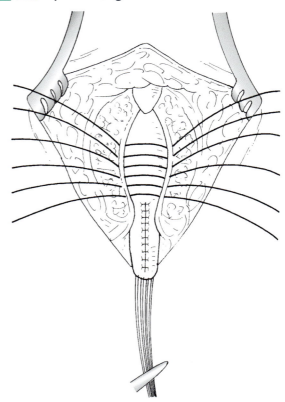

図9 直腸全層と肛門形成部の皮膚縫合

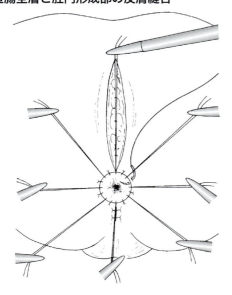

1. 高位鎖肛, 中間位鎖肛の手術 (Pena 手術, 腹腔鏡手術)　a. 後方矢状切開直腸肛門形成術 (Pena 手術)

177

Ⅴ 直腸・肛門の手術

1. 高位鎖肛, 中間位鎖肛の手術 (Pena手術, 腹腔鏡手術)
b. 腹腔鏡補助下直腸肛門形成術

春松敏夫, 家入里志

　鎖肛に対する腹腔鏡補助下の肛門形成術は, 2000年にGeorgesonらによって初めて報告がなされた[1]。現在直腸肛門奇形における直腸膀胱頸部瘻などの高位鎖肛症例に対しては腹腔鏡手術による瘻孔処理が一般的に行われている[2]が, 直腸尿道球部瘻などの中間位鎖肛に対しては瘻孔処理の確実性と尿道損傷の危険性回避の課題があるとされている。当施設では高位鎖肛だけでなく中間位鎖肛に対しても腹腔鏡手術による瘻孔処理と直腸肛門形成術を導入しており, 主に中間位鎖肛に対する術中動画を供覧しながら術式の注意点などについて解説する。

手術適応・術前準備

　中間位・高位鎖肛が疑われた場合は, 腹腔鏡補助下直腸肛門形成術を行うことを想定して横行結腸左側, 左上腹部に人工肛門を作成する。手術時期については, 従来生後6カ月以降, 体重8kgを基準としていたが, 手術時期は早いほうが良好な排便機能が獲得できる可能性もあり[3], 生後4〜6カ月頃をめどに手術を行っている。

手術手技 (動画1)

体位確保

　体位は術前の膀胱鏡と腹腔鏡操作および会陰操作が可能な砕石位とし, 患児会陰は手術台の尾側ぎりぎりに寄せた状態で固定する (図1)。6カ月前後の乳児では砕石位に固定するための適当な装具がないため, ソフトナースなどを用いて柔らかく固定しておき, 術中は2時間おきに除圧を行う。

膀胱鏡操作

　手術に先立ち硬性膀胱鏡もしくは軟性胆道鏡を膀胱鏡として用いて瘻孔開口部を確認する。術前の瘻孔造影で無瘻孔型が疑われる症例でも膀胱鏡で瘻孔の有無を確認する。膀胱鏡は術中に尿道と直腸尿道瘻の確認を行うためにも使用する。筆者の施設では軟性胆道鏡 (Karl Storz, コレドコスコープ, 2.8Fr) もしくは尿管鏡を軟性膀胱鏡として使用している。軟性鏡のメリットは尿道を直線化する必要がなく, 自然な尿道形態で観察が可能であり, 硬性鏡と異なり膀胱鏡の挿入が会陰操作を妨げないこと

が挙げられる[4]。膀胱鏡にて瘻孔を確認した後は6Fr蛍光尿管カテーテルを尿道カテーテルとして留置することで, 腹腔側から尿道の走行を確認することが可能となる[5]。

ポート配置

　術前に人工肛門のパウチをはずした後, 一時的に人工肛門を縫合閉鎖し, 周囲を機械的にブラッシングしておく。必要に応じてドレープで覆っておく。臍を臍輪内に収まるように縦切開で開腹し, ラッププロテクター™ ミニミニとE・Zアクセス™を装着し, 臍には5mmポート (術者左手) を挿入する。臍の5mmポートは術者左手として主に使うが, E・Zアクセス™に5mmポートと3.5mmポートを2本挿入することで, 必要に応じて5mmと3mmの鉗子の使い分けが可能となる。その後右上腹部に5mmポート (スコープ用), 右下腹部に3.5mmポート (術者右手) を挿入する。助手用のポートとしては臍左に3.5mmポートを挿入する (図2)。スコープは5mm 30°斜視硬性鏡を用いるが, 腹膜翻転部以下のスペースでの剥離の際には瘻孔周囲を視認する目的で45°の斜視鏡を使用している。術者とスコピストは患者右側に, 助手は患者左側に立って手術操作を行う。

膀胱の牽引

　狭い骨盤腔での視野を確保するために膀胱を体外から牽引する。3-0 SH-1のモノフィラメント糸を腹壁から直接刺入し, 膀胱壁を通した後ラパヘルクロージャーを用いて再び体外に牽引する (図3)。左右両側に牽引して視野を確保するが必要に応じて正中の牽引も行う。

直腸の剥離

　腹膜翻転部から剥離を開始する (図4)。直腸周囲の層構造と下腹壁神経の熱損傷を防ぎ, 剥離層の層構造を保つために, 筆者らは細径 (3.5mm) のバイポーラー剪刀を用いて鋭的な剥離を行っている。剥離層としては下腹壁神経前筋膜の内側と直腸固有筋膜の間を意識するが, 直腸癌の郭清と異なり直腸固有筋膜の周囲にわずかに存在する脂肪層をsparingすると神経損傷を防ぐことができる。瘻孔壁の剥離に関しては尿道損傷に十分留意して慎重に行う。尿道損傷を避けるために, 必要に応じて膀胱鏡を挿入し, 光源により尿道後壁と直腸壁との距離を

V 直腸・肛門の手術

図1 手術室レイアウト

麻酔科医
膀胱鏡トロリー＆モニター
スコピスト
内視鏡メインタワー
エネルギーデバイス
術者
電気メス
助手
直介NS
サブモニター

図2 ポートレイアウト

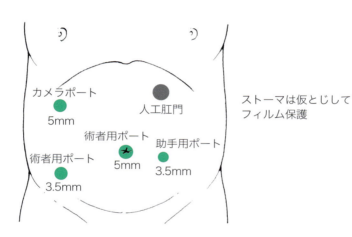

カメラポート 5mm
人工肛門
ストーマは仮とじしてフィルム保護
術者用ポート 5mm
術者用ポート 3.5mm
助手用ポート 3.5mm

図3 膀胱の牽引

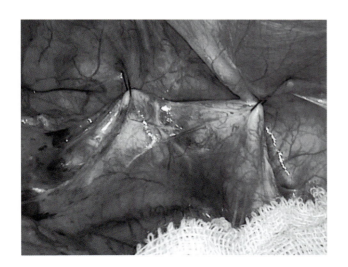

図4 腹膜翻転部から直腸の剥離を開始

破線：腹膜翻転部

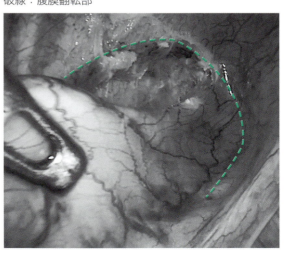

1. 高位鎖肛, 中間位鎖肛の手術（Pena手術, 腹腔鏡手術） b. 腹腔鏡補助下直腸肛門形成術

確認する[2]。盲端の高さのレベルにもよるが，直腸の剥離が適切に行われると骨盤内筋膜（endopelvic fascia）とその奥に肛門挙筋群が確認できる。特に中間位ではしっかりした肛門挙筋群を確認できる。また2時，10時方向には神経血管束（neurovascular bundle）が存在するため，ここを熱損傷しないように気を付ける（図5）。Common wallを形成している場合には，直腸前壁を犠牲にして粘膜のみ剥離して筋層を残すことも考慮する。直腸尿道瘻は，腹腔側は蛍光尿管カテーテルを，尿道側は尿道鏡を適宜使用しながら剥離を進める。

瘻孔の結紮切離

直腸尿道瘻は，4-0モノフィラメント吸収糸を用いて刺通結紮する。中間位鎖肛では，術野の上方向に瘻孔が走行する視野になるため，通常の運針では尿道ぎりぎりで刺通結紮をするのは困難である。当施設では，持針器を術者の左手で持ち正中にある臍トロカーから挿入し，逆針で運針している（図6）。運針は可能であれば尿道鏡での観察下に行う（図7）。

刺通結紮した尿道側の瘻孔は，エンドループやヘモロック®を用いて追加で閉鎖する。直腸側の断端も，腹腔内の汚染を軽減する目的でエンドループで結紮する（図8）。適切な剥離が行われると，腹腔側から最深部に外肛門括約筋と球海綿体筋が観察できる。このように恥骨直腸筋を越えた骨盤最深部の詳細な解剖の観察も可能である（図9）。

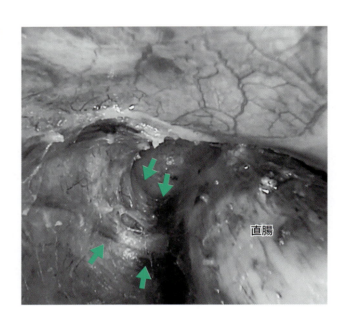

図5 2時・10時方向の神経血管束
矢印：神経血管束

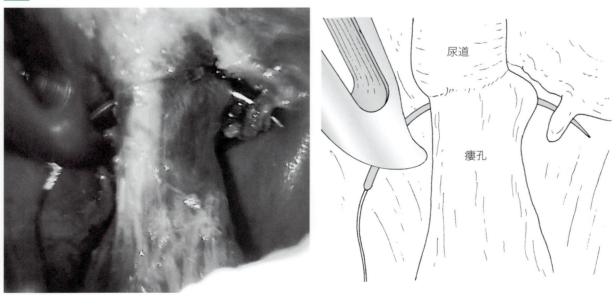

図6 直腸尿道瘻の処理

図7 刺通結紮後の尿道鏡所見
矢頭：結紮糸

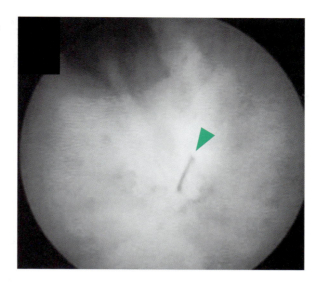

図8 直腸断端をエンドループで結紮

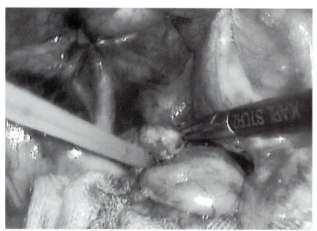
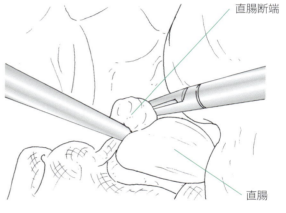

直腸断端
直腸

図9 骨盤底の解剖

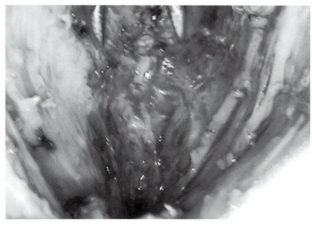
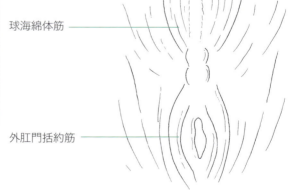

球海綿体筋
外肛門括約筋

1. 高位鎖肛，中間位鎖肛の手術（Pena手術，腹腔鏡手術） b. 腹腔鏡補助下直腸肛門形成術

181

pull-through 経路の作成

体表の会陰部と腹腔内の双方から，肛門挙筋群の正中で vertical fiber の収縮中心を電気刺激装置を用いて確認する。腹腔内からはバイポーラー鉗子を電気刺激装置に接続して確認しているが，高位鎖肛と異なり比較的発達した肛門挙筋群が肉眼的に確認できることが多い（図9）。会陰側の中心を確認した後に約1cmの縦切開を加え，ペアン鉗子で会陰側から腹腔鏡で確認しながら確実に恥骨直腸筋（pubo-rectal sling）の中心を通す。この後会陰側からの pull-through 用に 5mm トロカーに入れ替えておく（図10，11）。

pull-through と肛門形成

中間位であれば腹膜翻転部以下の剥離のみで直腸尿道瘻切離部分が会陰皮膚まで届くため，追加の腸間膜処理を必要としない。高位鎖肛症例などで pull-through 腸管の長さが不足する場合は，腹膜翻転部より口側の直腸間膜を，エネルギーデバイスを用いて処理する。会陰より挿入したトロカーを通して無傷性鉗子を挿入し（図12），直腸盲端をねじれのないように注意して pull-through する（図13）。会陰側ではアンカースーチャーを4点置いて 5-0 モノフィラメント吸収糸で肛門形成を行う。

腹膜翻転部の修復

腹腔内からは腹膜翻転部腹膜と pull-through された直腸を3時，12時，9時の3点で縫合する。直腸脱が懸念される場合はこれを予防するため必要に応じて直腸を頭側に牽引し，非吸収糸を用いて仙骨前面の骨膜に固定しておく。

動画1 腹腔鏡補助下肛門形成術

文献

1) Georgeson KE, Inge TH, et al: Laparoscopically assisted anorectal pull-through for high imperforate anus—a new technique. J Pediatr Surg 2000; 35: 927-30.
2) Japanese multicenter study group on male high imperforate anus: Multicenter retrospective comparative study of laparoscopically assisted and conventional anorectoplasty for male infants with rectoprostatic urethral fistula. J Pediatr Surg 2013; 48: 2383-8.
3) Harumatsu T, Kaji T, et al: Early definitive operation for patients with anorectal malformation was associated with a better long-term postoperative bowel function. Pediatr Surg Int 2021; 37: 445-50.
4) Harumatsu T, Nagai T, et al: Flexible cystoscope-assisted treatment for rectobulbar fistula in laparoscopic anorectoplasty: A case report of an excellent technique. Videoscopy 2020; 30.
5) Onishi S, Muto M, et al: Intraoperative visualization of urethra using illuminating catheter in laparoscopy-assisted anorectoplasty for imperforated anus—A novel and safe technique for preventing urethral injury. Asian J Endosc Surg 2022; 15: 867-71.

図10 pull-through 経路に 5mm トロカーを挿入

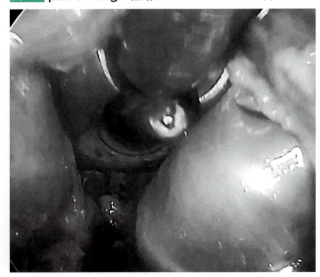
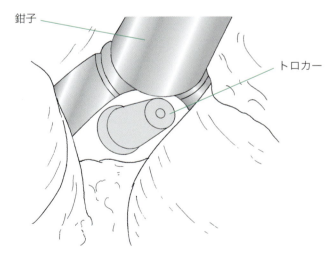

図11 pull-through 経路に 5mm トロカーを留置

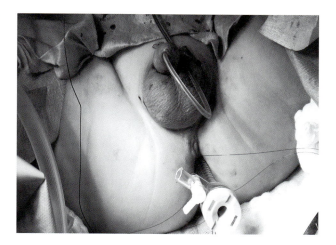

図12 肛門側より無傷性鉗子を挿入

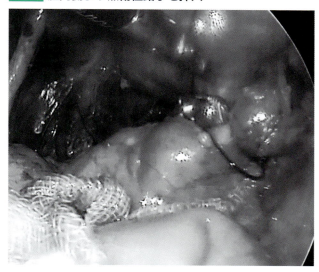
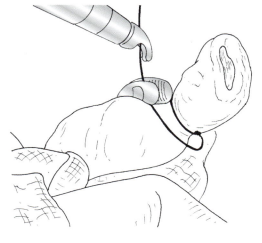

図13 腸管をねじれのないように pull-through
矢印：pull-through の方向

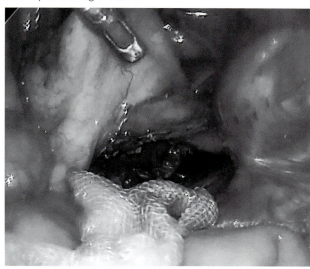
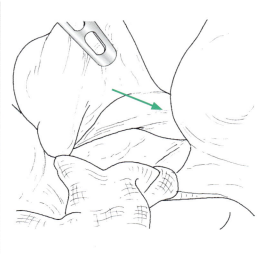

V 直腸・肛門の手術

2. 低位鎖肛の手術（男児低位，女児低位）
a. 男児低位鎖肛の手術

奈良啓悟，窪田昭男

術前管理

診断

　治療方針の決定のために病型の正確な診断が重要である．男児では，会陰部に瘻孔の開口を認めるものや胎便が透見できるものは原則的に低位であり（図1），また，外尿道口から胎便が排出されれば低位は否定される．ただし，まれに中間位にありながら陰囊の付け根辺りに外瘻を有するもの（rectoscrotal cutaneous fistula）や低位でありながら外尿道口からの胎便排出するもの（anopenile urethral fistula）もあることに留意する必要がある．会陰に外瘻を有するものは瘻孔造影を行い，瘻孔の長さ・直腸盲端の位置を確認する．会陰に外瘻がない場合（covered anus complete など）は倒立位撮影で直腸盲端がI線より尾側であることを確認する．男児の低位鎖肛は特殊型を除き3種類に分類される．最も頻度が高いのは anocutaneous fistula で，covered anal stenosis，covered anus complete がこれに次ぐ．

　低位鎖肛でも，脊髄脂肪腫や脊髄繫留などが疑われる場合は MRI で評価する．

術前管理

　出生後は，新生児手術の一般的な術前管理に加え，絶食，補液，消化管の減圧（経鼻胃管の留置）を行う．

術式の選択

　低位鎖肛では直腸盲端が恥骨直腸筋を貫通しているので一期的会陰式肛門形成術を行う．重篤な合併症を認める場合や会陰部に瘻孔を認めないでかつ肛門窩と直腸盲端との距離がはっきりしない場合は人工肛門造設を選択する．

手術手技

肛門皮膚瘻に対する会陰式肛門形成術

適応：anocutaneous fistula など，瘻孔の開口が肛門窩から離れている症例に施行される．

●ジャックナイフ位による肛門形成術（mini posterior sagittal anorectoplasty；mini-PSARP）

手技：①体位はジャックナイフ位（図2）．②電気刺激で肛門窩の収縮の中心を同定し，これを中心に12〜15mm の肛門形成部のマーキングをする．③瘻孔縁の全周性に支持糸をかける．④マーキングより1cm程度後縁から正中皮膚を縦切開し，さらに支持糸の外側で瘻孔全周に皮切を加える（図3）．⑤支持糸を牽引しながら瘻孔周囲を全周性にくり抜くように剥離する．会陰の皮膚より1.0cm ほどで直腸の筋層が見えてくるのでさらに筋層に沿って剥離を進める．⑥直腸剥離を，筋層のある直腸断端が肛門予定部位まで下ろせるところまで進める．⑦電気刺激で vertical muscle の走行を同定し，前縁と後縁に支持糸をかける（図4）．②のマーキングとずれることがあるが，その場合は⑦を優先する．⑧ Vertical muscle の前後の部位を吸収糸で閉鎖し，直腸を vertical muscle 内を pull-through する．⑨直腸先端の脆弱な組織（瘻孔に相当する）をトリミングし，断端をマーキングに合わせて皮膚に 5-0 または 4-0 吸収糸にて全周性に結節縫合し肛門形成を行う（図5）．

図1 肛門皮膚瘻
会陰から陰囊にかけて胎便が付着している．

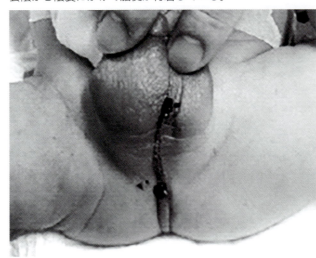

図2 ジャックナイフ位

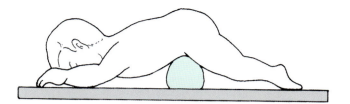

図3 皮膚切開のマーキング

瘻孔から肛門予定部までマーキングを行う。

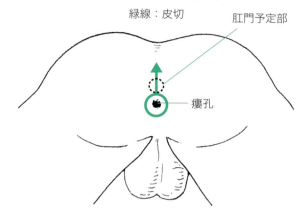

図4 直腸の剥離

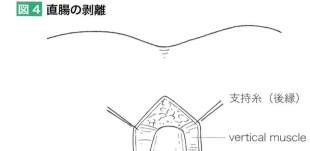

図5 肛門形成

直腸先端の脆弱な組織（瘻孔に相当する）をトリミングし（a），瘻孔部位の閉鎖および肛門を全周性に縫合する（b）。

a
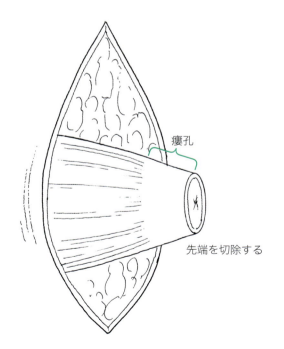

b
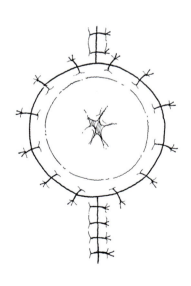

2. 低位鎖肛の手術（男児低位，女児低位） a．男児低位鎖肛の手術

●砕石位による肛門形成術

手技：①体位は砕石位。②，③はジャックナイフ位による肛門形成術と同じ。④マーキングから正中皮膚を縦切開し，さらに支持糸の外側で瘻孔全周に皮切を加える（図6）。⑤，⑥はジャックナイフ位による肛門形成術と同じ。⑦直腸後方で強く収縮する筋層が見えてくるので，これを肛門予定部位の後方端まで正中切開する（図7）。⑨はジャックナイフ位による肛門形成術と同じ。

肛門窩に近い肛門皮膚あるいは covered anal stenosis に対する cut-back 法

適応：瘻孔が肛門窩の中心に近い病型に行われる。ブジーのみで瘻孔を拡張することもできるが，走行や開口の形態が歪む可能性があるので，適応は慎重に決定する。Cut back は簡便な手技ではあるが，瘻孔開口が肛門窩から離れている症例では，術後外観上，醜形を残すので避けたほうがよい。

手技：①体位は砕石位で行う。②電気刺激で肛門窩の収縮の中心を同定し，これを中心に 12～15mm の肛門形成部位のマーキングをする。③曲がりの鉗子を瘻孔から瘻孔後縁に向けて挿入し（図8），先端を体表側に持ち上げ，鉗子を広げ，その間で皮膚を切開する。大きさは術者の小指が抵抗なく挿入できる大きさとする。④切開が皮膚だけの場合は切開のみでよいが，皮下組織を含めて切開する場合は瘻孔後縁の皮膚と直腸粘膜を 5-0 または 4-0 吸収糸にて数針で結節縫合する（図9）。

無瘻孔型（covered anus complete）に対する肛門形成術

適応：瘻孔のない低位鎖肛に行う。胎便が透見できない場合には，ピンク針で穿刺して胎便（直腸盲端）を確認する。

手技：①体位は砕石位。②電気刺激で収縮の中心を同定し，12～15mm の縦切開を置く（図10）。③剥離を進めると直腸盲端に到達する。低位鎖肛は比較的浅いところにあるが，同定できない場合は適宜エコー検査を行い，方向を確認する。④直腸盲端を穿刺して胎便を吸引する。直腸盲端の形状・走行がわからないときはここから造影する。⑤穿刺孔を塞ぐように支持糸をかけ，直腸の剥離を進める。⑥直腸盲端が肛門窩に引き下ろせるところまで直腸を剥離する。⑦直腸先端を横切開し，粘稠な胎便を十分に吸引した後，直腸断端と会陰部皮膚を 5-0 または 4-0 吸収糸にて全周性に結節縫合し肛門形成を行う。

術後管理

①創部が便で汚染されたら微温湯で洗浄する。消毒は不要である。
②抗菌薬は第2セフェム系抗生物質を2～3日投与する。
③尿道バルーンは，術後翌日に抜去する。
④経口摂取は排ガスが得られたら開始する。
⑤下肢の固定は不要である。
⑥抜糸は不要であるが，ブジーの際，カッティングで出血するようであれば適宜抜糸する。
⑦術後2週間後より肛門ブジーを行う。ヘガールブジーは軽い抵抗を感じる太さから初めて，1～2週間ごとに1号ずつサイズを上げ12～14号まで行う。肛門ブジー法は入院中に保護者に指導し，退院後は保護者にしてもらう。ヘガールブジーで一定の太さになったら，以後は排便機能と肛門指針でさらに拡張が必要か判断する。
⑧低位鎖肛の術後排便機能は一般に良好であるが，排便障害がなく，排便習慣が確立されるまで外来フォローを続ける。

文献

1) 八木　誠，窪田昭男：直腸肛門奇形．小児外科診療ハンドブック，医薬ジャーナル社，2014，p327-47．
2) 奈良啓悟：直腸・肛門異常．最新新生児外科学，ぱーそん書房，2019，p207-13．
3) 曹　英樹，神山雅史，ほか：女児低位鎖肛（ASARP）．小児外科 2011；43：1069-72．

図6 砕石位による皮切

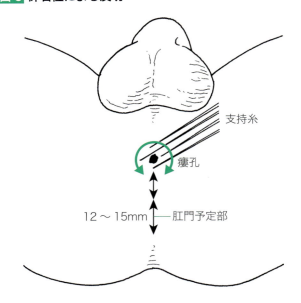

図7 筋層の切開
筋層を含め切開する。

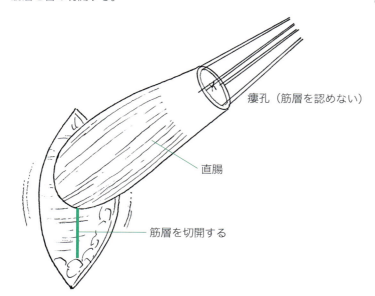

瘻孔（筋層を認めない）
直腸
筋層を切開する

図8 瘻孔後縁の縦切開
cut back：瘻孔後縁を縦切開する。

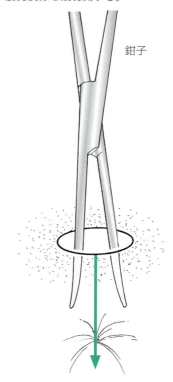

鉗子

図9 肛門後縁の縫合
肛門後縁を放射状に結節縫合する。

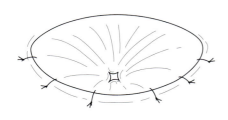

図10 無瘻孔型の皮切
肛門予定部までマーキングを行う。

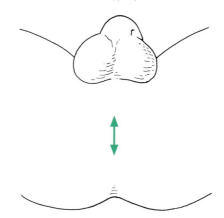

V 直腸・肛門の手術

2. 低位鎖肛の手術（男児低位，女児低位）
b. 前方矢状切開直腸肛門形成術

平林　健

　前方矢状切開直腸肛門形成術（anterior sagittal anorectoplasty；ASARP）は，Okadaらによって考案され，女児の有瘻型低位鎖肛（肛門腟前庭瘻，肛門後交連瘻，肛門皮膚瘻）[1]に対して現在広く用いられている[2]。本術式は，瘻孔開口部から，外肛門括約筋を収縮中心部よりやや後方まで切開を加え，視野を十分に確保する（図1）。そのうえで，直腸下端部を腟・周囲組織から剥離授動し，直腸下端部が外肛門括約筋の中央に位置するように移動させたうえで，前方の外肛門括約筋を縫合し，直腸肛門を形成する。本項では，この術式を説明する。

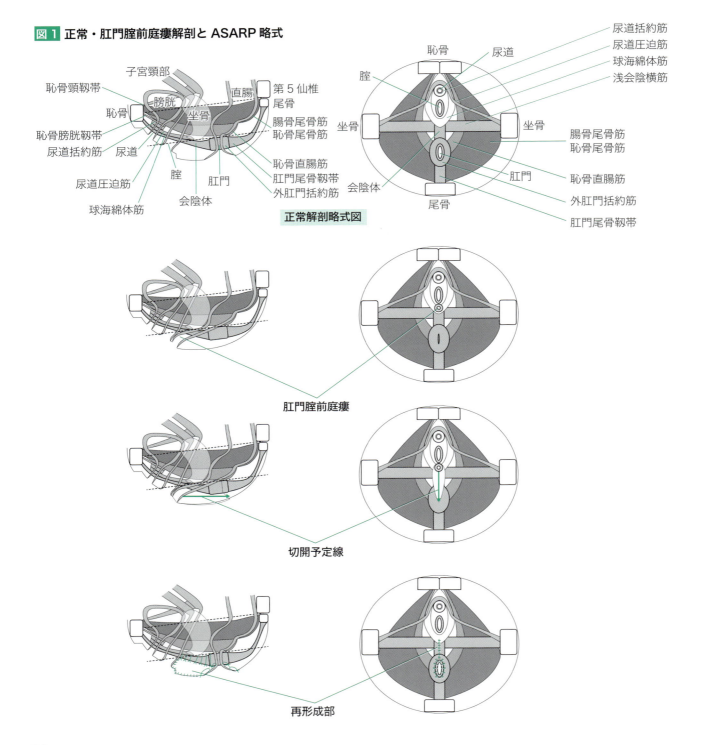

図1　正常・肛門腟前庭瘻解剖とASARP略式

前方矢状切開直腸肛門形成術（ASARP）

生後3カ月以降，可能な限り離乳食開始時期以前に手術を行う。

電気刺激による外肛門括約筋の収縮中心の決定

全身麻酔下に砕石位（蹲踞もしくは両足を腹上で合わせる体位）とする（図2）。外肛門括約筋の収縮中心（肛門窩）を電気刺激によって同定し，マーキングする（図3）。

皮膚切開線の決定

瘻孔開口部の外周に少量の皮膚を残して全周性に切開し，さらに収縮中心より約3mm程度背側まで正中切開線を背側に延長する（テニスラケット型）（図3）。

瘻孔部と腟前庭部の境界部の切開は，深く入ると腟内腔を損傷する危険性があり慎重に行う（図4）。

図2 手術時体位

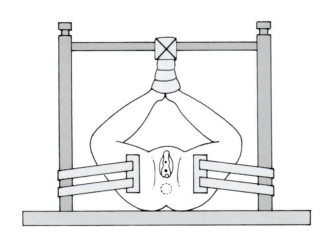

図3 電気刺激による収縮中心同定と皮膚切開位予定線

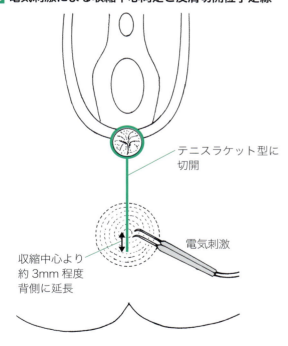

図4 肛門腟前庭瘻・直腸壁と腟壁の間を剥離

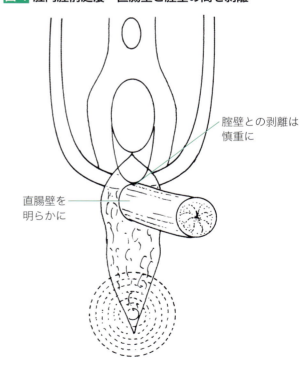

肛門腟前庭瘻の腟壁からの剥離

瘻孔背側の切開を皮下・会陰体まで進め，直腸壁を明らかにする。

視野を十分に広く確保したうえで，瘻孔と腟壁の間をメスで削ぐように口側に向かって剥離する（図5）。

癒着が強固な部分は1cm程度で，この範囲を超えると瘻孔は直腸様に変化し，周囲との癒着は鈍的に剥離可能となる[3]。

外肛門括約筋の前方切開

外肛門括約筋の前方正中を収縮中心より約3mm程度背側まで電気メスで切開し，直腸の通過経路を作成する（図6）。

外肛門括約筋・会陰体の形成

創部を十分に洗浄する。

外肛門括約筋と腸管壁漿膜を4-0吸収糸4針で全周性に縫合固定する（図6）。

腸管内腔にヘガールブジー8号程度が通る程度の緊張になるように，直腸を取り巻くように前方の外肛門括約筋切開部を4-0吸収糸で縫合し，外肛門括約筋を再形成する。さらに外肛門括約筋・腟腔間の会陰体・皮下組織切開部を，死腔を残さないように留意しつつ4-0吸収糸で縫合閉鎖する（図7）。

新肛門形成

前方正中創皮膚は4-0もしくは5-0吸収糸で埋没縫合する。

余剰した瘻孔先端部を5mm程度トリミングしたうえで，皮膚と直腸全層を4-0吸収糸で全周性に縫合する（図8）。

縫合後は経肛門ドレーンとして太さ10Fr程度のステントチューブを挿入し，手術を終了する。

術後管理のポイント

術後管理は，肛門移動術の管理に準拠して行う[3]。

手術直後の管理

①術後約1週間前後開脚制限を行う。
②創感染予防の抗菌薬投与を行う。
③創部汚染予防のため尿道カテーテルは1週間程度留置しておく。
④術後3日目前後，排便確認後より食事を再開する。
⑤会陰創に問題なければ，術後2週間前後から肛門ブジーを開始する。
⑥ヘガールブジー12〜14号程度を目標とする。

退院後管理

術後しばらくは1日2回程度の浣腸管理を行い，その後自力排便を確認し，適宜浣腸回数を減量する。

文献

1) The Japan Study Group of Anorectal Anomalies: A group study for the classification of anorectal anomalies in Japan with comments to the International Classification (1970). J Pediatr Surg 1982; 17: 302-8.
2) Okada A, Kamata S, et al: Anterior sagittal anorectoplasty for rectovestibular and anovestibular fistula. J Pediatr Surg 1992; 27: 85-8.
3) 上野　滋，平川　均，ほか：直腸肛門奇形—総排泄腔奇形を除いて．小児外科 2014；46：1101-4.

図5 肛門腟前庭瘻・直腸を授動

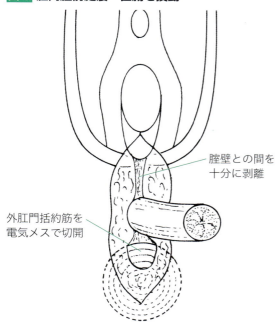

外肛門括約筋を
電気メスで切開

腟壁との間を
十分に剥離

図6 直腸貫通路の形成（外肛門括約筋切開）と直腸壁の固定

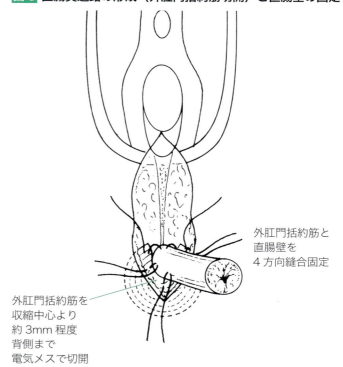

外肛門括約筋と
直腸壁を
4方向縫合固定

外肛門括約筋を
収縮中心より
約3mm程度
背側まで
電気メスで切開

図7 外肛門括約筋再形成と直腸壁の固定

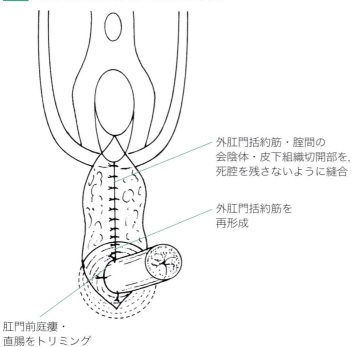

外肛門括約筋・腟間の
会陰体・皮下組織切開部を，
死腔を残さないように縫合

外肛門括約筋を
再形成

肛門前庭瘻・
直腸をトリミング

図8 完成図（皮膚腸管全層縫合と皮切部縫合閉鎖）

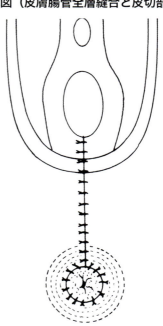

2. 低位鎖肛の手術（男児低位，女児低位）
c. Potts 法

古賀義法，加治 建

鎖肛に対する治療は正しく病型診断を行うことが第一歩であり，診断に基づいて手術方法を選択することで，術後排便機能を最良に保つことができる。本項では，低位鎖肛でも男児の肛門皮膚瘻，女児の肛門皮膚瘻，肛門腟前庭瘻の病型の際に行われる肛門移動術〔anal transplantation（Potts 法）〕について解説する。

術前準備

診断

肛門皮膚瘻は，肛門窩に開口部が存在せず，男児は陰嚢背側の陰嚢基部から肛門窩前方の会陰皮膚の間に瘻孔の開口を認める。また，薄い膜で覆われた胎便が透見する場合もある。出生直後は，瘻孔開口部がきわめて細く見つけにくい場合があり，丁寧な診察と24G 留置針の外筒を用いて会陰正中を探り瘻孔開口部を見つける。

女児では，腟前庭や後交連から肛門窩前方の会陰皮膚の間に瘻孔が開口する。女児の低位鎖肛では瘻孔が腟前庭部に開口する肛門腟前庭瘻が最も多い。肛門後交連瘻は腟前庭部の後交連に瘻孔が開口するものである。

新生児期の処置

瘻孔が狭い場合は排便経路を保つ目的で，ヘガール拡張器によるブジーや，瘻孔の背側を切開後にブジーを行うなど症例や施設によって工夫がなされている。ブジーにより安定した排便経路を確保できれば，その後は1日1〜2回のグリセリン浣腸による排便管理を家族に指導し，一時退院とする。

術前検査

術前検査として外瘻孔からバルーンカテーテルを用いた瘻孔造影を行う。術前に MRI で肛門周囲筋群の分布と脂肪腫，仙骨前腫瘤，二分脊椎などの病変を確認する。脊髄腫瘍や二分脊椎があれば脳神経外科に相談する。術前日の夕方，術当日の朝にグリセリン浣腸を行い排便させておく。

肛門移動術

体位・筋群分布の確認

尿道バルーンカテーテルを留置し，体位は砕石位とする。乳児では下肢を曲げた胡坐の体勢を組むのもよい。肛門窩周囲の筋群（主に外肛門括約筋）の収縮を電気刺激装置を用いて体表より確認し，収縮の中心，最腹側，最背側をそれぞれマーキングする（図1）。

肛門移動術〔anal transplantation（Potts 法）〕 (動画1)

瘻孔の外周にわずかに皮膚を付けて全周を切開する。瘻孔開口部を鉗子で把持，または4-0 PDS®をかけ，愛護的に牽引しながら全周性に周囲組織を頭側に向かって剥離する。まず背側の壁を明らかにしてから腹側へと回り込むように行い，瘻孔と筋群は電気メスやバイポーラーを用いて鋭的に剥離する（図2）。特に腟壁との間は鋭的な剥離が必要になる。ヘガール拡張器でブジーを行った結果，瘻孔と腟壁の境界が菲薄化していることがあり，その際は慎重かつ愛護的な剥離操作を心がけ，腟壁の損傷を避ける。頭側へ1cm 程度が線維性の癒着が強く，また，周囲組織から直腸に向かう血管が複数あるため，盲目的な鈍的剥離は不用意な出血の原因となるため注意する。線維性の癒着部分を越えると鈍的に容易に剥離が可能となる。新肛門の形成に十分な直腸の距離を確保（図3）した後に，骨盤底筋群に電気刺激を加えると会陰から肛門窩に収縮がみられ，恥骨直腸筋と考えられる筋群の収縮も確認できる。

肛門窩の皮膚切開は，筋収縮の中心から1辺約1cm の逆Y字のあるいは縦方向に2cm の切開（図4は2cm の縦切開）を加える。切開を加えた皮膚縁をつまみ，皮下組織を付けて切開縁から皮膚を約1cm 剥離する。外肛門括約筋の中心を電気刺激により再確認する（図4）。その後，外肛門括約筋の中心から直腸剥離の後面の恥骨直腸筋の収縮の下端を目指し鉗子で貫く（図5）。貫通路にペン

図1 肛門括約筋の収縮の確認とマーキング

外瘻孔の位置確認と①，②，③の位置確認がポイントとなる。

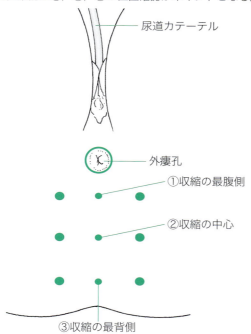

- 尿道カテーテル
- 外瘻孔
- ①収縮の最腹側
- ②収縮の中心
- ③収縮の最背側

図2 瘻孔周囲の剥離

瘻孔の全周に 4-0 PDS® をかけて牽引しながら，バイポーラーを用いて周囲の線維性の癒着を剥離している。

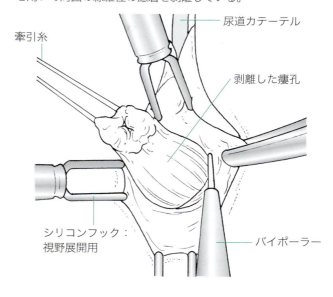

- 牽引糸
- 尿道カテーテル
- 剥離した瘻孔
- シリコンフック：視野展開用
- バイポーラー

図3 十分な瘻孔および直腸の剥離

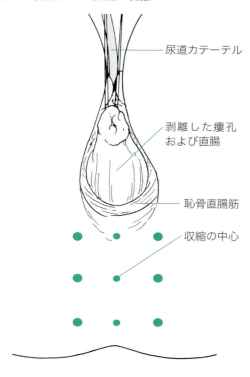

- 尿道カテーテル
- 剥離した瘻孔および直腸
- 恥骨直腸筋
- 収縮の中心

図4 肛門窩の皮膚切開

肛門窩を切開，皮下を剥離して外肛門括約筋の収縮を電気刺激装置で確認している。

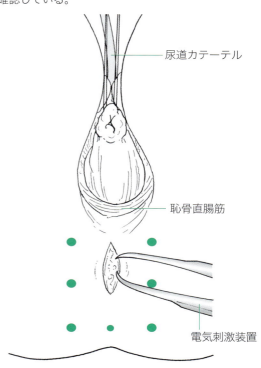

- 尿道カテーテル
- 恥骨直腸筋
- 電気刺激装置

ローズドレーンを挿入し，ヘガール拡張器で十分に広げた後（#10～#12）（図6），会陰部から鉗子を貫通路に通し，瘻孔開口部にかけた糸を把持し，腸管を pull-through する（図7）。直腸壁のアンカリングを目的に5-0 PDS®を用いて周囲組織と直腸壁の固定を行い，瘻孔抜去部は筋群および皮下組織を吸収糸 5-0 PDS®で縫合閉鎖する（図8）。瘻孔先端をトリミングし，腸管と皮膚を 4-0 PDS® 10数針で結節縫合し，皮膚は結節縫合で閉鎖する（図9）。

動画1　鎖肛の手術：Potts法

術後管理のポイント

手術直後の管理

①創の安静を保つため，創部が便などで汚染された場合は微温湯で洗浄し，清潔を保つ。両下肢の固定は，下肢の可動によって創部の安静が保てないと判断した場合に適宜行う。
②創感染予防の抗菌薬投与を行う。
③下肢を固定している場合は，創感染の有無などを毎日確認し，問題なければ下肢の固定を解除する。
④会陰部創を結節縫合した場合の抜糸は術後1週間から10日前後を目安に行う。
⑤創部に問題なければ，術後2週間でグリセリン浣腸を再開し，ヘガール拡張器によるブジーを開始する。ブジーは #5 程度から慎重に行い，#14～#15 まで行う。その後，ヘガール拡張器によるブジーを併用しつつ両親の小指でブジーを指導する。ブジーの際に出血を認める場合はヘガール拡張器のサイズアップは行わない。
⑥創部の感染や瘻孔の再開通などを認めた場合は速やかにブジーを中止し，創の完成を待つ。

退院後中・長期管理

①肛門移動術後はグリセリン浣腸による排便管理を続ける。退院後1～2週間に1度の外来通院時に肛門指診により吻合部の狭窄の有無や柔らかさを確認し，狭窄があれば適宜ブジーを行う。
②グリセリン浣腸による排便管理は，退院後も1～2回/日を継続して行う。
③自力での排便を確認しながら適宜浣腸回数を減らす。鎖肛の有無にかかわらず，便秘になりがちな年齢であることを念頭に，食事指導（食物繊維や水分の摂取など）を行う。硬便になる場合は緩下薬を投与する。
④便秘，下着の汚染に留意しながら排便習慣が獲得できるよう管理指導する。

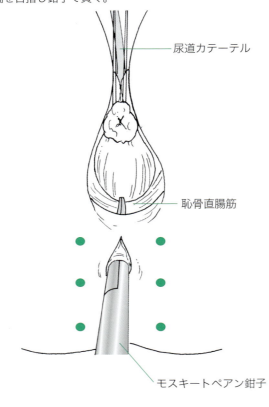

図5　瘻孔および直腸の貫通経路の作成
外肛門括約筋の中心から直腸剥離の後面の恥骨直腸筋の収縮の下端を目指し鉗子で貫く。

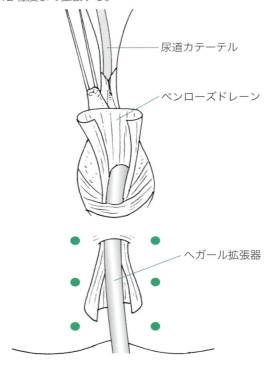

図6　ヘガール拡張器による貫通経路の拡張
貫通路にペンローズドレーンを挿入し，ヘガール拡張器で #10～#12 程度まで拡張する。

Ⅴ 直腸・肛門の手術

図7 pull-through
直腸を貫通路に通して pull-through を行う。

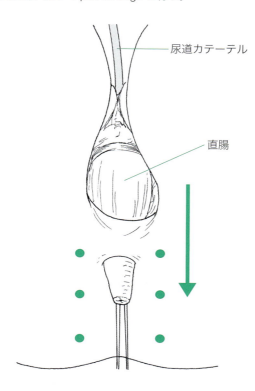

図8 瘻孔抜去部の閉鎖
瘻孔抜去部は筋群および皮下組織を吸収糸 5-0 PDS® で縫合閉鎖する。

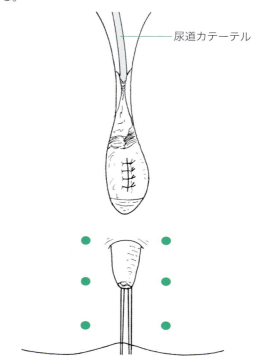

図9 手術終了時

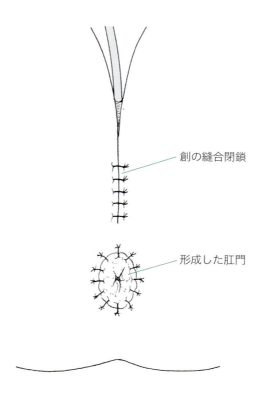

2. 低位鎖肛の手術（男児低位，女児低位）c. Potts 法

195

V 直腸・肛門の手術

3. 総排泄腔遺残症の手術
a. 根治術までの外科的介入, TUM, PSARVUP（Pena 手術）

松井 太, 松本富美

総排泄腔遺残症は，直腸，腟および尿道の3管が総排泄腔という1本の共通管に合流し，共通管のみが会陰部に開口する先天性形成異常である。女児の直腸肛門奇形のなかでも重症な型であり，出生約50,000人に1人の頻度とされるまれな疾患である。

総排泄腔の分離過程の異常によって，総排泄腔遺残症が生じる。3管合流部の位置は，分離異常が起こる時期により異なり，膀胱頸部～外尿道括約筋で合流する high confluence 症例から外尿道括約筋より遠位部～会陰部直下で合流する low confluence 症例までさまざまである（図1）。総排泄腔が残存することにより尿生殖洞の後壁での中腎傍管の正常な融合が障害され，重複子宮や重複腟となることが多い。総排泄腔遺残に対する直腸肛門腟尿道形成術は，非常に難易度が高く，手術合併症も多いので，丁寧で繊細な手術操作を必要とする。

総排泄腔遺残症における直腸肛門腟尿道形成術の目標

便禁制の獲得，尿禁制の獲得，腎機能の保護，満足のいく性機能の獲得，妊孕性の温存が目標となる。

腎機能・膀胱機能に影響する要因

腎形成不全や原発性膀胱尿管逆流といった先天性腎尿路異常を60～83％に合併する。尿が腟や子宮内へ逆流することにより胎児期から水子宮腟症を合併する。水子宮腟症は尿管通過障害や尿排出障害をもたらし，水腎水尿管症や巨大膀胱を認める。胎児期からの膀胱拡張は，持続する膀胱壁過伸展により膀胱機能障害の原因となる。脊椎／脊髄異常を合併する場合には神経因性膀胱をきたす。根治術の際の手術操作は，骨盤神経叢や陰部神経を傷害し医原性の膀胱機能障害をきたしうる。これらの膀胱機能障害は，二次性の膀胱尿管逆流の原因となる。

生殖器機能に影響する要因

生殖器機能は，共通管の長さや子宮／腟の形態，腟形成に関する術式が関与する。多くは，重複子宮／腟もしくは腟中隔を合併する。子宮低形成などの Müller 管臓器形成不全を合併する場合もある。しかしながら，幼少期に子宮低形成の有無を判断するのは難しい。思春期以降に，術後腟狭窄による子宮腟留血腫や月経血流出路障害が生じる可能性がある[1]。胎児腹水や手術操作の影響と推測される卵管狭窄や卵管膿瘍を認める場合がある。

直腸肛門腟尿道形成術の術式選択に影響する要因

共通管の長さ，固有尿道の長さ，重複する腟の大きさ，腟中隔の形態（中隔部の厚み），重複／双角子宮の大きさを考慮して術式を選択する。筆者らは，共通管の長さの測定は，phallic cloaca を cut back した後，想定される会陰部に開口する腟口の位置から3管合流部までの距離を内視鏡ガイド下に行っている。

直腸肛門腟尿道形成術までの外科的介入

出生直後～新生児期

出生後，超音波検査にて腎ならびに尿路を観察することに加え，膀胱拡張の有無と膀胱背側に嚢胞状に拡張した腟（水腟症や水子宮腟症）の存在を観察する。出生時に巨大な水子宮腟症や胎児尿腹水による横隔膜挙上に伴う呼吸障害を認める場合がある。共通管から腟内に3～5Fr のカテーテルを挿入してドレナージする。カテーテルは，膀胱や直腸に挿入されることは少なく，左右の腟に挿入されることが多い。大量の腹水を認める場合にはエコーガイド下に穿刺し，腹腔ドレナージを試みる。これらの処置が効果的でない場合には，膀胱内や腟内に経皮的にカテーテルを挿入する。

出生後早期に，横行結腸を用いた人工肛門が造設される。ループ型人工肛門では肛門側への便のたれ込みが起こる可能性がある。便のたれ込みは，尿路感染の原因となる。尿路感染を繰り返す場合は，完全分離型の人工肛門への変更が必要となる。

人工肛門造設時に，泌尿生殖器に関する評価目的に内視鏡検査を行う。共通管の長さ，3管合流部の位置や形態，合流部から膀胱頸部までの固有尿道の長さ，膀胱頸部の形態，ならびに腟の形態を観察する。水子宮腟症により尿道は前方に偏位し，固有尿道を観察するのは難し

い．まずは，腟内に内視鏡を挿入し，腟内をドレナージする．腟内減圧により尿道への挿入が容易になる．腟中隔を認める場合には，ドレナージ効率を改善する目的に，内視鏡的に腟中隔を切開する．Phallic cloaca とそれに伴う共通管遠位部の狭窄は尿路閉塞の原因となる．閉塞を認める場合には phallic cloaca を cut back しておく．これらの処置を行っても膀胱や腟内の減圧が効果的でない場合には膀胱皮膚瘻や腟皮膚瘻を考慮する．

根治術までの乳児期

水子宮腟症に対する減圧目的に，8Fr カテーテルを使用し，1日 2〜6 回程度の間欠的腟内ドレナージを行う．腟内減圧により尿路閉塞は解除され，水腎水尿管症や膀胱拡張は改善することが多い．また，尿路感染の予防や直腸への尿の逆流による直腸からの尿吸収による高 Cl 性アシドーシスの予防につながる．

随伴する上部尿路通過障害は腎機能を悪化する可能性があり，注意深く経過観察する．通過障害の程度が強い場合には，根治術前に手術を行う．膀胱尿管逆流はほぼ全例で合併するが，予防的抗菌薬投与にて扱われる．ブレークスルー尿路感染を起こす場合には手術の適応となる．脊椎／脊髄異常の合併の有無は，MRI にて評価し，異常を認める場合には小児脳神経外科にコンサルトする．

total urogenital mobilization（TUM）法の適応，禁忌

尿路と性路，そして消化管を分離し，それぞれ独立した開口部を形成する直腸肛門腟尿道形成術は，児の体重が 8kg 程度を目安とし，一期的に行う．総排泄腔遺残症は多様な病型を有するので，根治術前に MRI や内視鏡検査を行い，症例ごとに解剖学的特徴を把握しておく．筆者らの現時点での総排泄腔遺残症に対する腟尿道形成の術式アルゴリズムを示す（図2）．

共通管が 3.0cm 未満の症例では，尿道と腟を 1 つのユニットとして会陰部まで授動する total urogenital

図1 総排泄腔遺残症

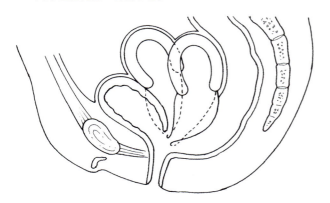

a：high confluence 症例．尿道，腟および直腸は，膀胱頸部から外尿道括約筋で合流する．

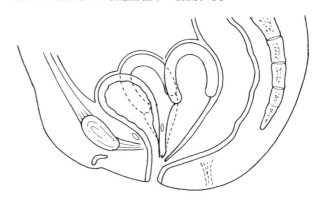

b：low confluence 症例．尿道，腟および直腸は，外尿道括約筋より遠位部から会陰部直下で合流する．

図2 総排泄腔遺残症に対する腟尿道形成の術式アルゴリズム

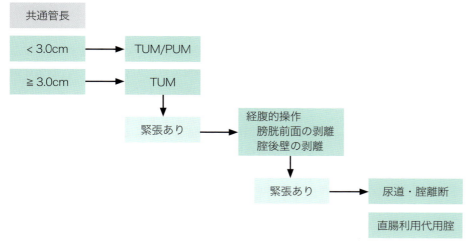

TUM：total urogenital mobilization
PUM：partial urogenital mobilization

mobilization（TUM）法の適応である[2]。TUM法の利点は，合併症が少ない，手術時間が短縮される，ならびに整容性に優れていることが挙げられる[3,4]。先天性副腎皮質過形成に代表される尿生殖洞遺残症と比較して，総排泄腔遺残症では共通管が短い症例（2.0cm未満）はまれである。従って，総排泄腔遺残症において，術後の尿失禁の防止目的に共通管前面の剥離を恥骨尿道靱帯の手前までにとどめる partial urogenital mobilization（PUM）法が適応となる症例は限定的である。共通管が3.0cm以上の症例でもTUM法を先行するが，TUM法のみで会陰部に緊張なく，尿道と腟を形成可能となる症例は少ない。これらの症例では，経腹的に膀胱前面の剥離や腟後面の剥離を追加する。この操作を行っても十分に会陰部に下降しない場合には，尿道と腟離断による pull-through vaginoplasty や腸管利用代用腟が必要となる。

固有尿道が非常に短い症例（1.0〜1.5cm未満）において，TUM法は術後尿失禁のリスクが危惧されるので，TUM法を行わない方針である[3]。また，共通管が低形成である場合（共通管が細く，内視鏡やカテーテルが挿入できない）や腟の低形成を合併する場合には，TUM法は禁忌である。

後方矢状切開直腸肛門形成術（posterior sagittal anorectoplasty；PSARP）の手術手技は，「V.1.a. 後方矢状切開直腸肛門形成術（Pena手術）」の項で詳述されており，総排泄腔手術でも同様の手技であるので参考にされたい。本項では，TUM法に関して概説する。

TUM手術のアウトライン

1. 内視鏡検査およびカテーテル挿入
2. TUM法，後方矢状切開直腸肛門腟尿道形成術
   （posterior sagittal anorectovaginourethroplasty；PSARVUP）
   　　ジャックナイフ位
   　　後方矢状正中切開
   　　直腸瘻を分離
   　　共通管／腟後壁の剥離と授動
   　　共通管／尿道前壁の剥離と授動
3. TUM法で緊張が残存する場合
   　　仰臥位
   　　膀胱前面から恥骨後面の剥離
   　　腟後壁の剥離
4. 腟口形成，前庭部形成

手術手技

内視鏡検査およびカテーテル挿入

内視鏡ガイド下に膀胱内に8Fr尿道バルーンカテーテル，両側の腟内に4Frフォガティーカテーテルを挿入する。共通管が細く，計3本のカテーテル挿入が難しい場合には，一方の腟にのみカテーテルを入れておく。共通管，腟および尿道周囲の剥離の際に非常に有用である。

TUM法，PSARVUP

筆者らの施設では，腹腔鏡補助下に直腸の遊離および授動を先行している。その後，ジャックナイフ位として，神経刺激装置で筋群を確認しながら，仙骨下端から会陰体の高さ（左右の坐骨結節を結んだ線の高さ）まで後方矢状正中切開し，直腸瘻を分離する（図3，4）。直腸瘻を分離する際，拡張した左右腟の間に瘻孔を認めるので腟壁を損傷しないように瘻孔寄りで剥離することが重要である。以後，TUM法へと移行する。

共通管開口部を頂点とし，底辺は会陰体の高さとした逆U字型（ジャックナイフ位ではU字型）に切開する。逆U字型フラップに皮下組織を付着させて剥離する。共通管を円周状に皮膚切開し，共通管内に留置したカテーテルをガイドに共通管後壁を剥離していく（図5）。共通管は球海綿体筋に包まれており，左右の会陰動脈や尿道球動脈から血管が流入しているので随時バイポーラーにて止血する。総排泄腔遺残症では，球海綿体筋の形成は悪く，正常に比して薄いので，出血に悩まされることは少ない。剥離していくと合流部に到達し，腟内に留置したカテーテルが透見される。腟壁は特徴のある"白い色調"をしており，これを目安にする。この層に沿って剥離する。腟内に挿入したフォガティーカテーテルを牽引することにより腟後壁の腹膜翻転部までの剥離が容易となる。水子宮腟症がある場合には，腟が大きく左右に広がっていることを認識しておく。共通管および腟内腔からも腟壁と周囲組織の境界を確認し，腟壁を損傷しないように留意する。腟壁は脆く，いったん損傷すると，どんどんと裂けていき，修復に難渋する。万が一，腟壁を損傷した場合には5-0 PDS®にて縫合する。

次に，共通管や尿道前壁を剥離していく（図6）。共通管および尿道前壁を剥離していくと，恥骨後面が触れる。続いて恥骨後面の恥骨尿道靱帯を電気メスで切断すると視界が開き，後腹膜腔の脂肪組織が確認できる。尿道の側方から先に剥離した腟側方に連続するように尿道と腟を1つのユニットとして剥離する。尿道と腟に緊張なく会陰部まで引き下ろすことが可能となれば剥離および授動は終了となる。

図3 後方矢状正中切開とU字型切開

共通管開口部を頂点とし、底辺は会陰体の高さとしたU字型に切開する。

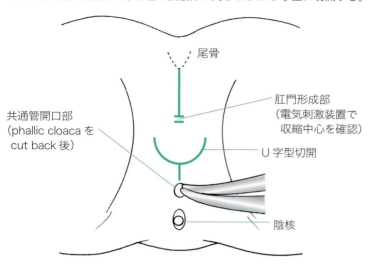

図4 肛門挙筋切開後の創部

遊離した直腸と左右に広がった拡張した重複腔が確認できる。

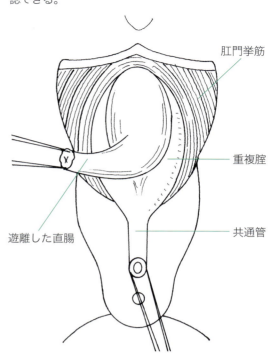

図5 total urogenital mobilization 法

尿道と腟を1つのユニットとして会陰に授動する。

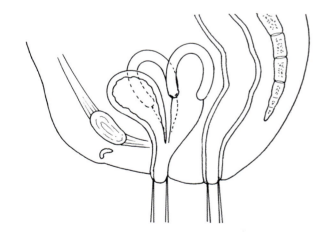

図6 total urogenital mobilization 法の剥離面

恥骨尿道靱帯を切断し、共通管および尿道前壁を恥骨から遊離する。球海綿体筋から共通管を正中で剥離する。腟内に挿入したフォガティーカテーテルを牽引し、腟後壁を腹膜翻転部まで剥離する。

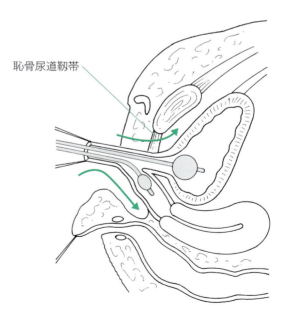

上記の操作によって緊張が残存する場合

緊張が残存する場合には，体位を仰臥位に戻す。下腹部横切開にて膀胱前腔を展開する。膀胱前面を恥骨後面まで剥離していくと，先に離断した恥骨尿道靱帯下面に連続する。この操作で0.5～1.0cm程度下降することが可能となる。この操作を行っても緊張が残存する場合には，腟後壁の剥離に移行する。直腸や腟側方には陰部神経および骨盤神経叢が走行しているので，神経が少ない正中を中心に剥離することが，排尿障害を予防するうえで重要である。この操作でさらに0.5～1.0cm程度下降することが可能となる。

経腹的剥離を加えたTUM法を行っても緊張が残存する場合には，尿道と腟離断によるpull-through vaginoplasty，そして遊離した直腸の断端で腟を置換する腸管利用代用腟形成を行う。

腟口形成，前庭部形成

共通管の6時を合流部まで縦切開する（図7）。腟への合流部が確認できたら，腟後壁正中に切開を連続させ腟内腔が十分広がるようにする。切開した腟後壁に6-0 PDS®を支持糸として左右にかけておく。逆U字型皮膚フラップと腟後壁を5-0 PDS®にて2層吻合する（吻合部の緊張を軽減させ，腟口狭窄を予防する工夫）（図8）。前庭部の粘膜が余剰とならないように，共通管の0時を切開し，冠状溝部3時から9時で切開断端と縫合し，尿道および前庭部を形成する。腟内に4mmペンローズドレーンを挿入する。腟後面にvertical muscle complexの前縁を縫合し会陰体を形成する。最後に直腸と肛門部皮膚の縫合を行って肛門形成を行う。

共通管を利用した腟後壁を形成する方法が考案されている（図9，10）。共通管の前壁，後壁，もしくは側方を切開する。切開した共通管フラップは，前庭部の粘膜面や腟後壁の延長に利用するのに非常に有用である。

術後管理

術後1週間は，両下肢をタオルでくるみ，弾性包帯で固定し，開脚を制限する。膀胱留置カテーテルは，TUM法では術後2週間留置する。カテーテル抜去後，排尿状態を超音波にて観察する。脊椎／脊髄異常を合併する場合やhigh confluenceを有する総排泄腔遺残症では，術後膀胱機能障害を認めることがある[4]。その場合には，清潔間欠導尿が必要となる。腟内ドレーンは，術後1～2日で抜去する。術後腟ブジーは行っていない。人工肛門閉鎖の際に，尿道および腟の評価目的に内視鏡検査を行う。

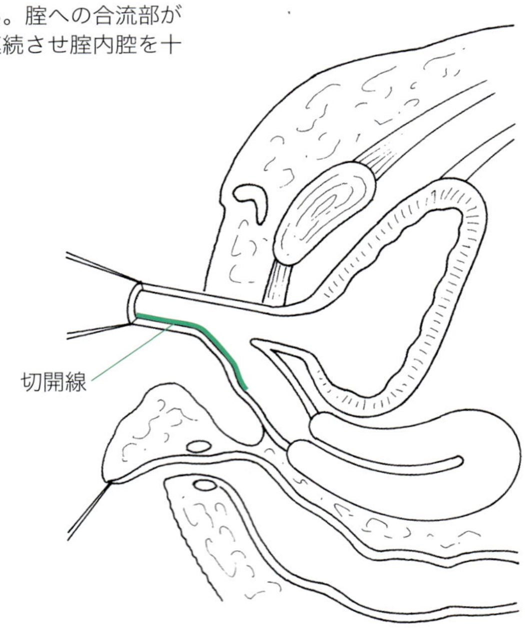

文献

1) Matsui F, Shimada K, et al: Long-term gynecological prognosis after childhood vaginoplasty for persistent cloaca. Society for Pediatric Urology 67th annual meeting, 2019.
2) Peña A: Total urogenital mobilization—An easier way to repair cloacas. J Pediatr Surg 1997; 32: 263-7.
3) Wood RJ, Reck-Burneo CA, et al: Cloaca reconstruction: a new algorithm which considers the role of urethral length in determining surgical planning. J Pediatr Surg 2017; 12: S0022-3468(17)30644-9.
4) Matsui F, Shimada K, et al: Bladder function after total urogenital mobilization for persistent cloaca. J Urol 2009; 182: 2455-9.

図7 共通管腹側切開

共通管の6時を合流部まで縦切開する。腟への合流部が確認できたら，腟後壁正中に切開を連続させ腟内腔を十分広げる。

切開線

図8 腟口形成および前庭部形成

逆U字型皮膚フラップと腟後壁を吻合する（a）。前庭部の粘膜が余剰とならないように，共通管の0時を切開し，冠状溝部3時から9時で切開断端と縫合し，尿道および前庭部を形成する（b）。

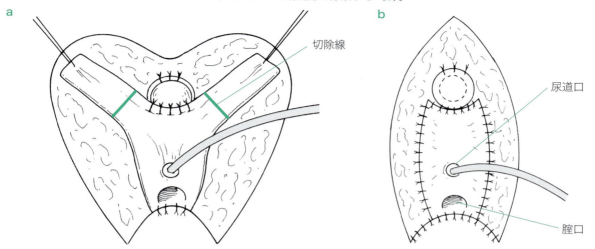

図9 皮膚フラップ以外の腟後壁形成（1）

共通管の3時もしくは9時を合流部まで切開する（a）。共通管フラップを回転するように縫合し腟後壁を形成する（b）。

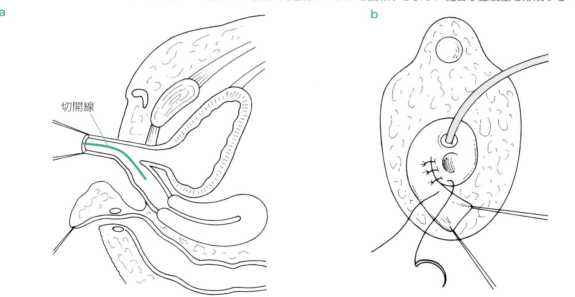

図10 皮膚フラップ以外の腟後壁形成（2）

共通管の6時と12時を合流部まで切開する（a）。左右の共通管フラップを下方正中へ移動させ縫合し，腟後壁を形成する（b）。

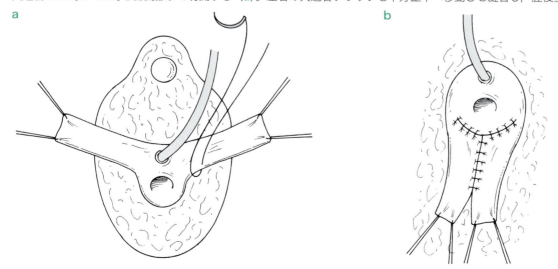

V 直腸・肛門の手術

3. 総排泄腔遺残症の手術
b. 造腟術（vaginoplasty）

米倉竹夫

　総排泄腔遺残症（persistent cloaca；PC）は女児において，尿道，腟，直腸が遺残した総排泄腔に合流しcommon channel（共通管）を形成し，これが会陰に一穴として開口する直腸肛門奇形の特殊型である（図1, 2）。PCは胎生4～9週における総排泄腔膜の分離の異常，尿直腸中隔の下降の異常，中腎傍管（Müller管）下端の子宮管の下降の異常により発生する[1]。このためPCは共通管の長さ，尿道・腟・直腸の合流形態などさまざまなvariationがあり，泌尿生殖器系や脊椎・脊髄の異常の合併を認めることも多い。特に子宮管の中隔が消失しないことに伴い発生する重複子宮や重複腟・腟中隔の合併を50％と35％に認める[2]。PCの治療方針の決定にはこれらの形態異常の診断・評価が重要となる（図3）。

　根治手術には直腸肛門の形成と尿路・腟の形成を同時に行う一期的手術と，乳児期に直腸肛門の形成を行い成長後（月経発来前）に腟形成を行う二期的手術がある。なおわが国での全国調査でも約7割が一期的手術であった[2]。一期的手術としては，1987年にPeñaがposterior sagittal approachによるanorecto-urethro-vagino-plasty（PSARUVP）を報告し，以後，本術式が世界的に広く行われるようになった[3]。PSARUVPでは共通管の長さにより腟形成法が異なり，それが3cmより短い場合は主にtotal urogenital mobilization（TUM）が行われているが，3cm以上の場合は開腹も併用した造腟術が必要となる[4]。Levittらの490例のreviewによると腟形成法としては，TUMの225例も含めvaginal pull-throughが308例（62.9％），vaginal flapが44例（9.0％），腸管によるvaginal replacementが90例（18.4％），vaginal switchが48例（9.8％）であった[4]。ここでは共通管が3cm以上のlong common channelに対する一期的PSARUVP法における造腟術として，①腸管を用いた造腟術，および，②重複腟重複子宮を有する症例に対するvaginal switchによる造腟術，について述べる[1, 4, 5]。

手術手技

posterior sagittal approach

　殿部高位のジャックナイフ位とする。鎖肛に対するposterior sagittal anorecto-plasty（PSARP）と同様に，仙骨下端から会陰部まで正中を電気メスで後方矢状切開する。共通管を温存した場合は，これを尿道として用いる。一方，共通管が長く直腸や腟の下端が高位な場合や，重複腟など

図1 総排泄腔遺残症の会陰部所見（1）

a：会陰部外観，肛門を認めない。 　　　　b：陰唇を開排すると共通管開口部（矢印）を認める。

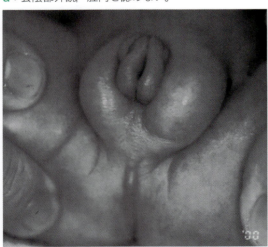
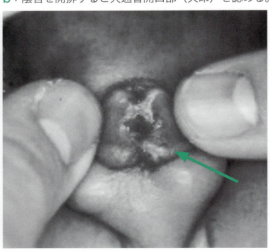

図2 総排泄腔遺残症の会陰部所見（2）

a：新生児期：①小陰唇は癒合し陰嚢様の外観を呈し，腹側に瘻孔を認める（6Frのカテーテルを挿入）。
②瘻孔から背側に向かい小陰唇を正中で切開し形成，膀胱鏡下に6Frのフォーリーカテーテルを留置した。

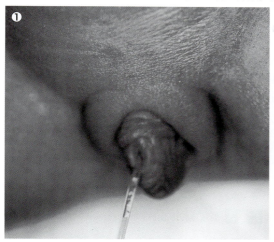
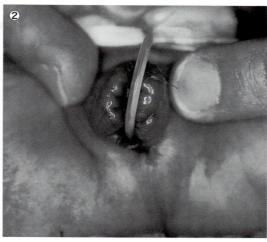

b：aと同一症例の生後7カ月時：①小陰唇の腫大はとれ，左大陰唇部に脂肪腫を認めるが，会陰部は図1とほぼ同様の外観を呈する。②陰唇を開排すると共通管開口部（矢印）を認める。

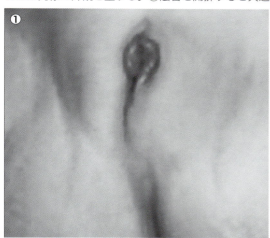
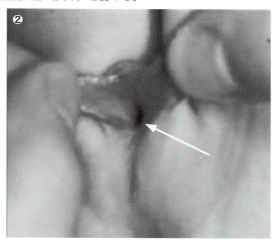

図3 根治術の術前評価

a：共通管からの逆行性造影で重複腟（＊）と膀胱（破線円）が造影され，さらに軟性鏡を共通管から直腸総排泄腔瘻（緑矢印）を通し結腸に挿入し造影している。共通管の長さは4cmであった。

b：造影CTで直腸瘻（矢頭）は直腸総排泄腔瘻は重複腟（＊）の腟中隔内を走行している。

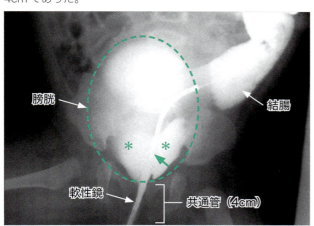
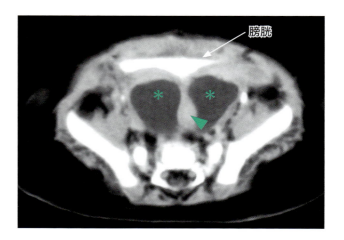

合流形態が複雑な場合は，固有尿道の損傷を回避するためにも共通管後壁までの後方矢状切開を行う（図4）。これにより直腸総排泄腔瘻（以下，直腸瘻），処女膜様の襞状の肉壁様の形状を呈する腟下端および尿道開口部を観察することができる（図5）（動画1）。

ついで直腸瘻から直腸下端にかけ全周性に支持糸をかけ，これを牽引しながら直腸を全周性に電気メスを用い剥離する。ついで腟下端にも全周性に支持糸をかけ，これを牽引しながら固有尿道を損傷しないように腟を剥離する。なお直腸前壁は腟後壁を，腟前壁は固有尿道後壁を包むような形態をとっており，腟後壁と尿道後壁を損傷しないよう直腸は直腸前壁側に，腟は腟前壁側に沿い剥離をする（動画2）。共通管が長い重複腟の場合は，直腸瘻とともに左右の重複腟に支持糸をかけ，これを牽引しながら尿道括約筋を損傷しないように重複腟・腟中隔と直腸瘻を一括して尿道から剥離する（図6a）。共通管後壁の切開をせずこれを温存した場合は，共通側の腟瘻断端を5-0吸収糸で結節縫合し閉鎖する。共通管後壁を切開した場合は，共通管の左右後壁を一部剥離し，膀胱に留置した8Frフォーリーカテーテルを軸としてこれを頭側から会陰に向かい5-0吸収糸を用い連続縫合する。さらに結節縫合を追加し後壁の補強し新尿道を作成する（図6b）。会陰部創を仮閉鎖した後，腹腔操作のために仰臥位とする（動画3）。

動画1	後方矢状切開によるアプローチ：共通管後壁まで切開	
動画2	直腸・腟の剥離	
動画3	新尿道の形成	

図4 後方矢状切開によるアプローチ（共通管の後壁まで切開）
共通管後壁も正中で矢状切開した。共通管は4.5cmと長く，その頭側に尿道口と腟の開口を認める。

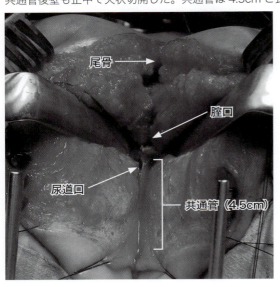
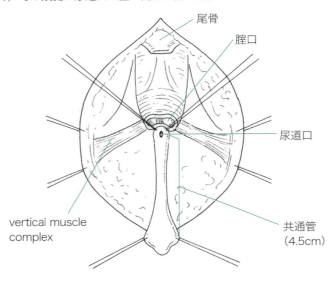

図5 尿道・腟・直腸瘻の共通管への開口部
共通管後壁も正中で矢状切開したところ共通管長は4.5cmと長く，その頭側に尿道口と処女膜様の腟の下端を認め，また腟下端の背側に直腸瘻が開口している。

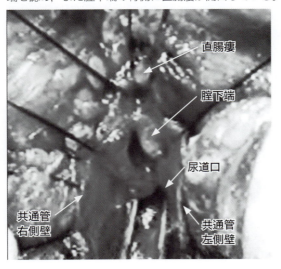
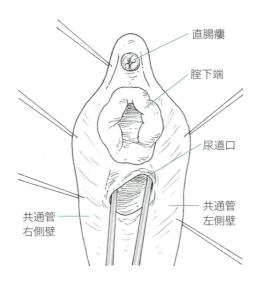

V 直腸・肛門の手術

開腹アプローチによる造腟術

下腹部横切開で開腹する。子宮や付属器の観察を行う。直腸下端および腟下端を腹腔内に脱転し、S状結腸から直腸へと剥離を行う。

●腸管を用いた造腟術

造腟術に用いる有茎腸管としては直腸下端，結腸，または回腸がある。なお Levitt らの腸管を用いた造腟術 90 例の内訳をみるとそれぞれ 33 例，15 例，42 例であった。

直腸の長さが十分ある場合は，直腸下端を代用腟として用いる。直腸下端の辺縁血管のアーケードの血流を確かめながら腸間膜を処理し，5～6cm の有茎腸管を作成する（図 7a, b）。脱転した腟下端と有茎腸管の口側を 4-0 吸収糸で結節縫合する。ねじれなどによる血流障害が起こらないように注意しながら，有茎腸管の肛門側と直腸の口側断端をそれぞれ会陰に pull-through し腹壁を閉鎖する（図 7c）（動画 4）。

直腸盲端の拡張が非常に強い場合は，直腸を縦に切開

図 6 重複腟・直腸瘻の剥離・共通管を用いた新尿道の作成

a：直腸瘻が重複腟の腟中隔の中を走行し共通管に開口している場合は，重複腟に全周性に支持糸をかけ，これを一括として牽引しながら固有尿道から剥離する。

b：重複腟を固有尿道から十分剥離した後，切開した共通管の左右後壁を部分剥離し，フォーリーカテーテルを包むようにこれをロール状に形成し新尿道を作成する。

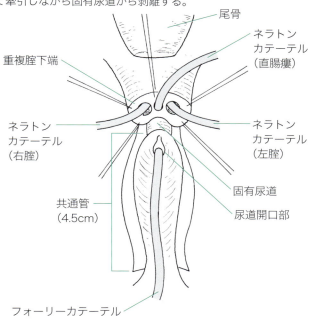
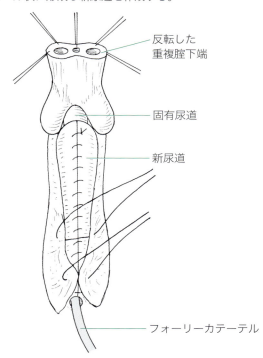

図 7 直腸を用いた造腟術

a, b：直腸下端の辺縁血管のアーケードの血流を確かめながら腸間膜を処理し，5～6cm の有茎腸管を作成する。

c：脱転した腟下端と有茎腸管の口側（＊＊）を縫合し，有茎腸管の肛門側（＊）と直腸の口側断端（★）をそれぞれ会陰に pull-through する。

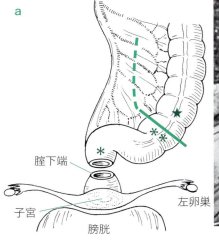
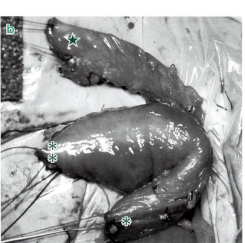
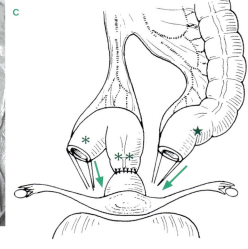

し2つの管腔を作成し，腸間膜付着側の管腔を分節し代用腟として，口側直腸と連続した管腔を直腸肛門として用いる（図8a）。この場合，直腸肛門として用いる管腔は壁内血流のみで維持されるため，血流障害に注意が必要で，さらにpull-throughする際にはそれぞれ逆方向に90°回転させ，両管腔の縫合線が接しないようにする。

　回腸や結腸を用いる場合は，有茎腸管として腸管膜から腸管辺縁のアーケードの血流を確保しながら，会陰に緊張なく届く部位を決定する必要がある。回腸では有茎腸間膜が長く確保しやすい回盲部から口側10〜15cmの回腸を用いるが，pull-throughする際に腸間膜のねじれがあると虚血しやすいので注意が必要である（図8b）。

動画4　腸管を用いた造腟術

● vaginal switchによる造腟術

　Vaginal switchは重複腟子宮をもつ症例で，左右の腟がほぼ同じ大きさで長さが会陰までの長さ以上あり，子宮の低形成や卵管閉塞がなく，水腟症に対するドレナージ術の既往がない場合が適応となる[5]。

　まず剥離した腟下端を腹腔内に脱転する。直腸瘻が左右の腟の中央から腟中隔を走行している場合は，腟壁の血流を保つように直腸瘻がつながる腟壁をcore-outする形で腟中隔を切除する（図9）。腟下端・腟上部の切開部を縫合閉鎖し1つの管腔に形成する。Switchする側は卵巣動静脈の損傷しないよう卵巣を温存し，卵管と子宮と腟を一括に剥離する。この際，腟の血流を保つために対側の腟の剥離は控える必要がある。剥離した卵管・子宮・腟を反転させ，直腸とともに会陰へpull-throughする（図10）。

図8　腸管を用いた造腟術
a：直腸下端を2分し，有茎腸管を代用腟として用いる。　　b：回腸を用い有茎腸管を作成し，代用腟として用いる。

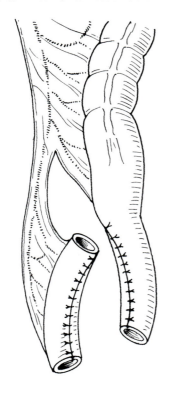
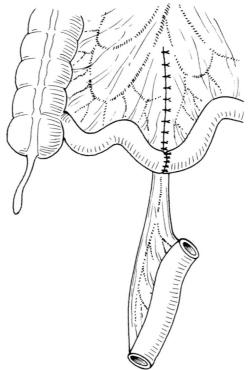

Ⅴ　直腸・肛門の手術

図9　重複腟・子宮と直腸腟瘻に対する開腹によるアプローチ

a：左右対称を呈する重複腟・重複子宮を認め，直腸瘻は重複腟の中央につながる。膀胱は大きい。左右の卵巣動静脈をテーピングしている。
b：直腸瘻を core-out するよう腟を切開し，腟中隔の中央を走行している直腸瘻（ネラトンカテーテルを挿入）とともに腟中隔を切除する。

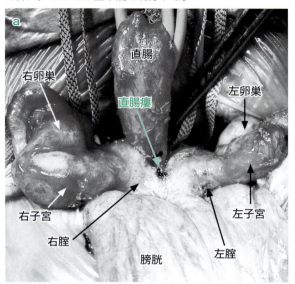
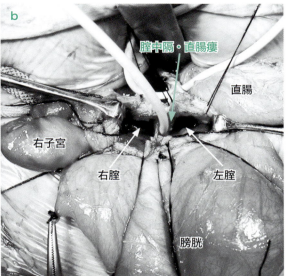

図10　vaginal switch および直腸の pull-through

a：右卵巣動静脈を損傷しないよう右卵巣を温存し，右側の卵管と子宮と腟を一括に剥離する（緑の円が剥離範囲）。

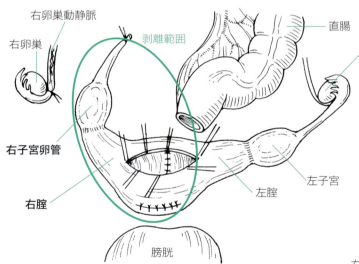

b：腟下端・腟上部の切開部を閉鎖し1つの管腔に形成し，剥離した卵管・子宮・腟を反転させ直腸とともに会陰へ pull-through する。

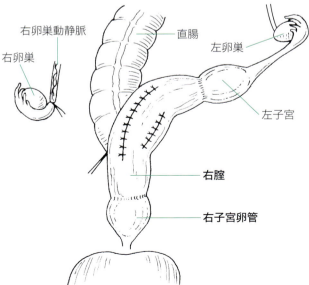

3．総排泄腔遺残症の手術　b．造腟術（vaginoplasty）

207

会陰アプローチによる腟・直腸肛門の形成

閉腹した後，再びジャックナイフ位とする。仮閉鎖した会陰部を再開窓し，pull-throughした代用腟と直腸を会陰へと授動する。代用腟として作成した腸管の断端を陰唇内前庭部に4-0吸収糸を用い吻合する。Vaginal switchした場合は，会陰操作に入ってから卵管・子宮を腟から切除し，腟断端を陰唇内前庭部に吻合する（図11）。陰唇後交連・perineal bodyを形成した後，鎖肛手術のPSARPと同様に直腸肛門形成を行う（動画5）。

動画5　新腟口・新肛門の形成

術後管理

術後1週間は創部の安静と洗浄による清潔を保つ。新肛門部に問題なければ術後2週目からヘガールによるブジーを開始し16号まで拡張させる。フォーリーカテーテルは総排泄腔を形成し新尿道を作成した症例では術後3週間目に造影を行いながら抜去する（図12）。根治術施行後2カ月目以降に人工肛門を閉鎖し，浣腸を用いた排便訓練を行う。共通管が3cm以上の症例の約8割は膀胱機能障害を認め，また約2割はclean intermittent catheterization（CIC）の管理を要し[3]，逆流性腎症に伴う腎機能障害の進行にも注意が必要である。月経発来前後には腟狭窄の有無や拡張の適応などの再評価が必要で（動画6，7），なおわが国の全国調査では月経流出路障害を41.4％に認めている[2]。

動画6　膀胱鏡による観察（15歳時）

動画7　腟鏡による観察（15歳時）

文献

1) 米倉竹夫：総排泄腔遺残．最新新生児外科学，ぱーそん書房，2019，p214-20．
2) Kubota M: The current profile of persistent cloaca and cloacal exstrophy in Japan: the results of a nationwide survey in 2014 and a review of the literature. Pediatr Surg Int 2017; 33: 505-12.
3) Peña A, Levitt MA, et al: Surgical management of cloacal malformations: a review of 339 patients. J Pediatr Surg 2004; 39: 470-9.
4) Levitt MA, Peña A: Cloacal malformations: lessons learned from 490 cases. Semin Pediatr Surg 2010; 19: 128-38.
5) Bischoff A, Levitt MA, et al: Vaginal switch—a useful technical alternative to vaginal replacement for select cases of cloaca and urogenital sinus. J Pediatr Surg 2013; 48: 363-6.

V 直腸・肛門の手術

図11 会陰アプローチによる vaginal switch 後の腟・肛門の形成

a：反転した右卵管・子宮・腟と直腸を会陰に pull-through する。

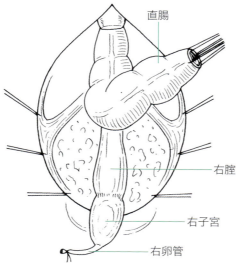

b, c：卵管・子宮を摘出し，反転した腟断端を陰唇内の前庭部に固定し，会陰体を形成した後，直腸肛門形成を行う。

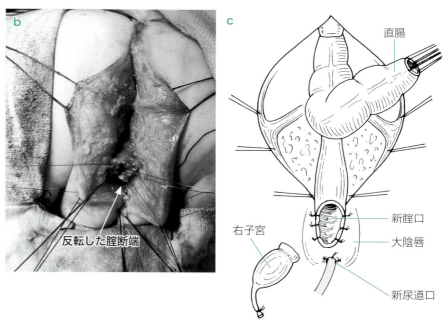

図12 vaginal switch 後の尿道造影・腟造影（術後3週間目）

a：尿道造影，b：腟造影。狭窄や leakage は認めない。

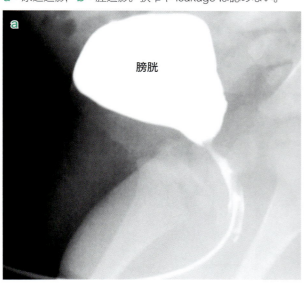
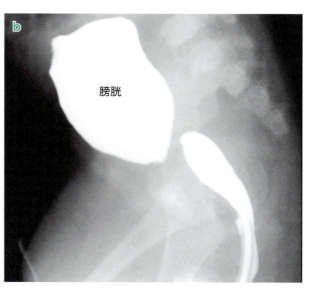

3. 総排泄腔遺残症の手術　b. 造腟術（vaginoplasty）

V 直腸・肛門の手術

4. 総排泄腔外反症の手術（新生児期）

矢内俊裕

総排泄腔外反（cloacal exstrophy）では，臍帯ヘルニア（臍下部型），外反した膀胱腸裂，鎖肛，恥骨離解，外性器異常などが認められる（図1）。膀胱腸裂においては回盲部が露出し，回腸と後腸（結腸）が反転脱出して象の鼻のような形態を呈しており，その両脇には二分した膀胱がみられる。結腸入口部の陥凹周囲には虫垂と思われる陥凹が1～2カ所認められることがある。陰茎（陰核）などの外陰部も二分しており，女児では子宮・腟が重複・分離している。

総排泄腔外反では成長に応じて多段階手術を要するが，本項では新生児期の手術（人工肛門造設，膀胱縫合，恥骨縫合，腹壁閉鎖）について概説する。

術前管理

外反した膀胱腸裂の粘膜を食品包装用ラップフィルムで被覆し，粘膜の乾燥，不感蒸泄による脱水，体温低下などを防止する[1]。ガーゼで被覆すると粘膜の浮腫や出血の原因となる。

手術手技

外反膀胱回盲部の切離

手術は全身麻酔下に仰臥位で行う。まず，臍帯ヘルニア嚢周縁を皮膚縁から切離し，象の鼻のように突出した回腸側腸管を整復すると外反した膀胱腸裂が解剖学的に理解できる（図1）。

なお，膀胱閉鎖が可能か否かは腹壁閉鎖が可能か否かにも左右される。筋弛緩が十分に効いた状態で膀胱を用手的に骨盤内へ還納してみて判断する[1]が，後述するように恥骨離開の長さ，手術時日齢，骨盤骨切り術の有無なども含めて総合的に検討する。

人工肛門造設

次に，左右の膀胱と中央の回盲部腸管とを切離し，腸間膜の血流に注意しながら後腸を剥離する（図2）。外反している回盲部腸管を長軸方向に縫合して管腔化し，短結腸であるため可及的に後腸盲端を用いて単孔式に結腸瘻を造設する（図3）。

ストーマサイトの腹壁まで後腸盲端を引き上げて授動すると緊張が強く，結腸瘻造設が困難な場合には回腸瘻を造設する。

膀胱縫合

●膀胱閉鎖

外反膀胱周縁を皮膚縁から切離し，膀胱外側壁を腹直筋筋膜・腹膜から切離・剥離する（図4）。さらに膀胱頸部側に剥離を進めると，離開した恥骨と膀胱壁との間に骨盤底筋群が存在するが，これを切離しなければ恥骨縫合後に膀胱を恥骨の下に納めるのが困難である[1]。骨盤底筋群を膀胱壁から切離する際には出血しやすいので注意する。

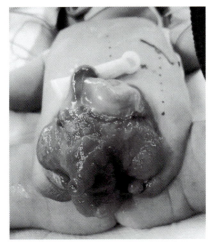
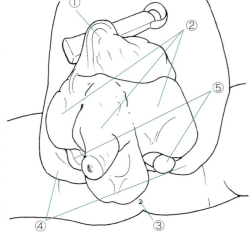

図1 総排泄腔外反（男児）の外観とシェーマ
①臍帯ヘルニア（臍下部型），②外反した膀胱腸裂，③鎖肛，④恥骨離開がみられ，⑤陰茎および外陰部も二分している。

V 直腸・肛門の手術

図2 外反膀胱回盲部の切離
臍帯ヘルニア嚢周縁を皮膚縁から切離後，左右の膀胱と中央の回盲部腸管とを切離し，後腸を剥離する。

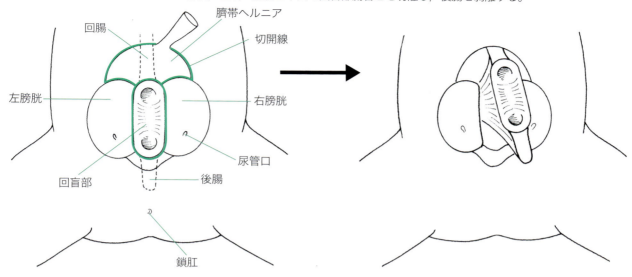

図3 人工肛門造設
外反した回盲部腸管を縫合後，後腸盲端を用いて単孔式に結腸瘻を造設する。

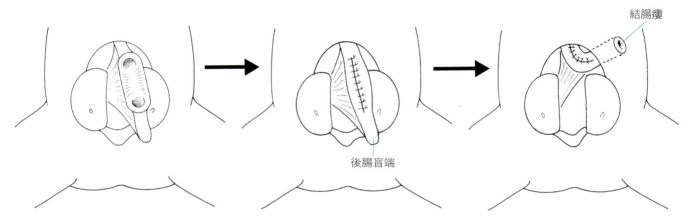

図4 膀胱閉鎖
外反膀胱周縁を皮膚縁から切離して膀胱側壁を剥離後，両側尿管カテーテルを留置して膀胱後壁および前壁を2層に縫合閉鎖し，膀胱頸部から膀胱瘻を留置する。

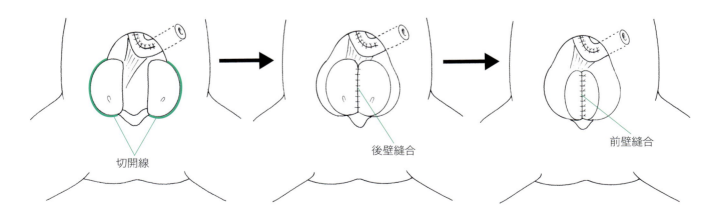

4. 総排泄腔外反症の手術（新生児期）

両側尿管に4〜5Frカテーテルを留置して膀胱後壁および前壁を4-0吸収糸による連続縫合で2層に縫合閉鎖する（図4）。尿管カテーテルと膀胱瘻チューブを膀胱前壁または膀胱頸部（尿道）から引き出しておく。術後の尿閉をおそれて膀胱頸部が漏斗状に太くなると術後に形成尿道からの膀胱脱出が生じるので，膀胱頸部〜尿道は太くなりすぎないように意識して縫合する。

男児では亀頭部の尿道形成は行わずに尿道上裂の状態で終え，女児では会陰部に外尿道口を作成するが，尿道上裂修復術や外陰部形成術は成長後に必要に応じて行う。

尿禁制の獲得や膀胱容量の増大を目指した工夫として，左右の恥骨端から剥離したintersymphyseal bandで膀胱頸部を巻くように前面で縫合する方法[2]，膀胱壁の辺縁部やparaexstrophy skinを用いて尿道として形成し（尿道を延長し）膀胱尿道縫合部に周囲の筋組織を被覆して補強する方法[1, 3]がある。

● 膀胱後壁縫合

人工膜を要するような巨大な臍帯ヘルニア，重度の脊髄髄膜瘤の合併，恥骨縫合が困難な場合には，一期的な腹壁閉鎖や膀胱閉鎖ができないため，外反膀胱周縁を皮膚縁から切離せずに膀胱の後壁のみを縫合して腹壁を閉鎖する（図5）。

この場合は，合併疾患に対する手術を経たのち乳幼児期に膀胱閉鎖術を行うが，その間は膀胱粘膜の保護に留意し，膀胱閉鎖術時または術前に整形外科による骨盤骨切り術（腸骨骨切り術）や創外固定が必要になる。

恥骨縫合

膀胱閉鎖後に腹壁を閉鎖する際の緊張を取り除くためには離開した恥骨を寄せる必要があり，膀胱頸部の前面にしっかりとした支持組織がないと術後に創部哆開による膀胱再外反や形成尿道からの膀胱脱出が生じる。恥骨離開が4cm以下で出生後48〜72時間以内なら骨盤骨切り術なしに恥骨縫合が可能とされており[1〜5]，左右の閉鎖孔に通した2-0非吸収糸2本で恥骨縫合を行う（図6）。さらに恥骨部周囲の結合織を縫合して補強する方法もある[3]。

上記の方法で恥骨縫合が困難な場合には，恥骨上枝を腹直筋恥骨付着部の外縁で切離し，恥骨に2-0非吸収糸を2針かけて縫合する（図7）。恥骨上枝骨切り術の有無にかかわらず，助手が左右の骨盤骨を内側に寄せるように補助した状態で，恥骨縫合の糸を結紮する。恥骨が寄りにくい場合には，恥骨縫合の糸を結紮する前に，後述する腹壁閉鎖の筋膜縫合の糸をすべてかけておき，頭側から腹壁縫合の糸を結紮していき，最後に恥骨縫合の糸を結紮するとよい。

骨盤骨切り術には種々の方法があるが（図8），恥骨上枝骨切り術は後骨盤骨（腸骨）を切る方法よりも出血が少なく，術中に体位変換する必要がないため簡便であり，また，脊髄髄膜瘤合併例にも安全に行える。しかし，恥骨離開が4cm以上で出生後72時間以上が経過している場合や，早期の恥骨縫合が困難な場合には，整形外科に依頼し

| 図5 | 膀胱後壁縫合 |

一期的な腹壁閉鎖・膀胱閉鎖が不可能な場合には，膀胱の後壁のみを縫合して腹壁を閉鎖する。

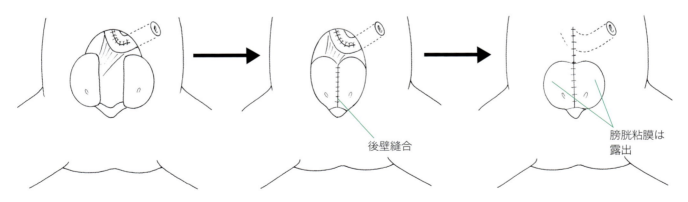

Ⅴ　直腸・肛門の手術

図6 骨盤骨切り術を伴わない恥骨縫合
出生後48〜72時間以内なら骨盤骨切り術なしに恥骨縫合が可能であり，閉鎖孔を通した非吸収糸で恥骨縫合を行う。

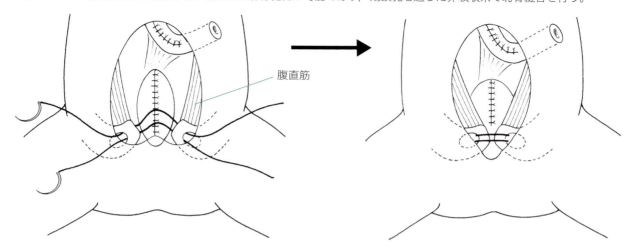

図7 恥骨上枝骨切り術を伴う恥骨縫合
離開した恥骨上枝を腹直筋恥骨付着部の外縁で切離し，恥骨結節を非吸収糸で縫合する。

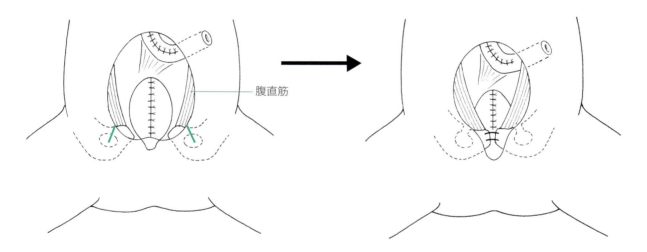

図8 骨盤骨切り術
早期の恥骨縫合が困難な場合には，乳幼児期に腸骨骨切り術を施行する。
①後方腸骨骨切り術，②前斜腸骨骨切り術，③水平腸骨骨切り術，④恥骨上枝骨切り術

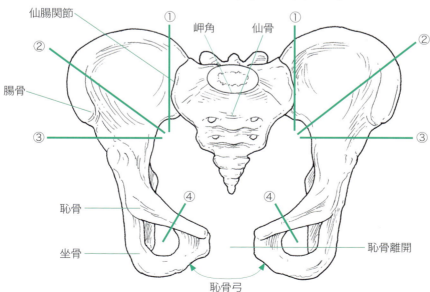

4. 総排泄腔外反症の手術（新生児期）

213

て乳幼児期に腸骨骨切り術を施行することになる[4]。

腹壁閉鎖

左右の腹壁の筋膜・腹膜を十分に剥離して露出後，臍下部〜外陰部まで3-0吸収糸で筋膜を縫合し，皮下にドレーンを留置し，5-0吸収糸で皮膚を縫合して腹壁を閉鎖する（図9）。筋膜縫合の緊張が強く腹壁閉鎖が困難な場合には，腹部コンパートメント症候群[3]を回避するために筋膜欠損部をメッシュで補填し，成長を待って腹壁形成を行う[5]。

術後管理

人工肛門の状態，尿ドレナージの状態，下腹壁の状態を注意して観察し，膀胱や尿管に留置したカテーテルは術後7〜10日で抜去する。

縫合した恥骨の減張目的でクッションと包帯などにより下肢を4週間固定して術後の体位を保つ[5]が（図10），整形外科的装具を装着・牽引して腹壁や恥骨にかかる緊張を緩和する方法もある[1,3]。骨盤骨切り術後も恥骨離開の張力を完全には除去できないので，同様の固定や創外固定が必要である[1,4]。

また，恥骨縫合後には恥骨が張力に負けて裂けたり，縫合糸が膀胱頚部を圧迫・絞扼して内腔に出てきたりすることもあるので注意を要する。なお，術後数カ月〜数年経過後に画像上は恥骨がやや離開した所見であっても，恥骨結合に相当する部位には強固な線維化が生じている。

症例提示（動画1）

総排泄腔外反の女児の新生児期の手術を提示する。日齢2に一期的手術を施行したが，重複した後腸に結腸瘻造設が困難であったため，回腸瘻造設となった。膀胱閉鎖，恥骨上枝骨切り術を伴う恥骨縫合，腹壁閉鎖を行った。

動画1 総排泄腔外反の手術

総排泄腔外反では，膀胱外反を放置すると粘膜変性などが，恥骨離開を放置すると歩行障害が生じるため，出生後早期の手術が必要と考えるが，病態によっては乳幼児期の膀胱閉鎖や骨盤骨切り術を検討する必要がある。

文献

1) 長谷川雄一：膀胱・総排泄腔外反症と尿道上裂の手術．Urologic Surgery Next 7 小児泌尿器科手術，メジカルビュー社，2020, p206-21.
2) Synder HM III: Newborn exstrophy closure. Operarive Pediatric Urology, Churchill Livingstone, 1990, p153-61.
3) 安井良僚，木戸美織，ほか：総排泄腔外反症に対する一期的修復術と尿禁制獲得を目指した術後管理．日小外会誌 2020；56：1055-60.
4) Inouye BM, Lue K, et a1: Newborn exstrophy closure without osteotomy: Is there a role? J Pediatr Urol 2016; 12: 51.el-4.
5) 野口 満，東武昇平：総排泄腔外反：外反を閉鎖するタイミングとその術式．臨床泌尿器科 2020；74：512-7.

V 直腸・肛門の手術

図9 一期的手術と術後の外観

外反膀胱回盲部の切離，回盲部の縫合と人工肛門造設，膀胱閉鎖，恥骨縫合，腹壁閉鎖を一期的に行う。
a：骨盤骨切りを伴わない。
b：恥骨上枝骨切りを伴う。
c：腹壁に人工肛門，膀胱瘻，尿管カテーテルがみられる。

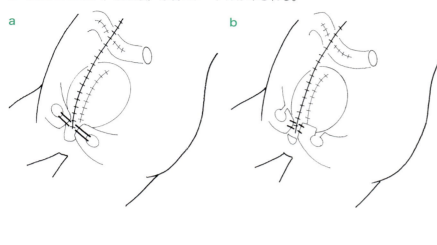
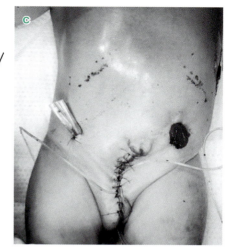

図10 術後の体位

縫合した恥骨結合の減張目的で，クッションと包帯などにより下肢を4週間固定する。

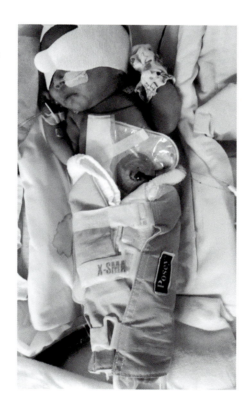

4. 総排泄腔外反症の手術（新生児期）

215

Ⅴ 直腸・肛門の手術

5. ヒルシュスプルング病根治術
a. Transanal endorectal pull-through（TERPT）法

宮野 剛，岡崎任晴，山髙篤行

病態，術前準備

ヒルシュスプルング病（Hirschsprung disease）は肛門側腸管の壁内神経節細胞（Auerbach 神経叢および Meissner 神経叢）が先天的に欠如し，便秘，腸閉塞症状をきたす疾患である．本症の診断は，臨床症状と注腸造影，特に直腸粘膜生検の病理所見により確定診断される．手術時の年齢は診断がついていれば新生児期からでも可能である[1]．われわれは術前に中心静脈カテーテル管理とし，5日ほど絶飲食とし，その間に洗腸も併用し術前の腸管内管理には十分に注意している．

体位，ポート配置

患児は開脚位として，腹腔鏡操作と肛門部操作が同時に施行できるようにする．腹腔鏡側チームの術者は患児の右側に立ち，肛門側チームの術者は会陰部の正面に座って手術を開始する（図1）．内視鏡モニターは患児の左下肢の延長線上に設置するが，肛門側チーム用のモニターも頭側に設置する．骨盤高位の砕石位とする．臍部に5m のトロカーを挿入し，右側の上下腹部に，または左右の側腹部に5mm ポートをそれぞれ挿入する（図2）．

腹腔鏡操作

スコープは30°斜視硬性鏡を使用する．下腹部全体の視野を得て，内腔が細い無神経節腸管から太くなる正常神経節腸管への境界を肉眼的に観察するが，実際にはこの caliber change は不明瞭なことが多い．腹腔鏡補助下に結腸粘膜吸引生検，または腹腔鏡下での全層生検を行い，腸間膜処理の範囲の見当をつけた後に，腸間膜の処理を行う．腹膜翻転部の直上で直腸後壁を剥離し，口側へ向けて直腸壁ギリギリで血管の処理を行い，剥離は最小限にとどめる（図3）．結腸間膜の切離を極力行わないことで骨盤神経叢や下腹神経をできる限り温存する．生検で正常神経細胞が確認され，pull-through が予定される部位より口側の腸管では，marginal artery を温存した腸間膜切離に移行する．基本的には marginal artery 外層で肛門側から1本1本慎重に血管処理を行うが，病変が下行結腸の口側に及ぶ場合は下腸間膜動脈を中枢側で切離し，中結腸動脈からの血流による血管茎を温存するなどの工夫が必要となる（図4）．さらなる long segment type における中結腸動脈の処理には特に注意を要する．腹膜翻転部より肛門側の剥離は必ずしも必要ではないが，行っておくと後述する経肛門的操作における出血を抑える効果がある．ただし周囲組織への損傷を防ぐため，慎重な腹腔鏡操作が求められる．

図1 手術機器／スタッフ配置

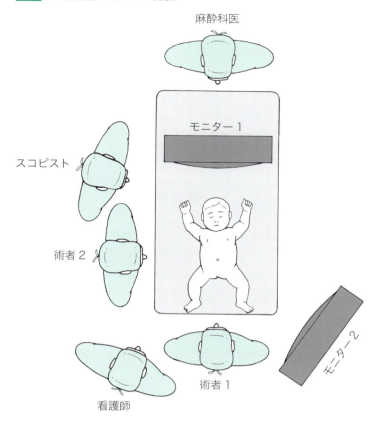

図2 ポート配置

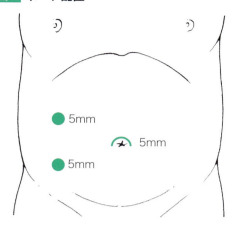

5. ヒルシュスプルング病根治術　a'. Transanal endorectal pull-through（TERPT）法

図3 結腸剥離

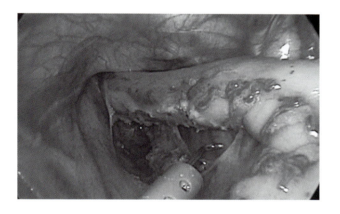

図4 腸間膜処理
a：できる限り末梢側から1本ずつ処理する。b：必要時は中枢側での処理を選択

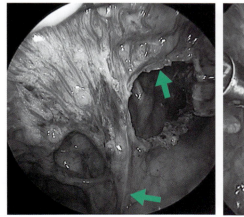
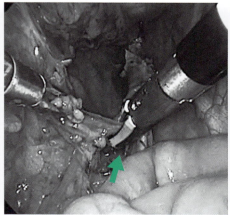
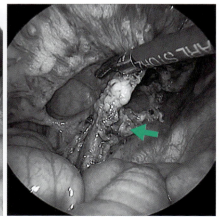

経肛門的操作

　肛門からの手術操作はGeorgesonらの方法を用いる。肛門に対して放射状にリング状リトラクターを用いて展開するが、このリトラクターを歯状線にかけることで肛門縁から続くsurgical anal canal（厳密には同部位をanatomical anal canalとよぶ）を温存する。直腸粘膜剥離の開始部位は歯状線から20mm（Prof. Penaの推奨）とするのが一般的だが、われわれは、各患児の年齢や体格による影響を受けない客観性の高い指標として、内肛門括約筋の上縁が裏打ちするanorectal line（ARL）を採用している（図5）。ARLの口側全周性に多数の支持糸をかけ牽引しながら剥離を開始する[2]（動画1）。貫通血管が同定されるごとに電気メスやバイポーラーを利用して剥離を進める。正しい層が剥離されれば徐々に奥の筋層がたわんで肛門縁付近まで牽引され、腹膜翻転部を越えたことがわかるようになる（図6）（動画2）。たわんだ筋層に切開を加え、全周を切開すると肛門外での開腹／結腸離断が完了する。

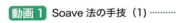
動画1　Soave法の手技（1）
動画2　Soave法の手技（2）

肛門形成

　最終的に、正常神経節腸管が吻合部位へ安全にpull-throughされるまで腸間膜が処理され、腸間膜の捻転などの問題が生じていないことを腹腔鏡下に確認する。Transitional zone pull-throughを予防するため、最終的に吻合を予定している結腸壁の複数箇所から病理診断を行い、十分な神経節細胞を確認し吻合へ移る。直腸筋筒の後壁はできる限りすべて、また前壁も可及的十分に切除を行う（動画3）。4方向に漿膜筋層縫合で肛門管に固定した後に、ARLを保持するレベルで結腸全層‒肛門の吻合を行う（動画4）。

動画3　Soave法の手技（3）
動画4　Soave法の手技（4）

全結腸型（total colon aganglionosis）に対する術式選択

　全結腸型のヒルシュスプルング病（total colon aganglionosis）に対しては、われわれはreservoirの重要性を考慮し、Soave法ではなく、腹腔鏡補助下にDuhamel-Z法[3]を適用してきたが、最近では完全腹腔鏡下に同法を行っている。

術後管理

　術後生じうる問題点として、transitional zoneのpull-throughによる便秘、直腸筋筒の折れ返りによる閉塞症状、pull-through腸管の血流障害に起因する感染や狭窄、surgical anal canalの損傷による便失禁など、その多くが手術操作に帰するものばかりである。よって無神経節腸管が直腸／S状結腸に限局する病型に限った場合には、正しい手術を行うことで、術後、将来的には正常に近い排便機能を獲得できると考える。しかしながらlong-segmentの病型や全結腸型のヒルシュスプルング病では直腸／S状結腸型のヒルシュスプルング病に劣る排便機能となる[4〜6]。

文献

1) Svetanoff WJ, Lopez JJ, et al: Management of Hirschsprung associated enterocolitis – How different are practice strategies? An international pediatric endosurgery group (IPEG) survey. J Pediatr Surg 2022; 57: 1119-26.
2) Miyano G, Koga H, et al: Rectal mucosal dissection commencing directly on the anorectal line versus commencing above the dentate line in laparoscopy-assisted transanal pull-through for Hirschsprung's disease: Prospective medium-term follow-up. J Pediatr Surg 2015; 50: 2041-3.
3) Miyano G, Nakamura H, et al: Laparoscopy-assisted Duhamel-Z anastomosis for total colonic aganglionosis: Outcome assessed by fecal continence evaluation. J Laparoendosc Adv Surg Tech A 2017; 27: 302-5.
4) Montalva L, Cheng LS, et al: Hirschsprung disease. Nat Rev Dis Primers 2023; 12;9: 54.
5) Miyano G, Morita K, et al: Changes in postoperative quality of life of pediatric total colonic aganglionosis patients: effect of pull-through technique. Pediatr Surg Int 2022; 38: 1867-72.
6) Levitt MA, Dickie B, et al: The Hirschsprungs patient who is soiling after what was considered a "successful" pull-through. Semin Pediatr Surg 2012; 21: 344-53.

動画1-4：一般社団法人日本外科学会より使用

V 直腸・肛門の手術

図5 直腸粘膜抜去開始位置
矢頭：歯状線

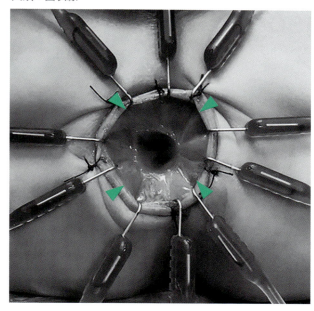
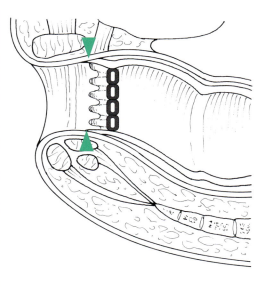

図6 粘膜抜去の実際

a：全層剥離

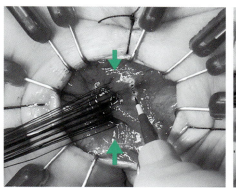

b：全層から粘膜抜去への移行

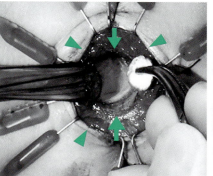

c：腹膜翻転部上／腹腔内との交通

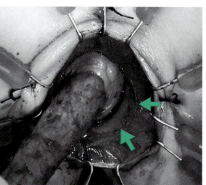

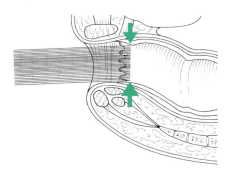
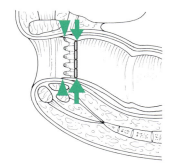
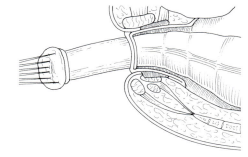

5. ヒルシュスプルング病根治術　a'. Transanal endorectal pull-through (TERPT) 法

V 直腸・肛門の手術

5. ヒルシュスプルング病根治術
b. 腹腔鏡補助下 Swenson 法

田井中貴久

ヒルシュスプルング病 (Hirschsprung disease) の手術として Swenson 法，Duhamel 法，Soave 法が 3 大術式として基本となっている。Swenson 法は無神経節腸管を残さないという点で理想的であるが，以前は骨盤内操作における神経や血管などの損傷のリスクがあるといわれており，現在でもわが国では主流とはなっていない。しかし世界的には腹腔鏡が使われるようになって Swenson 法が多く行われるようになってきた。手術の重要なポイントは，①骨盤神経叢を損傷しないために直腸に沿って剝離を進めること，②外科的肛門管を確実に温存するために Herrmann 線を明確にして切開することである (図1)。当院では 2014 年から腹腔鏡補助下 Swenson 法を行っており，本術式 (本項では short segment type の場合) について述べる。

術前準備

ヒルシュスプルング病のすべてのタイプにおいて Swenson 法が可能である[1]。全結腸型や小腸型の場合には，小腸 J-pouch を作成し肛門管と吻合する[2]。ストーマ造設はルーティンには行わず，必要に応じて浣腸，あるいは洗腸にて排便管理を行う。根治術の時期としては生後 3 ヵ月，体重は 6kg 程度を目安としている。手術前日の午後に洗腸を行い，その後は絶食管理とする。

手術手技 (動画1)

体位

体位はベッドの長軸方向と垂直での砕石位とする。麻酔器は通常どおり，腹腔鏡機器本体は患児の頭側，メインモニターは患児の尾側に配置する。腹腔鏡操作では術者は患児頭側に立ち，助手は術者の右側，スコピストは術者の左側に立つ (図2)。肛門側操作の場合には，術者と助手は患者尾側に移動し坐位で行う。

ポート配置と皮膚切開

臍部にベンツ型切開を行い開腹する。リトラクターを挿入して 5mm ポートを 3 本挿入したマルチチャンネルデバイスを装着する。助手用に右下腹部に 3mm ポートを挿入する (図3)。

腹腔内観察

カメラは 5mm 30°の硬性斜視鏡を使用する。気腹装置は視野の確保を確実に行うために AIR SEAL® System (コンメッド・ジャパン，東京) を使用している。5mm 鉗子と，より細かい操作を行うため適宜 3mm 鉗子を使用するが，5mm ポートから 3mm 鉗子を使用する際はリデューサーを装着する。

図1 切離ラインの模式図

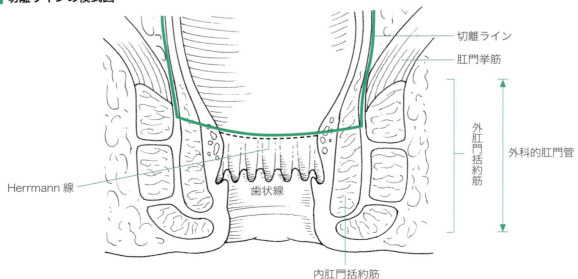

220

全層生検

腹腔内を観察し，結腸の caliber change の部位を同定する．鉗子で把持した後，可能であれば臍部より引き出して全層生検を行い，術中迅速病理検査にて神経節細胞が十分にあることを確認する．引き出せない場合には腹腔内で生検を行う．生検部は縫合閉鎖する．

直腸周囲の剥離

左右の尿管の走行を確認した後，まず直腸に沿って剥離を行う．この際，直腸固有筋膜と下腹神経前筋膜の間の層で剥離を行えば骨盤神経叢を傷つけることはないが，より内側の直腸固有筋膜の内側に入ってもかまわない[3]（図4）．超音波凝固切開装置，バイポーラーシザー

図2 手術室配置

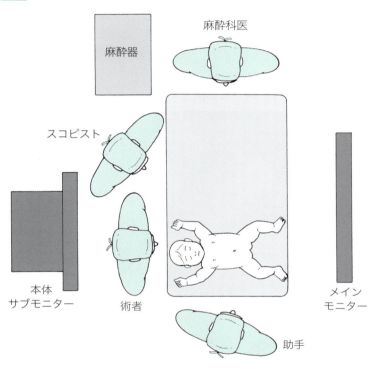

図3 ポート配置

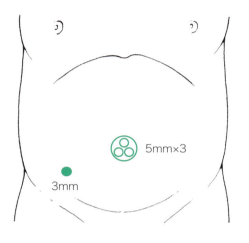

図4 直腸周囲の筋膜構成と直腸周囲の剥離

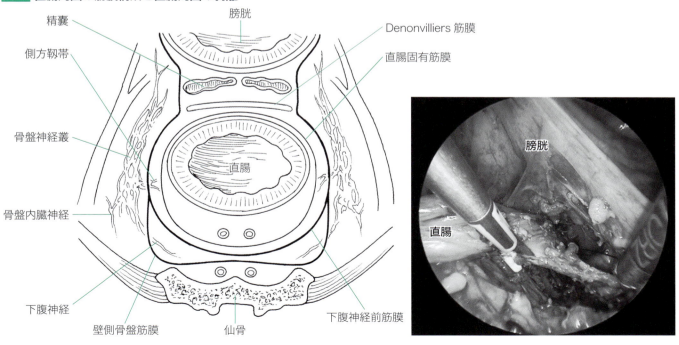

ズ，電気メスを適宜用いて行う．腹膜翻転部の腹膜も切開してさらに尾側へ剥離を進める．膀胱に支持糸をかけて吊り上げると前方の視野展開が可能である（図5）．前壁側は下腹神経前筋膜に連続するDenonvilliers筋膜を温存し，側方では骨盤神経叢から連続する側方靱帯を尿管下腹神経筋膜の内側で，直腸に沿って剥離する．剥離は，側方では肛門挙筋が見え直腸と接するところまでで十分で（図6），背側では肛門尾骨靱帯を切離する[3,4]（図7,8）．挙筋内には骨盤神経肛門挙筋枝があるので切り込まないように注意する．

経肛門操作

続いて，術者と助手は肛門側に移る．肛門にリング型リトラクターを使用して展開する．Herrmann線を確認するために，直腸内を生理食塩水にて十分に洗浄した後，1％ルゴール溶液を撒布する．扁平上皮は褐色に染色され，円柱上皮は染色しないため，外科的肛門管の上縁であるHerrmann線が確実に確認でき，そこを電気メスでマーキングし全周性に金属メスで切開する（図1，9）．電気メスで全層に切開すると，腹腔鏡操作で剥離したラインと繋がるため腹腔内と繋がり容易に腸管の切除ができる（図10）．全周性に全層で切離し直腸を肛門外へ引き出し，正常腸管が緊張なくpull-throughできるか確認する．

図5 膀胱の吊り上げ

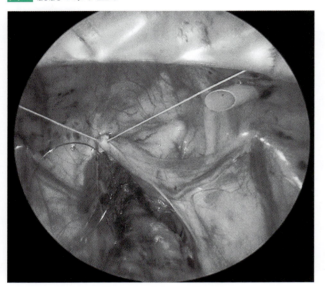

図6 肛門挙筋の確認

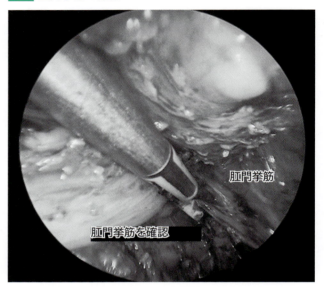

図7 肛門尾骨靱帯の切離

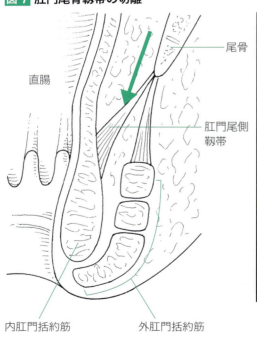
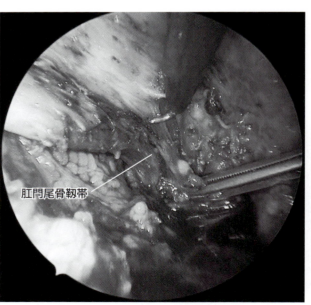

図8 骨盤底の外科解剖

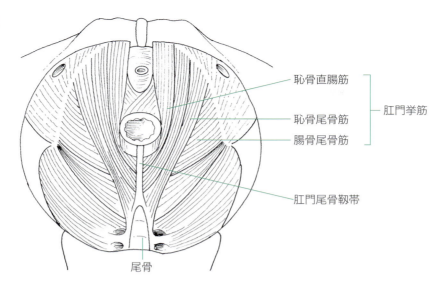

- 恥骨直腸筋
- 恥骨尾骨筋 ─ 肛門挙筋
- 腸骨尾骨筋
- 肛門尾骨靱帯
- 尾骨

図9 Herrmann 線の同定
矢印：Herrmann 線

a：ルゴール溶液撒布後　　b：切離ラインのマーキング

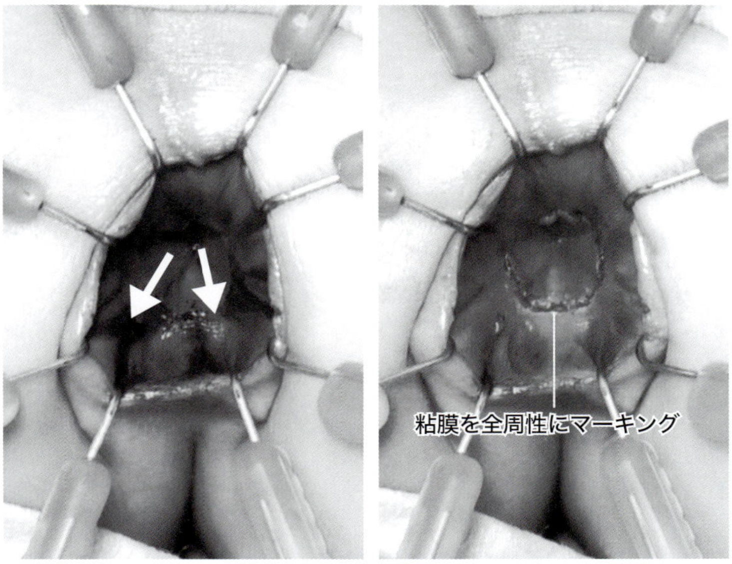

粘膜を全周性にマーキング

図10 直腸の切除

a：腹腔鏡で剥離したラインと容易に繋がる　　b：全周にわたり直腸を切離　　c：直腸切除の完了

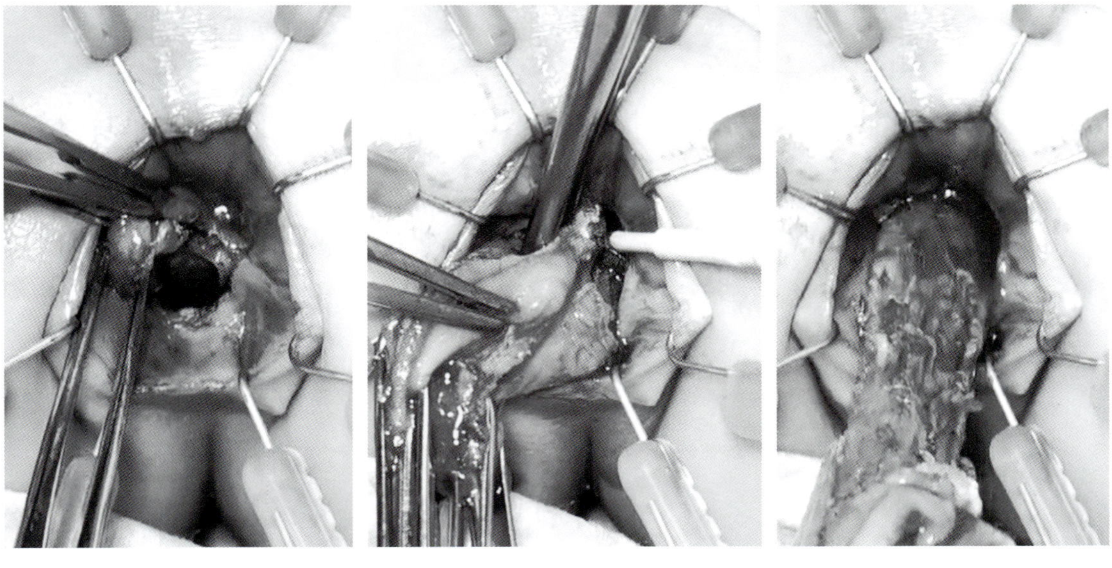

腹腔鏡操作と肛門吻合

　正常腸管が十分に pull-through できない場合には，結腸の授動と結腸間膜の血管走行に注意して腸間膜の処理を行う．この際，marginal artery を損傷しないように注意する．Pull-through 腸管のねじれがないことを確認した後，indocyanine green（ICG）を投与して腸管の血流が十分あることを確認する（図 11）．この際必要に応じて，pull-through 前後に血流を確認する．Pull-through 腸管を 4 方向に固定縫合した後，肛門管と全周性に縫合し吻合を完了する．腹腔内を温生理食塩水にて十分に洗浄して，腹部を閉創する．

動画 1　腹腔鏡補助下 Swenson 法　

術後管理

　予防的抗菌薬投与は術後 48 時間まで継続する．経口摂取は術後 3 日目から開始し漸増している．排便を認めたら，こまめに肛門周囲を微温湯で洗浄する．術後は Soave 法術後にみられる一時的な狭窄症状はほとんどないが，同様に頻便を認めることが多く，亜鉛華軟膏の塗布を積極的に行い肛門周囲の皮膚保護に努める．術後 7 日目に吻合部の確認のため肛門ブジーを行う．ブジーの所見，排便の状況をみて退院を決定する．また，dry time を作る目的で退院後しばらくはテレミンソフト®坐薬の挿肛を行い，以後適宜調節を行う．

術後成績

　当院での Soave 法との比較では，手術時間，出血量，入院期間に有意差はなかった．合併症についても同等であったが，狭窄症状が Swenson 法では認められなかったが，Soave 法において多い傾向（11％）にあった[1]．

おわりに

　ヒルシュスプルング病に対する腹腔鏡手術は，視野が十分に確保できることから，骨盤神経を損傷することなく安全に施行しうる術式である．またルゴール溶液を用いることで Herrmann 線が一目瞭然となり，常に外科的肛門管を確認温存することができる[5]．以上の点から，腹腔鏡補助下 Swenson 法は安全で優れた術式として，近年見直されている[6]．長期成績については今後検討が必要であるが，直腸・肛門の解剖を理解し日頃から丁寧な腹腔鏡手術手技を心がけながら本術式に備えたい．

文献

1) Yokota K, Uchida H, et al: Single-stage laparoscopic transanal pull-through modified Swenson procedure without leaving a muscular cuff for short- and long-type Hirschsprung disease: a comparative study. Pediatr Surg Int 2018; 34: 1105-10.
2) Nakagawa Y, Yokota K, et al: Laparoscopic restorative proctocolectomy with ileal-J-pouch anal canal anastomosis without diverting ileostomy for total colonic and extensive aganglionosis is safe and feasible with combined Lugol's iodine staining technique and indocyanine green fluorescence angiography. Front Pediatr 2022; 10: 1090336.
3) 絹笠祐介，塩見明生，ほか：微細解剖ならびに剥離層にこだわった腹腔鏡下直腸癌手術．臨床外科 2013；68：1464-9.
4) 伊藤雅昭，小林昭広，ほか：腹腔鏡下 ISR．臨床外科 2016；71：171-80.
5) Yokota K, Amano H, et al: A novel Lugol's iodine staining technique to visualize the upper margin of the surgical anal canal intraoperatively for Hirschsprung disease: a case series. BMC Surg 2020; 20: 317.
6) Deng X, Wu Y, et al: Comparative Analysis of Modified Laparoscopic Swenson and Laparoscopic Soave Procedure for Short-Segment Hirschsprung Disease in Children. Eur J Pediatr Surg 2015; 25: 430-4.

図11 肛門側からの観察

a：ICG 投与前

b：ICG 投与後

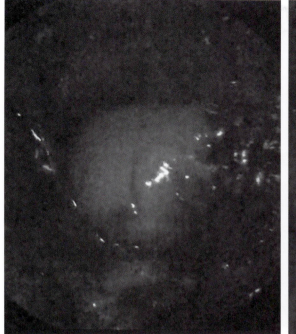
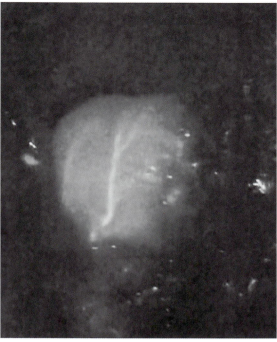

V 直腸・肛門の手術

5. ヒルシュスプルング病根治術
c. 腹腔鏡補助下 Duhamel 法

矢本真也

術前準備

当科では月齢 3 カ月以上で体重が 5kg 以上の症例を適応としている。病変部が S 状結腸以下の場合は，手術まで 1 日 1 ～ 2 回の洗腸で排便管理とチューブによるガス抜きを適宜行い，結腸内の減圧を行う。病変部が横行結腸 - 下降結腸の long type に関しては経肛門チューブを留置し，洗腸，ガス抜きを行う。病変部が横行結腸より長い場合は人工肛門を置く。

スタッフの配置，体位とポート配置

体位は，年少児では仰臥位 frog-leg position にし，殿部の下に枕を入れて軽度挙上しておく。年長児では砕石位で行う。手術は腹腔側から始めて，途中から腹腔側と肛門側を同時に進めていく。腹腔側は術者とスコピストの 2 人，症例によっては助手を追加，肛門側は術者と助手の 2 人，計 4 ～ 5 人で行う（図 1）。臍部に open method にて 5mm のトロカーないし，フリーアクセス XS に 5mm トロカー 2 本を挿入し，6 ～ 10mmHg で気腹する。カメラは 5mm 30° の斜視鏡を用い，腹腔内を確認しながら右上腹部と右下腹部に 5mm ポートを追加する。その後カメラポートを右上腹部に移し，右下腹部と臍部のポートで手術を行う（図 2）。右下腹部のポートは Z 吻合の縫合操作が行いやすく，剥離も行える位置を選んで挿入するが，frog-leg position の右足と干渉しないように体位と合わせて位置を調整する。

生検

まず caliber change の位置を確認し，そこから 3 ～ 4cm 以上口側の正常結腸と思われる部位から漿膜筋層生検を行い，迅速病理検査に提出する。生検部位は 4-0 バイクリル® 1 針で修復を行い，pull-through 後の腸管切除範囲の目印とする。

手術手技

上直腸動脈切離・直腸後腔の開放

尿管と精管の位置を両側ともに確認した後に S 状結腸間膜を右側から観察し，上直腸動脈の周辺，辺縁動静脈より近位側で結腸間膜の切開を行う。上直腸動脈を切離し，反対側の左尿管の位置に注意し，結腸間膜全層を切開する。S 状結腸の剥離を口側に進めていき，必要に応じて下腸間膜動脈も切離する（図 3）。この際に肛門側の術者が肛門から Babcock 鉗子などを S 状結腸内腔まで挿入して腸管を腹側に持ち上げるか，腹腔側の助手が S 状結腸を頭側腹側に牽引する。牽引が不十分であると，辺縁動静脈より近位側のスペースが狭くなり，背側に剥離方向が向くと，右尿管や右下腹神経を損傷するので注意が必要である（図 4）（動画 1）。

動画 1 上直腸動脈の処理，間膜剥離

図 1 手術スタッフの配置

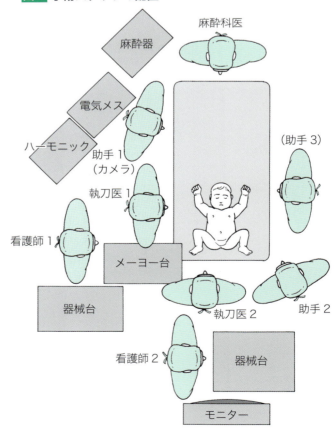

直腸後腔の剥離

直腸後腔の剥離では，左右の下腹神経を損傷しないように，下腹神経前筋膜の腹側，直腸固有筋膜に沿う形で剥離を行う（図5）。辺縁動静脈が背側にあるところまでは辺縁動静脈にギリギリ入らない層で，中直腸動脈が出るレベルからは直腸壁に沿う形で剥離を進める。下腹神経前筋膜の背側に入っていても直腸背側のみの剥離であ

図2 ポート配置

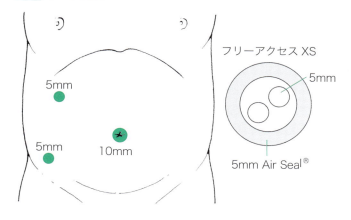

図3 上直腸動脈の処理と間膜切開

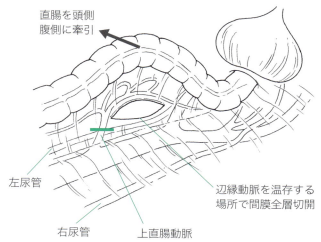

図4 直腸間膜の切開ライン

a：直腸の牽引が十分な場合

b：直腸の牽引が不十分な場合

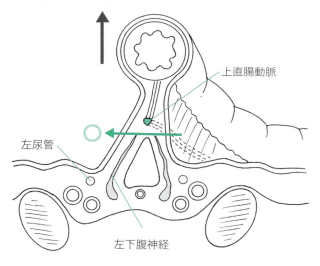
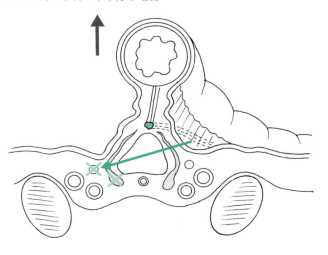

図5 直腸後腔

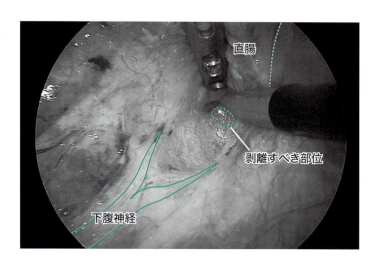

れば理論上，下腹神経を傷つけることはないが，多少左右にずれることやpull-through経路を広く取るために左右に鈍的剥離を余儀なくされることを考えると下腹神経前筋膜の背側には入らないほうが肝要である（図6）。直腸後面は疎な結合組織なので，鈍的に剥離できるがカメラの角度を考えても背側に入りがちなので，なるだけ直腸側に寄って，剥離する。また，狭い空間で奥深く剥離を行うため，左右にずれがちであるため，随時正中を確認しながら剥離を行うようにする。直腸後腔を剥離していくと，膜状組織に当たり，そこで剥離を止めてしまい，肛門側操作とつなげてしまいがちだが，その膜状組織は直腸固有筋膜と下腹神経前筋膜の癒合する部分で直腸仙骨筋膜とよばれるものであり，そこを突破すると挙筋上腔とよばれる疎性結合織の張り巡らされた腔に入る（図7, 8）（動画2）。

腹側操作では，肛門に近いところ，肛門挙筋が透見できるところまで腹側から剥離する。肛門側からの操作に頼るとpull-though腸管背側に直腸下部の内肛門括約筋の一部や直腸固有筋膜が残ってしまう。

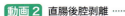
動画2 直腸後腔剥離

pull-through 経路作成

直腸後面の剥離がある程度進んだところで，肛門側の手術を開始する。ロンスターリトラクターにて肛門の視野を展開し，歯状線より腸管側と皮膚側の3時，6時，9時方向に，それぞれ異なる色のstay sutureを置く（図9）。肛門の切開開始線は歯状線直上（正確には一部肛門腺を含む）で背側半周を切開する。電気メスにて歯状線直上に直腸後壁半周の切開を行うが，内肛門括約筋を垂直に切開するために，気持ち手前に戻りながら切る。そうでないとかなり頭側方向へ斜めに切り込んでしまう。6時方向を少し深く（直腸全層）切開した後にモスキート鉗子にて鈍的に剥離を行うと，全層を剥離して縦走筋の層に入ることができる。正しい層で入れば，出血はほとんどしない。出血する場合は粘膜下層の内直腸静脈叢に当たっているか内肛門括約筋を削いでいる可能性があるため，内肛門括約筋の外側の層で入るように切開する。解剖学的には内肛門括約筋を切断し，外肛門括約筋の内側縁を上行し，腹腔内と交通させることを目標とする（図10）（動画3）。腹腔側の剥離層と開通させてpull-through経路を作成する際，肛門側の剥離層と腹腔側の剥離層の間には直腸固有筋膜があり，最終的には直腸固有筋膜を貫通させることで，腹腔側と肛門側が交通する。その位置もできるだけ肛門に近い位置が望ましい。その際，肛門側は極力背側，つまり外肛門括約筋・恥骨直腸筋に接しながら剥離していき，腹腔側は直腸固有筋膜に沿った層，つまり直腸のすぐ背側で交通させる（図11）。鉗子や指で十分に経路を広げた後にBabcock鉗子を肛門側から腹腔内に挿入，生検部位付近の腸管を把持し，腹腔鏡にてpull-through腸管のねじれがないことを確認しながら，緊張なく直線化できる位置まで腸管を肛門側から引き出す。切除範囲・肛門側の縫合部位を決定してpull-through腸管の0時，3時，6時，9時方向を縫合し肛門側を固定する（動画4）。以前はループの状態で肛門から引き出し，肛門側で自動縫合機を用いて切断していたが[1]，骨盤腔の剥離を最小限にすべく，最近はフリーアクセスを用いて腹腔側で腸管の離断を行っている。

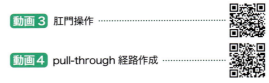
動画3 肛門操作

動画4 pull-through 経路作成

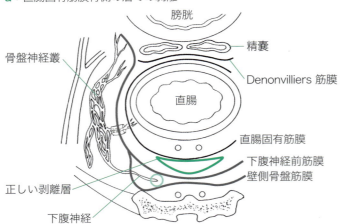
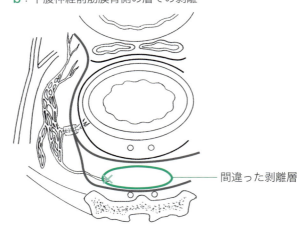

図6 直腸後腔の剥離層
a：直腸固有筋膜背側の層での剥離
b：下腹神経前筋膜背側の層での剥離

図7 直腸後腔と挙筋上腔（1）

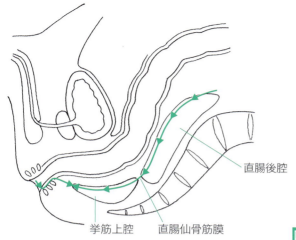

図8 直腸後腔と挙筋上腔（2）

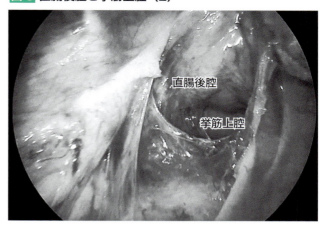

図9 肛門操作

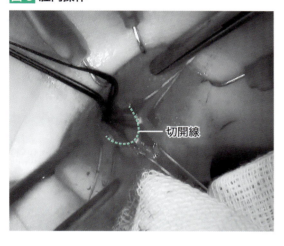

図10 肛門周囲の解剖と剥離層

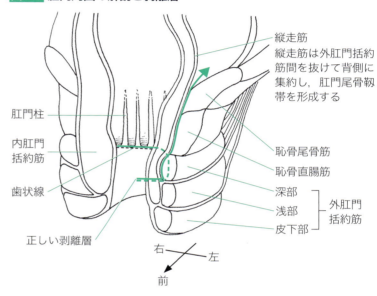

図11 貫通路の形成

肛門側は極力背側で外肛門括約筋・恥骨直腸筋に接しながら鈍的に剥離を行い，腹腔側は直腸固有筋膜の層，つまり直腸の際で剥離し，肛門挙筋と直腸が交差するところで開通させる。

a：肛門からの視野

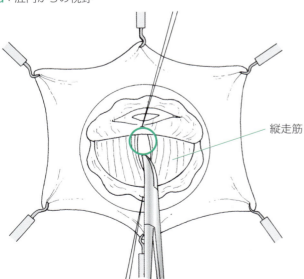

b：腹腔内からの視野

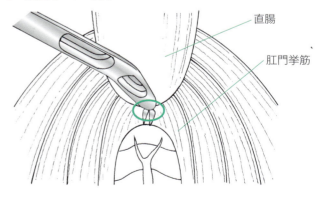

Z吻合

　腹腔側で膀胱や子宮が視野の妨げになる場合は，ラパヘルクロージャーなどを用いて吊り上げておく。直腸盲端部を腹膜翻転部より1〜2cm口側で切除する。その後，直腸断端の高さでpull-through腸管の前壁を切開する。まず，直腸断端後壁と切開したpull-through腸管下縁を，4-0バイクリル®にて全層結節縫合，またはV-Loc™にて全層連続縫合する。この間に肛門側では，歯状線切開部の腸管側とpull-through腸管の腹側半周を4-0バイクリル®にて全層結節縫合するが，時間が余るようなら歯状線切開部の皮膚側とpull-through腸管の背側半周にも縫合を進めておく。腹腔側・肛門側双方の縫合が終われば，肛門側より60mmの自動縫合機を挿入して直腸後壁とpull-through腸管前壁の隔壁を切離する。この操作は腹腔鏡観察下に，カートリッジ先端が腸管内をまっすぐ進んでいること，直腸とpull-through腸管の間に周辺組織の巻き込みがないことを確認して行う。岬角があるので，先端を腹側に振りながら進めていく。カートリッジは通常2つ必要になるが，2つ目のカートリッジで口側のZ吻合部まで完全に切離されていることを腹腔鏡下に確認する（図12）。その後，腹腔側では直腸断端前壁とpull-through腸管切開部上縁を4-0バイクリル®，またはV-Loc™にて2層に縫合閉鎖する。この間に肛門側では，歯状線切開部の皮膚側とpull-through腸管の背側半周を4-0バイクリル®にて全層結節縫合する（動画5）。腹腔内を洗浄し，右下腹部のポートから骨盤腔に閉鎖式ドレーンを留置する（図13）。肛門からはZ吻合部を越えて頭側まで腸管内減圧チューブを留置する。

動画5　Z吻合

術後管理

　経口栄養は3日目から開始する。肛門からの減圧チューブは，Z吻合部を便が通過してチューブ周囲から便排泄がみられれば抜去する。腹腔ドレーンは経口開始後問題がなければ抜去する。14日後から肛門ブジーを開始し，隔壁切離部の癒合が起きないように，外来でも数カ月継続する。

文献

1) Urushihara N, Fukumoto K, et al: Outcome of laparoscopic modified Duhamel procedure with Z-shaped anastomosis for Hirschsprung's disease. Surg Endosc 2012; 26: 1325-31.

図12 Z吻合

① 穿孔させた部分肛門側と直腸背側を 4-0 バイクリル® にて結節縫合する。おおよそ 3〜4 針で十分。
② pull-through 腸管と直腸を縫合した糸を左右均等に把持する。
③ エンド GIA™ Camel 60mm を肛門から挿入する。岬角があるので，極力先端を腹側に振りながら進めていく。

a：腹腔パート　　　　　　　　　　　　　b：肛門パート

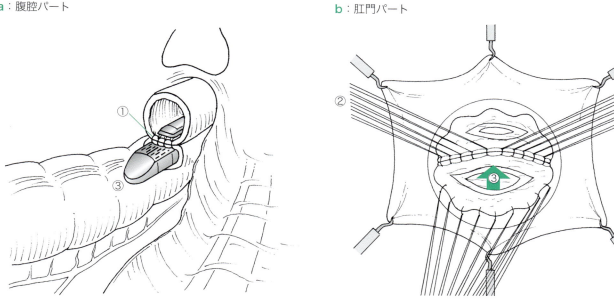

図13 Z吻合終了

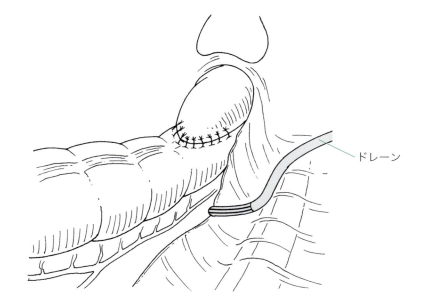

ドレーン

6. 肛門粘膜脱，直腸脱の手術

滝本愛太朗，内田広夫

直腸脱

　直腸脱とは，直腸が反転し肛門から脱出した状態を指し，直腸全層が脱出する完全型と直腸粘膜のみが脱出する不完全型に分類される．小児の直腸脱は，4歳未満に多くみられ，年長児や青年ではまれである．小児の直腸脱の正確な原因は必ずしも明らかではないが，乳幼児の解剖学的特性に加え慢性便秘などで過剰な腹圧がかかることが主な原因と考えられている．また，近年鎖肛に対する腹腔鏡手術の普及に伴い，術後合併症としての直腸粘膜脱が増加している．

　多くは緩下薬の内服や食事指導などの排便コントロールで改善する．保存的治療で改善しない，もしくは反復性の直腸脱に対しては手術治療の適応となる．

　手術治療は経腹的手術と経肛門的手術に大別される．経腹的手術は現在腹腔鏡下直腸固定術が広く行われている．経肛門的手術にはGant-三輪法（絞り染め式粘膜縫縮術）やTiersch法（肛門輪環状縫縮術），Delorme法などがある．経肛門的手術は低侵襲かつ繰り返し行えるというメリットがあるが，再発率が高いとされている．

腹腔鏡下直腸固定術[1]（動画1）

手術手技

　全身麻酔導入後，砕石位とする．臍はマルチチャネルデバイスを挿入し，カメラと助手用ワーキングポートとする．左右側腹部に術者用5mmワーキングポートを挿入する．

　頭低位として小腸を頭側へ誘導し，視野を確保する．直腸脱の患児ではDouglas窩が深く，直腸がたわんでいる．直腸を頭側に適切に牽引し視野を作成する．脂肪の少ない症例では後腹膜越しに仙骨骨膜を透見でき，直腸間膜の境界を認識できることがある（図1a＊）．直腸を頭側へ牽引し，岬角よりやや尾側の直腸間膜右側から腹膜切開を開始し，腹膜翻転部まで連続させる（図1a）．直腸後腔に侵入し，授動を広げる．この間，下腹神経，尿管，精巣（卵巣）動静脈を損傷しないように注意する．背側は肛門挙筋が露出する程度まで授動する．直腸前壁・側壁の剥離は最小限にとどめる．

　たわみがなくなるように直腸を牽引しながら，直腸前壁（図1b）を仙骨前面の骨膜（図1b）と固定する（図1b, c）．固定は非吸収糸を用いる．間膜切開部を連続縫合にて閉鎖する（図1d）．

動画1 腹腔鏡下直腸固定術

術後管理

　術翌日から飲水可能である．直腸の屈曲による排便障害の出現に注意が必要である．

経肛門的直腸粘膜切除術（Delorme手術）[2]

　全層脱出を伴う完全型直腸脱に対して適応となる．腹腔鏡手術や開放手術に比較すると低侵襲であるが，全周の粘膜切除を行うため，術後吻合部狭窄に留意する必要がある．

手術手技

　全身麻酔導入後，砕石位もしくはジャックナイフ位とする．ローンスター™リトラクターシステム（ユフ精器，東京）を装着し，術野を展開する．歯状線から5～10mmほど離れたところで粘膜を全周に切開する（図2a）．このとき，出血予防のために10万倍希釈したアドレナリンを粘膜下層に注射しておくとよい．粘膜を手前に牽引しながら，直腸固有筋層を広く露出していく（図2b）．可及的に粘膜を牽引し，円筒状に粘膜を切除する．Delorme原法では筋層の縫縮は行わないが，脱出した固有筋層を長軸方向にアコーディオン状になるように縫縮するのが一般的となっている（図2b, c）．その後粘膜どうしを吸収糸を用いて吻合する（図2c）．

術後管理

　全周の粘膜吻合となるため7日程度の絶食が必要である．術後は緩下薬を使用し，吻合部狭窄の可能性に留意する．

V 直腸・肛門の手術

図1 腹腔鏡下直腸固定術

a：腹膜の切開

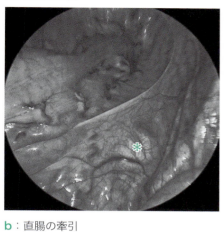

b：直腸の牽引

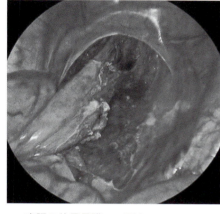

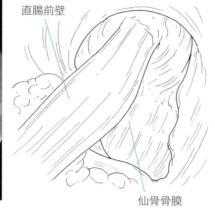

c：直腸の仙骨骨膜への固定

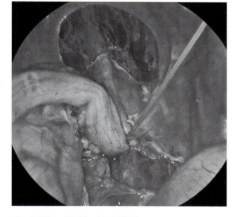

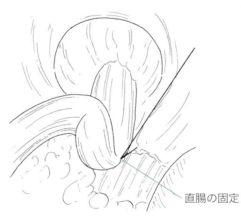

d：間膜切開部の縫合閉鎖

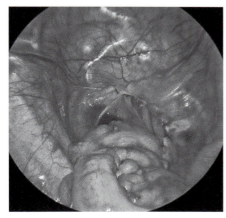

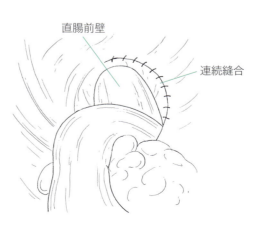

図2 経肛門的直腸粘膜切除術（Delorme 手術）

a：直腸粘膜の切開

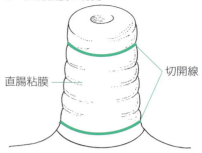

b：直腸固有筋層の露出

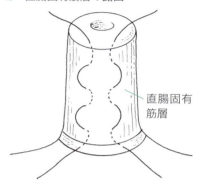

c：直腸固有筋層の縫縮

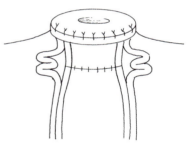

6. 肛門粘膜脱，直腸脱の手術

233

Gant–三輪法 （図3）

最も簡便なかつ低侵襲な術式である。完全型・不完全型ともに適応となる。

手術手技

全身麻酔導入後，ジャックナイフ位もしくは砕石位とする。直腸を脱転させ，脱出の先端の粘膜をアリス鉗子で牽引し，吸収糸を用いて5〜7mm幅で固有筋層を通すように刺通結紮を行い，「絞り染め」を作成する（図3a, b）。全周に刺通結紮を施し，肛門縁近傍まで繰り返す（図3c, d）。「絞り染め」を密に作成することが再発率を下げるコツである。

術後管理

術翌日から食事可能である。Tiersch法を追加する場合は排便困難を生じないか注意する。

直腸粘膜脱（鎖肛術後）
＊経肛門的半周性直腸粘膜切除術 [3]

鎖肛術後など，全層脱出を伴わない症例ではより低侵襲な方法として，半周の粘膜切除を行う。全周性の粘膜脱も適応となる。

手術手技 （図4）

麻酔・術野展開はDelorme手術と同様である。皮膚–粘膜ラインから5mmほど口側で脱出の強い側の半周に粘膜切開を行う（図4a）。固有筋層を露出するように可及的に粘膜を牽引し，切除する（図4b, c）。筋層の縫縮は基本的には不要である。続く粘膜縫合に過度な緊張が予想される場合に追加することも可能である。口側と肛門側の粘膜どうしを縫合する（図4d）。通常口側の粘膜断端が肛門側より長くなるため注意して縫合する。

粘膜切除を施していない側の粘膜脱に対しては前述のGant–三輪法を同時に追加することが可能である。もしくは3カ月以降のちに対側に同術式を施すことも可能である。

術後管理

術翌日から食事可能である。吻合部狭窄の可能性が低いため，通常緩下薬は不要である。

文献

1) Khanna AK, Misra MK, et al: Simplified sutured sacral rectopexy for complete rectal prolapse in adults. Eur J Surg 1996; 162: 143-6.
2) De la Torre L, Zornoza-Moreno M, et al: Transanal endorectal approach for the treatment of idiopathic rectal prolapse in children: Experience with the modified Delorme's procedure. J Pediatr Surg 2019; 54: 857-61.
3) Takimoto A, Amano H, et al: Hemi-circumferential mucosal resection and anastomosis procedure for rectal prolapse following anorectoplasty for anorectal malformations. Surg Today 2023; 53: 628-32.

V 直腸・肛門の手術

図3 Gant-三輪法

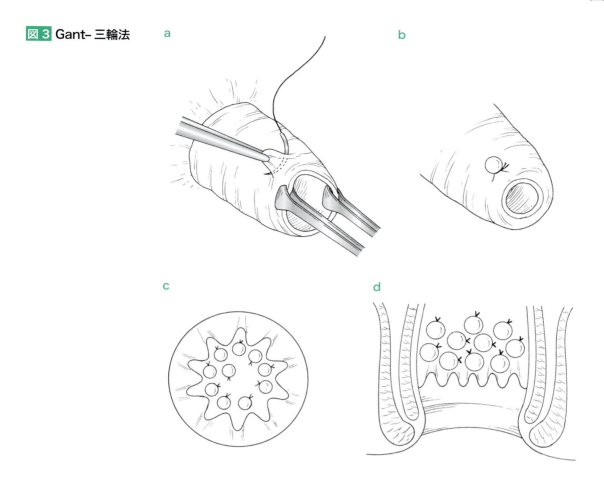

図4 経肛門的半周性直腸粘膜切除術
a：粘膜の切開，b, c：粘膜の切除，d：粘膜の縫合

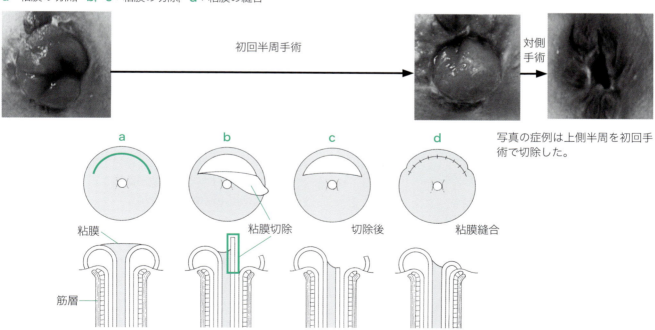

写真の症例は上側半周を初回手術で切除した。

6. 肛門粘膜脱，直腸脱の手術

235

V 直腸・肛門の手術

7. 痔瘻の手術

井上幹大

小児はほとんどが乳児期の単純な痔瘻であり，乳児痔瘻の大部分は1歳頃までに自然に治癒するが，治癒せずに慢性化した場合には手術が必要となることがある。

慢性化した場合にはまれにクローン病や免疫異常を伴う疾患が原因になっている場合があるため，これらの疾患を念頭に置いた病歴聴取と診察が必要である。

本項では痔瘻の大半を占める低位筋間痔瘻に対する手術について概説する。痔瘻の手術は肛門機能を温存することが重要であり，痔瘻の手術に慣れていない場合，坐骨直腸窩痔瘻や骨盤直腸窩痔瘻は専門施設へ紹介することが望ましい。

術前準備

触診，肛門指診で二次口からつながる瘻管の走行を確認しておく。肛門指診で肛門管高位の直腸粘膜下に索状物を触れる場合は高位筋間痔瘻を，肛門挙筋を硬く触れる場合には坐骨直腸窩痔瘻や骨盤直腸窩痔瘻を疑う。坐骨直腸窩痔瘻や骨盤直腸窩痔瘻が疑われる場合やクローン病の患者ではMRIなどの画像検査を考慮する。

慢性的な下痢や成長障害，体重減少，繰り返す感染症の既往などの病歴や，肛門から距離の離れた二次口，浮腫状の皮垂といった特徴的な肛門所見の有無を確認し，必要に応じて精査を行う。

術前処置として体重（kg）×1～2mLのグリセリン浣腸を行う。

手術手技

全身麻酔下，砕石位もしくはジャックナイフ位とし，開肛器で肛門を展開して原発口を検索する。二次口の皮膚を鉗子で把持して牽引するとcryptが陥凹することで原発口を確認できる場合がある。ゾンデもしくは鉗子を挿入して瘻管壁を損傷しないよう愛護的に瘻管内を進め，原発口まで通す。この際，膿瘍腔の残存がないかも確認する。原発口がわかりにくいときは，二次口からのインジゴカルミン注入や原発口側からのクリプトフックによる検索を行う。

以下に代表的な術式である瘻管開放術（lay-open法），括約筋温存術，seton法について解説する。

瘻管開放術

原則として側方から背側にかけての痔瘻が適応となる。前方の痔瘻に本法を行うと括約筋損傷や肛門の変形をきたす場合があるため他の術式を選択することが一般的だが，浅い瘻管であれば通常は問題にならない。

手術は瘻管内に通したゾンデもしくは鉗子上を切開して瘻管全域を開放する（図1）。原発口がわかりにくい場合は，二次口から切開を進めながら原発口を探ってもよい。瘻管内の不良肉芽を鋭匙で掻爬した後，瘻管の二次口側にドレナージ創を作成する。ドレナージ創は瘻管の底から徐々に治癒するように，創縁がなだらかなすり鉢状になるよう大きめに形成する（図2）。この際，前方と後方の痔瘻では，ドレナージ創をなるべく正中からはずして正中線を中心に左右非対称にする。ドレナージ創が小さいと二次口側が先に治癒してしまい，原発口側の治癒が遅れて裂肛のような状態になってしまうことがある。最後に，皮膚だけが先に閉じてしまわないように創縁を吸収糸でかがり縫いするが，浅い瘻管であれば省いてもよい。

括約筋温存術

瘻管をcoring outする術式で前方の痔瘻が適応となる。適切な手術が行われれば括約筋損傷や変形のリスクが最も低いが，技術的難度が高く慣れない術者が行うとかえって大きな損傷を与えることがある。また，瘻管壁が完成していない時期には行うことができない。再発率は他の術式と比較して高いことから，再発予防のためのさまざまな工夫が行われ多くの手技が開発されており，統一された術式がないのが現状である。

古典的な術式では，二次口周囲を円形に切開し，皮膚に支持糸をかけるかモスキート鉗子で把持して瘻管周囲を内肛門括約筋外側の原発巣の手前まで剥離する。原発巣周囲は瘻管の同定が困難なため肛門内から操作する。肛門内を展開し，事前に同定しておいた原発口周囲を切開して瘻管周囲を剥離し，二次口瘻管周囲の剥離層と交通させ瘻管を抜去する。この際，内括約筋の損傷を最小限にするよう留意する。内括約筋の欠損部と原発口周囲の肛門管上皮を縫合閉鎖し，二次口側はドレナージ創としておく。

他に，二次口側から原発巣までくり抜き，原発口側は粘膜下で瘻管を切離して内括約筋内の一次瘻管は切除せず，原発口直上の直腸粘膜で flap を作成して瘻管を被覆する方法などがある（図3）。

図1 瘻管の切開

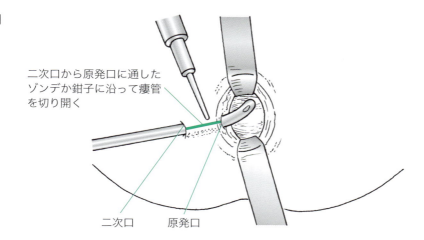

二次口から原発口に通したゾンデか鉗子に沿って瘻管を切り開く

二次口　原発口

図2 瘻管の完全切除と開放創の形成

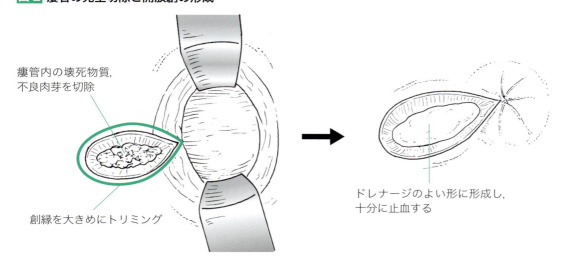

瘻管内の壊死物質，不良肉芽を切除

創縁を大きめにトリミング

ドレナージのよい形に形成し，十分に止血する

図3 括約筋温存術

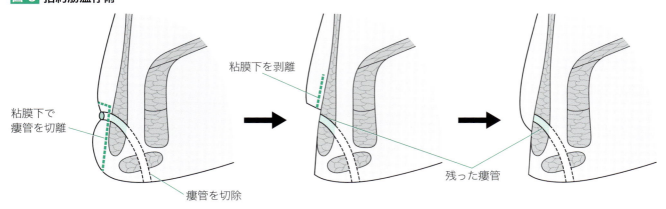

粘膜下で瘻管を切離

粘膜下を剝離

残った瘻管

瘻管を切除

瘻管を二次口側から原発巣までくり抜き，原発口側は粘膜下で切離する

直腸粘膜で flap を作成する

flap で瘻管を被覆する

seton 法

　括約筋損傷や再発のリスクが低くどの方向の瘻管にも対応可能であるが，治癒までに時間がかかる。膿瘍腔が遺残している状態やしっかりと瘻管壁が形成されていない状態でも選択可能である。また，クローン病の痔瘻には第一選択の術式である。

　膿瘍腔が遺残している場合やクローン病の生物学的製剤導入前はドレナージ目的の loose seton（drainage seton）にする。二次口から挿入した鉗子で原発口を確認した後，血管テープを引き抜いて瘻管内に通す（図4）。テープは皮膚との隙間が空く程度の緩めのループ状にして絹糸で結紮する。ドレナージをよくする目的とテープが切れてしまったときの予防目的で，テープを2本以上留置しておく。瘻管が長い場合は中継点を作る場合もある（図5）。膿瘍腔がある場合は二次口周囲をトリミングし，ドレナージ孔としておく。

　根治を目的とする際は tight seton（cutting seton）にする。血管テープを強く締めすぎると痛みを生じるとともに，奥の組織が治癒する前に脱落して再発することがあるため，テープは皮膚に軽く接触する程度のループにする。瘻管が浅くなってテープが緩んできたら外来で少しずつ締め直し，2～3カ月かけてゆっくりと脱落させる（図6）。

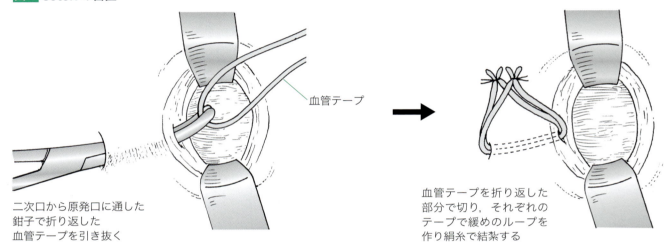

図4 seton の留置

二次口から原発口に通した鉗子で折り返した血管テープを引き抜く

血管テープ

血管テープを折り返した部分で切り，それぞれのテープで緩めのループを作り絹糸で結紮する

V 直腸・肛門の手術

図5 クローン病の痔瘻に対する loose seton 留置

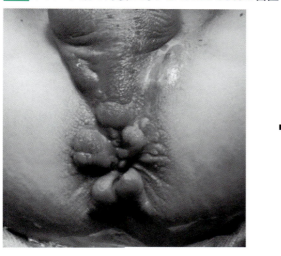
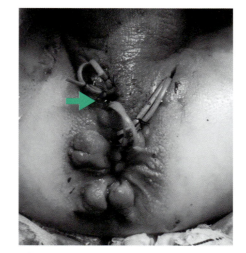

→ 瘻管が深く長かったため中継地点を作成

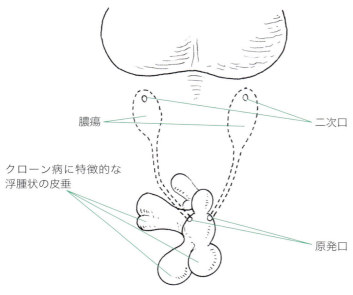

膿瘍
二次口
クローン病に特徴的な浮腫状の皮垂
原発口

図6 tight seton

a：軽く皮膚に接触するぐらいの締め具合にする。

b：瘻管が浅くなり，seton が緩くなったら締めなおす。

c：2〜3カ月かけてゆっくり脱落させる。

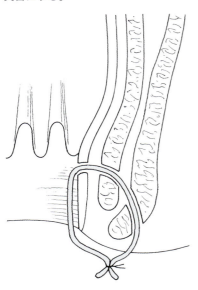
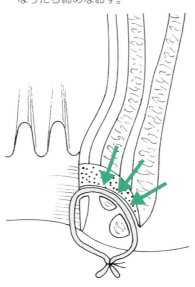
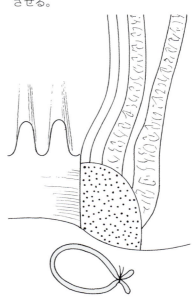

7. 痔瘻の手術

肝・胆・膵・脾・門脈の手術

VI 肝・胆・膵・脾・門脈の手術

1. 胆道閉鎖症の手術
a. 開腹手術

佐々木英之

1950 年代に胆道閉鎖症に対する肝門部腸吻合術（葛西手術）が開発されて以降，手術術式の改善と工夫が重ねられてきた。今回は，現在筆者らが標準的と考えている手術方法を以下に示す。

術前準備

胆道閉鎖症の治療成績向上のためには早期手術が重要である。よって迅速に患者の病態把握や周到な手術の準備を進めて，治療を行うことが大切である。

具体的にはビタミン K を経静脈的に投与して出血傾向の是正を図り，濃厚赤血球液 2 単位を準備しておく。また，肝病態の悪化が進行している症例では新鮮凍結血漿を準備しておく。術中に輸血が必要となるほどの出血をきたすことは少ないが，生理的貧血の影響で術前から貧血傾向を認める例や，凝固障害や門脈圧亢進症に伴う側副血行路の発達により，通常以上の出血に遭遇する可能性があることに留意する。術前の浣腸により結腸を空虚にしておくことも円滑な手術操作のために大切である。

体位は仰臥位として，背枕を挿入することで術野を浅くする。手術部位感染（surgical site infection；SSI）予防のための抗菌薬を手術開始直前に経静脈投与する。

手術手技 （動画 1）

手術は 2.5 倍のルーペを用いて行うことが望ましい。

肝管が十分に開存し，腸管との吻合が可能な場合には肝管腸吻合術が行われるが，大部分は閉塞した胆管組織を含む結合織塊を肝臓側に向かって剥離し，適切なレベルでこれを切離した後，肝門部腸吻合術が行われる。

胆道造影，肝生検

右肋骨弓下切開（または右上腹部横切開）で開腹する（図 1）。まず胆嚢を露出できる小開腹を置き，胆嚢を穿刺して内容の有無と色調などの性状を確認する。胆嚢を切開後に 4Fr 多用途チューブを胆嚢内に挿入して直接胆道造影を行う。胆道閉鎖症の診断が確定したら，肝円索を切離して必要な大きさまで開腹創を広げて，肝外胆管の形態を確認して病型を決定する。次に肝右葉から肝生検を行う。

肝外胆管の剥離

胆嚢から剥離を開始し，三管合流部まで剥離を進めたら，肝十二指腸靱帯の漿膜を切開して，主要な脈管を同定する。なるべく早い段階で左右の肝動脈を同定して，それぞれをテーピングし，肝動脈から十分に離れた部位で胆嚢動脈を結紮切離する。肝十二指腸靱帯内に分布しているリンパ管を単に切離すると術後の腹水の原因になるので，拡張したものは結紮切離し，可能な限りベッセルシーリングシステムで処理する。

最も頻度が高い病型Ⅲ-b1-νは肝外胆管が全長にわたって線維性結合織に置換され，肝門部胆管は結合織塊を呈している。総胆管は索状を呈しているので，胆管周囲を三管合流部付近で全周性に剥離してテーピングした後に（図 2），可及的に十二指腸側への剥離を進めて，十二指腸上縁で結紮切離する。

肝円索を牽引して門脈臍部を展開し，S3 と S4 との間に肝実質のブリッジがあれば，これを切離することで，門脈臍部がより露出されて肝門部操作の視野確保に役立つ。

次いで三管合流部から肝側の索状物の剥離を行う。まず，左右の肝動脈より索状物の剥離を行う。この際，肝動脈の破格に十分に注意し，索状物に流入する動脈枝以外は可及的に温存する。動脈から索状物の剥離を行う際には適宜塩酸パパベリンを散布して，動脈の攣縮を予防する。

次いで，結合織塊の背面を剥離して門脈前面を露出する。当科では門脈へのテーピングは行っていない。

門脈・肝動脈を肝内に向かって露出しつつ，門脈・肝動脈から結合織を剥離する。この操作の過程で結合織に流入する血管を丁寧に処理する。血管の中枢側は結紮するが，結合織側は通常は電気メスによる焼灼にて止血できる。門脈分岐部近傍および左右枝から結合織や尾状葉に分布する門脈枝も結紮して切離する（図 3）。この枝は通常 3 本から 5 本程度存在し，きわめて細いものもあるが，不用意に電気メスで切離すると思わぬ出血をきたすので注意を要する。これらを処理することで，後の肝門部腸吻合時に尾状葉にしっかり縫合できる。

下部胆管分類 a2 や b2，c2 などでは肝管に相当する部位の線維性結合織が存在せず，この部位では肝動脈と門

脈のみが透見されるが，胆嚢から肝十二指腸靱帯表面に続く腹膜を血管から剥離するように肝門部に向かって剥離していくと，肝門部で結合織塊を同定できる．その後の操作は通常と同様である．

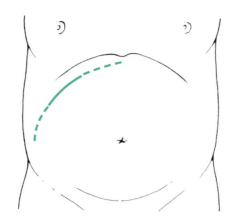

図1 皮膚切開

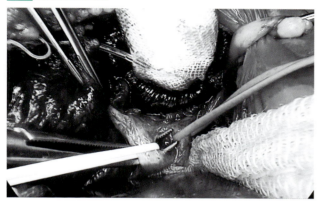

図2 索状胆管剥離

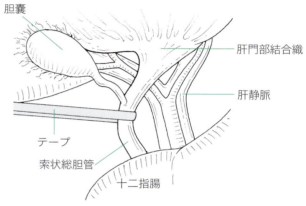

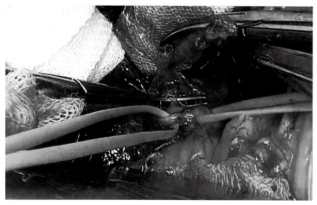

図3 門脈尾状葉枝処理

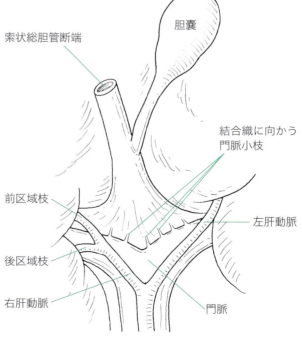

肝門部結合織塊の切除

　肝門部結合織の切離に移る。結合織の中央部で方形葉と結合織、および尾状葉と結合織との間を電気メスで切開した後に、直角鉗子で結合織のみをすくい、電気メスで縦に切開して左右に分割する（図4）。この操作は、結合織の厚さを認識し、肝被膜を残すレベルで結合織塊を完全切除するうえで有効である。中央部から両端に向かって左右別々にメスや剪刀で鋭的に結合織を切除する。中央部では肝被膜を温存して肝組織に切り込まないように注意する（図5）。左右で結合織を切断する際のレベルの目安は、切離面が門脈背側のレベルで周囲の肝被膜と同一平面上に位置することとしている。すなわち結合織を切除した局面が周囲の肝組織から突出せず、反対に深部に落ち込まないレベルを原則としている（図6）。結合織切除の操作中は、結合織を牽引する左手の力加減で切離レベルを調整する。必要以上に結合織を残すことは、肝内に連続する微小胆管を切離面に十分に露出できない可能性があり避けるべきだが、左手の牽引が強すぎると容易に切離面が肝組織に埋もれる形となり、術後に肉芽による閉塞をきたしやすいので、注意が必要である。通常は肝門部切離面の横径は 15〜25mm ほどになる。

　肝門部結合織の切離が終わると、切離面から多少の出血が認められるが、熱めの温生理食塩水で十分に洗浄した後に、ガーゼで圧迫することで通常は止血が得られる。明らかな動脈性出血が認められる場合のみ、電気メスでピンポイントに凝固止血を行う。

Roux-en-Y 脚および人工腸弁の作成

　Treitz 靭帯を確認し、2本目の空腸血管を処理して空腸を切離する。空腸の口側断端を切離端から 50cm（体重 1kg 当たり 10cm を目安としている）肛門側の空腸の側面に 5-0 PDS®II による全層一層結節縫合にて端側吻合する。

　Spur valve を付加するため Roux-en-Y 吻合部より約 2cm の長さ、口側空腸に接する側の Roux-en-Y 脚の漿膜筋層を約 2/5 周にわたり取り除き、この部位を隣接する口側空腸に縫着する（図7, 8）。Roux-en-Y 脚と口側腸管の腸間膜間隙を縫合閉鎖し、Roux-en-Y 脚を後結腸経路で肝門部まで挙上する。結腸より頭側の腸管の長さが 15cm となるように調整して、横行結腸間膜と Roux-en-Y 脚の漿膜筋層とを縫合固定する。

図4 肝門部結合織分割

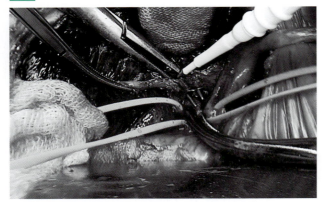

図5 肝門部切離（左）

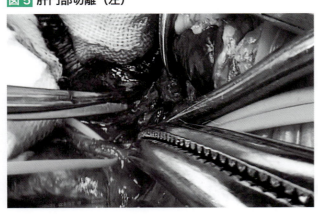

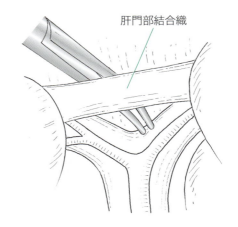

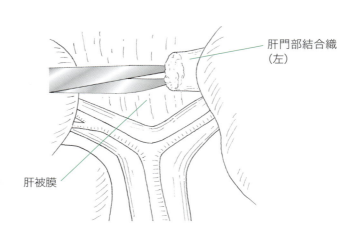

図6 肝門部切離（右）

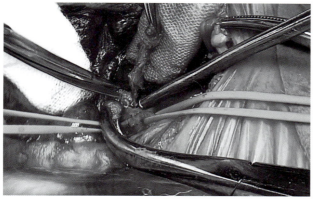
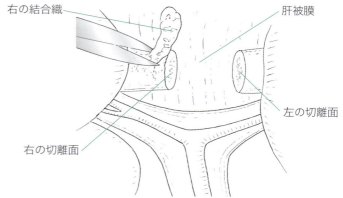

右の結合織
肝被膜
右の切離面
左の切離面

図7 spur valve

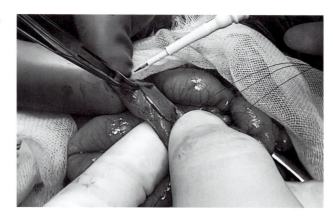

図8 人工腸弁（spur valve）の作成

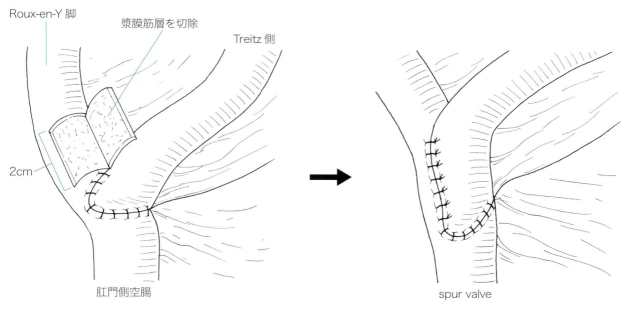

Roux-en-Y 脚
漿膜筋層を切除
Treitz 側
2cm
肛門側空腸
spur valve

肝門部腸吻合（図9）

Roux-en-Y 脚内を生理食塩水で洗浄して，肝門部腸吻合に移る。当科では肝門部腸吻合は end to back の吻合で行っており，脚の断端を肝門部に対して end to back の吻合となるように腸間膜対側を肝門部切離面横径に合わせて切開する。肝門部切離面の横径から 5mm ほど大きめに腸管の吻合孔を調整する。肝門部腸吻合を side to back の吻合で行う場合には，空腸断端を縫合閉鎖した後に，盲端を可能な限り残さないように配慮して，腸間膜対側に吻合口を作成する。

肝門部肝組織と空腸全層を 5-0 PDS® II を用いて吻合する。筆者らは肝門部腸吻合では，狭いスペースで円滑に運針できる 13mm 3/8 周の弱弯針である C-1 を好んで使用している。

左右の切離面近くの吻合では結合織に糸針がかかるので，胆管が吻合に巻き込まれず，かつ門脈壁が腸管壁を介して切離面を圧迫しないように，肝門部側，腸管側の両方においてバイトは小さめで，かつ組織への浅めの運針を心がけている。必要に応じて門脈をツッペル鉗子などで圧迫して切離面に腸管が被さらないように注意して，切離面周囲に糸針をかける。後壁の両端部分が肝門部腸吻合で最も注意を要する部分である。一方で，後壁の中央部では尾状葉と腸管との吻合においてバイトを大きくとってしっかりと吻合することで吻合の強度を担保するようにしている。後壁にすべての糸針をかけ終わってから，腸管を肝門部に寄せてから縫合糸を結紮する。結紮はしっかりと組織に運針されている中央から始めて，左右に向かって行っている。

後壁の吻合が終了した段階で，切離面からの出血がないことを確認してから，前壁の吻合に移る。前壁も左右の切離面の近くでは後壁同様にバイトは小さめで，かつ組織への浅めの運針を心がける。また縫合線が右側で門脈右枝を，左側では門脈臍部をそれぞれまたぐ形となる。この部位では腸管と肝組織の両方でバイトを大きめにとることで術後の胆汁瘻を防止できるように配慮している。両端以外の前壁吻合では，縫合線が結合織切離縁の外にあまりはみ出さないように配慮し，前壁と後壁とを可及的に近接させることを心がけている。この配慮は腸管上皮が肝被膜を被覆するために要する時間を少しでも短縮させることで，胆管の内瘻化，すなわち胆管上皮と腸管上皮との連続性をより円滑に完成させることを意図したものである。

動画1　胆道閉鎖症の開腹手術

腹腔洗浄，ドレーン留置，閉腹

腹腔内を温生理食塩水にて十分に洗浄した後に，Winslow 孔に持続吸引型の縦溝型シリコンドレーン（BLAKE® drains and JVAC™ Reservoirs）を挿入し，右側腹部から体外に誘導する。癒着防止材を肝下面，創下に留置して，順層的に閉腹する。

術後管理のポイント

術後管理のポイントは胆汁排泄の維持，促進と胆管炎防止である。術後の循環動態によるが肝血流と胆汁排泄の維持を目的として輸液量は 120mL/kg/ 日と多めにしている。抗菌薬を経静脈的に投与して，術後第 7 病日よりプレドニゾロンの投与を行う。

経口摂取は通常の腹部手術と同様に腸管蠕動が回復したら再開する。経口哺乳の再開と同時にウルソデオキシコール酸を 20mg/kg/ 日で投与し，整腸剤によるプロバイオティクスや脂溶性ビタミンの補充も行う。

VI 肝・胆・膵・脾・門脈の手術

図9 肝門部腸吻合

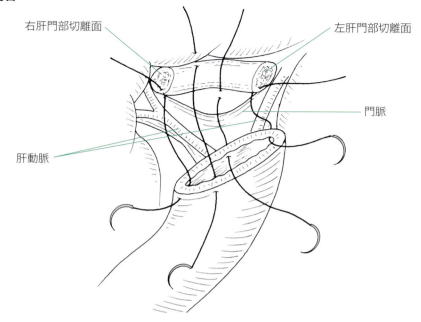

右肝門部切離面　　左肝門部切離面
門脈
肝動脈

1. 胆道閉鎖症の手術　a. 開腹手術

247

VI 肝・胆・膵・脾・門脈の手術

1. 胆道閉鎖症の手術
b. 腹腔鏡下肝門部空腸吻合術

内田広夫

腹腔鏡下肝門部空腸吻合術は，2002年にEstevesによって初めて報告された．以来多くの報告がなされており，2010年以降の報告をまとめてみると黄疸消失率，1，2年自己肝生存率は開腹手術と差がないことが示されている．一方で新たに出版される新しい胆道閉鎖症診療ガイドラインでは，「胆道閉鎖症に対する腹腔鏡手術は有用か？」というCQに対して，推奨なしとなっている．その理由としては，自己肝生存率や総生存率，黄疸消失率などは開腹手術と同等であり，癒着軽減による肝移植への良い効果をもたらす可能性があることが示唆されているが，腹腔鏡手術が有用であるかどうかについて明らかではない，と述べられている．これは報告されている論文のほとんどがエビデンスレベルDの単独施設からの観察研究から得られたものであること，腹腔鏡手術はわが国では一般的には施行されていないことから，「推奨なし」となったと記載されている．詳しい内容は新ガイドラインを参照していただきたい．

この手術は2018年4月から保険収載されたが，施設基準を満たさなくては保険適用下では行えない．

腹腔鏡手術のコンセプトは開腹手術と同じである．多施設間で腹腔鏡手術と開腹手術の比較検討を行った報告では，減黄率，術後合併症，胆管炎率，術後1年での自己肝生存率は同等であった．一方で術中出血量は腹腔鏡手術のほうが少なく，ドレーン抜去時期，痛み止め使用期間も腹腔鏡手術のほうが短かった[1]．

腹腔鏡手術は今後必要となる可能性のある肝移植の際に，癒着が少ないという利点があると思われるのみならず[2]，後進への技術の伝達，再現性，医療安全などのことを考えても大きな利点があると考えている．

術前準備

開腹術と同じで，腹腔鏡手術に特別な前処置は必要ない．

手術手技

体位およびポート挿入

仰臥位，開脚位で手術を開始する．臍部にベンツ型切開を加え開腹し[3]（図1a），マルチチャンネルポートを装着後，そこに5mmポートを2本挿入する（図1b）．1本はカメラポートとし，もう1本は吸引や視野確保のための助手のポートとする．視野確保，操作性の維持を目的として，気腹器としてAirSeal®を使用している．ワーキングスペースの狭い小児に有用で，不慮の出血にも対処しやすい．

右側腹部，左上腹部に3mmポートを挿入しワーキングポートとする．左手の右側腹部のポートは臍よりも頭側で比較的肝門部近くに挿入したほうが腹腔内操作は行いやすい．右手の左上腹部ポートも肝門部空腸吻合のためにかなり上腹部に挿入する．右上腹部に助手用のポートとして3mmポートを挿入する（図1c）．術者は常に3mm鉗子を用いて手術を行う．

術野の確保（動画1）

腹腔鏡を挿入して最初に肝表面を観察し，マキビシサイン（hepatic subcapsular spider-like telangiectasis sign；HSST）（図2a，b）がみられれば，強く胆道閉鎖症を疑う．HSSTの診断率は術中胆道造影よりも正確と報告されているが，肝表面全体，特に肝下面にしっかりと認められることが重要である．最初に肝生検を行い術中迅速診断を待ちながら，腹腔鏡下に胆管造影を行い，胆道閉鎖症と確定診断する．続いて肝円索に針糸をかけ，心窩部に向かって体外に糸を誘導し，肝全体を持ち上げる（図2b）．胆嚢周囲の癒着剥離を行ってから胆嚢をエンドループで右上腹部へ牽引することで，しっかりと肝門部を展開する（図2c）．

動画1 腹腔鏡下肝門部空腸吻合術
（4K-NIR-ICG使用）

総胆管索状組織の同定と肝門部へのアプローチ

十二指腸の頭側で肝十二指腸靱帯の表面近傍，肝動脈の右側で総胆管索状組織を同定する．この索状組織は容易に見つかる（図3a）．結紮切離後，この索状組織がしっかりと認められる場合は，それを頭側に追うことで肝門部に到達できるが，索状組織が細い場合は追う必要はなく，肝門部の剥離をそのまま行う．肝動脈を同定し，その頭側，背側に門脈の頭側縁を見出す（図3b）．門脈の腹側で中央やや右寄りに太い索状組織を認め，これは総肝管が索状に変性したものである（図3c）．これを切離

図1 臍ベンツ型切開とポート位置，機器配置

a：臍ベンツ型切開

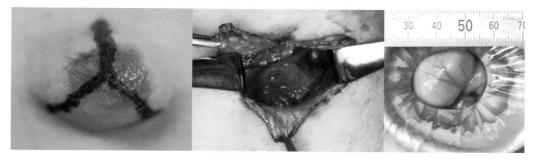

b：マルチチャンネルポートの装着　　c：ポート位置　　d：手術室での機器配置

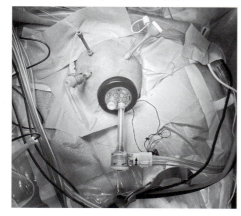

図2 肝表面のマキビシサイン（HSST）と肝門部の展開

a：マキビシサイン　　b：肝円索の心窩部への吊り上げ　　c：胆嚢の右上腹部への吊り上げ

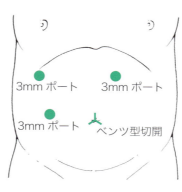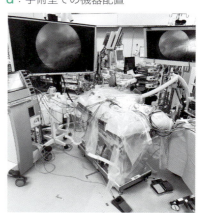
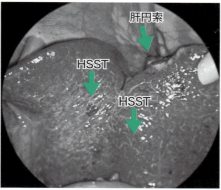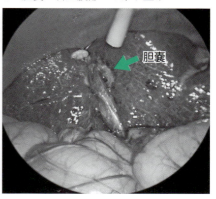

図3 総胆管索状組織の同定と肝門部へのアプローチ

a：総胆管索状組織　　b：門脈　　c：総肝管索状組織

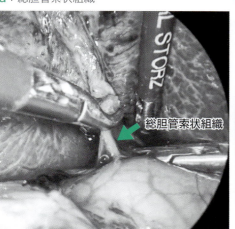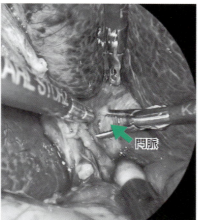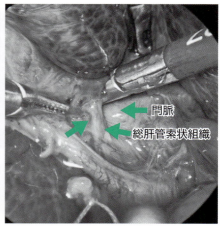

すると右門脈が明らかになる。

肝門部の切離

門脈の頭側縁を明らかにしたら，そこから尾状葉に入る尾状葉枝を3mmバイポーラーを用いて切離する（図4a）。左右の門脈が肝臓に入っていくところまで，門脈からの分枝を切離する。内側区域に行く肝動脈が肝門部を横切っている場合は，肝門部空腸吻合をする際に障害となるため温存は難しい。肝門部の右縁は右肝動脈前区域枝が肝臓に入っていくところまでとして，肝門部と肝動脈の剥離を行う（図4b）。肝門部の左縁は左門脈および左肝動脈が肝臓に入っていくところまでとして，肝門部と門脈の剥離を行う（図4c）。肝門部周囲の血管の剥離が終わった時点で，肝門部の索状組織を真ん中やや左寄りで切り込んでいく（図5a）。肝臓へ到達するまで切り込み，まずは肝門部の右に向かって胆管索状組織を切離していく。その際には肝門部の索状組織を切離しつつ，肝臓の被膜を残して切離を進める（図5b，c）。右縁は先ほど剥離を行った，右肝動脈前区域枝が肝臓に入っていくところまでとしている（図5d）。

右の索状組織の切離が終わると，切離を開始したところに戻りそこから左に向かって索状組織を切離していく。切離の深さは右と同様で肝臓の被膜を残して切離を進める。多くの場合左の索状組織は右よりも薄い。左肝門部の切離範囲は先ほど剥離を行った，門脈左枝が肝臓に入り込むところまでとしている（図5e）。

肝門部索状組織を切離する際に認められる出血は，バイポーラーで止血後，氷水に浸したガーゼを肝門部に詰め込んで，さらに止血を行っている。

肝門部空腸吻合の際の腸管切開口を決定するために切離した肝門部の長さを測定する。

Roux-en-Y脚の作成

腹腔鏡下にTreitz靱帯を確認し，空腸起始部から15cmの部位を臍から体外に脱転する。そこから35～45cmの末梢空腸部を切離し，Roux-en-Y脚を作成する。その際，以下のようにspur valveを作成する。Roux脚の空腸吻合部肝門側に長さ2cmの漿膜欠損部を作成し（図6a），そこに口側腸管を縫着して，逆流防止弁を作成する（図6b）。

横行結腸肝曲部の結腸間膜と後腹膜，十二指腸を剥離した後，横行結腸を臍から体外に取り出すと結腸間膜の剥離部が薄くなっており，そこを後結腸経路としてRoux脚を作成する。こうするとRoux脚の先端が自然に肝門部へ向かうようになる。Roux脚の先端，前壁よりを肝門部空腸吻合のために切開する。小腸間膜を縫合閉鎖した後Roux-en-Y脚を体腔内に戻す。腸管のねじれなどがないことを確認し，Petersen孔を縫合閉鎖する（図6c）。

肝門部空腸吻合術

針糸は5-0 PDS® RB3（針11mm）を用いている。9時方向から吻合を開始する。1針目は，切離した肝門部を越えて右側の肝実質にかける（図7a）。後壁にかける2針目を縫合した後に，1針目を縫合するようにすると2針目が比較的容易に縫合できる。後壁は門脈を剥離した部位の肝実質に針をかけ，3もしくは4針かける（図7b, c）。

左端の1針は肝門部の2時方向で肝臓からかけ，腸管

図4 肝門部の切離（1）
a：門脈尾状葉枝　　　　b：肝門部右縁–右肝動脈前区域枝　　　　c：肝門部左縁–門脈左枝

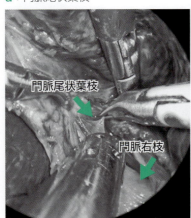 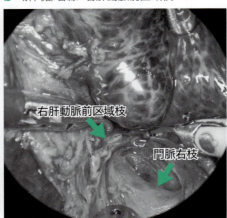 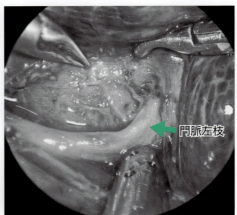

VI 肝・胆・膵・脾・門脈の手術

図5 肝門部の切離（2）

a：肝門部結合織　中央で切離開始

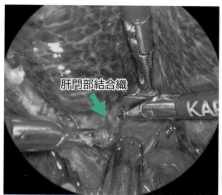

b：肝門部結合織の切離

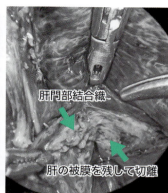

c：肝門部右縁の結合織の切離

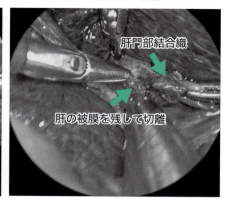

d：肝門部結合織切離後-右縁

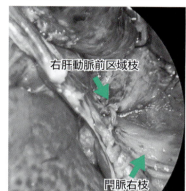

e：肝門部結合織切離後-左縁

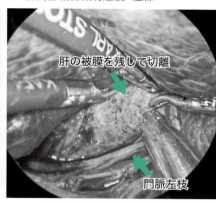

図6 Roux-en-Y 脚の作成

a：spur valve の作成中

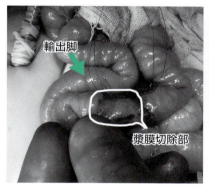

b：spur valve の完成図

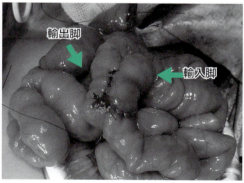

c：Petersen 孔の閉鎖

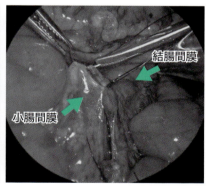

図7 肝門部空腸吻合術：後壁

a：1針目：9時方向

b：3針目：門脈背側の肝実質に縫合する

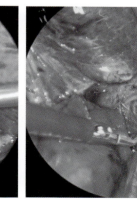

c：3針目：腸管と縫合するところ

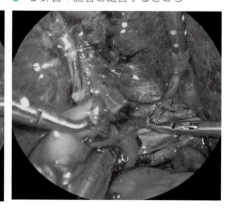

1. 胆道閉鎖症の手術　b. 腹腔鏡下肝門部空腸吻合術

251

を内外に縫合する（図8a）。前壁は左肝門部から縫合する。肝臓からかけ，針先が肝門部切離面と肝臓の境目に出るようにする（図8b）。剥離した肝門部を全体を覆うように吻合するが前壁も4針程度で十分である（図8c）。

ドレーン挿入および閉腹

　腹腔内を洗浄後，ポート刺入部の筋層をラパヘルクロージャーを用いて縫合閉鎖する。右側腹部のポート皮膚創から10Frブレイク®ドレーンを肝門部空腸吻合部後面に挿入するが（図9a），筋層および腹膜刺入部はポート挿入部とは異なる部位とする（図9b）。こうすることでドレーン抜去後の大網脱出などを防ぐことができる。最後に肝門部，胆囊摘出部の癒着防止のためにセプラフィルム®またはインターシード®を留置，もしくはアドスプレー®を噴霧し，閉腹する（図9c）。最後に臍形成を行う。術後創は臍の形も含めてかなり整容性に優れたものになる（図10）。

術後管理

　術後管理は，開腹と同様である。術後48時間で抗菌薬を中止し，術後3日目から経口ミルクを開始。術後5日目よりプレドニゾロンの内服を開始し4，2，1，0.5mg/kgと5日ごとに減量する。ウルソデオキシコール酸は術翌日から静注し，経口開始になった時点でウルソ内服（20mg/kg）とする。ドレーンは通常術後6日で抜去している。退院は総ビリルビン（total bilirubin；TB）が2.0mg/dL以下となった時点としている。

おわりに

　腹腔鏡下肝門部空腸吻合術の要点を述べた[4]。

　開腹手術と手術操作の基本は変わりなく，肝門部索状組織の切離は開腹と同様で肝被膜を傷つけないレベルで，胆管索状組織を一部残すように行っている。門脈からの出血が起きた場合は有効な吸引を行うためにAirSeal®などの特殊な気腹装置が有用で，さらに腹腔鏡下でのプリングル手技，6-0 PDS®による縫合が必要な場合もあり，いろいろな手技を腹腔鏡下でできるようにしておく必要がある。

　腹腔鏡手術はだれもが術野をきれいに見ることができ，いつでも見返すことが可能である。名古屋大学では現在まで再採掘も含めて90例以上の腹腔鏡下肝門部空腸吻合術を行っており，専門医取得前の卒後6年目の医師が施行していることを考えると，ほとんどの人が再現可能な手術操作と考えられる[5]。しかし腹腔鏡手術は基本的にはsolo surgeryのため，術前の準備，すなわち術者のoff the job trainingが非常に重要で，十分に準備した医師がチームを組んで行うべきである。

文献

1) Murase N, Hinoki A, et al: Multicenter, retrospective, comparative study of laparoscopic and open Kasai portoenterostomy in children with biliary atresia from Japanese high-volume centers. J Hepatobiliary Pancreat Sci 2019; 26: 43-50.

2) Shirota C, Murase N, et al: Laparoscopic Kasai portoenterostomy is advantageous over open Kasai portoenterostomy in subsequent liver transplantation. Surg Endosc 2020; 34: 3375-81.

3) Amano H, Uchida H, et al: The umbilical Benz incision for reduced port surgery in pediatric patients. JSLS 2015; 19: e2014.00238.

4) Uchida H, Shirota C, et al: Operative Procedures: Laparoscopic Kasai Procedure. Introduction to Biliary Atresia, Nio M ed, Springer, 2021, p147-56.

5) Shirota C, Hinoki A, et al: Laparoscopic Kasai portoenterostomy can be a standard surgical procedure for treatment of biliary atresia. World J Gastrointest Surg 2022; 14: 56-63.

図8 肝門部空腸吻合術 – 前壁
肝実質から肝門部切離断端に針を出す。

a：左端：2時方向
b：前壁：中央
c：肝門部空腸吻合完成

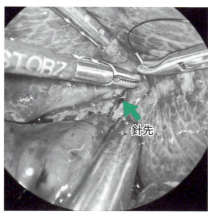
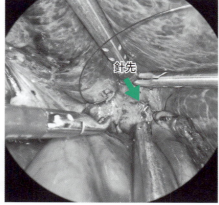
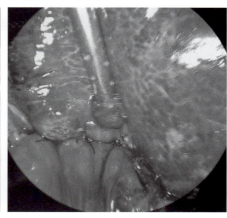

図9 ドレーンの挿入

a：ドレーンを吻合部後面に留置
b：ドレーン挿入部の筋層はポート挿入部の頭側とする
c：癒着防止剤を噴霧

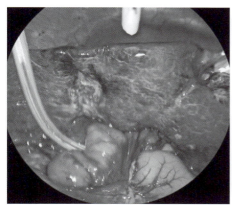
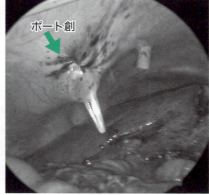
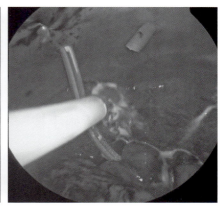

図10 術後の創

a：術後1カ月
b：術後2年

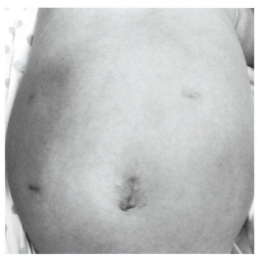
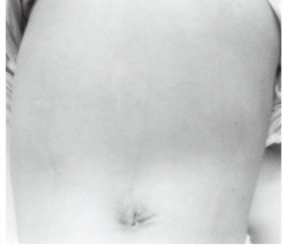

VI 肝・胆・膵・脾・門脈の手術

2. 先天性胆道拡張症の手術
a. 開腹手術

金子健一朗

術前準備

Magnetic resonance cholangiopancreatography (MRCP) で拡張胆管下流の狭小部の有無，共通管内の蛋白栓の存在，左肝管・前後区域枝の形態と総肝管への流入形態を把握しておく。

手術のポイント：膵内胆管の遺残は蛋白栓の再形成や遺残胆管癌の原因となるため，膵内胆管は完全に切除する。ただし，この操作は膵管損傷の危険を孕むため，剥離は胆管漿膜層を保持して行う。術後に肝内結石の原因となるので，戸谷IV-A型（総肝管より上流の拡張）では肝門部近傍の先天性胆管狭窄を見逃さないように処理する。戸谷I型では吻合部狭窄をきたさない肝管空腸吻合を行う。

手術手技

開腹→胆嚢摘出→膵内胆管剥離→総肝管切離（＋胆管形成）→ Roux-en-Y 脚作成→総肝管空腸吻合→ドレーン留置→閉腹の順で行う。

開腹

直筋の幅の横切開で手術可能である。正中は白線まで切開するが肝円索は損傷しない。創延長は外側へ行う。

胆嚢摘出

胆嚢底部から肝床を剥離する。助手が底部を牽引して，術者はクーパーで肝床の剥離面を平らにして，電気メスで外層を切開し，内層を露出しながら剥離する。右肝動脈が20〜25％の症例で胆管前面を走行するが（図1），低位分岐するタイプでは胆嚢動脈と誤認しやすいので注意する。膵内胆管の剥離には囊胞にある程度の緊張があるほうがよいので，胆摘後に胆嚢管からチュービングして圧を調節する。MRCP の術前情報が不十分な場合はここで造影してもよい。

膵内胆管剥離

●胆管解剖（図2）

胆管壁には多層の血管叢があり，壁内に切り込むと出血で剥離層が不明瞭になる。よって，膵内胆管は漿膜層を保持して剥離し，膵管損傷を回避する。漿膜には epicholedochal plexus が存在し，漿膜外にある血管と漿膜に薄く埋まった血管に分かれる。

●胆管漿膜の露出

固定型自在鉤で方形葉を圧排し，タオルで十二指腸を尾側に牽引し，その上縁で腹膜を切開して独特の光沢のある胆管漿膜を露出する（図3）。漿膜付近は多層の膜構造になっているので，光沢のある真の漿膜をきちんと露出する。この層で膵内へ進めば後上膵十二指腸動脈は意識することなく離れる。

●漿膜層での剥離

漿膜層での剥離は，交通枝を漿膜表面の plexus の血管ごとクラフォード鑷子でつかんで電気メスを通電して凝固切離する（図2）（動画1, 2）。つかまずに電気メスで切離すると出血に難渋する（動画3）。Plexus の血管は漿膜に薄く潜るものと，漿膜外にあるものに分かれるので，凝固切離法は漿膜外のものをすべて凝固切離する感じで剥離する。囊胞状胆管の展開は先曲がりの DeBakey 鑷子で剥離面が直線状になるように胆管壁を牽引するとよい（図4）（動画3）。出血した場合，膵臓側は pin point の止血を心がける（動画1, 3）。

＊Plexus から膵臓へ向かう交通枝を結紮切離する方法もあるが（図2）（動画3），高度炎症性例だと不可能であり，時間的にも凝固切離法のほうが早い。凝固切離法に欠かせないクラフォード鑷子はより細かい把持ができるようにスティール鑷子を先端加工して（自己責任），かつ不用意な熱傷を避ける絶縁コーティングしたものを用いている（京大移植外科流）。腹腔鏡手術では細径バイポーラーを用いているが，開腹での経験はない。筆者の現在の方法は，助手左手ないし自由鉤により十二指腸・膵臓を牽引し，術者左手で胆管を直角 DeBakey 鑷子で牽引して展開し，術者右手でクラフォード鑷子を操り，助手が電気メスを凝固ないし切開モードで（一々口で指図する必要がある）接触させて切離している。

図1 右肝動脈

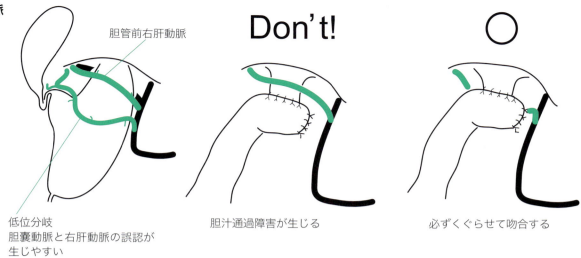

- 胆管前右肝動脈
- 低位分岐　胆嚢動脈と右肝動脈の誤認が生じやすい
- 胆汁通過障害が生じる
- 必ずくぐらせて吻合する

図2 epicholedochal plexus

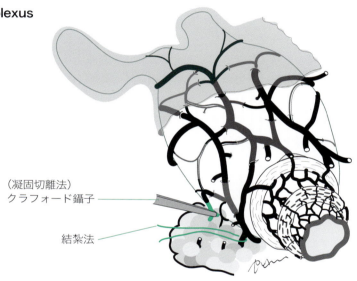

- （凝固切離法）クラフォード鑷子
- 結紮法

図3 胆管漿膜

正しい漿膜面は独特の光沢がある。この層をキープして剥離するのが膵管損傷を避ける最大のポイントである。

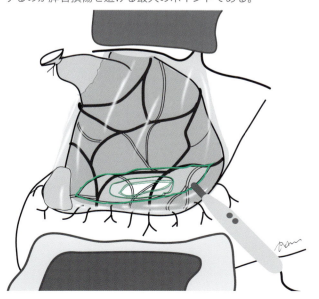

図4 膵内嚢胞剥離

狭小部は嚢胞底になく右前に存在することが多い。この際膵管が嚢胞前面に密着するので特に注意が必要。

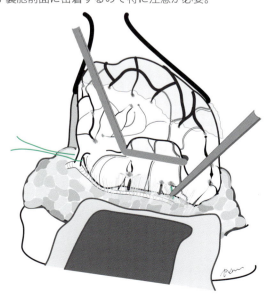

●膵内胆管の剝離順（図5）

　胆管前面をある程度下方に剝離したら左右に進み，後面を直視下に剝離できるところまで行う．これを繰り返して尾側に向かう．胆管が全周できたらテーピングする．

●膵内胆管完全切離法

　狭小部（narrow segment beneath choledochal cyst；NS）がある場合は狭小部を露出させ切離する（図4）（動画3）．明らかな狭小部は膵管分枝と考えられるので狭小部を全摘する必要はない．狭小部がない場合は，剝離が進んだらクリップして，造影で膵管までの距離を測って切離ラインを決める（図6）（動画1）．

＊囊胞型はMRCPで写らなくても狭小部があるものとして造影しないことが多い（Video NS 短）．紡錘型で狭小部が短い場合は造影するほうが安全である．

　狭小部は囊胞型胆管の下端よりも右前に存在することが多い（図4）（動画2）．よって，大きい囊胞では膵管が囊胞前面に張り付いているので漿膜層キープをさらに徹底する．囊胞下方の前面は膵管損傷の危険エリアと認識する．まれだが，炎症で癒着した膵管壁をヘラで剝がさざるを得ない場合もある．また，出生前診断された囊胞型は狭小部が極細で，凝固切離すると気付かずに切離されて軽い膵液漏になるので，囊胞下部の右前部では結紮切離したほうがよい．

＊狭小部の位置：200例ほどの経験で例外は，狭小部が囊胞の背側にあった1例，短い狭小部を予想していたら囊胞下端が膵管を構成した1例だけであった．

　胆管下部の壁は薄いのでクリップは胆管壁に直接かけず，すぐ外側の結合織か膵実質にかける（動画1）．造影は透視で行い，胆管を動かして放射線が垂直方向に入るようにして距離をみる．蛋白栓がある場合は胆道鋭匙で掻き出す（図6）か，チューブを入れて洗浄する．狭小部に鋭匙が入らず，かつ蛋白栓が固い場合はゾンデなどで透視下に砕いて洗浄する．副膵管の開存が確認されれば多少遺残しても問題は生じず，術後に自然溶解し排出されるので可及的な摘出でよい．副膵管にある場合も放置可である．細径内視鏡で対応する方法も報告がある．

＊個人的には副膵管開存がなくても蛋白栓の無理な摘出は不要と思っている．

　小児でも胆管癌の可能性はあるので，胆管壁を切断して内側を見ながら膵内胆管切離するのは肝外胆管内の胆汁が漏れるので高度癒着例以外は避ける．

動画1	NSが短い
動画2	NSがない
動画3	NSが長い

胆管後面剝離（図7）

　切断した胆管を上方に持ち上げて胆管背側を直視下に右肝動脈まで剝離する（動画3）．門脈が癒着する高度炎症症例以外は剝離層にこだわる必要はない．次に胆管腹側面で胆囊管起始部を剝離して総肝管を明らかにする．血行を温存するため，右肝動脈より頭側の肝管剝離は極力避ける．右肝動脈が胆管腹側にあるときは，右肝動脈を剝離してテーピングし，胆管をくぐらせて総肝管空腸吻合する（図1）．動脈が胆管腹側のまま吻合すると，挙上脚が吻合部を腹側に引っ張るので流出障害をきたす．

総肝管切離・胆管狭窄処理

　左右肝管が思いのほか低い位置で合流したり，後区域枝が独立して低位で流入したりする場合があるので，右肝動脈の高さでいったん，胆管前面を開く（図8）．支持糸をかけて針電メスで切開する．内腔を観察し，合流部がより頭側なら胆管前面を縦に切開していく．左右肝管流入部に狭窄がないか確認する．狭窄には膜様狭窄と，

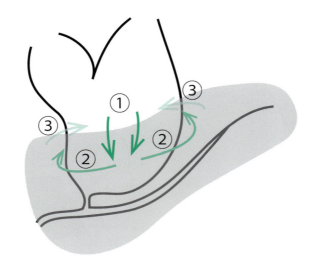

図5 膵内胆管の剝離順

図6 クリップ

a：膵管近くの胆管壁は薄いので，クリップは胆管壁に直接かけない。

b：透視下で胆管の位置を前後に動かすと膵管までの本当の距離がわかる。

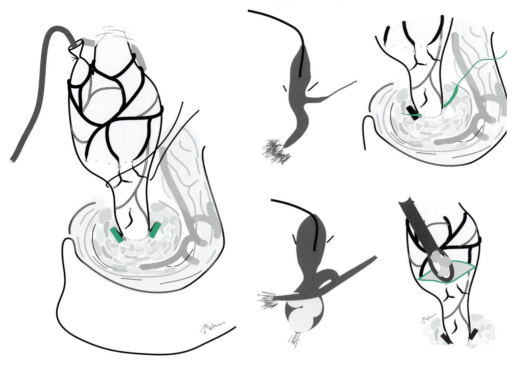

図7 胆管背面剥離

膵内剥離ほど慎重になる必要はないが，高度炎症例では門脈が癒着していることもある。

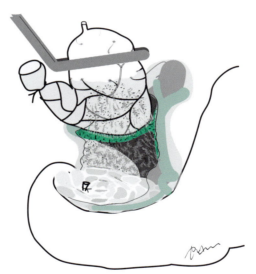

図8 細い総肝管

a：左右肝管合流や後区域枝が低位で合流することもあるので，右肝動脈レベルで肝管を切開して確認する。

b：合流部が確認できるまで縦に切開する。

c：細い肝管に膜様狭窄がある場合は狭窄を越えて切開する。

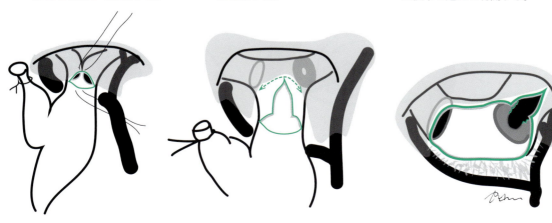

柱のような索状狭窄がある。

戸谷Ⅰ型で細い総肝管でもときに膜様狭窄があるので，その際は戸谷式に側壁を上流まで切開して大きな吻合口を形成する（図8）。戸谷Ⅳ-A型も右肝動脈の高さでいったん切開して観察する（図9）。しばしば総肝管に膜様狭窄があるので，その際は狭窄ごと切除できる高さで切開し直す。Ⅳ-A型には必ず狭窄が存在する（動画4）。

明らかなpin holeの膜様狭窄もあるが，一見正常胆管の流入口にみえるが，先曲がりの細い鉗子で探ると索状狭窄とわかる場合もある。胆道鏡では気付かないため，索状狭窄は見落としやすい。また，狭窄が複数存在する例もある。太い総肝管の内腔から狭窄を切除し，粘膜欠損部は5-0〜7-0 PDS®で粘膜欠損を閉鎖する。

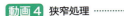
動画4 狭窄処理

Roux-en-Y脚作成（図10）

空腸の最初の大きな動脈弧で辺縁動脈のみ切断して挙上脚を作成する。中結腸動脈の左右でより間膜が広がる側を通して，結腸後で挙上する。この部は術後にうっ滞が生じやすいので，間膜より上げる腸管は最低限にし，間膜固定では間膜欠損部に腸管を縦長に固定し，挙上間膜はコンパクトにする。

＊なるべく異物が残らないように4-0〜5-0 PDS®の手縫いにしている。腸管腸管吻合は粘膜が外反しないようにGambee縫合であるが，挙上脚断端はむしろ外反気味にして断端から重積が起きないようにする。この点では自動吻合器が優れ，腹腔鏡手術では時間短縮も兼ねて使用している。
＊小児では辺縁動脈の切断だけで十分に挙上できる。辺縁動脈からの腸管への枝を払って犠牲腸管を作り挙上間膜にする方法もあるが小児では行っていない。
＊挙上脚の長さにはいろいろ説があるが，45cmで問題を起こしたことはない。

総肝管空腸吻合

吻合部狭窄の対策は血行温存が最重要である。吻合する肝管周囲の剥離は必要最低限とし，胆管空腸吻合も漏れない程度に間隔を広くした結節縫合で行う。挙上脚先端を長く残すと結石形成の原因となるため，吻合は断端近くで行うが，近すぎても腸管壁の血流は悪くなる。

＊端々か端側かの議論もあるが，胆管径はまちまちなので，端側吻合で行っている。

●細い総肝管（図11）

腸管は針糸をかけて小さめにくり抜く。左右の両端で6-0〜5-0 PDS®で結紮が腔外になるように結節縫合する。両端の糸は内側の糸も含めて軽く牽引して，後壁吻合で絡まないようにする。運針の内外はこだわらないが，側壁を切開した場合など，薄い胆管壁は内外で運針し，粘膜を軽くだが確実にひろい，胆管壁外結合織や腹膜を含めて外は広くとる。

●太い総肝管（図12）

胆管径に合わせて腸管長軸方向に針電メスで切開する。5-0〜4-0 PDS®で両端をかけてから後壁を片端から結節縫合する。漏れない程度にできるだけ間隔は広くとる。後壁が終了したら，サテンスキー鉗子で挙上脚を縫合糸に滑らせて胆管に寄せる。端から結紮していき両端のみ糸を残す。前壁縫合も間隔を狭くしない。

洗浄・ドレーン留置・閉腹

胆汁遺残は腸管麻痺を起こすので十分に洗浄する。ファイコンを極力背側からWinslow孔に先端を留置して，ドレーンが跳ねて吻合口にあたらないようにする。

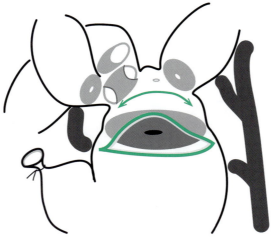
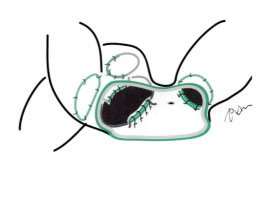

図9 戸谷Ⅳ-A型　　a：Ⅳ-A型では肝管が太いので狭窄は内腔から切除する。図のごとく総肝管の狭窄は胆管ごと切除する。
b：粘膜欠損は細い吸収糸で修復する。

図10 Roux-en-Y 脚
間膜を合わせて腸吻合（葛西式）すると，輸入脚症候群が起きにくい。

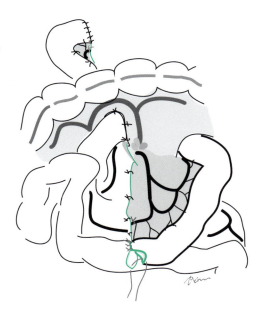

図11 細い総肝管空腸吻合
縫合糸の整理による展開が重要であり，これは助手の役割である。

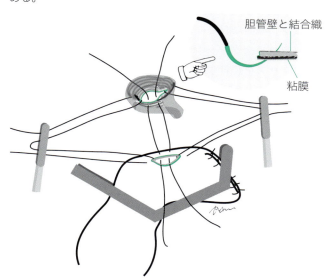

胆管壁と結合織
粘膜

図12 太い総肝管空腸吻合

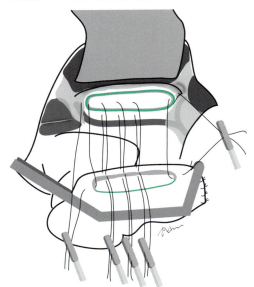

VI 肝・胆・膵・脾・門脈の手術

2. 先天性胆道拡張症の手術
b. 腹腔鏡手術

大西　峻，家入里志

腹腔鏡下胆道拡張症手術は2003年にH. L. Tanによって小児例が初めて報告され[1]，わが国では2011年にUrushiharaらが初めて報告し[2]，2016年から保険収載されている。疾患の分布もあり，世界ではアジア（中国，ベトナム）からの大規模な報告が多い。日本国内からの報告では肝管空腸吻合術を行う施設が多いが，腹腔鏡手術の導入により肝管十二指腸吻合を行う施設も増えつつある[3]。

小児患者では成人に比べ体格が小さく，また脂肪組織も少ないため，良好な視野が得られる場合が多い。しかし胆管が細く組織が脆弱であるため，安全・確実な吻合には工夫を要する。また患児の年齢や体格によっては術前に胆管や血管の走行，あるいはその破格を詳細に検索・評価することが困難な場合もあり，術中にインドシアニングリーン（indocyanine green；ICG）蛍光ナビゲーションによる胆管や脈管の可視化が有用である。

手術適応・術前準備

術前画像診断で胆管拡張形式，膵・胆管合流異常形式，蛋白栓の有無，肝動脈の走行（右肝動脈が総胆管や嚢腫前面を走行する場合がある），胆管の破格（特に後区域枝）を確認する。ただし，乳児例では特に術前画像では詳細な検討ができない場合もあるため，最終的には術中所見が重要となる。胎児診断例などで胆汁うっ滞や肝機能障害，膵炎などの症状がなく，待機的に行える症例は生後3カ月以降での手術を考慮する。体重4kg以上であれば技術的には腹腔鏡手術による肝外胆管切除・肝管空腸吻合術が可能と考えている。

手術手技 （動画1）

体位・ポートレイアウト ||||||||||||||||||||||

当施設における腹腔鏡下胆管切除・肝管空腸吻合術（本術式）では，体位は開脚位を基本としている[4]。術者は患者右側para-axial positionで行い，スコピストは脚間もしくは足側に立つ。乳児の場合は患児を手術台の足側に寄せて仰臥位とし，スコピストが足側に立てるようにしている。総胆管の左側の剥離を脚間（足側）から剥離する必要がある場合などは，手術行程の中で部分的に術者とスコピストは立ち位置を入れ替わることも想定している。Para-axial positionでは患者の体格を問わずに手術操作が可能であり，特に肝管空腸吻合では持針器と縫合ラインが平行に近くなり，針と持針器を直角に把持することが可能となる。これは肝管空腸吻合時に同一方向に確実に運針できるようにすることで，吻合の質を保つようにしている。デメリットとしては持針器のシャフトが針の刺入・刺出点の視野を遮りやすいことが挙げられるが，針を振りかぶることなく，針先を持針器より上げた状態，つまりすくい上げるように運針することで持針器のシャフトを吻合面より下に置くことができ，吻合口と針先端を確認することができる。ただし結紮操作はco-axial positionと異なり，やや難易度が高くなる。

臍を臍輪内に収まるように縦切開約15mmにて開腹し，ラッププロテクター™ミニミニ（もしくはミニ）とE・Zアクセスを装着し，12mmポートをカメラポートとして挿入する。スコープは臍12mmポートより10mm 30°硬性斜視鏡を挿入している。4K-ICG蛍光機能を有する硬性鏡を標準として使用し，術中にICGを用いることで脈管や胆管を可視化できる。また肝管空腸吻合後の胆汁リークの確認も可能である。

ポート数は5ポートを基本としており，細径化したポート・鉗子で術者・助手とも両手を使えることで手術の精度を保つようにしている。術者左手として右季肋部に3.5mmポート，術者右手として臍右側に5mmポートを挿入する。助手左手として臍左側に3.5～5mmポート，助手右手として胆嚢挙上のみに用いる把持用の細径鉗子（2.4mm MiniGrip®アリゲーター）を挿入する（図1）。

肝円索をラパヘルクロージャーおよび2-0絹糸で剣状突起両脇から牽引して肝を挙上する（図2a, b）。これで不十分な場合は肝円索の肝臓付着部を出血予防のために電気メスで焼灼し，体外から針付モノフィラメント非吸収糸を直接刺入して肝円索付着部を体外から牽引することで肝下面の視野を確保する（図2c, d）。

まず胆嚢底部を胆嚢床から少しだけ剥離して右季肋部のポートから胆嚢底部を体外に引き出し，胆汁吸引および術中胆道造影に用いるバルーンカテーテルを挿入して結紮により固定しておく。固定後は腹腔内に胆嚢底部をカテーテルごと腹腔内に還納し，同じ創からトロカーを挿入する。特に大きな嚢腫型では可及的に胆汁を吸引す

図1 ポートレイアウト

ポート数は5ポートを基本とし，術者左手として右季肋部に3.5mmポート，術者右手用として臍右側に5mmポートを挿入する。助手左手として臍左側に3.5〜5mmポート，助手右手として胆嚢挙上のみに用いる把持用の細径鉗子（2.4mm MiniGrip®アリゲーター）を挿入している。

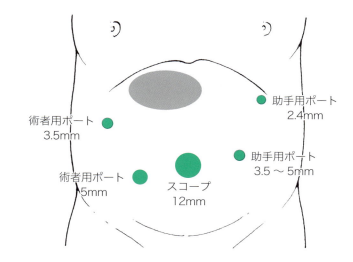

図2 肝臓の挙上

a：肝円索をラパヘルクロージャーおよび2-0絹糸で剣状突起両脇から牽引して肝を挙上する。
b：これで不十分な場合は肝円索の肝臓付着部を出血予防のために電気メスまたはエネルギーデバイスで焼灼する。
c：体外から針付モノフィラメントを直接刺入する。
d：モノフィラメント糸を体外から牽引することで肝下面の視野を確保する。

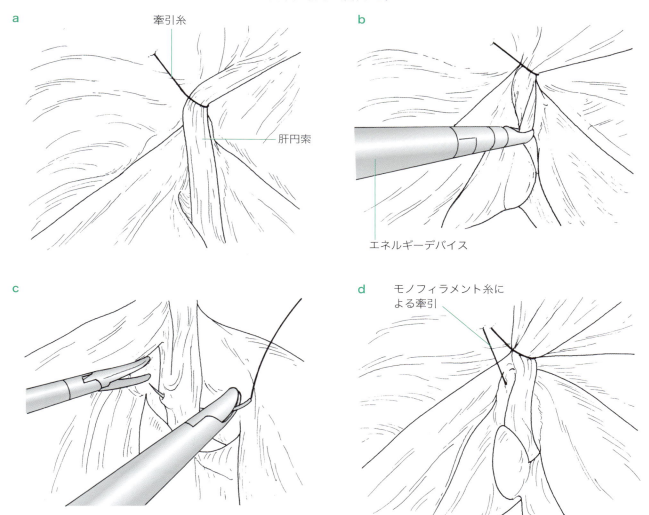

ることで視野の確保や剥離操作が容易となる．胆汁を採取してアミラーゼ値を測定する．

総胆管および囊腫の剥離

　胆囊底部を 2.7mm 鉗子（MiniGrip®）で把持して頭側に挙上することで，肝下面，特に肝門部の視野を確保する．総胆管の剥離は，vessel sealing system もしくは超音波凝固切開装置を用いて 3 管合流部から膵側へ向かって行う．フック型の電気メスを用いて剥離を行ってもよいが，熱損傷に注意して用いる．総胆管の拡張が強く，後壁の視認が困難な場合には，胆囊底部から挿入したカテーテルより適宜，胆汁を吸引する．剥離を全周性に進め，総胆管後壁を門脈から剥離した後テーピングし，さらに膵側に剥離を進める．この際に助手右手の細径鉗子でテープを把持する．テープを強く牽引すると，乳児で囊腫型の場合には膵側胆管が引き抜ける場合があるので注意する．乳児期の膵内胆管周囲の剥離には，膵被膜（膵前筋膜）の損傷を避けつつ必要十分な剥離を進めるため，3mm バイポーラー剪刀を使用してそぎ落とすように鋭的な剥離を心がけている．

　膵組織が正常で硬化していない場合は，膵内胆管の剥離により，主膵管が持ち上がってきて損傷する危険があるので注意する．ある程度剥離が進んだら膵内胆管に浅くチタンクリップをかけ造影時の目印とする．

　術中胆道造影を実施しクリップから膵管合流部までの距離を確認し，必要に応じて追加の剥離を行う．合流形態によっては総胆管を切開して硬性鏡（膀胱鏡）もしくは軟性胆道鏡（コレドコスコープ）を総胆管内腔に挿入し，プロテインプラークの洗浄除去を行うとともに，可能であれば合流部分の観察を行い，剥離および切離の参考とする（図3）．

　膵内胆管の切離は合流部分から 5～10mm 以内を目安とし，膵管の損傷をきたさないように注意する．5-0 モノフィラメント吸収糸で 1 針刺通結紮し，その直上にポリマークリップ（ヘモロック®）をかける．胆汁漏出を防ぐため肝側にもヘモロック®をかけてその間を切離する．その後胆囊管を剥離し，同様にヘモロック®をかけて切離するが，この際に胆囊動脈にもヘモロック®をかけて切離する．総胆管後壁を肝動脈，門脈から左右肝管合流部の近くまで剥離しておく．この際に胆管の破格（後区域独立分枝）に注意する．総肝管の切離は吻合の直前に行う．

図3　プロテインプラークの洗浄除去
軟性胆道鏡（コレドコスコープ）を総胆管内腔に挿入して洗浄する．

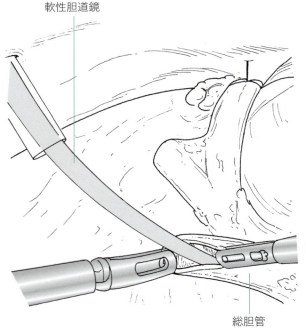 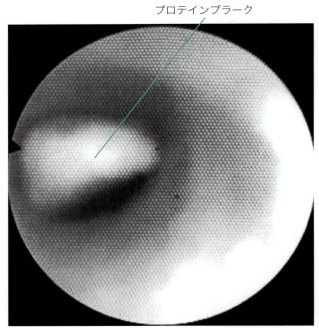

Roux-en-Y 脚作成

　Roux-en-Y 脚の作成は，あらかじめマーキングした空腸を臍創から引き出し，体外で作成する。Treitz 靱帯から約 30cm の位置に Y 脚の端側吻合を作成する。挙上脚は逆流および胆汁のうっ滞を防ぐために 20～30cm とするが，患者の体格によって適宜調整する。近年では 5mm 自動吻合器が国内でも使用されている。

　肝管空腸吻合の吻合口は盲端を残さないように挙上脚の断端近くに作成する。腸間膜対側のやや前壁寄りに吻合口を作成することで，吻合時に挙上空腸の吻合口の視認性が格段に向上する（図4）。6-0 モノフィラメント吸収糸にて粘膜と漿膜を 8 針かがり縫いすることで，吻合口から粘膜が翻転するのを予防できる（図5）。横行結腸間膜の中結腸動脈右側に後結腸ルートを作成し，Y 脚を肝門部まで挙上する。この際に血流障害が起きないよう，また吻合部に緊張がかからないように注意する。

肝管空腸吻合

　肝管空腸吻合には 5-0 または 6-0 モノフィラメント吸収糸を用いた体内結紮による結節縫合を用いている。肝側は遺残胆管が残らないように切除するが，肝管径が 3～5mm 程度と細い場合はやや斜めに切開しさらに左肝管側を切り上げて吻合径を 7～10mm まで拡大する（図6）。この際にやや受け口様に胆管形成することにより，後壁吻合の視認性も向上する（図7）。また吻合口を

図4 挙上脚の吻合口の作成
腸間膜対側やや前壁側に作成することで，吻合時の視認性を確保している。

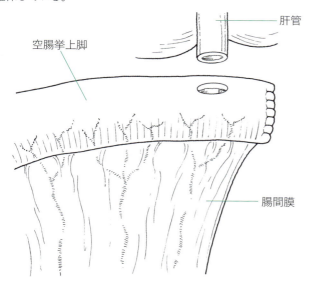

図5 吻合口の漿膜粘膜のかがり縫い
空腸の吻合口は 6-0 PDS® を用いて漿膜粘膜をかがり縫いしておくことで，粘膜の裏返りを防止し，吻合しやすくなる。

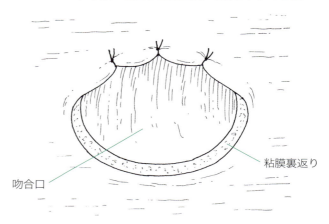

図6 吻合径の拡大
拡張胆管は遺残胆管が残らないように切除するが，肝管径が 3～5mm 程度と細い場合はやや斜めに切開しさらに左肝管側を切り上げて吻合径を 7～10mm まで拡大している。
①胆管前壁を斜めに切開
②胆管左側をさらに切り上げる。右肝管側は後区域枝の損傷を防ぐため，切り上げる際は必ず左肝管側としている。
③切り上げた切開線を基準に斜線部分を切除する。
④完成

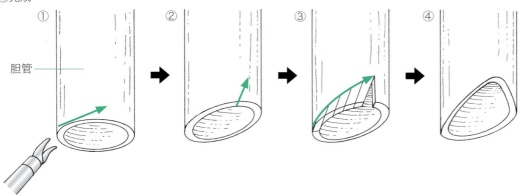

左側に切り上げることにより，para-axial で右手持針器を臍右側のトロカーから挿入した際に，吻合口と持針器がよりパラレルに近くなり，運針方向の同一性と正確性が向上する。右肝管側は後区域枝損傷のリスクがあるため，切り上げる際は必ず肝管左側としている。空腸側吻合口は体外でやや前壁に切開を加え作成すると縫合部分の視認性が向上する。

　吻合開始にあたり，まず内側3時方向に 5-0 PDS® で総胆管と空腸に stay suture をおいて，ラパヘルクロージャーを用いて左上腹部の体外から牽引することで吻合面を安定させる。総胆管12時方向にも stay suture を加えて腹側へ軽く牽引することで肝管内腔の視野を確保する（図7）。後壁から 5-0 PDS®（C1，3/8 circle，弱弯 13mm）または 6-0 PDS®（BV，3/8 circle，弱弯 11mm），糸の長さは 8〜12cm を患者体格に応じて使用する。ピッチは 1mm の体内での結節縫合で 3mm 持針器を用いて行う。特に乳幼児の脆弱な肝管での吻合では，体外結紮を用いる場合にはノットを送る際に損傷する可能性があるため注意が必要である。運針は肝管損傷を防ぐために基本的には腸管→肝管の順とする。原則としてステントは留置していない。極端に吻合径が小さい場合には 6Fr の膵管チューブを挙上脚空腸から吻合部を通して先端を肝内胆管に留置し，逆行性経肝的胆道ドレナージ（retrograded transhepatic biliary drainage；RTBD）チューブとする。乳幼児ではロストステントは残存するリスクがあるため使用しない。

脈管の破格を認める症例

　胆道拡張症では右肝動脈が総胆管腹側を走行している症例にしばしば遭遇する。患児の体格によっては術前造影 CT で指摘できない場合があり，術中に判明した場合にも対応が必要である。右肝動脈が胆管腹側にあるときは，胆管をくぐらせて右肝動脈腹側で総胆管空腸吻合する。動脈が胆管腹側のまま吻合すると，挙上脚が吻合部を腹側に引っ張るので流出障害をきたす。右肝動脈が胆管から十分に離れているときには，そのまま吻合できることもあるため（図8），症例ごとに判断する。

吻合後

　横行結腸腸間膜欠損部は肝管空腸吻合後に内ヘルニア予防のために閉鎖し，挙上脚と固定する。胆嚢を剥離し，臍創部より囊腫と胆嚢を摘出する。出血および胆汁の漏出がないことを確認後に，右季肋部ポート層から肝管空腸吻合部背側に閉鎖式ドレーンを挿入する。癒着防止剤を散布して，閉創する。

動画1　先天性胆道拡張症の腹腔鏡手術

術後管理

　経鼻胃管による減圧を行い，吻合部圧負荷と胆汁うっ滞を防ぐ。ドレーンは排液量・性状と排液中アミラーゼを測定する。ドレーンから縫合不全の疑われる胆汁の流出がなく，アミラーゼ 400IU/L 以下であればドレーンを抜去している。

文献

1) Tan HL, Shankar KR, et al: Laparoscopic resection of type I choledochal cyst. Surg Endosc 2003; 17: 1495.
2) Urushihara N, Fukuzawa H, et al: Totally laparoscopic management of choledochal cyst: Roux-en-Y Jejunojejunostomy and wide hepaticojejunostomy with hilar ductoplasty. J Laparoendosc Adv Surg Tech A 2011; 21: 361-6.
3) Onishi S, Murakami M, et al: Current Practice of Laparoscopic Surgery for Choledochal Cyst in Children –A Survey on Opinion and Experience Among IPEG Members. J Pediatr Surg 2024; 59: 161683.
4) Ieiri S, Murakami M, et al: Technical tips concerning laparoscopic hepaticojejunostomy for choledochal cyst in children with a focus on secure anastomosis for small hepatic ducts. Ann Laparosc Endosc Surg 2019; 4: 20.

図7 支持糸による肝管空腸吻合時の視認性の向上

前壁吻合では胆管前壁中央部に支持糸をかけて体外から牽引して胆管内腔の視認性を向上させている。

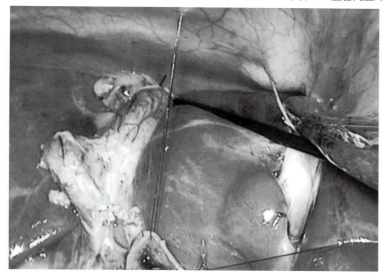
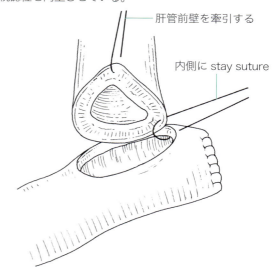

図8 脈管の破格を認める症例

原則として肝管は右肝動脈の腹側に引き抜いて吻合するが，右肝動脈（矢印）が肝管から十分に離れている症例では，動脈を肝管腹側においたまま吻合することも可能である。
a：右肝動脈（矢印）が肝管から十分に離れている症例では，動脈を肝管腹側においたまま吻合をしている。
b：右肝動脈（矢印）の背側で肝管空腸吻合を行った。術後経過良好であり，吻合部狭窄はきたしていない。

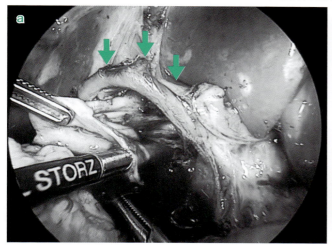
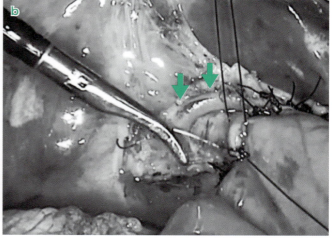

VI 肝・胆・膵・脾・門脈の手術

2. 先天性胆道拡張症の手術
c. ロボット支援手術

古賀寛之，永川裕一，山髙篤行

　肝胆道疾患に対するロボット支援手術は 2022 年より保険収載され，徐々に普及が始まっている。ロボット支援下総胆管拡張症手術（以下，本術式）の歴史はまだ浅いが，煩雑な腹腔鏡操作の難点を克服し，腹腔鏡手術以上の術後成績も期待されている。今回，われわれが行っているロボット支援下総胆管拡張症手術（ダヴィンチ使用）について述べる。

手術適応

　本術式の適応は，小児特有の制限ではあるが標的（総胆管剥離・総肝管吻合予定部位）となる総胆管とスコープ間の距離，標的とポート間の距離，ポート間どうしの距離が確保される体格を有する患児としている。また総肝管に破格を認めているものは除外している。術前画像診断で胆管拡張型，膵胆管合流形態，蛋白栓の有無，肝動脈の走行について評価するのは開腹手術・腹腔鏡手術と同様である。

手術手技

環境設定

　手術体位は仰臥位とし，重要な留意点はアームどうしの体外での干渉低減を目指したロールインである。Si/X システムでは標的とカメラポートを結ぶ線上にロボットのカメラアームの支柱を含む方向でロールインすることによりアームどうしの干渉低減が可能である（図1）。また，幼児では体格が小さいためにカメラアームが患児のポート位置まで届くのかを確認する必要がある。Xi システムではアーム自体がスリム化され，アーム全体が回転する「ターゲッティング」機能により体外干渉が最小限になるよう標的への軸が自動設定される。外科医は機器の特性を理解し臨床工学技士・看護師・麻酔科医と協力しながら，機器のトラブルシューティングに備えて安全に使用する必要がある。

術前準備・ポート配置

　術前準備は開腹・腹腔鏡手術と同様である。Xi システムを用いた本術式に対するわれわれの基本的なポート配置を図2に示す。標的とカメラポートを結んだ線に対して操作鉗子が co-axial となり，最低 4cm（Si/X の場合には 6cm）の距離を空けてポートを配置する。特に左手ポートを頭側に留置しすぎると鉗子の先端が標的に対し近接しすぎ，鉗子操作が行いにくくなる（鉗子の種類にもよるが，先端からリモートセンターまで最低 5.8cm 以上は必要である）。また，手術台に比し幼児は体の幅が狭いために，患児を手術台中央に置くと左手ポートが鉗子操作の際に手術台の縁に当たり干渉するので，患児を手術台の端に寄せ，かつマットを重ねて手術台よりも 10cm 以上の高い位置に置く必要がある（図1）。助手用ポートを右中腋窩線上もしくは左下腹部に最低 1 本は設置する。

手術手技の流れ

- custom-made Roux-en-Y 脚の作成
- 総胆管剥離・切除
- 術中胆道鏡
- 総肝管空腸吻合

custom-made Roux-en-Y 脚の作成

　臍部に皮膚切開を置き，GelPOINT® Mini（Applied Medical 社）もしくはスマートリトラクター／フリーアクセス（Top 社）を使用し，カメラポート留置後に左右のポート位置を決定する。Treitz 靱帯を確認後，臍部から空腸を腹腔外へ誘導し，Roux-en-Y 脚の作成を行う。当科では，Roux-en-Y 脚の長さは決めておらず，患児の右上腹部に自然にくるように custom-made 作成している。また，空腸空腸吻合において，Roux-en-Y 脚側空腸を吻合部より近位側空腸に約 5cm 吊り上げ漿膜筋層縫合を追加することにより，近位側空腸の内容および Roux-en-Y 脚内の胆汁が吻合部遠位側空腸へ自然に通過できるようにしている（図3）。最後に Roux-en-Y 脚の盲端近傍に総肝管との吻合口を作成，粘膜を 7-0 糸で外反固定することにより吻合運針時に確実に空腸粘膜に針糸がかかるようにしている（図4）。

図1 ロボット支援下総胆管拡張症手術 - ドッキング(Siの場合)

a：ロボット支援下総胆管拡張症手術では患者頭側右側からロールインする。Si/Xシステムでは標的（総肝管吻合予定部位）とカメラポートを結ぶ線上にロボットのカメラアームの支柱を含む方向からロールインする。
b：患児をマットに乗せて手術台よりも高くセットする必要がある。Si/Xシステムではロールインした際にカメラアームがカメラポート留置予定部位に届くかどうかチェックする必要がある。もし、届かない場合には患児位置を変更させる必要がある。

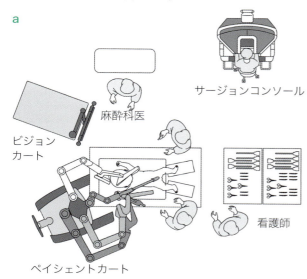
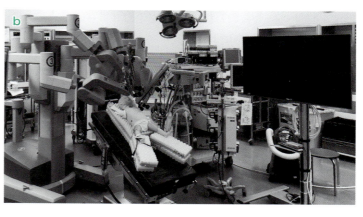

図2 ロボット支援下総胆管拡張症手術 - ポート配置

総肝管と内視鏡ポートを結んだ線に対して操作鉗子がco-axialとなり、最低4cm程度（Si/Xの場合には6cm）の距離を空けてポートを配置する。ガーゼや糸針の出し入れ、吸引・止血や組織圧排などのための助手用ポートを最低1本設置する。

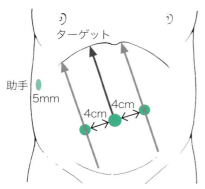

図3 custom-made Roux-en-Y脚の作成

Roux-en-Y脚の長さは事前には決めず、患児の右上腹部に自然にくるように患児のサイズに合わせてcustom-madeする（↔）。また、空腸空腸吻合において、T字型となっている端側吻合部（◀)からRoux-en-Y脚側空腸を口側空腸に約5〜8cm吊り上げ漿膜筋層縫合を追加することにより、口側空腸の内容およびRoux-en-Y脚内の胆汁が吻合部遠位側へ自然に通過できるようにしている（→）。

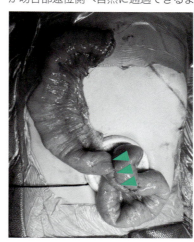
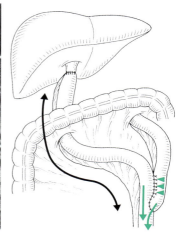

図4 Roux-en-Y脚盲端への吻合口作成

Roux-en-Y脚盲端に総肝管との吻合用に吻合口を作成し、7-0糸で仮閉鎖をしておく。
a：電気メスで吻合口を作成してしまうと吻合部の血流を妨げるためメス切開し作成する。
b：術後狭窄予防目的に粘膜を7-0糸で外反固定する。

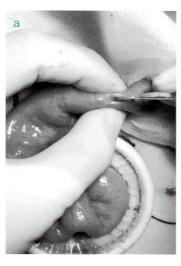
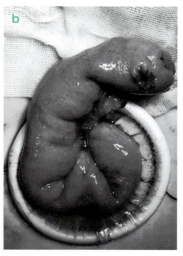

ロボット操作

●総胆管剥離・切除

　肝円索を腹壁から挿入した糸で吊り上げて腹壁に固定し，胆嚢底部にエンドループをかけて腹壁に固定し，肝門部を展開する。われわれは本術式を主に3アームで行うことが多いが，体格によっては4アーム使用も可能である。その場合にはアームどうしの干渉に注意が必要である。小児の腹壁は成人と比して非常に薄いために容易にリモートセンサーの位置がずれてしまうので注意を要する。また，腹腔内容積も小さいことから，ポート先端による腹腔内臓器損傷を予防する目的で，われわれは助手用ポートより腹腔鏡カメラ（ロボットカメラとは別）を挿入して，常に直視下でリモートセンターの位置やポート先端を確認し臓器損傷を生じないようドッキング操作を行っている。臍部diskはdisk自体の厚みによりリモートセンサーとターゲットとの距離が確保できるので小児のロボット支援手術に有用である。

　総胆管剥離の際の当科の特徴としては，①エネルギーデバイスとしてバイポーラーを使用し，ダブルバイポーラー法（両手でバイポーラー鉗子使用）で剥離を行っている。エネルギープラットフォームとして右手にForceTriad™（Covidien社）もしくはVIO®3（Erbe社），左手にダヴィンチ備え付けのバイポーラーを使用している。バイポーラーを接続した両手鉗子（右：メリーランド鉗子，左：マイクロバイポーラー鉗子）により，鉗子を入れ替えすることなく視野展開と組織把持・剥離操作を術者のイメージどおりに行うことが可能である。②右季肋下中腋窩線から助手用ポートもしくは4アームを留置している場合には総胆管を牽引することも可能である。この位置からの助手ポートは，助手が総胆管把持・牽引することが可能であるので術者の左右の手が自由となり，総胆管後壁の門脈・肝動脈剥離をきわめて安全に行える。左下腹部に助手用ポートを追加挿入した場合には干渉に注意を必要とする場合もある。

　総胆管と十二指腸との境界より膵側に向かって，左右両側より適宜剥離を進める（図5）。腹腔鏡操作ではこの剥離作業は煩雑であったが，ロボット支援手術では両手で剥離操作ができるのできわめて有効である。門脈周囲組織と総胆管の剥離が困難な場合には，総胆管前壁を切開し後壁を直視下に置き，門脈周囲組織から剥離するほうが安全である（動画1）。

動画1 総胆管剥離

●術中胆道鏡

　当科では，①共通管内の蛋白栓の除去，②共通管への膵管開口部位の確認，③総肝管近傍の解剖学的異常（狭窄・隔壁など）の検索，④肝内胆管内の胆泥の除去目的に尿管鏡を用いた術中胆道鏡を施行している。開腹胆管切除・総肝管空腸吻合術における術中胆道鏡使用により良好な成績を得ているので，腹腔鏡手術およびロボット支援手術の際にも術中胆道鏡を施行している。

　尿管鏡を右剣状突起下の3.9mmポートから挿入し，膵内胆管・共通管の内腔を観察する。尿管鏡の先端はVATER乳頭を越えて十二指腸内腔に到達することができ，生理食塩水による洗浄により胆泥・蛋白栓の完全除去が可能である（図6）。また，共通管への膵管開口部位を確認後，尿管鏡の光源を利用し，膵内胆管の剥離レベル切離線を決定することも可能である。この胆道鏡操作はロボットアームが干渉しなければ，ロボット下に行うことも可能である。

　ロボットアームに干渉する場合には，いったんundockingとし，腹腔鏡下に行う。

●総肝管空腸吻合

　後結腸路によりRoux-en-Y脚を肝門部に誘導する。Roux-en-Y脚の血管茎が十二指腸を圧迫しないルート作

図5 総胆管剥離
ダブルバイポーラー法（両手でバイポーラー鉗子使用）により総胆管と十二指腸との境界より膵側に向かって左右両側より適宜剥離を進める。腹腔鏡操作ではこの剥離作業は煩雑であったが，ロボット支援手術では両手で剥離操作ができるのできわめて有効である。
a：ダブルバイポーラー法により左手での剥離操作が可能である。
b：繊細な鉗子操作が可能であるので膵側胆管の剥離も容易に行える。

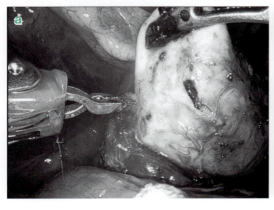
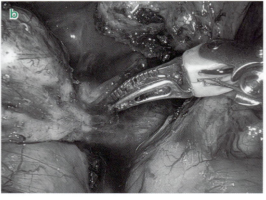

成は肝要である．吻合は5-0もしくは6-0糸により端側吻合，全層一層結節縫合で行い，後壁正中より吻合（図7）を行っている．吻合端および前壁は漿膜側に後壁は内腔に結紮点がくるように運針を行う．ロボットには触覚がないために不用意に組織を把持すると思わぬ組織損傷が生じ，術後縫合不全や術後狭窄の原因になりうるので前壁吻合時の最後3針の際には結紮を先に行わずに，3針針糸をかけてから（図8）順次結紮を行っている（動画2）．

左右どちらの鉗子でもイメージどおりの無理のない運針をスムーズに行うことができ，ロボットでは吻合径が5mm以下でも開腹手術と同等の吻合を容易に行える．

動画2 総肝管空腸吻合

術後管理

術後管理は開腹手術・腹腔鏡手術と同様である．

図6 術中胆道鏡による蛋白栓の完全除去

尿管鏡を右剣状突起下の3.9mmポートから挿入し，膵内胆管・共通管の内腔を観察する．尿管鏡の先端はVater乳頭を越えて十二指腸内腔に到達することができ，生理食塩水の洗浄により胆泥・蛋白栓（a）の完全除去（b）が可能である．

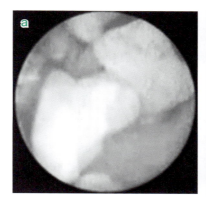
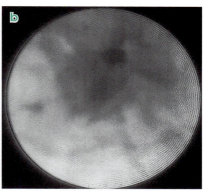

図7 総肝管空腸吻合−後壁

a：総肝管とRoux-en-Y脚空腸の吻合は6-0糸により端側吻合，全層一層結節縫合で行い，吻合端および前壁は漿膜側に，後壁は内腔に結紮点がくるように運針を行う．
b：吻合はバランスを考えながら後壁正中より吻合を開始している．左手でもスムーズな運針が可能である．

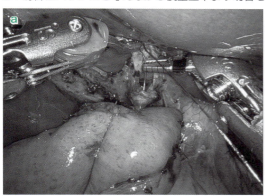
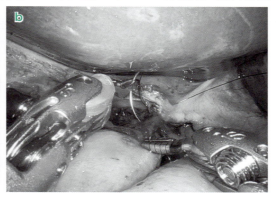

図8 総肝管空腸吻合−前壁

a：触覚欠如しているロボットで組織を把持すると容易に組織損傷をきたし，術後縫合不全や術後狭窄の原因になりうるので，前壁吻合時の最後3針の際には結紮を先に行わずに，3針針糸をかけてから順次結紮操作を行っている．
b：総肝管空腸吻合

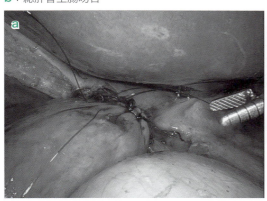
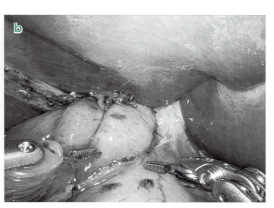

VI 肝・胆・膵・脾・門脈の手術

3. 脾臓摘出術

石丸哲也，藤雄木亨真

National Clinical Database（小児外科領域）Annual Report によると脾臓摘出術の大半が腹腔鏡下に行われており，2021 年の 1 年間に 16 歳未満の小児患者に対して行われた 47 例の脾臓摘出術のうち，41 例（87.2%）が腹腔鏡手術であった。脾臓摘出において腹腔鏡手術が標準といえるので，本項では腹腔鏡下脾摘術を中心に述べる。

なお本術式は，日本内視鏡外科学会が定める技術認定制度（小児外科領域）の審査対象術式となっており，審査基準には注意すべきポイントなどが記されている。詳細は下記ホームページを参照されたい（https://www.jses.or.jp/uploads/files/gijutsunintei/shinsei/shokai/shouni/shinsa_kijun02.pdf）。

手術適応

小児外科領域で脾臓摘出術の対象となる代表的疾患は，遺伝性球状赤血球症（hereditary spherocytosis；HS）や（かつて特発性血小板減少性紫斑病といわれていた）免疫性血小板減少症（immune thrombocytopenia；ITP）である。脾臓摘出術の件数は減少傾向にあるが，少子化だけではなく，内科的治療が脾臓をできるだけ温存するように変化している影響もある[1]。血液腫瘍科と慎重に議論して手術適応を決める必要がある。

術前準備

脾臓摘出後に重症感染症に罹患するリスクが高まることが知られており，術前の肺炎球菌ワクチン接種は必須である[1]。インフルエンザワクチンや近年ではコロナワクチンなども含めて，術前の綿密なワクチン接種計画が肝要である。

貧血や血小板減少を呈する症例も多く，術前に可能な限り是正しておく必要がある。特に血小板に関しては術中に確実な止血が行えるように，5 万 /μL を目標として，γグロブリンの投与や血小板輸血を行う。長期間にわたりステロイド剤を使用していた症例ではステロイドカバーを行う。

また，術前 CT で脾臓の大きさや血管の走行異常の有無を確認しておく。巨脾の症例では十分な視野を確保できないことがあり，開腹手術を検討する。

手術手技 （動画 1）

体位

右半側臥位で患児を手術台に固定する。手術開始時は手術台を回転させて，患児が仰臥位の状態となるようにする。ポート挿入後は手術台を平行に戻して患児を右半側臥位とし，術野確保のために適宜頭高位にする。

HS の患児に対して胆嚢摘出を同時施行する場合においても，この体位で対応可能である。

ポート挿入

スコープ用のポートを臍部に open Hasson 法で挿入する。脾臓は同部位から挿入した回収器具を用いて体外へ摘出するため，ポートサイズは 12mm にしておく。8 ～ 10mmHg で気腹した後，術者用に剣状突起下（5mm）と左側腹部にポート（12mm）を追加する。左側腹部のポートを 12mm としておくのは脾門部処理を自動縫合器で行うためである（動画では 5mm ポートを最初に挿入し，一括処理の直前で 12mm ポートに入れ替えている。12mm ポートに 5mm 鉗子を挿入して使用すると，鉗子がぐらついて精緻な操作が困難になることがあるためである）。最後に左季肋部に助手用の 5mm ポートを挿入し，計 4 ポートで手術を開始する（図 1）。胆嚢摘出を同時施行する場合には，左季肋部のポートを右側腹部へ挿入しておけば，脾臓摘出も胆嚢摘出も行うことができる。

脾結腸間膜の処理，脾の剥離と授動（後腹膜・横隔膜からの剥離）（図 2 ～ 4）

助手が左季肋部のポートから内視鏡用剥離子を挿入し，シャフト部分で愛護的に脾臓を挙上して術野を展開する（図 2）。脾結腸間膜から切離を始め，脾腎ヒダを切離して脾臓の後面に入り，可及的に横隔脾ヒダを切離しておく。脾臓の実質損傷は splenosis（腹腔内に散布された脾組織が腹膜や大網に着床する状態で，ITP 再発の原因になりうる）になるほか，脾腫を呈した脾臓からの出血は止血困難で開腹移行を余儀なくされることもあるため細心の注意を要する。内視鏡用剥離子は，小児の狭い腹腔内を脾臓が占拠している状況では，ファンやスネークなどのリトラクターの取り回しが難しい場合に，有用である。

VI 肝・胆・膵・脾・門脈の手術

図1 ポート配置

①術者左手用（5mm）
②助手用（5mm）
③術者右手用（12mm，脾門部処理用の自動縫合器を挿入するため）
④カメラ用（12mm，脾臓回収用の器具を挿入するため）

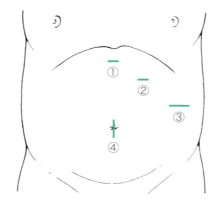

図2 脾結腸間膜の切離

腹腔鏡用剥離子で脾下極を挙上して，脾結腸間膜を切離する。

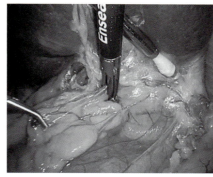
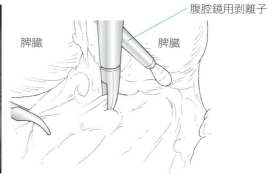

図3 脾腎ヒダの剥離

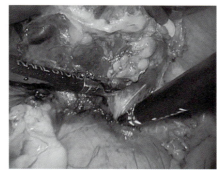
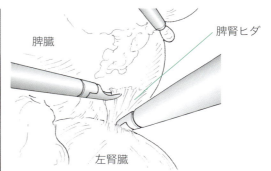

図4 脾横隔ヒダの切離

脾臓外側の処理，副脾が認められる。

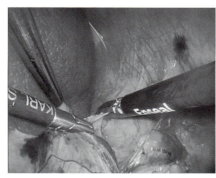
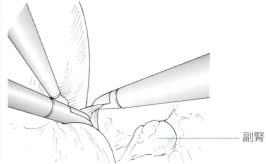

3. 脾臓摘出術

271

胃脾間膜の処理（図5, 6）

術野を変えて脾臓内側にアプローチし，胃脾間膜の切離を行う．尾側から頭側へ切離を進め，横隔脾ヒダを切離して，脾門部を含む膵脾間膜のみが残る状態にする（自動縫合器で一括処理するので個々の血管を露出しておく必要はない）．前述の脾臓外側からのアプローチよりも先に胃脾間膜の切離を行ってもかまわないが，術野を頻繁に移動することなく，一度展開した術野でできることを確実にこなした後，次の操作に移ることにより，手術時間が短縮し安全な手術につながる．

脾門部の処理（図7）

脾門部は自動縫合器を左側腹部の12mmポートから挿入して一括処理する（カートリッジは組織の厚さに合わせて適宜選択する）．自動縫合器の先端部を屈曲させて脾臓の長軸と平行にした後，脾門部をステープラーで挟み込む．この過程で脾門部に余計な力が加わって出血しないように注意する．また，膵尾部を巻き込むことがないように，事前に膵尾部を脾臓から剥離して，十分な距離を確保しておく．それでも膵尾部と脾門部が近接している症例では，シロッカーテープなどで膵尾部を牽引しながらステープラーを挿入し，脾門部を挟み込むと膵尾部の損傷を回避できる．

切離断端から出血がないことを確認する．出血している場合にステープル近傍で電気メスを用いて止血すると，術後出血が生じる可能性があるため避けるべきである．エンドループ®PDS®Ⅱ（ジョンソン・エンド・ジョンソン）か縫合糸を用いて結紮止血する．

脾の収納（図8）

臍部から回収器具を挿入して脾臓をパウチ内へ収納する．副脾があればこれも確実に回収する．パウチ内の脾臓をメッツェンバウム，ペアン鉗子，吸引嘴管などで破砕し，組織片を順次摘出していく．操作中にパウチを損傷して脾臓組織が腹腔内へ漏出するとsplenosisを引き起こす可能性があるため，細心の注意を払う．脾臓体積が小さくなってくるとパウチごと体外へ引き抜くことができ，摘出が完了する．

ポート抜去，閉創

止血確認後，ポートを抜去して閉創し，手術を終了する．前述の脾臓摘出に使用した手術器械は閉腹時に使用しないようにする．5mmポート挿入部であっても腹壁瘢痕ヘルニアが生じることがあるため縫合閉鎖しておく．

通常ドレーンは挿入していない．

動画1　腹腔鏡下脾臓摘出術

合併症

本術式で留意すべき早期合併症は出血，膵液瘻，門脈・脾静脈血栓症であり，また，晩期合併症として重症感染症と残存副脾やsplenosisによるITPの再発が挙げられる[2]．

術後出血に関しては，前述のように術前血小板を最低5万/μL以上に保つことと，脾門部の止血を確実に行うことで予防可能である．腹腔鏡手術では，使用しているエネルギーデバイス，止血用クリップ，自動縫合器の特性を理解したうえで使用し，確実な止血操作が求められる．

膵液瘻に関しても，細心の注意を払って脾門部処理を行うことで回避できると思われる．手術空間が狭い，もしくは膵尾部と安全な距離がとれないなどの理由で自動縫合器の使用が困難な場合には，一括処理にこだわらずに動静脈個別結紮処理を考慮する．

門脈・脾静脈血栓症は高頻度に発生する合併症であるので術後にエコーで確認する．多くは無症候性であるが，われわれはヘパリンの経静脈投与により治療を開始し，ワルファリン内服へ移行して血栓が消失するのを見届けている．

重症感染症に関しては，前述した術前のワクチン接種に加えて，術後1～2年間のペニシリン系抗菌薬内服が推奨されている[1]．

残存副脾はITP再発の原因となるため，術前，術中の検索が肝要である．複数個存在する場合もあることに留意する．また，splenosisはITP再発だけでなく術後腸閉塞の原因ともなりうるため，術中の脾臓損傷と脾臓回収中のパウチ破損を回避すべく慎重な操作に徹する．

また，一過性の変化であるが，脾摘後は血小板数が増加する．血小板数が100万/μLを超えた場合は抗凝固療法を考慮する．

文献

1) 石黒　精, 森麻希子, ほか：日本小児血液・がん学会2022年小児免疫性血小板減少症診療ガイドライン. 日本小児血液・がん学会雑誌 2022；59：50-7.
2) 藤山芳樹, 三島江平, ほか：特集 肝胆膵術後合併症—どう防ぐ？ どう対処する？ 胆道・膵臓外科 脾摘後合併症. 臨床外科 2022；77：326-9.

図5 胃脾間膜の処理

脾門部の細い血管をクリッピングした後，シーリングデバイスで切離している。右下に副脾が認められる。

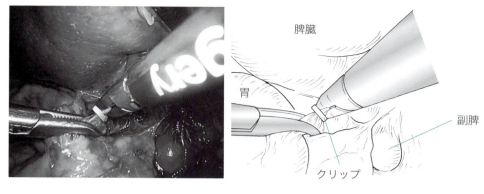

図6 胃脾間膜頭側の切離

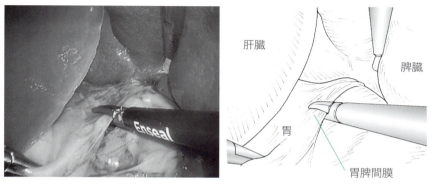

図7 脾門部一括処理

a：一括処理前

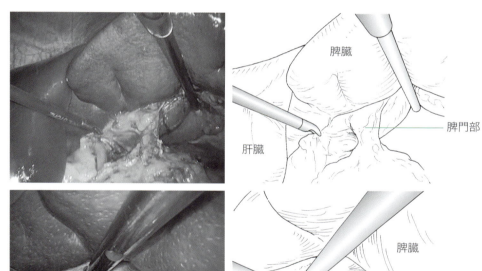

b：自動縫合器による一括処理

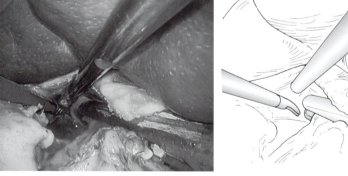

図8 脾臓の回収

パウチ内に脾臓を回収している。

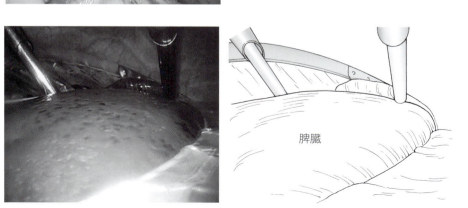

VI 肝・胆・膵・脾・門脈の手術

4. 門脈圧亢進症の手術（含む Rex シャント）

岡島英明

　門脈圧亢進症に対する手術の歴史は食道静脈瘤に対する手術の歴史でもあり，直達手術，シャント手術に大別される。いずれも成人の肝硬変症例に伴う門脈圧亢進症からの静脈瘤出血に対する治療的・予防的外科療法や脾機能亢進症に対する治療として考案されてきた。現在，小児においては，肝線維症や特発性門脈圧亢進症，肝外門脈閉塞症，肝移植後合併症としての門脈閉塞といった，肝細胞機能が保たれている症例が適応となる。

直達手術

Hassab 手術

　内視鏡治療で治療抵抗性の消化管出血，脾機能亢進症による血小板減少が顕著な症例が適応となる。長所として門脈圧の軽減と出血のコントロール，脾機能亢進症の改善については早期の高い効果が得られるが，短所として門脈血栓症，長期予後が不明といったことが挙げられ，肝機能，特に線溶系が保たれていることが肝要である。

　手術は体重が 15kg ぐらいまでは上腹部横切開での開腹で行う。体格が大きければ横切開ないしは正中切開8cm で腹腔鏡補助下に行う hand-assisted laparoscopic surgery（HALS）がよいと考えている。腹腔鏡手術やロボット支援手術はワーキングスペースが大きくとれる成人では適応となるが，小児では脾腫が巨大なことも多く，視野確保や鉗子操作，さらに巨大な脾臓を取り出すことを考慮するとメリットは少ない。

　上腹部に 8cm の正中切開を置き，胃脾間膜から続く結腸と脾臓との間膜の切離を直視下に行っておく。臍部（脾腫によっては臍部より尾側）にカメラポート 5mm，右側腹部に 5mm ポート，左下腹部に 5mm ポート 1 本を入れる。ジェルパッドを装着し，5mm 30° の斜視鏡で視野を確保する。ジェルパッドから助手の左手を入れ，脾臓を外側から正中・内側にやや引っ張り上げるように牽引し，脾臓背側の腹膜を脾臓の頭側までエネルギーデバイスで切離する。この際，小児では長さが 35cm あるのでやや操作性に難があるが，先端が曲がり切離方向が変えられる ENSEAL® G2 Articulating が有用である（図1）。続いて手術台を左へ傾け脾臓を落としつつ助手は右手第3 指と第 4 指の間で胃の大弯を挟み込むようにして胃を右へ牽引し胃脾間膜に緊張をかけ，エネルギーデバイス

で脾臓の頭側端まで切離する（図2）。この際助手が胃を右手の中に把持しよけているので胃の損傷が回避できる。この状態で脾門部のみとなったため脾臓の外側から血管テープを通し，脾臓頭側端，尾側端からテープを背側に回すと脾門部のみが把持できる（図3）。脾門部の処理は左下腹部のポートを 12mm に変えてステープラーで行うか，ジェルパッドをはずして直視下で個別処理ないしはステープラーで一括処理を行う。ステープラーを用いる際は膵臓の損傷を避けるため十分に脾門部に押しつけるようにして行うとよい。脾臓の摘出はジェルパッドをはずして創部から直接摘出する。

　静脈瘤の処理は腹腔鏡補助下では助手が肝外側区域を持ち上げて尾状葉の小網を開き，助手が第 2 指を網囊内に入れ，胃の小弯側の背側に指を置き，胃の前面から胃に沿って背側の指までを通し，胃の小弯側までを一塊として拾うと安全である。可能であれば静脈瘤だけの処理をすればよいが，一塊として拾った小弯側を太めの糸で結紮する。

　術後はヘパリンの全身投与を行い，経口摂取可能となれば抗凝固薬の内服に移行する。抗凝固薬は成人では FXa 阻害薬が多く使用されているが，モニタリングの指標がなく，小児ではワルファリンを使用し，INRを 1.5〜2.0 で管理している。

シャント手術

　シャント手術の種類としては直接吻合する上腸間膜静脈–下大静脈シャント，脾静脈–腎静脈シャント，グラフト血管を用いる上腸間膜静脈–下大静脈シャント，REX シャントがある。グラフト血管を用いる場合，グラフトの採取は外腸骨静脈ないしは内頸静脈を用いる。大伏在静脈は小児では細く，シャントのグラフト血管としては適さない。

直接吻合

● 上腸間膜静脈 – 下大静脈シャント

　回結腸静脈を用い，腸間膜の血行状態を確認しながら吻合可能な部位で切離し，肝臓側へ吻合に必要な部分だけ剥離し，腎下部下大静脈に端側吻合する。回盲部から上行結腸を左へ起こし下大静脈の前面を露出する。下大

静脈の剥離は背部に腰静脈があり，テーピングは危険なので，下大静脈の左側は 0〜4 時，右側は 8〜12 時の剥離にとどめ，サイドクランプがかけられるようにしておく。その際，右の卵巣静脈（精巣静脈）を損傷しないように気を付ける。回結腸静脈は腸管血流のアーケードを温存し，吻合および血流が維持できる中枢側の比較的太い血管を同定して吻合部位とする。回結腸静脈の同定・剥離には腸間膜裏面から行うのが容易で，後の吻合にも位置を決めやすい。

回結腸静脈にブルドッグ鉗子をかけ，下大静脈はサテンスキー型血管鉗子でクランプした後，回結腸静脈は切離し，吻合の際には下大静脈との角度を考え頭側 0 時方向に少し切り込む。下大静脈は吻合径に合わせて長軸方向に切開する。頭側，尾側に 6-0 プロリーン®で支持糸をおき，頭側を結紮した後，左側は intraluminal に連続縫合にて吻合する（図 4）。尾側端までできたら尾側端の支持糸を結紮し，その糸と縫合してきた糸を結紮する。続いて新しい 6-0 プロリーン®を頭側右側にかけ，結紮した後，右側を over-and-over で連続縫合にて吻合する。要点は①両端の支持糸を左右に緊張をかけておく，②第 1 助手

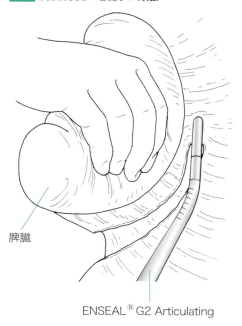

図1 脾臓背側の腹膜の切離

脾臓
ENSEAL® G2 Articulating

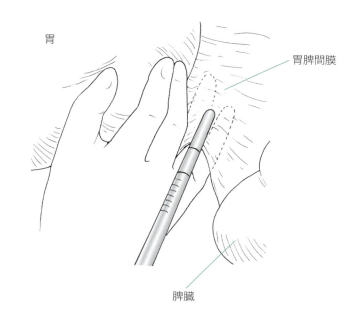

図2 胃脾間膜の切離

胃
胃脾間膜
脾臓

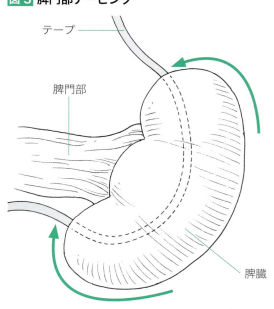

図3 脾門部テーピング

テープ
脾門部
脾臓

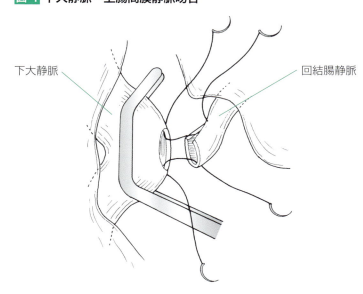

図4 下大静脈−上腸間膜静脈吻合

下大静脈
回結腸静脈

は糸を把持するのみで決して牽引せず適度にゆるめた状態を維持する（術者も糸を過度に牽引しないことが肝要である），③連続縫合してきた糸を結紮する際には決して締めず，いわゆる結紮の notch を支持糸の結紮部におくことである。Growth factor は 2 〜 3mm おく。狭窄を回避するため前壁は結節縫合で吻合してもよい。術後 3 年経過しても良好なシャント血流が得られている（図5）。

血管グラフトを用いた吻合

●血管グラフト採取

外腸骨静脈：10 歳ぐらいまで，体重 25kg ぐらいまでであれば横切開による開腹創から尾側へ鉤で牽引すれば外腸骨静脈を求めることができる。それ以上の体格であれば腹膜外到達法（臍の高さから恥骨上まで傍正中切開を置き，腹直筋の外縁で前鞘を開け，腹直筋を内側によけて腹直筋後鞘に小切開を置き，腹膜と腹直筋後鞘との間を剥離し，腹膜を内側に圧排するようにして骨盤前面の腸骨動静脈を求める）で採取するとよい。外腸骨静脈に到達する目安は総腸骨動脈から外腸骨動脈と内腸骨動脈を同定し，その間（股）の動脈背側に外腸骨静脈を求める。外腸骨静脈を露出・剥離する際には外腸骨動脈をテーピングし，軽く牽引しておく（図6）。外腸骨静脈は内腸骨静脈と分かれた後，鼠径靱帯のレベルで流入する下腹壁静脈，深腸骨回旋静脈，閉鎖静脈までは枝がなく，これらの枝（特に閉鎖静脈）を温存すれば下肢からの静脈還流は内腸骨静脈などを介して還流され，グラフト採取後の下肢の腫脹はほとんどないか，あっても一時的で軽快する。

内頸静脈：右内頸静脈は中心静脈ラインとして温存する。左内頸静脈を採取する際には首を右に向け頸部をやや伸展するように肩枕を入れる。皮切は鎖骨と平行に鎖骨から 1 〜 2 横指頭側に胸鎖乳突筋の胸骨部の中腹から鎖骨部の中腹まで置く。広頸筋を切り，胸鎖乳突筋胸骨部と鎖骨部の間から頸動脈の拍動を確認し，その外側にある内頸静脈を求める。心臓側は鎖骨の高さで外頸静脈，鎖骨下静脈と合流するまで枝はなく，頭側は上甲状腺静脈まで枝はないため，太さ長さとも十分採取可能である。

●脾静脈 – 腎静脈シャント

Treitz 靱帯の左側後腹膜を開き背側の左腎静脈を求める。下腸間膜静脈がより肝側（右側）で脾静脈ないしは上腸間膜静脈に合流しているタイプでは下腸間膜静脈を切離したほうが，視野展開が広く得られ腎静脈の同定，剥離が容易となる。腎静脈は頭側に下副腎静脈，尾側に卵巣静脈（精巣静脈）を出すレベルを吻合部とするのが最も剥離・遊離しやすい。下副腎静脈は結紮切離しておき，卵巣静脈（精巣静脈）とその下大静脈側腎静脈ならびに腎門部側腎静脈の左腎静脈はテーピングしておく。

続いて脾静脈は網嚢を開き膵臓の下縁から脾静脈を求め，これを膵臓から剥離する。その際膵臓からの細いが血流の多いドレナージ静脈があるので丁寧に 1 本ずつ結紮切離する。剥離は脾臓側，肝臓側ともブルドッグ鉗子がかかる程度まで行う（図7）。また，膵上縁で脾動脈をテーピングする。これはシャント作成の際に脾静脈がクランプされるので脾臓および周囲の静脈の鬱血を回避するためである。

血管グラフトの長さは通常 2 〜 3cm あればよい。吻合は脾静脈と血管グラフトの端側吻合から行う。脾動脈にブルドッグ鉗子をかけ，続いて脾静脈の肝臓側，脾臓側にブルドッグ鉗子をかけ腎静脈の方向を考えながら（通常背側）脾静脈を長軸方向に沿って血管グラフト径に合わせて切開する。吻合は 6-0 ないしは 7-0 プロリーン®にて両端に支持糸をおき，脾臓側にかけた糸を結紮し，これを脾静脈の後壁の内腔に出し，後壁の吻合を intraluminal に連続縫合にて吻合を開始する（図8）。肝臓側端までくれば再度血管内腔から外側へ出し，先にかけていた支持糸を結紮し，これと連続縫合してきた糸とを結紮する。この際の要点は，直接吻合と同じである。続いて新しい 6-0 ないしは 7-0 プロリーン®にて脾臓側前壁にかけ，結紮し，over-and-over の連続縫合で前壁の吻合を行う。吻合終了後肝臓側の支持糸と結紮し吻合を終了する。ブルドッグ鉗子を血管グラフトにかけ，肝臓側ブルドッグ鉗子，脾臓側ブルドッグ鉗子をはずし，脾動脈ブルドッグ鉗子をはずす。結紮の際に growth factor は 2 〜 3mm おく。狭窄を回避するため前壁は結節縫合で吻合してもよい。

血管グラフトと腎静脈の吻合の際には腎静脈の下大静脈側，腎臓側および卵巣静脈（ないしは精巣静脈）にブルドッグ鉗子ないしは血管鉗子をかけ，腎静脈の腹側に血管グラフトの径に合わせ腎静脈に長軸方向に沿って切開し吻合口を作成する。吻合手技は先の血管グラフトと脾静脈との吻合法と同じである（図9）。クランプは下大静脈側，卵巣静脈（精巣静脈），腎臓側，最後に血管グラフトの順ではずす（図10）。Reflow 直後の出血はしばらくすると止まることが多い。吻合部出血が続くようであればタコシール®を小さく切って出血部を覆うようにすれば止血可能である。

● REX シャント（動画1）

皮切：臍上部横切開で行っているが学童期以降では上腹部正中切開でもよい。皮切は横切開でも筋膜は逆 T 字切開で開腹することもある。

腸管側吻合部の露出：横行結腸を助手に広く持ち上げてもらい，横行結腸間膜から中結腸静脈を同定し，テーピングを行う。中結腸静脈を中枢側へ剥離を進める。ある程度剥離できれば網嚢を開き，中結腸静脈を切離し，さらに上腸間膜静脈流入部まで露出する。ここで得られた中

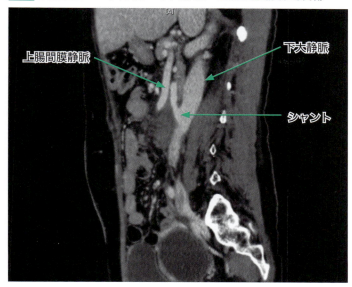
図5 腹部造影CT 矢状断：下大静脈 – 上腸間膜静脈吻合部

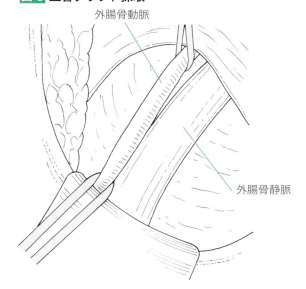
図6 血管グラフト採取

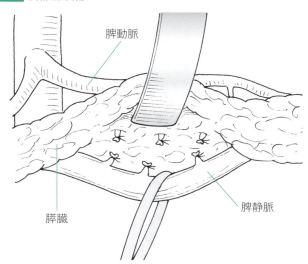
図7 脾静脈剥離

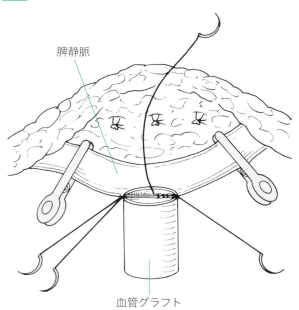
図8 脾静脈 – 血管グラフト吻合

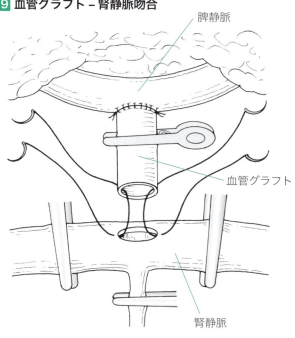
図9 血管グラフト – 腎静脈吻合

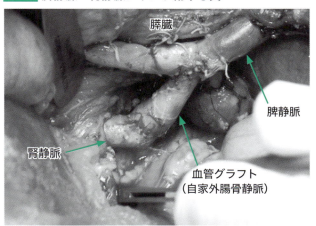
図10 脾静脈 – 腎静脈シャント術中写真

結腸静脈の上腸間膜静脈流入部は，吻合部位として血流維持のための角度がちょうどよく，膵下縁と最短距離となる（図11）。膵前面から胃の背側を通し胃の小弯側から門脈臍部への最短距離のルートを用手的に作成しておく。腸管側吻合部の露出は，CT画像評価から吻合部位に適した上腸間膜静脈の怒張した血管のオリエンテーションがついていれば，これを直接剝離してもよい。

肝臓側吻合部（門脈臍部）の露出：肝円索を牽引し，門脈臍部を十分に露出する。鉗子をかけるスペースを確保するため，S3，S4のグリソンをテーピングできると吻合の際にスペースが確保できる（図12）。

血管グラフト採取：右外腸骨静脈を第一選択としている。内腸骨静脈との分岐部より末梢に向かって必要な長さを採取する。外腸骨静脈は採取しても閉鎖静脈などから内腸骨静脈領域への側副路があるため採取側の下肢の浮腫はないかあっても軽度である。採取後の血管断端は年齢にもよるが，5-0プロリーン®もしくは6-0プロリーン®を用いて連続縫合で閉鎖する。年齢にもよるが6〜8cmの血管グラフトを採取する。

左門脈臍部−血管グラフト吻合：左門脈臍部にサイドクランプをかけ血管グラフトと6-0ないし7-0プロリーン®で連続縫合にて吻合する。門脈臍部中枢側端を縫合し，左側壁，右側壁を門脈中枢側から末梢側へそれぞれ連続縫合にて吻合する。Growth factorは3〜5mmおく。

血管グラフト−上腸間膜静脈（脾静脈）吻合：左門脈臍部−血管グラフト吻合終了後，血管鉗子はそのままで血管グラフトを先に作成したルートを通して横行結腸間膜の尾側へ誘導する。横行結腸を助手に広く持ち上げてもらい上腸間膜静脈（脾静脈）にサイドクランプをかけ，誘導してきた血管グラフトと6-0ないし7-0プロリーン®を用いて吻合する（図13）。

側副血行路の処理：血流維持のためあらかじめ術前に確認されている脾腎シャントや後腹膜への側副血行路は遮断しシャント血管への血流維持を図る（図14）。

動画1　REX shunt 手術

図11　中結腸静脈の同定

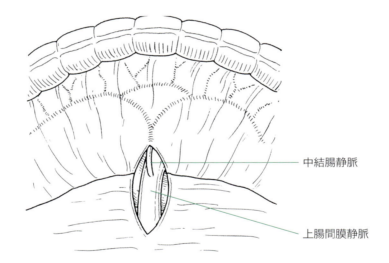

中結腸静脈
上腸間膜静脈

図12　門脈臍部−血管グラフト吻合

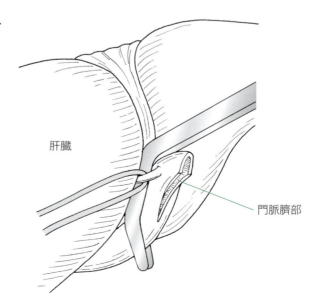

肝臓
門脈臍部

図13 血管グラフト – 上腸間膜静脈吻合

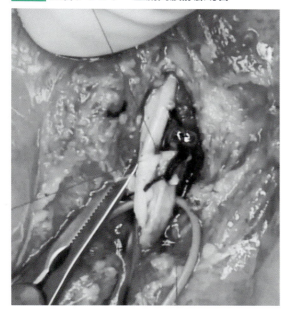
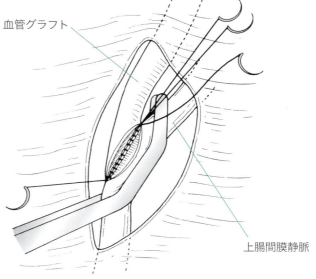

図14 脾腎シャント結紮

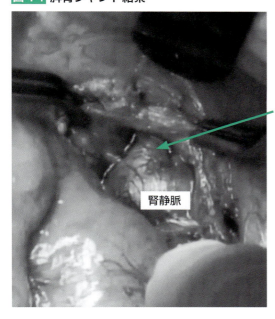
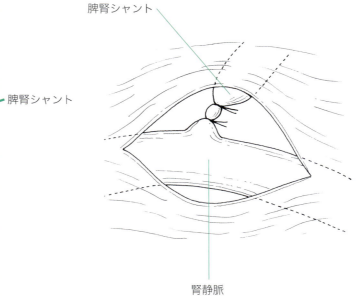

VI 肝・胆・膵・脾・門脈の手術

5. 門脈体循環シャントに対する手術

上野豪久

先天性門脈体循環シャントは門脈低形成または欠損により門脈血流が肝を十分灌流しないものを指す。門脈血流は肝臓をバイパスして直接体循環に流入してしまう。近年，先天代謝異常症のマススクリーニングでガラクトース高値を契機に見出される症例が増加した。また胎児エコーの発達により，胎児期にも門脈体循環シャントが発見されることもみられる。門脈体循環シャントは高アンモニア血症が軽度で，合併症（肝肺症候群や肺高血圧，肝腫瘍など）を認めなければ経過観察も可能である。しかし有症状である場合や将来の合併症を防ぐためにはシャント血管は閉塞することが望ましい。成人ではシャント血管はカテーテル治療により閉塞可能であるが，小児の場合にはシャント血管が短いため，カテーテル治療は困難な場合が多い。近年，腹腔鏡により侵襲性が少なく治療できるようになったため，乳幼児期に積極的なシャント血管の閉塞術が行われている。

術前評価と術式の選択

腹部エコーでの評価とともに食後のアンモニア・総胆汁酸の上昇を観察し，造影CTでシャント血管を同定する。また，肝肺症候群や肺高血圧の有無を評価する。年長児では高マンガン血症や頭部MRIで基底核の異常の有無も評価する。シャント血管の位置は多岐にわたり，静脈管開存，腎静脈へのシャント，下大静脈へのシャントなどがある。血管造影は安全に行える10kg程度まで待機する。また，肝内深部のシャントの場合は肝切除が必要になるので，カテーテルによる治療が可能になるまで待機したほうがよい。

次に経皮的逆行性門脈造影でシャント閉塞試験（図1）を実施する。バルーン付きのカテーテルをシャント血管に留置しバルーンにてシャント血管を閉塞する。閉塞により門脈が造影されればシャント血管閉塞の手術適応となる。肝内門脈が造影されればよいが，門脈の低形成もしくは，一部の門脈しかない場合では二期的閉塞が必要になる。シャント閉塞時の門脈圧が25mmHg以下の場合は一期的に，25mmHg以上の場合は二期的に閉塞する。まったく門脈が描出されない場合にはシャント結紮はしないで合併症の経過観察とする。その場合は特に肝肺症候群や肺高血圧症に注意する。これらは，無症候性に経過し，急速に発達する場合もあるため綿密にフォローして，症状が現れたら肝移植を実施する。

手術手技

術前門脈造影

全身麻酔を導入した後に，術中門脈圧を測定するためと，術野でシャント血管の同定を容易にするために手術に先立って経皮的にカテーテルをシャント血管内に留置する。血管造影を同時に行うため透視装置のある手術室が望ましい。頸部，もしくは鼠径部からは初回のカテーテル検査で実施した位置からカテーテルを挿入する。カテーテルの事故抜去を防ぐために深めに挿入するが，術中に引き抜きや抜去を行うために清潔野としておく。

ポート配置

シャントの位置に合わせてポート配置を決定する。カテーテルは透見できることが多く，多くの場合シャント血管は容易に同定できる。臍部にEZアクセスを留置し，通常は3ポート配置から開始する（図2）。血管損傷時の塞栓のリスクを下げるために低めの6mmHgの気腹圧で開始する。

図1 経皮的逆行性門脈造影：シャント閉塞試験

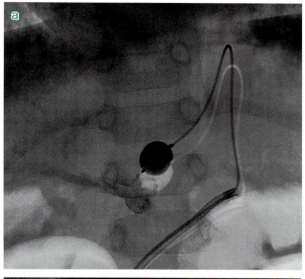
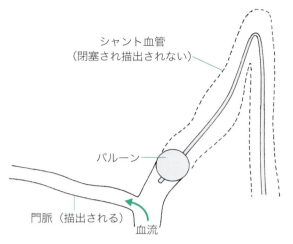

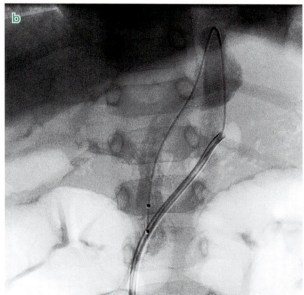
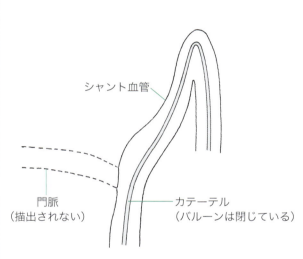

図2 ポートの配置

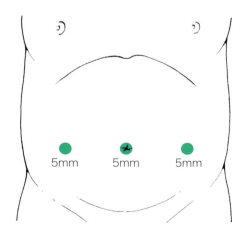

左葉の脱転

心窩部からLPEC針を用いて2-0絹糸を挿入し肝円索を持ち上げる（図3）。視野が十分に得られない場合は，右側腹部にポートを追加して鉗子，またはスネークリトラクターにて左葉の脱転を行う。

血管の同定（アランチウス静脈管型）

低頭位にして軽く左葉外側区域を脱転すると尾状葉の間にシャント血管が同定できる。シャント血管を血管テープで確保するために被膜の剥離操作を行う。剥離操作はシャント血管からの枝を損傷しないように血管に沿って行う。メリーランド型鉗子を使って剥離操作を行う。十分な距離の剥離ができたら，シャント血管をミニエンドループリトラクターで確保する。内腔にカテーテルがあることを確認した後に，血管テープで確保する（図4）。

血管の同定（左腎静脈流入型）

同様に低頭位にして外側区域を脱転する。小網を開けると，中にシャント血管が同定できる。シャント血管の周囲組織を剥離する。このタイプのシャントはシャント血管のみが遊離していることが多く，シャント血管の後方に鉗子を通した後に血管テープで容易に確保できる（図5）。

試験閉鎖

シャント血管を確保した後は血管造影と圧測定を行う。血管テープを牽引した後にその根部にクリップを打って，シャント血管を完全に閉塞する（図6）。次に，血管カテーテルから造影剤を注入し，完全に閉塞できているかどうかを確認する。この時点で，別の血管が造影されるようであれば，より門脈に近い中枢側でテープを通しなおす必要がある。また，造影剤が結紮部から漏洩する場合には再度締めなおす必要がある。試験結紮の後に圧測定を実施し，最終的にバンディング可能かどうかを確認する。圧試験を実施する前に気腹をいったん停止する。25mmHg以下なら結紮に移り，25mmHg以上ならばバンディング操作に移る。また，腸管のうっ血がないかを確認する。

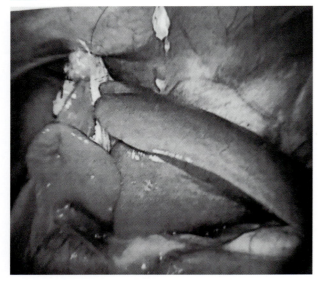

図3 肝円索の牽引

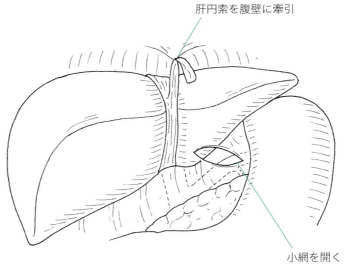

図4 シャント血管の確保（アランチウス静脈管型）

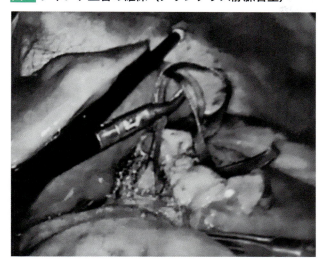
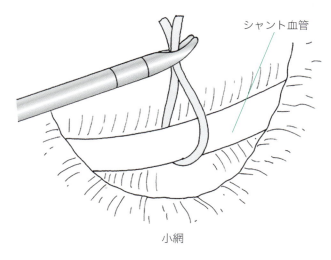

シャント血管

小網

図5 シャント血管の確保（左腎静脈流入型）

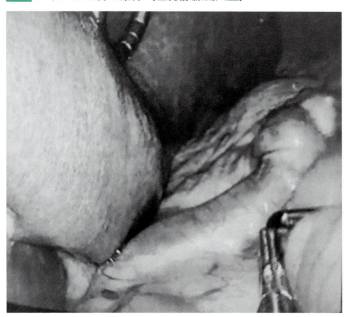
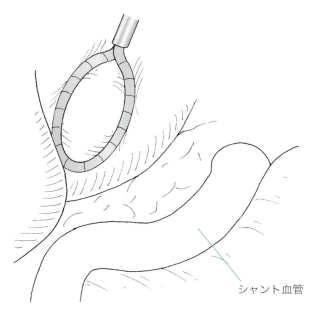

シャント血管

図6 シャント血管の試験閉鎖

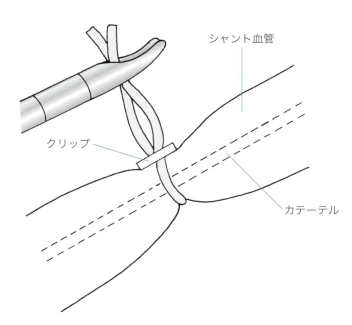

シャント血管

クリップ

カテーテル

結紮

結紮は 3-0 絹糸を用いて 5mm 程度距離を空けて 2 重に行う。シャント血管を切離する必要はない。シャント血管が遊離していて GIA™ が容易に挿入できる場合には GIA™ にて切離してもよい（図 7）。

バンディング

閉鎖時の圧が大きい場合にはバンディングを実施して二期的に閉塞する。血管テープをクリップでとめてシャント血管の半閉塞を行う。門脈圧が 25mmHg を超えない場所を確認し，2 重でクリップをかける。圧が 25mmHg を超えていればクリップをはずし，足りなければクリップを追加する。腸管のうっ血がないことを確認する。余った血管テープは切除する（図 8）。

閉腹

閉腹の際には特に二期的に閉鎖する場合には癒着防止剤アドスプレー®などを散布して癒着防止に努める。

術後管理

術後経口は早期に開始してよい。シャント血管の評価はアンモニア・総胆汁酸・プロトロンビン時間・黄疸・AST/ALT で行う。抗凝固はヘパリン化をした後に，経口凝固剤ワルファリンかイグザレルト®を使用する。画像評価は術直後に腹部エコーにて行い，術後 1 週間で造影 CT を実施する。二期的閉塞を行う場合は 6 カ月後をめどに造影 CT を行い，シャント血管と，肝内門脈の評価を行う。

文献

1) Blanc T, Guerin F, et al: Congenital portosystemic shunts in children: a new anatomical classification correlated with surgical strategy. Ann Surg 2014; 260: 188-98.
2) Takama Y, Ueno T, et al: Laparoscopic ligation of a congenital extrahepatic portosystemic shunt for children with hyperammonemia: a single-institution experience. Surg Today 2019; 49: 323-7.

図 7 シャント血管の結紮

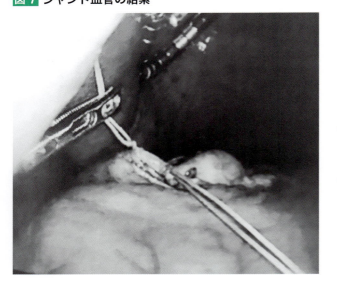
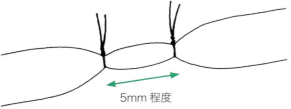

図 8 シャント血管のバンディング

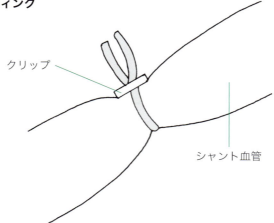

VI 肝・胆・膵・脾・門脈の手術

6. 膵炎の手術

松浦俊治

急性膵炎，慢性膵炎に対する外科治療は，近年の内視鏡的治療の発展に伴って，その位置付けは大きく変化してきている。急性膵炎では，かつて外科治療として開腹・後腹膜ネクロセクトミーが第一選択として行われていた。現在ではステップアップアプローチが主流となり，まず内視鏡的ドレナージ，経皮的ドレナージが行われるようになり，外科手術の役割はより限定されてきている。また，慢性膵炎においても，外科治療の有効性が認識されてはいるものの，低侵襲な体外衝撃波結石破砕術（extracorporeal shock wave lithotripsy；ESWL），内視鏡治療から行われるのが一般的であり，内科治療が抵抗性の場合に外科治療が選択されることが多い。慢性膵炎に対する手術は，歴史的にさまざまな術式が考案されており，その利点と欠点についても十分に把握しておくことが重要である。本項では，急性膵炎および慢性膵炎に対する手術適応と手技について解説する。

小児における膵炎の病因

一般的に，急性膵炎の病因としてアルコールと胆石が知られているが，小児では膵胆道系の解剖学的異常や膵炎関連遺伝子変異に起因するものが多いことから，反復性膵炎をきたし，慢性膵炎に進展する症例も多く経験される。

膵・胆管合流異常

膵・胆管合流異常は，先天性胆道拡張症に合併することが多い。わが国の全国集計結果によれば，急性膵炎は，小児の先天性胆道拡張症の術前症状として約3〜4割の症例に認められている[1]。その機序として，形成された蛋白栓が共通管を閉塞させることによって，胆管内圧の異常上昇が生じ，胆汁が膵管内に逆流することで急性膵炎が発症すると考えられている。

膵管癒合不全

膵の発生は，胎生7週頃に背側膵原基と腹側膵原基の癒合形成によって完成する。この癒合形成における先天的な発生異常が約1.5〜6％の割合で認められ，膵管癒合不全もしくは膵管非癒合とよばれている。膵管癒合不全では，背側膵からの膵液が背側膵管（Santorini管）を経由して副乳頭から流出するが，副乳頭は膵液排出機能が弱く，経口摂取による十二指腸内圧上昇などの負荷が加わることで，膵液の排出障害から急性膵炎や慢性膵炎を惹起すると考えられている。膵管癒合不全における膵炎発症率は6.9〜27.8％程度と報告されている[2]。

膵炎関連遺伝子

1996年にカチオニックトリプシノーゲン（cationic trypsinogen, protease serine 1；*PRSS1*）遺伝子変異が遺伝性膵炎患者で同定され，さらに2000年には膵分泌性トリプシンインヒビター（serine protease inhibitor, *Kazal* type 1；*SPINK1*）遺伝子変異と若年発症膵炎との関連が報告された[3]。これらを背景とした膵炎患児は，初発年齢が10代と若年発症で，膵炎発作を繰り返し慢性膵炎に至る症例も多い。上述した膵・胆管合流異常や膵管癒合不全などの器質的病変がなく，特発性として経過をみている症例では，*PRSS1*および*SPINK1*遺伝子検索も考慮すべきである。

急性膵炎に対する治療

上述した膵・胆管合流異常や膵管癒合不全などでは，それぞれの病態に応じた治療法を選択する必要があるが，ここでは，膵壊死を伴う急性膵炎の治療について言及する。

急性膵炎に伴う感染性膵壊死の場合，2000年以前には早期の外科的ネクロセクトミーが開腹または後腹膜アプローチで行われていたが，死亡率が高く，膵炎発症後3〜4週間の内科的治療後に待機的手術として行うことによって，死亡率の低下が得られた。これは，待機することによって，全身状態の改善を図り，かつ手術所見においては，正常膵と壊死組織の境界がより判別しやすくなることで過剰な膵切除をしなくて済むこと，また，出血コントロールがよりしやすくなることが理由として考えられる。

さらに，現在では，内視鏡的治療の発展に伴い，ステップアップアプローチの治療戦略が主流となっている。

ステップアップアプローチの実際

急性膵炎については，膵局所合併症に関する国際コンセンサスが改訂Atlanta分類として発表され，発症後

4週間以内の急性膵周囲液体貯留と4週以降の膵仮性嚢胞に分類し、壊死性膵炎後に発症してくる「壊死性貯留」を発症後4週以内の急性液状化壊死と4週以降の被包化膵壊死（walled-off necrosis；WON）に分類している（表1）。それぞれのカテゴリーに感染・非感染の状態があり、感染性膵壊死は、特に死亡率が高い。内視鏡的ドレナージをどのタイミングで行うかは、今後の検討を待たなければならないが、発症4週間以降WONになっ てからドレナージを行うことが現在の主流である。

ネクロセクトミーを要することなく、ドレナージのみで治療できる症例も多いが、ドレナージが不十分な場合には、段階的にドレナージチューブのサイズアップを行う（図1）。必要に応じて、内視鏡的ネクロセクトミーや外科的ネクロセクトミー（開腹アプローチ、後腹膜アプローチ）などが考慮される。

表1 改訂 Atlanta 分類とドレナージ適応

	after onset of pancreatitis	
	< 4 weeks	> 4 weeks
necrosis (-)	急性膵周囲液体貯留（APFC）	膵仮性嚢胞（PPC）
	APFC infected	PPC infected
necrosis (+)	急性液状化壊死（ANC）	被包化膵壊死（WON）
	ANC infected	WON infected

■ 経過観察
■ 相対適応（APFC、ANCは液状化している場合）
■ 相対適応（有症状、増大傾向、6cm以上かつ6週間以上経過）

APFC：acute peripancreatic fluid, ANC：acute necrotic collection, PPC：pancreatic pseudocyst, WON：walled-off necrosis

図1 ステップアップアプローチ

step 1 被包化壊死（WON）になるまで待機

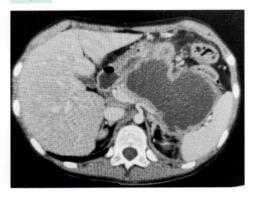

step 2 内視鏡的ドレナージ

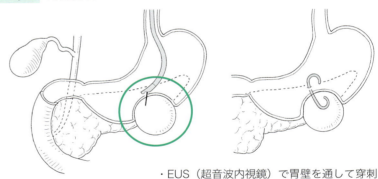

・EUS（超音波内視鏡）で胃壁を通して穿刺
・バルーンで穿刺部拡張
・Double pigtail ステント留置

step 3 ドレナージの拡大、サイズアップ、洗浄

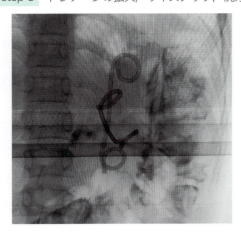

step 4 内視鏡的ネクロセクトミー

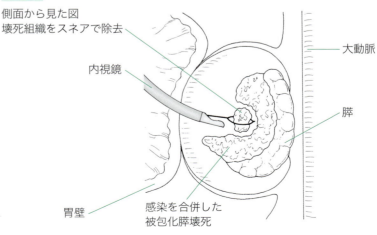

（「急性膵炎診療ガイドライン2021」を参考に作図）

慢性膵炎に対する治療

歴史的には，1954年に膵尾部切除＋膵断端空腸吻合を行うDu Val手術が報告された（図2）。1958年にはPuestowらが，炎症性癒着が強く脾門部血管の剥離が困難な症例に対して，膵尾部と脾臓を合併切除したうえで，膵尾部断端と同部位から長軸方向に切り開いた膵管を空腸と側々吻合するPuestow手術を報告した（図3）。その後改良され，膵尾部や脾臓を温存し膵管空腸側々吻合のみ行うmodified Puestow手術，いわゆるPartington手術が1960年に報告された[4]（図4）。これらは，膵管ドレナージを目的として考案，改良されてきた術式である。膵切除術としては，主病巣の部位に応じて膵頭十二

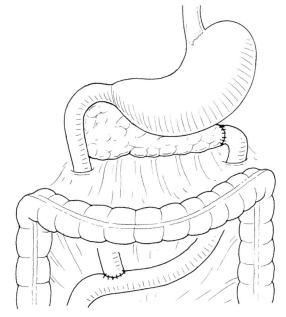

図2 Du Val 手術
膵尾部切除し膵断端を空腸と吻合することによって膵管をドレナージする。

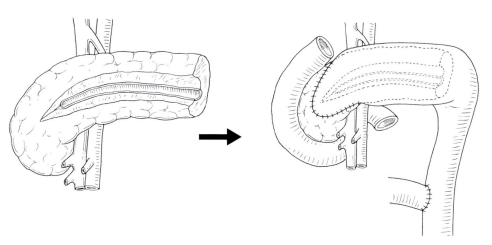

図3 Puestow 手術
膵尾部＋脾臓合併切除し，膵管を長軸方向に切り開く。

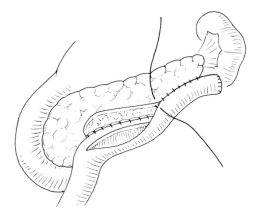

図4 Partington 手術（modified Puestow 手術）
膵尾部が脾臓を温存し，長軸方向に切り開いた膵管と空腸を吻合する。

指腸切除や膵体尾部切除が選択されうるが，膵管ドレナージと膵切除を同時に兼ね備えたハイブリッド手術として，十二指腸温存膵頭部切除を行った後に挙上空腸と膵尾部とを端々吻合，膵頭部と側々吻合する Beger 手術が 1980 年に，炎症の強い膵頭部の芯抜きを加える Frey 手術[5] が 1987 年にそれぞれ報告された（図5）。また，Beger 手術と Frey 手術の利点を組み合わせた Berne 手術も 1990 年代に考案されている（図6）。現在，最も一般的手術として多くの施設で行われている Frey 手術について，以下概説する。

Frey 手術

Frey 手術は，上記手術法のなかで，現在最も汎用されている術式の一つである。原則的には不整拡張した主膵管径が 5mm 以上であることが適応基準と考えられる。手術は，大きく分けて次の 4 つの手順に分けられる。①膵周囲の剥離と膵の露出，②長軸方向の主膵管開放，③膵頭部の芯抜き（coring-out），④膵管空腸側々吻合と Roux-en-Y 吻合である。

長軸方向の主膵管開放は，まずエコーガイド下に試験穿刺を行うため，術前に multi-detector row CT（MDCT）や magnetic resonance cholangiopancreatography（MRCP）で主膵管の拡張や狭窄，膵石の局在を把握しておくことが必要である。手術手順を以下に示す。

1) 上腹部横切開で開腹する。
2) 網嚢腔を開放した後，横行結腸間膜を十分に剥離し，膵頭部から膵尾部まで全長にわたり膵前面を露出する。
3) Kocher の授動術を行い，膵頭部を後腹膜から剥離挙上させ，膵頭部を左手でコントロールできるようにしておく。
4) 胆嚢摘出を行い，胆嚢管から膵管チューブないしは 4〜6Fr のアトムチューブを十二指腸内まで挿入し，膵頭部くり抜きの際の胆管損傷予防のためのガイドとする。
5) エコーにて拡張した主膵管を同定し，22〜24G 針でエコーガイド下に試験穿刺を行い，膵液の逆流を確認する（図7）。穿刺した針をそのまま留置してガイドとし，電気メスにて膵実質に小切開を加えて膵管に到達した後，膵管を長軸方向へ切開して，主膵管を開放する（図8）。尾側にも可能な限り膵管を開放するが，後の膵管空腸吻合可能な範囲にとどめることは留意しなければならない。

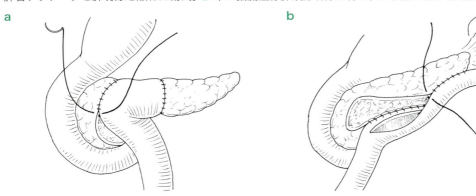

図5 Beger 手術（a）と Frey 手術（b）
膵管ドレナージと膵切除を兼ねた術式。a：十二指腸温存膵頭部切除を行う。b：炎症の強い膵頭部の芯抜きを行う。

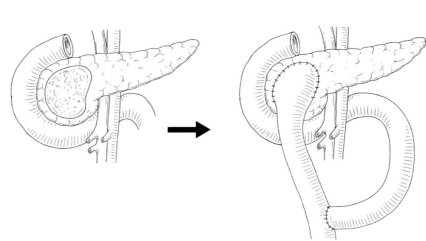

図6 Berne 手術
Beger 手術と同様に十二指腸を温存して膵頭部切除を行うが，炎症の強い門脈との間の剥離を避ける。

6) 十二指腸Cループの内側縁より1cmの膵実質に支持糸をかけ，その内側を超音波凝固切開装置にて膵頭部膵実質のくり抜きを行う。その際に，術者は膵頭部を左手で把持して実質の厚さとともに，胆管内に留置したチューブを触知しながら胆管損傷に注意しながら切除を行うことが重要である。くり抜き後は術中胆道造影にて胆管損傷がないことを確認する。膵内の胃十二指腸動脈からの分枝など動脈性出血には十分に注意して，出血時には縫合止血を追加する。

7) Treitz靱帯から約20cmの部位で約60cmの挙上空腸を作成する。開放された膵管の長軸径に応じて挙上空腸を切開し吻合口を形成する。挙上空腸全層と膵管＋膵実質との吻合を4-0吸収糸を用いて後壁から前壁の方向に向けて連続縫合する（図9, 10）。その際に，開放した膵管よりもさらに末梢側膵管の狭窄が懸念される場合には，膵管チューブをドレナージ目的のステントとして留置し，挙上空腸から体外へ誘導，チューブの腸管貫通部をWitzel法にて腹壁固定する。さらに，空腸の漿膜筋層と膵実質切開部膵実質とを3-0吸収糸で結節縫合して補強し，前壁および後壁の二層縫合として膵管空腸側々吻合を終了する。

8) 腹腔内を十分に洗浄して止血を確認し，Winslow孔にドレーンを挿入して閉腹する。

術後管理

慢性膵炎は，膵外分泌機能・内分泌機能が障害されている病態であることから，術後管理には，まず消化酵素複合剤やパンクレリパーゼなどによる膵外分泌機能の補充を行う。Frey手術のように膵切除を伴わない術式の場合には，術後の内分泌機能の増悪のリスクは，より低いと考えられる。外科的合併症として，膵液漏が挙げられる。進行した成人慢性膵炎の場合には膵実質が硬化しているため，膵液漏のリスクは低いが，小児の場合には，慢性膵炎といえども，膵実質が比較的まだ軟らかい症例もあ

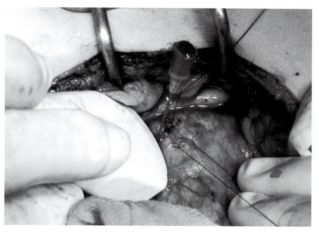

図7 Frey手術（1）
主膵管を同定し，22〜24G針でエコーガイド下に試験穿刺を行う。

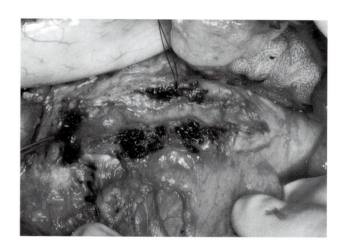

図8 Frey手術（2）
主膵管を可能な限り開放する。

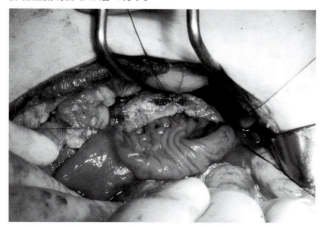

図9 Frey手術（3）
膵管空腸吻合を2層で行う。

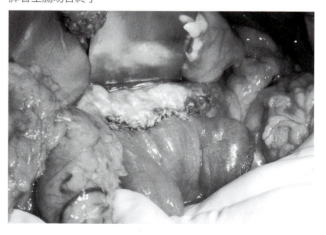

図10 Frey手術（4）
膵管空腸吻合終了

り，膵液漏の発生リスクが高いことには注意が必要である．腹腔内ドレーンを留置する位置に細心の注意を払うことが重要である．小児慢性膵炎に対する外科的治療後は，いかなる術式を選択しても，長期的な膵機能の定期的なフォローアップとともに，腫瘍マーカーや画像検査などによる膵癌発生の有無についてのチェックも重要である．

Frey手術後の合併症：膵炎の再燃

膵尾部末梢は膵頭部と同様に，主膵管が細くなり，かつ分枝膵管の合流形態も複雑になるために，再燃の首座になりやすいと思われる．再手術で膵尾部切除（distal pancreatectomy；DP）を行う場合は高度な炎症のため脾臓を温存することが困難となることが多く，また，初回手術ですでに膵管空腸吻合が施行されているため，膵切除断端に空腸吻合を付加する距離的な余裕がないこともある．当科での経験症例では，Frey術後に膵管空腸吻合部より尾側膵で膵石を形成したため，再手術で膵尾部切除を行った．この症例では，脾臓を温存することが可能であった（図11）．初回手術時に主膵管が膵尾部末端まで十分に開放できない場合や，膵尾部の炎症が強く再燃が懸念されるような場合は，初回手術時に膵尾部を合併切除する術式（Frey＋DP），あるいは脾臓温存膵尾部切除〔Frey＋spleen preserving DP（SPDP）〕を行うことも考慮すべきである．

おわりに

急性膵炎，慢性膵炎の外科的治療について概説した．術式の改良や内視鏡的治療の発展に伴い，小児膵炎に対する治療戦略は，今後も時代とともに変遷していくものと考えられる．しかし，先人たちがこれまでに開発した治療法にどんな方法があるのかについて，まずは知り，そして，それぞれの長所と短所についても習熟したうえで，個々の症例に最適の治療選択をすることが重要である．

文献

1) 膵・胆管合流異常研究会，日本胆道学会 編：膵・胆管合流異常 診療ガイドライン．医学図書出版，2012，p1-84．
2) Delhaye M, Engelholm L, et al: Pancreas divisum: congenital anatomic variant or anomaly? Contribution of endoscopic retrograde dorsal pancreatography. Gastroenterology 1985; 89: 951-8.
3) Witt H, Luck W, et al: Mutations in the gene encoding the serine protease inhibitor, Kazal type 1 are associated with chronic pancreatitis. Nat Genet 2000; 25: 213-6.
4) Partington PF, Rochelle RL: Modified Puestow procedure for retrograde drainage of the pancreatic duct. Ann Surg 1960; 152: 1037-43.
5) Frey CF, Smith GJ: Description and rationale of a new operation for chronic pancreatitis. Pancreas 1987; 2: 701-7.

図11 Frey術後の再手術で脾温存膵尾部切除術を施行

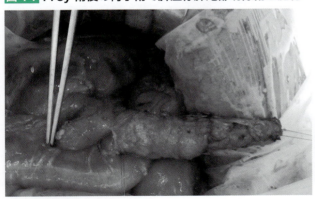
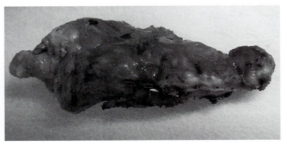

膵尾部膵管に嵌頓した膵石

腹壁・生殖器の手術

VII 腹壁・生殖器の手術

1. 外鼠径ヘルニアの手術
a. 開放手術

横井暁子

　小児鼠径ヘルニア手術の基本は単純高位結紮（simple high ligation）である。Lucas-Championnière法[1]は，鼠径管を外鼠径輪から内鼠径輪まで開放し，十分な視野を得られたうえで高位結紮を行う。Potts法[2]は外鼠径輪を開放せずに，鼠径管を一部切開して高位結紮を行う。現在Potts法が広く普及しているが，嵌頓例に対しては外鼠径輪を開放するLucas-Championnière法を選択する。ここでは当院で行っているLucas-Championnière法について記述する。

手術手技

皮膚切開

　上前腸骨棘と恥骨を結ぶ線の真ん中から中心に向けて皮膚割線に沿って約1.5cm切開する（図1）。この皮切は乳児期はやや高めにある深い皺にそって，年長になればなるほど外鼠径輪に近い位置に下げる。鼠径管は年少児ほど頭尾側に短く，年長児ほど長くなるためである。

　血管をバイポーラーで焼灼，Camper筋膜，Scarpa筋膜をアドソン鑷子でつかみ，間をメッツェンバウム剪刀で切開する。小児のScarpa筋膜はしっかりしており，ときに外腹斜筋腱膜と見間違う場合があり，膜を確かめながら切開を進める。外腹斜筋腱膜の表面の薄い無名筋膜を切開して腱膜を露出する。ここまでは皮切の直下をキープして進める。

鼠径管切開

　外腹斜筋腱膜の表面を筋鉤ですべらせて鼠径靱帯を確認する。鼠径靱帯を授動するように粗な結合織をメッツェンバウム剪刀で切りながら外鼠径輪に向かう。外鼠径輪前面の結合織も切開して外鼠径輪を露出する。外鼠径輪にモスキート鉗子を差し入れ，モスキート鉗子を開いて間をメスで切開する（図2）。いったんモスキート鉗子を抜き，切開が入った筋膜から再度モスキート鉗子を差し入れて開大し，メスで切開，内鼠径輪直上まで切開し鼠径管を開放する。筋膜の内側から外側へは鼠径靱帯を確認するように十分剥離する（図3）。内側は縫い代を確保する程度に剥離しておく。

ヘルニア嚢の処理

　筋鉤で鼠径靱帯からヘルニア嚢を含むbulgingしている組織を剥離しておく。腸骨鼠径神経を確認する。

●女児の場合（動画1）

　内腹斜筋をモスキート鉗子で開大し，ヘルニア嚢をつかみ上げる。ヘルニア嚢の長軸に沿って2本のモスキート鉗子をかけて引き上げる。引き上がったヘルニア嚢のトンネリングポイントを筋鉤で剥離して内側から確認，同様に外側からも確認する（図4）。トンネリングポイントに外科鑷子またはモスキート鉗子を通す（図5）。ヘルニア嚢をモスキート鉗子でつかみなおし，嚢を切開する。

　嚢の切開を末梢側まで広げて末梢側に卵巣などがないことを確認する。末梢側に何もないことが確認できたら嚢をできるだけ末梢側でモスキート鉗子ではさんで離断する。末梢側嚢の離断面をバイポーラーで焼灼してからモスキート鉗子をはずし，出血がないことを確認する。

　嚢の中枢側を引き上げながら筋鉤で内鼠径輪を露出，下腹壁動静脈を確認する。ヘルニア嚢を広げて，円靱帯を外科鑷子で引っ張り上げて，卵管付着部を確認する。新生児期，乳児期早期では内鼠径輪のレベルで卵管付着部を認めるので注意を要する。内容を確認しながら4-0合成吸収編糸で刺通結紮をする。糸の残りで1mm末梢側で単結紮を追加する。嚢の余剰部分を切除する。嚢の断端が筋肉のシャッター機構の裏面に隠れたことを確認する。卵管付着部が内鼠径輪レベルにある場合は，付着部末梢側で刺通結紮し，内鼠径輪レベルで円靱帯にかからないように，タバコ縫合をかけて断端を埋没させる（Wooley法）。

動画1 右鼠径ヘルニア［女児］

VII 腹壁・生殖器の手術

図1 皮切

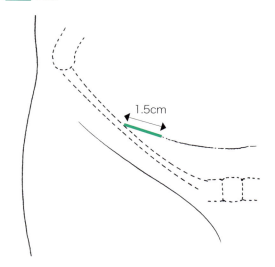

図2 外鼠径輪

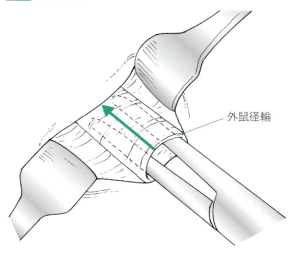

図3 外腹斜筋腱膜外側下剥離

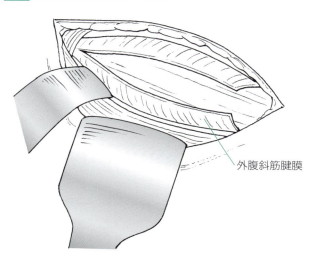

図4 ヘルニア嚢挙上

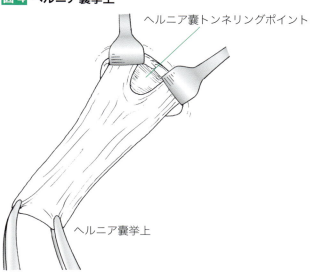

図5 女児ヘルニア嚢トンネリング

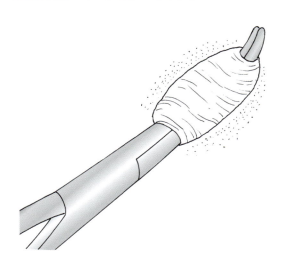

図6 ヘルニア嚢トンネリングポイント

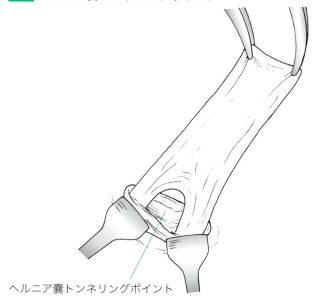

1. 外鼠径ヘルニアの手術　a. 開放手術

● 男児の場合（動画2）

　精巣挙筋をモスキート鉗子で開大し，ヘルニア嚢を把持して挙上する．ヘルニア嚢の長軸に沿って2本のモスキート鉗子をかけて引き上げる．引き上がったヘルニア嚢のトンネリングポイントを筋鉤で剥離して内側から確認し，同様に外側からも確認する（図6）．内側のトンネリングポイントに人差し指を入れて外側のトンネリングポイントに向けて，最短距離で指の腹にヘルニア嚢を載せる（図7）．新生児，乳児期早期の場合は指の代わりにツッペルを使用する．この時点では，無理に貫通させずに後壁を破壊しないようにそっと載せておくだけにする．モスキート鉗子で嚢をつかみなおし，外科鑷子で内精筋膜を切開して精管，血管を剥離する（図8）．ヘルニア嚢から精管，血管が遊離できたらテーピングしておく．ヘルニア嚢のみ外科鑷子を通す．嚢を切開する前にできるだけ精管血管を嚢から剥離してはずしておく．内鼠径輪近くでは内精筋膜と精管血管の間にモスキート鉗子を入れて内精筋膜を鋭的に切開して，さら精管，血管をヘルニア嚢から剥離しておく（図9）．

　ヘルニア嚢と精管・血管が十分剥離できれば，ヘルニア嚢を切開する．末梢側は水腫の予防になるよう十分切開を広げておく．中枢側は内容がなければヘルニア嚢を一塊に持ち，さらに精管・血管を剥離し，下腹壁動静脈を確認できるレベル（図10）で4-0合成吸収編糸で刺通結紮し，残り糸で単結紮を追加して余剰な嚢を切除する．用手的に精巣を陰嚢内に十分還納させる．

閉創

　鼠径管内に出血がないことを確認する．外腹斜筋腱膜の切開部の最頭側をモスキート鉗子で把持して引き上げる．鼠径管内の組織を巻き込まないように注意しながら，4-0合成吸収編糸で縫合閉鎖する．浅筋膜を2，3針縫合閉鎖し，5-0合成吸収単糸で真皮埋没縫合を2，3針行う．創部をぬれガーゼで拭いて乾いたガーゼで乾燥させた後，幅6mmの皮膚接合用テープを貼付し（図11），吸収パッド付き絆創膏を貼付する．男児の場合，精巣が陰嚢底にあることを確認する．

動画2　右鼠径ヘルニア［男児］

文献

1) Sachs M, Damm, M, et al: Historical evolution of inguinal hernia repair. World J Surg 1997; 21: 218-23.
2) Potts WJ, Riker WL, et al: The treatment of inguinal hernia in infants and children. Ann Surg 1950; 132: 566-76.

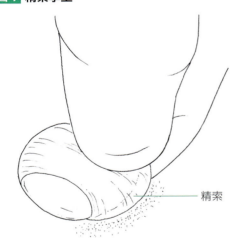

図7　精索挙上

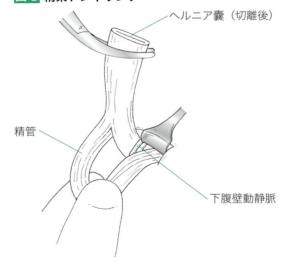

図8　精索トンネリング

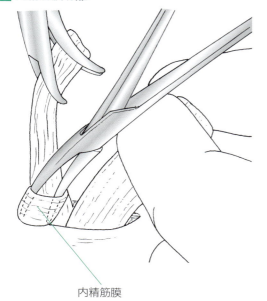

図9 内精筋膜切離

内精筋膜

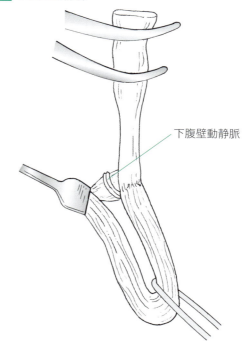

図10 下腹壁動静脈

下腹壁動静脈

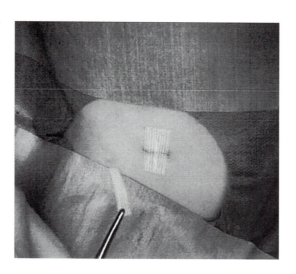

図11 女児閉創ステリストリップ™貼付

VII 腹壁・生殖器の手術

1. 外鼠径ヘルニアの手術
b. 腹腔鏡補助下手術（LPEC）

石橋広樹

　小児鼠径ヘルニアは小児外科領域で最も頻度の高い疾患であり，その手術は日常的に行われている最も基本的な手術手技である。現在，小児鼠径ヘルニアに対する手術術式は大きく，歴史が長い経鼠径管法（Potts法など）と腹腔鏡手術の2つに分けられる。腹腔鏡手術は，わが国では1995年に初めて徳島大学の嵩原らが laparoscopic percutaneous extraperitoneal closure（LPEC）として施行して以来，他施設でも広く行われるようになり，現在では小児鼠径ヘルニア根治術の標準術式になりつつある。本項では，当科で行っているLPECの手術手技について解説する。

手術適応・術前準備

　小児におけるLPECは，年齢・性別を問わず，すべての外鼠径ヘルニアが適応となる。ただし，新生児期や乳児期早期の症例に対するLPECは，腹腔内容積も小さく，腹膜も薄いため，この手技の習熟後に行うべきと思われる。嵌頓例や卵巣脱出例も，整復後に腸管・卵巣の状態を観察できてよい適応である。

　術前準備として，全例に手術前日夜と当日朝に浣腸を行う。さらに乳児症例では，必要なら麻酔導入後に肛門からネラトンカテーテルを挿入して結腸ガスの吸引減圧と膀胱損傷の回避・視野確保のため導尿を行う。

手術手技

手術体位，ポートセッティング

　仰臥位で，術者は，患児の左側に立ちその対側で助手が腹腔鏡を操作する。臍上縁に小切開を置き小開腹し，4mmのカメラポートを挿入固定する。8mmHgの圧で気腹を行う。次にTrendelenburg体位として，左下腹部に2mmの把持鉗子用のポートを挿入する（図1）。原則，モニターは患児の足側に配置するが，われわれは，頭側にもモニターを置いて術者用と助手用を分けている。このセッティングでは，術者は右手で把持鉗子を操作して，左手でラパヘルクロージャーを操作するようになるが，術者は利き手や操作のしやすさに応じて，逆の患児の右側に立ち，右下腹部から鉗子ポートを挿入しても差し支えない（図2）。

図1 LPECのポートセッティング
臍上縁に小切開を置き直視下に小開腹し，カメラポートを挿入固定する。炭酸ガスを8mmHgの圧で送気し，気腹を行う。Trendelenburg体位として，左下腹部に2mmの把持鉗子用のポートを挿入する。ラパヘルクロージャーの先端ループに2-0非吸収糸の端を通し，ループを針内に収納し，糸を把持しておく。

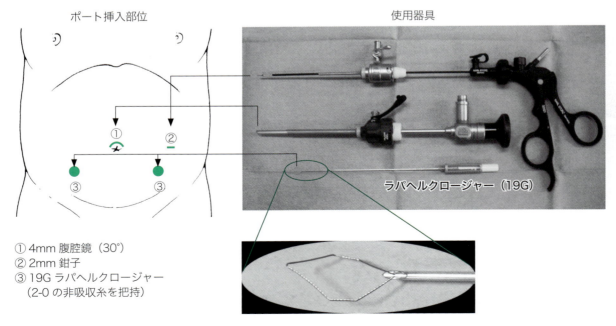

ポート挿入部位　　　　　　　使用器具

① 4mm 腹腔鏡（30°）
② 2mm 鉗子
③ 19G ラパヘルクロージャー
　（2-0の非吸収糸を把持）

ラパヘルクロージャー（19G）

骨盤部および両側内鼠径輪観察

下腹壁動静脈の外側の内鼠径輪にヘルニア嚢を有する外鼠径ヘルニアであることを診断して，内鼠径輪の大きさやヘルニア嚢の深さも確認しておく．女児では骨盤部で子宮・卵巣も観察して，性分化疾患にも注意する．また卵巣の脱出があれば，卵管の滑脱の有無も把握しておく．小児ではきわめてまれだが，内鼠径ヘルニアや大腿ヘルニアの有無もチェックしておく．

次に，対側の腹膜鞘状突起開存の有無を，鼠径部圧迫や鉗子を用いて内鼠径輪を展開して十分観察する．特に，精管や精巣血管に沿ってベールを被ったようになっている場合もあり注意が必要である．

男児の運針（動画1）

体外から鑷子などで押さえて適切な刺入点（下腹壁動静脈の少し外側の内鼠径輪の上縁）を探り，ピンク針（18G）で皮膚のみ穿刺しておく．その穴に非吸収糸（2-0ネスポーレン®）を把持したラパヘルクロージャーをヘルニア門の上縁の腹膜前腔に刺入する．ヘルニア門の外側半周を運針し，精巣血管を損傷しないように腹膜と血管の間に針を通して剥離しつつ運針する．（図3）．理想

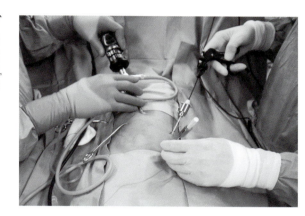

図2 実際のポートセッティング
術者は，患児の左側に立ちその対側で助手が腹腔鏡を操作する．術者は右手で把持鉗子を操作して，左手でラパヘルクロージャーを操作する．

図3 男児右外鼠径ヘルニア症例におけるLPECの手技（外側半周の運針）
糸を把持したラパヘルクロージャーをヘルニア門の上縁から刺入し，ヘルニア門の外側半周を運針し，精巣血管を損傷しないように腹膜と血管の間に針を通して剥離しつつ運針する．理想の正しい運針の層は腹膜と腹膜前筋膜深葉との間であり，そのためには，鉗子による腹膜の牽引およびカウンタートラクションが不可欠である．

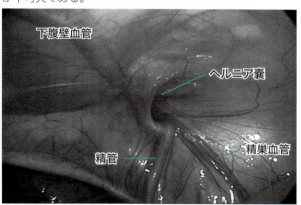

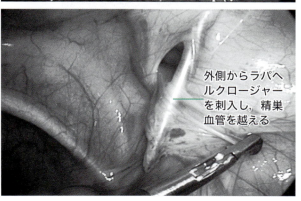

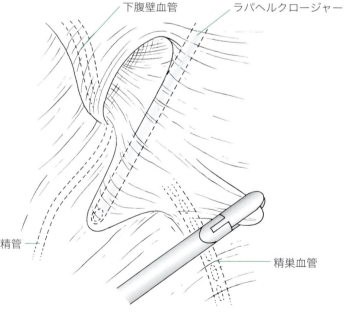

の正しい運針の層は腹膜と腹膜前筋膜深葉との間である（図4）。正しい層での運針には，鉗子による腹膜の牽引およびカウンタートラクションが不可欠である。コツとしては，鉗子による牽引の強さと方向を調整して，針の先端部の腹膜が常にフラットな面になるようにして針を進めることである。また，内鼠径輪の上縁や内側は腹膜が肥厚して腹膜と腹膜前筋膜深葉が癒着していることも多いため，この部分は正しい層がわかりにくいため，やや深い層での運針でもかまわないが，精巣血管や精管の手前で必ず正しい層に入ることが重要である。

精巣血管を越えたところで，針を腹腔内へ穿破してラパヘルクロージャー先端のワイヤーループを押し出し，糸をはずしておく。次に針だけを刺入部まで引き戻し，内側半周を運針するが，このときに針が腹膜前腔から抜けないように注意する（図5）。コツとしては針を引き抜くより，針を通した腹膜を鉗子で手繰り戻すようにすると抜けることが少ない。針が抜けると，皮下組織や筋肉を巻き込んで結紮することになり，緩みの原因となる可

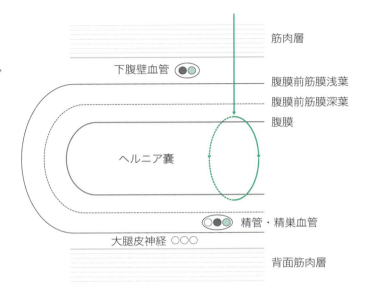

図4 ラパヘルクロージャーの正しい運針層のシェーマ
針は腹膜と腹膜前筋膜深葉との間で進める。特に，精巣血管と精管の部位では，鉗子で腹膜を針と逆方向に牽引しカウンタートラクションをかけて，鉗子による牽引の強さと方向を調整しながら，針の先端部の腹膜が常にフラットな面になるようにして針を進めることが正しい層で運針するコツである。

図5 男児右外鼠径ヘルニア症例におけるLPECの手技（内側半周の運針）
糸を腹腔内に残し，針だけを刺入部まで戻し，針が腹膜前腔から抜けないように方向転換し，同様に内側半周を運針する。鉗子で腹膜に適切なカウンタートラクションをかけて，精管と腹膜との間を運針する。

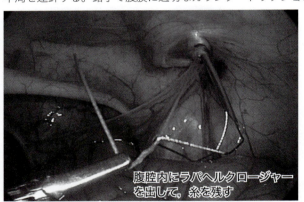
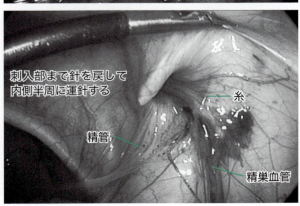
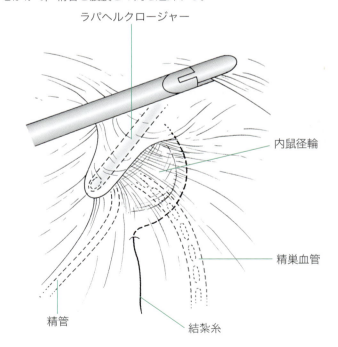

能性がある（図6）。

　精管と腹膜との間を運針し，先に腹膜を穿破した部位を少し越えて針を再度腹腔内へ誘導し，ワイヤーループを開き，糸を把持してラパヘルクロージャーとともに体外へ抜去する。これで縫合糸が腹膜外でヘルニア嚢の全周に完全に通ったことになる。体外でこの糸を結紮するが，結紮前に糸を十分しごいて，糸のねじれや緩みがないことを確認して結紮することが重要である。これでヘルニア嚢の高位結紮を完了するが，精管や血管の巻き込みや糸の緩みに注意が必要である（図7）。

　正しく運針されていれば，結紮糸のknotは腹膜前腔に位置するようになるので，最後に腹膜を鉗子で背側に牽引する。図6のように正しく運針されていて，ラパヘルクロージャーの刺入ルートと抜去ルートが同じであれ

図6 ラパヘルクロージャーの正しい運針のシェーマ

内鼠径輪上縁でのラパヘルクロージャーの方向転換のときに，針が腹膜前腔から抜けないように行うことが重要で，もし抜けて再刺入した場合には，筋肉などを巻き込んでしまい，結紮の緩みにつながるおそれがあるので注意が必要である。

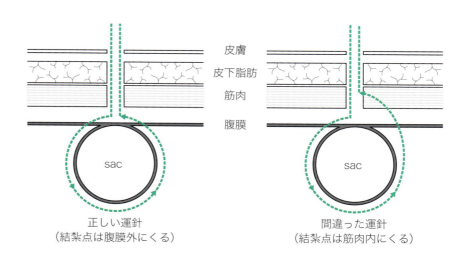

図7 男児右外鼠径ヘルニア症例におけるLPECの手技

精管と腹膜との間を運針し，先に腹膜を穿破した部位を少し越えて針を再度腹腔内へ誘導し，ワイヤーループを開き，糸を把持してラパヘルクロージャーとともに体外へ抜去する。これで縫合糸が腹膜外でヘルニア嚢の全周に完全に通ったことになる。体外でこの糸を結紮し，ヘルニア嚢の高位結紮を完了する。

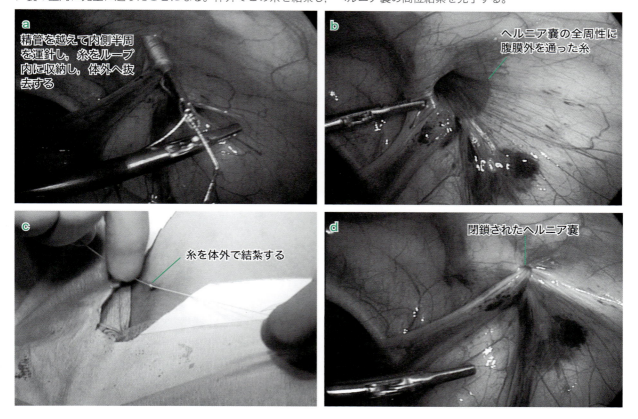

ば，結紮点が腹膜前腔に落ちてきて，結紮糸が透視できる．この状態で糸の緩みがないかどうかを確認し，緩みがあればもう1針追加する（図8）．

対側の腹膜鞘状突起開存の有無を検索し，開存があれば同様の手技で閉鎖を行う．

ポートを抜去し，臍創部を縫合し，皮膚はダーマボンド®で接着して手術を終了する．手術時間は，慣れれば両側閉鎖しても，30分以内で行える．

動画1　男児の運針：左外鼠径ヘルニア

女児の運針（動画2）

女児では男児と違い精管，精巣血管の代わりに子宮円靱帯がヘルニアに接して走行しているが，LPECでは円靱帯を腹膜外でヘルニア囊と一緒に結紮している．よって女児のほうがLPECの手技は容易である．

男児と同様のセッティングで手術を開始する．女児の右内鼠径輪部の腹腔鏡所見を示す（図9a）．ラパヘルクロージャーをヘルニア門の上縁から刺入し，ヘルニア門の内側半周を運針し，円靱帯をすくうように腹膜外で針を進める（図9b, c）．このときに針先が，外腸骨静脈のすぐ腹側を通るため，損傷しないように細心の注意が必要である．その後，男児と同様に，針を腹腔内へ穿破してラパヘルクロージャー先端のワイヤーループを押し出し，糸をはずしておく．次に針だけを刺入部まで引き戻し，外側半周を運針する（図9d）．先に腹膜を穿破した部位を少し越えて針を再度腹腔内へ誘導し，ワイヤーループを開き，糸を把持してラパヘルクロージャーとともに体外へ抜去する．これで縫合糸が腹膜外で円靱帯とともにヘルニア囊の全周に完全に通ったことになる（図9e）．卵管が巻き込まれていないことを確認して，体外でこの糸を結紮し，ヘルニア囊の高位結紮を完了するが，女児の場合，円靱帯とともに結紮しているので，糸が緩みやすいため確実な結紮に努めることが肝要である（図9f）．創部の閉鎖は男児と同様である．

動画2　女児の運針：右外鼠径ヘルニア

体外結紮

結紮糸は通常は，1本で十分であるが，LPECでは必ず非吸収糸を用いることと緩みがないように結紮することが，再発を防止するためには重要である．また，10歳以上の年長児や肥満症例では，腹膜や皮下脂肪が厚く，緩みやすいので注意が必要である．緩みが危惧される場合には，2重結紮にしたり，結紮時に気腹を止めたり，筋弛緩薬を追加してもらうなどの工夫が必要である．

術後管理

特別な術後管理は必要なく，術後は抗菌薬の予防投与なども行っていない．

翌日に退院として，シャワーは可として，1週間目に外来で創部のチェックを行う．

おわりに

経鼠径管法に比べLPECの優位性は，①剥離範囲が少ないため，精管，精巣血管の損傷のリスクが少ない，②卵管，膀胱などの損傷のリスクがない，③内鼠径ヘルニア，大腿ヘルニアなどのまれな病態の鑑別が容易，④対側発症率を著明に減少できる，⑤整容性に優れる，⑥再発症例でも癒着がなく再手術が容易で，原因検索も可能なことなどが挙げられる．

小児鼠径ヘルニアに対する腹腔鏡手術（LPEC）が開発されて約30年が経過し，最近になり鼠径部切開法と腹腔鏡手術の術後成績を比較したシステマティックレビュー／メタアナリシスが多数報告され，長期の術後成績の検討はまだ必要だが，その有用性が証明されつつある．

図8 腹膜牽引による結紮点の腹膜前腔への落とし込み（体外結紮後）

体外結紮を行った後に，腹膜を鉗子で背側に牽引する。図6のように正しく運針されていて，ラパヘルクロージャーの刺入ルートと抜去ルートが同じであれば，結紮点が腹膜前腔に落ちてきて，結紮糸が透視できる。この状態で糸の緩みがないかどうかを確認し，緩みがあればもう1針追加する。

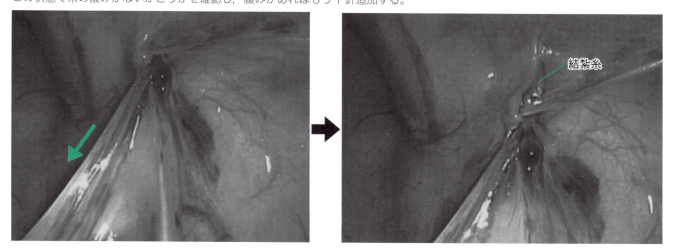

図9 女児右外鼠径ヘルニア症例におけるLPECの手技

基本的に男児と同じ手技になるが，女児の場合，円靱帯をすくうように運針するため，内側半周からラパヘルクロージャーを通している。この操作のときに針先が，外腸骨静脈のすぐ腹側を通るため，損傷しないように細心の注意が必要である。

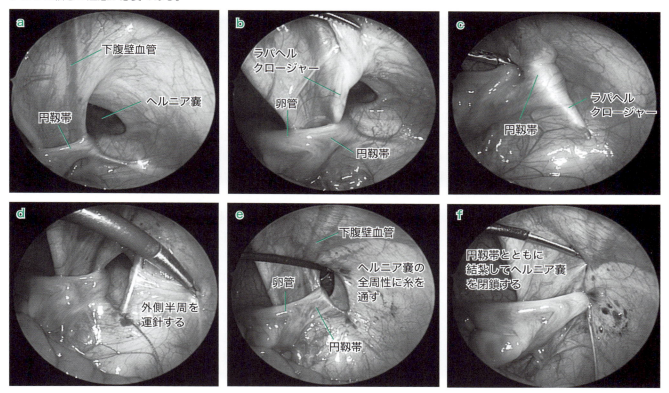

VII　腹壁・生殖器の手術

2. 精系水腫，Nuck 管水腫，ASH の手術

阪　龍太

小児期の精系水腫・Nuck 管水腫では，ほぼ全例に腹膜鞘状突起の開存を認め，腹膜鞘状突起の高位結紮により症状は消失する。Abdominoscrotal hydrocele（ASH）は水腫が内鼠径輪を通り後腹膜（extraperitoneal）へ伸展したものとするものや，腹膜鞘状突起を通り腹腔内（intraperitoneal）に伸びるもの，また両者を含めるものと報告によりその定義にばらつきがあるが，いずれにしても内鼠径輪より頭側まで水腫が伸びるものであり，ときに巨大なものとなる。

術前準備

精系水腫・Nuck 管水腫は自然治癒を認めることがあるため，1 歳までは外鼠径ヘルニアや停留精巣の合併を認めるものや，巨大な ASH で症状を呈するもの以外は手術適応とならない。1 歳以降も改善を認めない場合には手術の適応となりうるが，ヘルニアの合併がなければ待機可能であり個々の症例により手術時期を判断する。

成人では Nuck 管水腫に子宮内膜症を伴うことがあり水腫壁の切除を行うとする報告がみられる。初経前の女児では不要であるが，青年期以降では月経と症状（膨隆）の関連について事前に問診を行い，内膜症の合併が疑われる場合には鼠径法で水腫壁の全切除を行うことが望ましいと考えるが，近年では腹腔鏡・前方アプローチ併用もしくは完全腹腔鏡下の水腫切除も報告されている。

外鼠径ヘルニアの手術と同様であり特別な術前処置は不要であるが，術前の排尿もしくは導尿，必要があれば浣腸を行う。

手術の実際

鼠径法

腹膜鞘状突起の高位結紮と水腫壁の切開を行う。外鼠径ヘルニアと同様のしっかりとした腹膜鞘状突起もあれば鼠径管内で非常に細く，薄くなっていることもあるため，より慎重に剥離を行う。

皮膚切開は内鼠径輪直上で皮膚割線に沿い行う。浅腹筋膜を切開し外腹斜筋腱膜前面に至る。鼠径靱帯の走行を確認し外腹斜筋腱膜を切開，鼠径管を開放する。挙睾筋を分け入り精索（子宮円靱帯）を同定・挙上する。女児では卵管の脱出がないことを確認し円靱帯ごと離断，高位結紮を行い末梢側の水腫を開放する。男児では内精筋膜を開放し腹膜鞘状突起から精管・精巣動静脈を剥離・テーピングした後に腹膜鞘状突起を高位結紮し離断，末梢側の水腫を切開開放する（図 1）。水腫の切開は後述する腹腔鏡手術の経験から必須ではないが，無理のない範囲でドレナージのために行う。水腫壁の切除は行わない。

腹腔鏡手術

水腫に対する腹腔鏡手術では鼠径法と遜色のない成績が報告されている[1,2]。腹腔鏡手術の利点は男児では精管・精巣動静脈をほぼ触らない愛護的な操作が可能であること，女児では卵管・卵巣を視野に入れながら操作できることである。問題となるのは肉眼的に内鼠径輪が閉鎖している場合の対応である。おおよそ 1% 程度でみられるため，事前に方針を各施設で定めておく必要がある。陰嚢法もしくは鼠径法に移行し，水腫を処理してもよいと思われる。また，術中に ASH であることが判明することもまれではないので，あらかじめそのような場合の対応を保護者に説明しておく。

内鼠径輪の閉鎖手技に関しては外鼠径ヘルニアに対する laparoscopic percutaneous extraperitoneal closure（LPEC）法と変わりないため，前項も参照していただきたい。全例で全身麻酔に腹直筋鞘ブロックを追加している。臍内に縦切開を置きカメラポートを留置し気腹を作成，頭低位として両側の内鼠径輪を観察する。ワーキングポートを追加し手技を開始する。外鼠径ヘルニアと同様に内鼠径輪レベルでの腹膜開存が大きい症例もあれば，小さい症例や内側の腹膜がベイル状になっているもの，腹膜を牽引しないとはっきりと開口部がわからないものなどさまざまである（図 2）。鼠径管内をカメラで観察し，明らかな囊胞を認める場合には鉗子で穿破することもある。しかし，細経鉗子では通電しても壁の処理に難渋することが多く，最近では穿刺で排液を行うことが多い。また，LPEC の運針前に水腫を圧迫すると後腹膜に内容液と泡が付くことで層の確認が難しくなることがあるので，この時点では可能な限り水腫の圧迫は行わない（図 3）。

内鼠径輪レベルで 2-0 非吸収糸を把持したラパヘルクロージャーを刺入，腹膜前腔レベルで運針する。われわ

図1 鼠径法（男児）における水腫切開

腹膜鞘状突起を高位結紮した後，水腫の前壁を切開する。

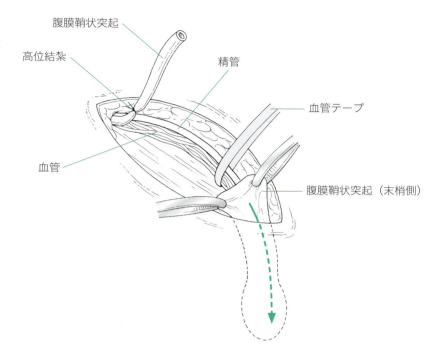

図2 陰嚢水腫症例の内鼠径輪部（全例右）

a：外鼠径ヘルニアと同様の大きな開大を認める。

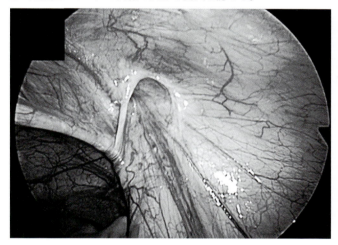

b：小さい腹膜の開口部を認める。

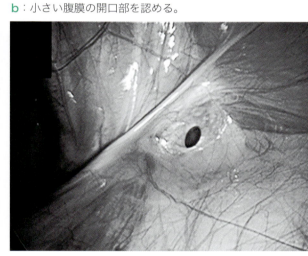

c：腹膜がベイル状にかぶっており，その奥に末梢側への交通を認める。

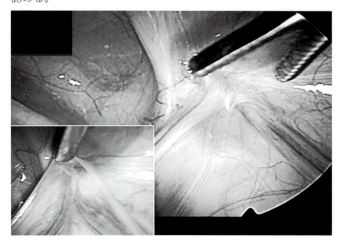

d：ASHの症例。排液をしないと運針がしにくい。

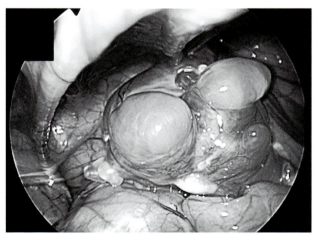

れは外側の運針を先に行う。男児では精巣動静脈になるべく角度をつけて（理想的には直交するように）運針すると血管と腹膜の剥離が容易である。鉗子で進みたい方向と逆向きにカウンタートラクションをかけながらラパヘルクロージャーの先端を浮かすことで腹膜と血管の剥離を行い，しっかりと血管を越える。適宜精巣を尾側に牽引すると剥離しやすくなる。腹膜を背側・頭側に牽引しながら精管・精管周囲の血管を針の背中で軽く押しつけた状態で腹膜を穿破し糸を腹腔内にリリースする。針を引き戻し内側の運針に移るが，引き戻しすぎると結紮の中に挙睾筋が巻き込まれてしまうので方向を変える際は慎重に行う。ベイル状になっている症例などではしっかりと遠回りしたほうがスキップの危険が低下する。腹膜を腹側・尾側に牽引することで精管を乗り越えることなく先ほどの穿破した部位に到達できるので糸を回収する（動画1）。女児では子宮円靱帯の背側を通す際に円靱帯をかぶせるようにしてしまうと腹膜のスキップが起こりうる。ラパヘルクロージャーを固定した状態で腹膜を牽引することで円靱帯の背側を通すとスキップが起こらない（動画2）。また，子宮円靱帯は第二次性徴を迎える年齢になるとかなり太くなるため，結紮は二重にして緩みのないようにする。

結紮前に腹膜のスキップがないことを確認し，鉗子を用いて内鼠径輪部で糸を背側に押しつけた状態で両側から糸を軽くしごき腹膜と周囲の組織の剥離を行う。糸の結紮を行ったら，緩みのチェックとして男児では後腹膜，女児では円靱帯を牽引する。結紮糸を切ると結紮点は腹膜から透見できるようになる。もしできなければ結紮糸が外腹斜筋腱膜や挙睾筋レベルで引っかかっているため，腹膜を牽引しながら皮膚を手でつまみ上げることで落ちやすくなる。結紮点の腹膜前腔までの落とし込みは挙上精巣や術後の違和感・疼痛を予防するために可能な限り行う。水腫は糸の結紮前に鼠径部を圧迫することで可及的に腹腔内に排液する。圧迫でもしっかりと残っている水腫の場合には超音波下に経皮穿刺を行うが，タイミングは結紮の前後いずれでもよい。内容液を完全に吸引することは困難であることが多いが，自然に消失するため無理をする必要はない。

ASHの場合にも内鼠径輪の閉鎖手技は変わらないが，腹膜の閉鎖を確実なものにするために水腫の膜か腹膜かをしっかりと判断する必要がある（図4）。腹腔内で壁の切開・開放を行うため，必要に応じてポートの追加を行っている。排液は可能であれば術野にかからないようDouglas窩に向けて行う。安全に穿刺可能であれば腹壁から穿刺してもよいが，多房性のことも多いので症例ごとに判断する。壁の切除は必須ではない。後腹膜に存在する水腫のドレナージでは尿管・精管・性腺血管の損傷に注意する。

動画1 男児LPEC

動画2 女児LPEC：円靱帯の通し方

術後管理

特別な管理は必要ない。帰室後2時間で飲水，3時間で経口摂取を再開し嘔吐や創部出血がなければ退院可能である。当科では1週間後，1カ月後，1年後に水腫の再発がないか外来フォローしている。

文献

1) Saka R, Okuyama H, et al: Laparoscopic treatment of pediatric hydrocele and the evaluation of the internal inguinal ring. J Laparoendosc Adv Surg Tech A 2014; 24: 664-8.
2) Deguchi K, Saka R, et al: Laparoscopic percutaneous extraperitoneal closure for hydrocele of the canal of Nuck in children. J Laparoendosc Adv Surg Tech A 2022; 32: 1022-6.

図3 水腫の圧迫

図のように水腫を圧迫（a）してしまうと後腹膜に内容液がかぶってしまう（b）ので極力触らない。

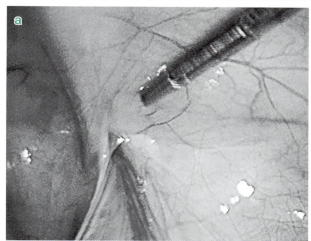
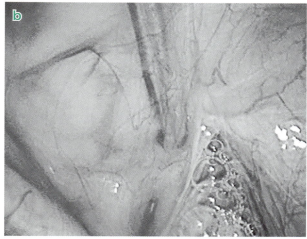

図4 ASH

a：男児，左 ASH。巨大な腹腔内成分を認め，十分な視野が得られない。減圧後も明らかな内鼠径輪の開存が確認できず，鼠径法で嚢腫の摘出を行った。嚢腫壁に透見される血管は精巣動静脈であった。

b：男児，右 ASH。精巣動静脈とは離れており減圧後に LPEC で修復。

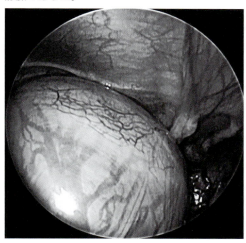
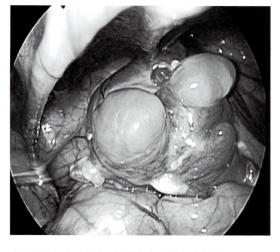

c：男児，右 ASH。LPEC で閉鎖した所見。後腹膜側に水腫（矢印）が認められる。内鼠径輪の閉鎖を行ってから開窓を追加した。

d：男児，左 ASH。鼠径管内を通り腹腔内に入っている水腫では減圧後に LPEC を行えばよい。

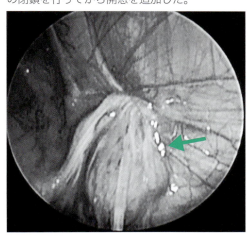
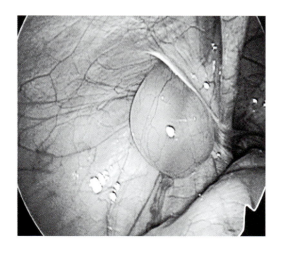

VII 腹壁・生殖器の手術

3. 停留精巣の手術
（一期的手術，二期的手術，腹腔鏡手術）

大橋研介，益子貴行

停留精巣は小児外科医が執刀する機会の多い疾患であるが，腹膜鞘状突起の処理など難度の高い手技も含まれる。未熟な手術手技は術後の精巣萎縮や不妊を惹起することにつながるため，執刀医・指導医ともに十分なスキルと経験を有するチームが行うべきである。本項では精巣固定術の開放手術（鼠径法）・腹腔鏡手術（Fowler-Stephens 法および Shehata 法）について解説する。

開放手術（鼠径法）

手術適応・術前準備

乳幼児健診で精巣の位置異常を指摘され受診することが多いが，そのなかには移動性精巣も多く含まれ乳児期に手術適応となる症例は限られる。陰嚢内に触知・牽引することができない鼠径管内停留精巣に対しては，精巣の自然下降が期待できない生後6カ月以降（〜1歳前）に手術を行う。内鼠径輪の前後（内外）を出たり入ったりする停留精巣（いわゆる peeping testis）も鼠径法で実施可能である。わが国のガイドライン[1]では2歳までの精巣固定術が推奨されるが，手術時期は国際的に前倒しの傾向にある[2]。しかし超低出生体重児など麻酔合併症リスクのある児に対しては早急な精巣固定術は行わず，状態が安定するまで待機する。

手術手技 （動画 1）

麻酔・体位

全身麻酔下に軽く開脚した仰臥位で行う。当科では麻酔導入後にエコーガイド下の腸骨鼠径神経ブロックを行うことが多い。膀胱内カテーテルは留置しないが，術後に導尿を行うこともある。

アプローチ

下腹部の皮膚皺線に沿い 15 〜 20mm の皮膚切開を行う（図1）。皮下脂肪に続いて浅腹筋膜（Scarpa，Camper 筋膜）を鋭的に切開する。外腹斜筋腱膜の前面に到達したら，筋鉤を用いて鼠径靭帯の折り返し（腱組織が肥厚している）を確認する（外腹斜筋腱膜どうしが癒着して折り返し部分が隠れていることがあるので注意）。尾側に辿り線維がクロスしている外鼠径輪を確認する。筋鉤操作で皮膚切開創縁を痛めることが多いので力任せに行わないよう注意する。鼠径管前壁を切開開放し外鼠径輪まで開放する（この操作が不十分だと精巣露出で苦労する）。鼠径管内で精巣挙筋を鈍的に分けネラトンカテーテルや血管テープなどを用いて精索を確保する。

精巣の露出と精巣導帯の切離

前述で確保した精索を軽く牽引し精索の走行を確認する。これを尾側に辿ると（外鼠径輪が十分に切開してあれば）容易に精巣が精巣鞘膜内を挙上してくる。くれぐれも精索を強く牽引してはならない（術後精巣萎縮の一因となる）。Peeping testis の際は精巣が腹腔内に存在することもあるが精巣導帯を尾側に牽引することで精巣を確保する。精巣を（鞘膜ごと）手に収め頭側に牽引することで，癒着した折り畳まった精巣導帯を延長する。精巣導帯の付着部を確認する。精巣導帯の離断は long loop vas deferens に留意して透見できる部を慎重に切開する（図2）。精巣導帯は電気メスで凝固切開するが結紮切離してもよい。精巣鞘膜を切開し透見している精巣を露出する。精巣の外観を確認し計測する。精巣垂・上体垂があれば切除する。腹膜鞘状突起にゾンデを挿入し開存の有無を確認する。精巣を把持しながら内鼠径輪周囲の癒着剥離を行う。腹膜鞘状突起の非開存例では突起を確認できるので損傷しないように丁寧に剥離を行う。

腹膜鞘状突起の処理と精索の延長

腹膜鞘状突起の開存の有無にかかわらず，同組織を精索から剥離することは精索の延長を得るためにも重要である。開存している症例ではきわめて薄い sac を処理する必要があるため，微細な操作が必要となる。まず精巣を把持し精索を直線化し，開放した sac の両端を把持することで峰を作り，その稜線にモスキート鉗子や微細な鑷子などで精巣血管および精管を背側に剥離する（図3）。Sac の全周を確保したら吸収糸で高位貫通結紮を2針行う。Sac を処理することで，腹膜背側を走行する精巣血管の剥離が容易となり精索の延長に寄与する（図4）。精管が内側に向かい，血管は頭側に向かうことが確認できる。精索の十分な延長が得られない際は，内腹斜筋を一部切開することで視野が広がり血管周囲の剥離をより頭

側に進めることが可能となる。高度な腹腔内精巣を除くすべての症例はこれらの操作で陰囊底部まで精巣を引き下ろすことが可能となる。

陰囊内ポケットの作成と精巣の固定

精索が十分に延長し精巣が緊張なく陰囊内に固定できることを確認したら，精索や精巣導帯の出血を確認し，できるだけ周囲組織に影響がないようピンポイントで止血を行う。

陰囊の正中線をマーキングしたうえで，尖刃で陰囊底部に15mmの皮膚切開を行う。モスキート鉗子で陰囊皮膚と肉様膜の間に精巣を収める空間を作成する（dartos pouch）。鼠径部創から長ペアン鉗子などを通し精巣が下降するルートを作成する。陰囊創から鉗子の先端を露出し，別の鉗子の先端に短くカットしたネラトンカテーテルをはめ，露出した鉗子の先端に対側をはめ下降ルートに陰囊側から迎える鉗子を通過させる。陰囊側から通した鉗子に精巣導帯の断端を把持させ下降ルートを通す（図5）。外鼠径輪が十分に切開してあれば精巣が途中で引っかかることはなく，強く牽引せずとも自然に通過す

図1 皮膚切開
下腹部の皮膚皺線に沿い15〜20mmの皮膚切開を行う。

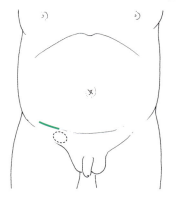

図2 精巣導帯の離断
精巣導帯の離断はlong loop vas deferensに留意して透見できる部を慎重に切開する。

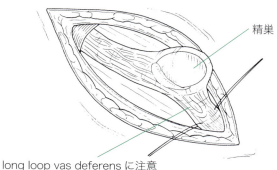

long loop vas deferensに注意
精巣

図3 腹膜鞘状突起の処理（1）
まず精巣を把持し精索を直線化し，開放したsacの両端を把持することで峰を作り，その稜線にモスキート鉗子や微細な鑷子などで精巣血管および精管を背側に剥離する。

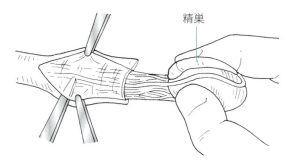

精巣

図4 腹膜鞘状突起の処理（2）
Sacの全周を確保したら吸収糸で高位貫通結紮を2針行う。Sacを処理することで，腹膜背側を走行する精巣血管の剥離が容易となり精索の延長に寄与する。

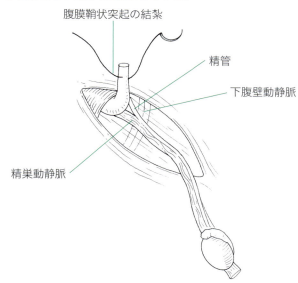

腹膜鞘状突起の結紮
精管
下腹壁動静脈
精巣動静脈

図5 陰囊内ポケットと精巣下降ルートの作成
陰囊側から通した鉗子に精巣導帯の断端を把持させ，下降ルートを通す。

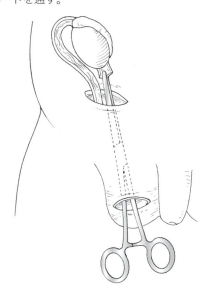

る．この操作では精索のねじれに注意が必要である．ねじれを防ぐために精巣を把持した鉗子はすぐにはずさずにおくほうがよい（完全には防げない）．精巣の下降ルートはブラインドスポットであり，ねじれが不安な際は陰嚢側と鼠径管側から筋鉤で牽引しねじれがないことを繰り返し確認すべきである．

精巣の固定は捻転予防のため 3 点で固定を行う．まず創外で陰嚢創縁の皮下組織と傍精巣を 5-0 PDS® で 2 点固定する．精巣と精巣導帯を dartos pouch に収納した後 1 点は必ず精巣白膜に固定している．

閉創およびドレッシング

陰嚢創は 5-0 バイクリル® で閉鎖する．鼠径部創は，外腹斜筋腱膜を数針閉鎖し（外鼠径輪は広く），浅腹筋膜を閉鎖，真皮は 5-0 PDS® 埋没縫合で閉鎖し終了する．鼠径部・陰嚢ともにダーマボンド® を塗布して手術終了とする．

動画1　右精巣固定術（鼠径法）

腹腔鏡手術：Fowler-Stephens 法

手術適応・術前準備

診察で陰嚢内や鼠径部に精巣を触知しない非触知精巣に対しては腹腔鏡手術が第一選択となる．前述のとおり当科では peeping testis は非触知精巣としておらず，より高位の腹腔内精巣および消失精巣を腹腔鏡手術の適応としている．術前の超音波検査で精巣の有無および容積を計測しておくが，腸管ガスのため精巣を確認できないことも多い．対側の代償性肥大を認める際は消失精巣を念頭に腹腔鏡手術を予定する．代償性肥大を認めない際は腹腔内精巣や spleno-gonadal fusion なども念頭に腹腔鏡手術を予定する．

術前準備として臍処置および当日朝にグリセリン浣腸を行っておく．麻酔導入後に膀胱留置カテーテルを挿入し膀胱を虚脱させておく（手術終了時に抜去する）．

手術手技

体位・ポート挿入

仰臥位で開始するが，手術中に頭低位・患側高位に手術台を動かす必要がある際，患者がずり落ちたりしないよう十分に固定しておく．臍底部正中切開の小開腹法で 5mm ポートを挿入し，気腹圧 8mmHg，流量 1.0L で気腹を行う．腹腔鏡（5mm 直視鏡）で腹腔内を観察し，患側精巣の位置・容積・色調などを観察する．消失精巣でなければ（十分な大きさの精巣を確認できれば），セカンドポート・サードポートを挿入する（図6）．

Fowler-Stephens 法（FS 法） 一期目（動画2）

当科では腹腔内精巣が内鼠径輪から 2cm 以上頭側に存在する場合に FS 法の適応としている．FS 法は原則として二期手術としている（一期的 FS 法は精巣の予後が悪い）[3]．一期目手術では精巣血管のみを離断する．

まず頭低位・患側高位に手術台を可動させ，腸管を避け視野展開を行う．傍精巣組織を把持し，軽くテンションをかけ精巣血管の走行を腹膜越しに確認する．精巣血管の離断は可能な限り精巣から離れた位置（頭側）で行う．腹膜を切開し，精巣血管を一括で確保する．精巣血管はシーリングデバイスで一括処理する（非金属クリップも可）（図7）．FS 法術後は精管動脈からの血流が精巣への血流を担うため，手術中に精管周辺に触れてはならない（腹膜越しに走行の確認のみにとどめる）．手術創の止血を確認し閉創し手術を終了する．当科では腹膜閉鎖は行っていないが，これまで本症術後の癒着性腸閉塞を発症した症例は経験していない．

動画2　FS 法一期目

Fowler-Stephens 法（FS 法） 二期目（動画3）

FS 法の二期目は一期目の術後 3〜6 カ月の間隔を空けて実施する．手術待機期間は超音波検査で精巣が萎縮していないことや精巣内の血流を確認しておく．

軽く開脚した仰臥位で手術を開始する．前回の臍創を用い腹腔鏡を挿入する．臍創に癒着がみられることはなく，精巣萎縮のないことを確認し，セカンド・サードポートを前回創から挿入する．精巣傍部を把持し精巣の癒着を剥離する．陰嚢まで下降する距離を稼ぐため精管走行に沿った剥離も重要となるが，前述のとおり精管動脈を意識し，精管から極力距離を確保したうえで剥離を行う（図8）．

陰嚢に下ろすための十分な精管の長さを確保できたら（対側の内鼠径輪まで届くことが望ましい）陰嚢を 15mm 程度切開し，10mm ポート（または 12mm ポート）を腹腔内に向かって挿入する．ポート挿入に伴う血管損傷を避けるため，ポート挿入に先行し陰嚢創から示指を挿入しポートの走行経路を確認・ブジーしておくこともよい．ポート内筒が鋭利なもの（穿刺挿入型）の場合は，内筒は用いず無傷鉗子を先行させる．腹腔鏡でポート先端を確認し，下腹壁動静脈や腸骨動静脈に近寄らないよう注意する．ポート先端は内側鼠径窩に到達する（図9）．

ポート内に鉗子を挿入し精巣周囲組織を把持する．12mm ポートではポート内を通すことが可能であるが，

図6 ポートの配置

セカンドポート・サードポートを，患部を頂点とする二等辺三角形となる位置へ挿入する。

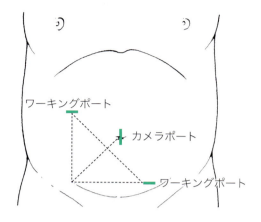

図7 精巣血管の処理

精巣血管はシーリングデバイスで一括処理する（非金属クリップも可）。

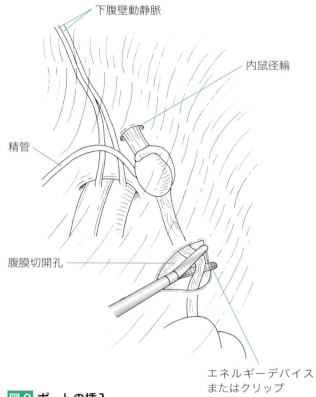

図8 精巣の剥離

陰嚢まで下降する距離を稼ぐため精管走行に沿った剥離も重要となるが，精管動脈を意識し，精管から極力距離を確保したうえで剥離を行う。

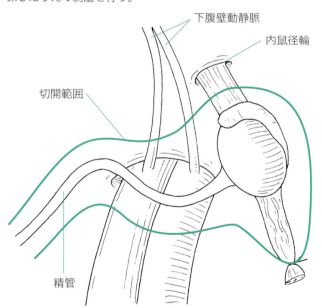

図9 ポートの挿入

腹腔鏡でポート先端を確認し，下腹壁動静脈や腸骨動静脈に近寄らないよう注意する。ポート先端は内側鼠径窩に到達する。

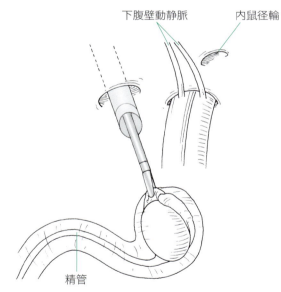

10mmでは無理せず精巣を把持したままポートごと一緒に陰嚢内へ引き下ろす。腹腔鏡でポート先端を確認し下腹壁動静脈や腸骨動静脈に近寄らないよう注意する。引き下ろす際の捻転に注意する（図10）。精巣を引き下ろした後も精管の緊張が強い場合は，腹腔内から緊張の強い腹膜を切開し減張する（精管の走行を意識する）。精巣は陰嚢内に3点で固定するが，再挙上を防ぐため1針は白膜に運針する。

気腹圧を下げ止血を確認したうえで閉創する。ダーマボンド®で創を保護し手術を終了する。当科では二期目手術の際も腹膜の閉鎖は行っていない。

動画3　FS法二期目

腹腔鏡手術：Shehata法[4]

手術適応・術前準備

われわれの施設では，非触知精巣を超音波検査（ultrasonography；US）でのみ検索している。精巣を鼠径管の高位や腹腔内に認める場合には，積極的に審査腹腔鏡の適応としている。USで健側の精巣長径が16mmを超え，非触知側の鼠径部に瘢痕様の小体を認めた場合には健側の代償肥大とnubbinを疑う。術前準備としての腸管処置は行っていない。

手術の実際（動画4）

体位・ポート挿入

手術に先立って麻酔科とラウンドナースに術者が患児の頭側に立って操作できるように申し送っておく。患児は仰臥位で手術台の頭側に寄せて固定し，頭部は透明のドレープで覆っている。臍部に5mmトロカーを挿入し，炭酸ガスで気腹する。5mm斜視鏡で内鼠径輪を観察し，鼠径輪の開存，精管と性腺血管の走行，精巣の位置を観察する。鼠径輪が閉じている症例には鼠径管を開放して精巣を検索する。術者の操作用に3mmトロカーを患側に2本もしくは左右に挿入する。Co-axialにするかpara-axialにするかは術者の好みで選択しても支障はない。助手用の3mmトロカーは必要な症例で正中に挿入している。

Shehata法一期目

頭低位にして重力で腸管を避けて視野を展開する。鼠径輪に侵入する精管の腹側から剪刀で腹膜の切開を開始する（図11）。精管の走行に沿って精巣導帯に向かって切開を進める際にlong loop vas deferens（あるいは精管）に注意する。陰嚢を引き下げた際に精巣が引き込まれる場合は特に注意が必要である。精巣導帯を切離（図12）すると精巣はおおむね可動性が上がるようになるので，牽引して対側の内鼠径輪を越えるか判定する。届かない場合は，性腺血管の外側の腹膜を腎臓に向かって剪刀で切開する（図13）。対側の鼠径輪を大きく越える場合は，一期的に腹腔鏡下に精巣を固定する。越えない症例にはShehata法による性腺血管の延長術に移行する。

上前腸骨棘の1横指強内側の体表から両端針の非吸収糸を同じ点から腹腔内に刺入し，一方の針を精巣白膜に運針する。一時的に3mmスコープに交換し，両方の針を5mmトロカーから体外に回収する。体腔内で結紮して結節は体内に残し（図14），二期目の手術で非吸収糸を回収できるようにしている。鼠径輪と剥離した腹膜はそのままの状態で閉創する。これまでの報告[4]においても，自験例においても待機期間中に癒着や絞扼性腸閉塞の発症は認めていない。

Shehata法二期目

二期目の手術はこれまで最短で4週後に行った。最近では精巣導帯を切離せずに対側の腹壁に精巣を縫合固定して牽引し，10日後に二期目の手術を行う術式[5]も報告されており，牽引の期間には議論の余地がある。手術待機期間は超音波で精巣を確認するが，結紮が脱落してslippingする症例もまれではない。一期目手術と同様の体位に固定し，前回創にトロカーを挿入する。一期目で操作が困難だった場合は，別の場所に挿入することも考慮する。Slippingを認める症例でも血管が延長していることがある。結節を剪刀で切開し，トロカーから非吸収糸を体外に回収する。精巣を対側の内鼠径輪に向かって牽引し，大きく越えるようなら腹腔鏡下に精巣固定術を行う。緊張が強い場合は再度腹膜を切開するか，再度腹壁に固定して牽引することを検討する。精巣固定の術式は各施設の方針に委ねる。

動画4　Shehata法

文献

1) 日本小児泌尿器科学会学術委員会：停留精巣診療ガイドライン．日小児泌会誌 2005；14：117-52．
2) Pastuszak AW, Lipshultz LI: AUA guideline on the diagnosis and treatment of cryptorchidism. J Urol 2014; 192: 346-9.
3) Elyas R, Guerra LA, et al: Is staging beneficial for Fowler-Stephens orchiopexy? A systematic review. J Urol 2010; 183: 2012-9.
4) Shehata S, Shalaby R, et al: Staged laparoscopic traction-orchiopexy for intraabdominal testis (Shehata technique): Stretching the limits for preservation of testicular vasculature. J Pediatr Surg 2016; 51: 211-5.
5) Aljunaibi A, Alsaid A, et al: Modified traction technique for intraabdominal testes with short vessels. Urology 2022; 165: 351-5.

図10 精巣の陰嚢への引き下ろし

10mmでは無理せず精巣を把持したままポートごと一緒に陰嚢内へ引き下ろす。腹腔鏡でポート先端を確認し下腹壁動静脈や腸骨動静脈に近寄らないよう注意する。引き下ろす際の捻転に注意する。

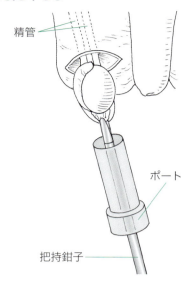

図11 精管の走行確認

精巣を外側に牽引すると，精巣に向かう精管の走行がわかりやすい。＊の周辺から腹膜の切開を開始する。

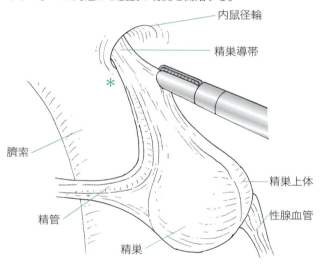

図12 精巣導帯の切離

腹膜の切離縁は精管から少し離れるようにする（矢印）。

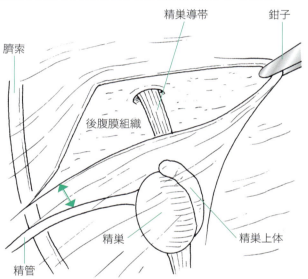

図13 精巣が対側の内鼠径輪に届かない場合の対応

腎臓に向かい（矢印）腹膜を切離し，血管を腹膜に付け周囲の組織を剥離する。切離縁は血管から離すよう心がける。

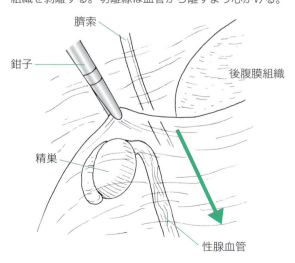

図14 精巣の腹壁への固定

結節が皮下に残らないようにする。

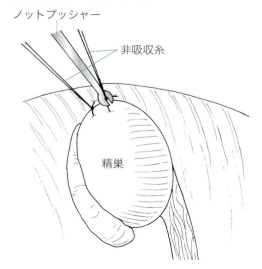

4. 急性陰嚢症の手術

後藤俊平, 上原秀一郎

急性陰嚢症

急性陰嚢症は, 陰嚢の急激な有痛性腫脹をきたす疾患の総称である。外傷性を除く主な疾患としては, 精索捻転症, 精巣付属器捻転症 (精巣垂・精巣上体垂) (図1), 精巣上体炎 (図2), 精巣炎, 精巣腫瘍, Henoch-Schönlein紫斑病, 陰嚢水腫, 鼠径ヘルニア嵌頓などが含まれる。緊急手術を要する病態も含まれるため, 速やかな診断が求められる。

精索捻転が否定できない場合は, "観察のみに終わるかもしれなくてもためらわずに", 手術に踏み切ることも必要である。付属器捻転の診断であれば, 鎮痛薬などで保存的治療を行う。

精索捻転症

精索捻転症は, 精巣への栄養血管である精巣動静脈が含まれる精索がねじれて絞扼することで発症し, 発見の遅れが精巣の壊死に直接結びつくため, 急性陰嚢症のなかで, 最も迅速な診断・処置が求められる疾患である。好発年齢は新生児期と思春期に二峰性のピークがあり, 症例数は思春期のほうが多く, 左側が多い。停留精巣患児は約10倍のリスクがあるとされている[1]。新生児期や停留精巣患児では鞘膜外捻転として, 思春期以降では鞘膜内捻転として発症する (図3)。急性陰嚢症の鑑別診断 (表1) においては, 臨床症状や理学所見だけでなく, 超音波カラードプラ検査の進歩に伴い, 診断率が明らかに向上している。近年では, 臨床症状や身体所見を基に精索捻転を診断するための臨床スコア, Testicular Workup for Ischemia and Suspected Torsion (TWIST) スコア[2] (表2) が利用され, 高い診断率と除外率が示されている。精巣が温存可能なgolden timeは6時間とされている[3]ので, 迅速な対応が求められる。摘出となった場合は, 健側の捻転防止のための精巣固定を同時に行う。温存可能であった場合は, 施設や症例により対応は異なる。

手術手技

麻酔のリスクが高く手術困難な場合や, 手術までに時間を要してしまう場合は, 用手整復が試みられる。一般的には内旋方向に捻転することが多いため[4], 外旋方向に解除を試みる。整復されると速やかに症状が消失し, 陰嚢内容も下降する。超音波カラードプラ検査にて血流の再灌流が確認できることもある。整復された場合でも, 再発の前には精巣固定を行う必要がある。

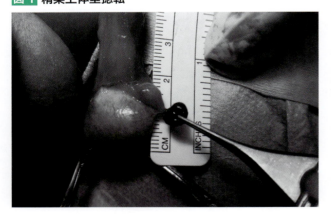

図1 精巣上体垂捻転

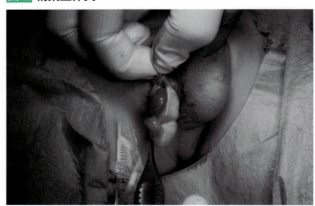

図2 精巣上体炎

図3 鞘膜外捻転，鞘膜内捻転

a：正常。精巣漿膜が，精巣全体と精巣上体前面を覆う。
b：bell-clapper deformity。精巣漿膜が，精巣全体と精巣上体後面まで覆う。
c：鞘膜外捻転
d：鞘膜内捻転

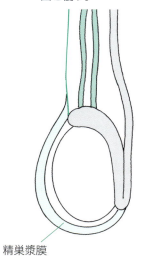
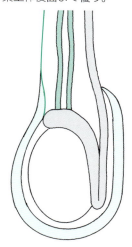
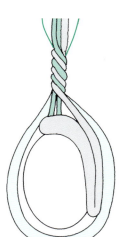
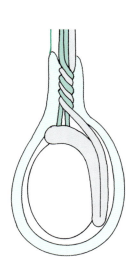

精巣漿膜

表1 急性陰嚢症の鑑別

		精索捻転症	付属器捻転症	精巣上体炎
	好発年齢	新生児期，思春期	6〜12歳	乳幼児期と思春期
症状	発症 腹痛・嘔吐 排尿症状	突然，睡眠時に多い ときにあり なし	突然，運動時に多い なし なし	緩徐に増強 なし ときにあり
理学的所見	視診 触診 精巣挙筋反射	暗赤色，挙上，腫大 陰嚢全体の腫大，硬結 なし	blue dot sign 局所の硬結 あり	陰嚢上部の発赤 陰嚢上部の硬結 あり
検査所見	膿尿 炎症反応 超音波検査	なし ときにあり 精巣血流低下〜消失 精巣内部エコー不均一	なし なし 精巣血流正常	ときにあり あり 精巣上体血流増加 精巣上体腫大

表2 TWISTスコア

項目	点数
精巣の腫脹	2
硬い精巣	2
精巣挙筋反射消失	1
嘔気・嘔吐	1
高い精巣位置	1

合計点数		
0〜2点	低リスク	エコー不要で除外
3〜4点	中間リスク	エコー検査を要する
5〜7点	高リスク	エコー不要で診断

(Barbosa JA, Tiseo BC, et al: Development and initial validation of a scoring system to diagnose testicular torsion in children. J Urol 2013; 189: 1859-64. より引用)

体位・皮膚切開

　手術体位は仰臥位とする。皮膚切開は，原則は患側陰嚢皮膚の横切開であるが，精索捻転が明らかである場合は，陰嚢縫線を切開線とする陰嚢正中切開を選択することもある。また新生児症例や停留精巣合併症例，腫瘍を疑わせる症例，精巣の挙上が著しい場合は，鼠径部切開で行う（図4）。

精索捻転の処置

　精巣固有漿膜まで切開し，陰嚢内容および精索を確認する（図5a）。精索捻転が認められれば，速やかに捻転を解除し，温生理食塩水ガーゼなどで保温し，色調の変化を観察する。付属器捻転の場合はそれを切除する。捻転を解除した後に白膜の色調が改善する場合は，精巣が温存可能と考え精巣固定術を行う。色調の改善の判断に悩む場合は，白膜の部分切開を行い新鮮な出血を認める場合には温存可能と考える。またコンパートメント症候群の状態と考えて，白膜の減張切開を置き（図5b），固有鞘膜をパッチとして縫合して（図5c），精巣を可能な限り温存して固定する場合もある。この際術中超音波検査が有用である。

精巣固定

　精巣固定は，陰嚢皮膚とdartos筋膜の間にdartos pouchを作成し，精巣をpouchに固定する（図6）。固定する縫合糸と固定数は施設により異なるが，われわれは吸収性編糸を用いて，面での固定を意識して3カ所の固定としている。精巣実質に針糸をかけることが，精巣機能に影響を与える可能性があるため，なるべく白膜を避けて固定すべきである。精巣の血流が回復しない場合は，残存させることで抗精子抗体を主とする免疫学的反応により造精機能に影響が出ることが懸念されるため，摘除する。創内の止血を十分に確認し，閉創する。対側固定を行う場合も同様に，dartos pouchを作成して固定術を行う。

　術後は，精索捻転だけでなく炎症性の場合も精巣が萎縮する可能性があり，外来にて経過観察が必要である。

文献

1) Williamson, RC: Torsion of the testis and allied conditions. Br J Surg 1976; 63: 465-76.
2) Barbosa JA, Tiseo BC, et al: Development and initial validation of a scoring system to diagnose testicular torsion in children. J Urol 2013; 189: 1859-64.
3) Saxena AK, Castellani C, et al: Testicular torsion: a 15-year single-centre clinical and histological analysis. Acta Paediatr 2012; 101: e282-6.
4) Sessions AE, Rabinowitz R, et al: Testicular torsion: direction, degree, duration and disinformation. J Urol 2003; 169: 663-5.

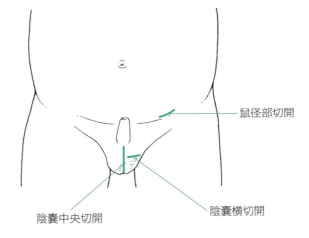

図4 皮膚切開

VII 腹壁・生殖器の手術

図5 左精索捻転の処置

a：陰嚢内容と精索の確認　　b：減張切開し，活動性の出血あり．　　c：固有鞘膜をパッチした．

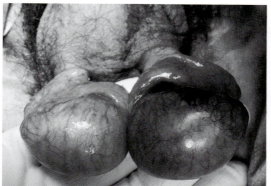
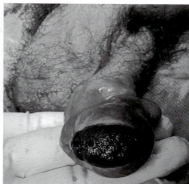
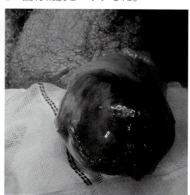

図6 精巣固定のイメージ：dartos pouch
破線部がpouchとなっている．

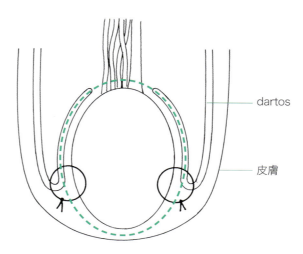

4．急性陰嚢症の手術

315

5. 臍ヘルニアの手術（臍形成を含める）

渡井　有

臍ヘルニアにおける臍形成の目的は，ヘルニア門を閉鎖し，深く自然な臍窩を形成することである．過去に種々の臍形成術が報告されてきたが，縫着法と皮弁法に大別される．縫着法は簡便ではあるが皮下脂肪の薄い小児では十分な深さの臍窩を形成するのは困難であり，皮弁法では比較的深い臍窩が形成できるが標準化されたといえる術式はない．

手術適応

手術適応は，①嵌頓症例，②2歳を過ぎてもヘルニア門の開存があり，腹圧により臍部の膨隆を認める症例，③ヘルニア門の閉鎖を認めても臍部皮膚が伸展してしまい整容性に問題のある症例としている．

われわれは標準的な臍ヘルニアに対する手術として臍内下縁弧状切開法による臍形成を行い，一般に皮膚の切除は行わないが，余剰皮膚の多い症例では臍底部余剰皮膚環状切開法[1]や皮弁法の術式を考慮する必要がある．

本項では標準手術として縫着法である臍内下縁弧状切開法による臍形成について主に述べる．

手術手技：臍内下縁弧状切開法

体位・皮膚切開

全身麻酔下に仰臥位にて手術を行う．皮膚切開は，突出臍部の下方外輪1/2周にて行うが臍輪の外輪で行うことを基本とする（図1）．臍内に創を収めようと内側に弧状切開が寄りすぎるとその外側の皮膚が余剰皮膚・瘢痕として目立つことがあるため注意が必要である．

ヘルニア嚢の剥離・離断

ヘルニア嚢全周をモスキートペアン鉗子やケリー鉗子を用いて全周性に剥離する．剥離ルート作成はヘルニア嚢に沿い剥離を行うが，剥離の侵入ルートの入り口を大きく確保することが肝要である．

剥離したのち血管テープでヘルニア嚢を把持した後にヘルニア嚢を前壁切開するが，その際には血管テープ上で切開を行い臍部頂部の皮膚の損傷やヘルニア内の大網や腸管損傷に留意する．内腔が腹腔内に連続し脱出物があれば完納したのち後壁を切開し，ヘルニア嚢を離断する（図2）．

余剰組織の切除

臍部皮膚側に残存したヘルニア嚢と周囲皮下組織・結合組織を可及的に切除し，臍部の皮膚が厚くならないようにする．臍瘢痕部の皮下組織は厚さが均一ではないためトリミングの際には皮膚の穿通に注意する．穿通した場合には腹膜付着部側から5-0モノフィラメント吸収糸で修復する．

腹膜は4-0モノフィラメント吸収糸を用いて連続縫合閉鎖する．腹膜を完全閉鎖することで術後の創部の滲出液による創汚染を防止できる（図3）．

ヘルニア門閉鎖

余剰で菲薄・脆弱な筋膜は切除する．ヘルニア門を形成する腹直筋縁を十分に露出し，腹直筋筋膜縁を確実に3-0吸収糸を用いて縦に結節縫合を行う．縫合部の膨隆が強く，皮下組織が薄い場合には縫合ラインが凹になるように埋没縫合を追加する（図4）．

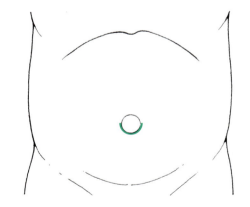

図1　皮膚切開

臍窩形成（図5）

臍窩を陥凹させるため臍窩の中心の皮膚腹側と腹直筋鞘あるいは白線とを3-0吸収糸を用いて正中線上で縫合する。腹直筋側の縫合糸をかける位置で形成される臍の形態が大きく変わることから、縫合する位置の高さを調節する。筋膜固定が足側になりすぎると臍窩の頭側皮膚が平坦化して受け口様の臍となり、頭側になりすぎると臍窩が浅くなる。

臍内の余剰皮膚が目立つ場合には臍下縁より足側に皮膚が引き込まれるように4時、8時方向の足側に牽引糸をかけ縫合する。皮下組織が薄く臍窩に凹みを作成するのが困難な場合には、臍窩中心を筋膜と腹膜の間隙に引き込むことで深い臍窩を形成する[2]。

深部皮下組織・真皮縫合は5-0モノフィラメント吸収糸で結節埋没縫合にて行う。創汚染予防のため皮膚創縁はダーマボンド®を塗布した後、形態保持のためツッペルを挿入し防水のドレッシング剤にて保護する。

図2 ヘルニア嚢の全周剥離と前壁切開

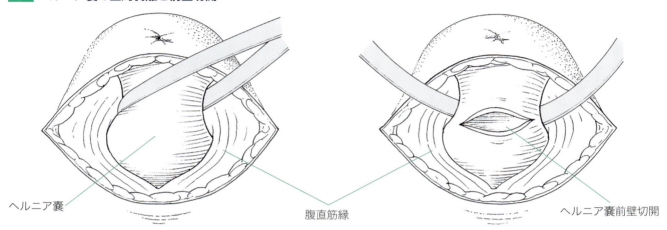

ヘルニア嚢　腹直筋縁　ヘルニア嚢前壁切開

図3 ヘルニア嚢の縫合と摘出

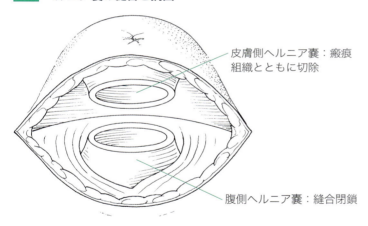

皮膚側ヘルニア嚢：瘢痕組織とともに切除
腹側ヘルニア嚢：縫合閉鎖

図4 ヘルニア門の閉鎖

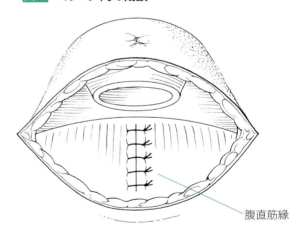

腹直筋縁

図5 臍窩形成

臍窩が浅いときには臍窩を筋膜と腹膜の間隙に引き込む（スリットスライド法）。
臍内の余剰皮膚が気になる際には左右の固定を追加し皮膚を引き込む（点線矢印）。

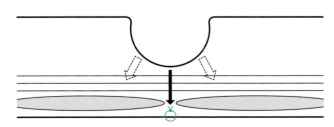

術後管理のポイント

術後1週間は臍内にツッペルを挿入し，ドレッシング剤での保護を継続する．当院では外来で創確認したのち形態保持のため臍圧迫療法に使用しているスポンジを使用して保護者に臍圧迫を3～4週継続するように指導している．

手術手技：皮弁法

これまでに臍窩を深く形成するための方法としてさまざまな皮弁法[3]が報告されてきた（図6）．いずれも基本的にはV-Y伸展皮弁法であり，皮下ポケットを作成することで深い臍窩を形成する術式である．

ここでは皮弁法の代表例として逆Y字皮膚切開法[4]と鬼塚変法[5]について述べる．

逆Y字皮膚切開による臍形成術（VY皮弁法）[4]（図7）

皮弁法のなかでも比較的簡便で再現性が高い手術として普及している．臍縁内に収まるように臍下縁から上縁で逆Y字型切開のマーキングを置き，皮膚切開し，臍窩に付着しているヘルニア嚢を剥離する．ヘルニア門を全層一層で閉鎖する．臍下縁に沿った三角皮弁を臍尾側の腹直筋鞘に縫合固定する．確実な陥凹を形成した後に必要に応じて余剰皮膚を切除し，縦方向に左右の皮膚縁を縫合する．

鬼塚変法[5]（図8）

皮膚のデザインを図8のように置く．この創からヘルニア嚢を処理し皮弁Aの着色部分を切除し腹直筋鞘に内反させ，臍窩の下壁となるように臍尾側の腹直筋鞘に固定する．皮弁Bは皮弁Aを固定した腹直筋鞘の両側に固定し，臍の側壁を形成する．皮弁Cは皮弁Aの頂点の腹直筋鞘に固定し，後にそれぞれの皮弁を縫合する．

文献

1) 野口侑記，山中宏晃，ほか：臍ヘルニアに対して従来法に臍底部余剰皮膚環状切除を加えた3例についての報告．日小外会誌 2018；54：942-5．
2) 髙田斉人，林 宏昭，ほか：スリット-スライド変法．小児外科 2018；50：347-50．
3) 梶川明義：臍変形と臍形成術．聖マリアンナ医科大学雑誌 2014；41：253-8．
4) 杉田光士郎，野口啓幸，ほか：逆Y字皮膚切開による臍形成術（VY皮弁法）の治療成績．日小外会誌 2021；57：938-45．
5) 佐藤かおり，内田広夫：鬼塚変法による臍形成術─大きな臍ヘルニア・臍突出をきれいに直すために─．小児外科 2010；42：541-4．

図6 これまでに報告された皮弁法のデザイン

星形

V字型

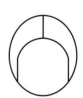
U字型

Y字型

ペン先型

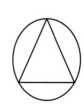
全周型

図7 逆Y字皮膚切開による臍形成術

a：臍下縁の中点から左右（B，C）をマーキングし，中心Aに向かいマーキングを行う．次に臍窩の中心から臍上縁正中に向かってマーキングを行う．

b：臍下縁B，Cに沿ってAを腹直筋前鞘に押し込んで縫合固定する．

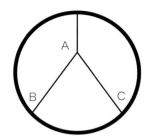
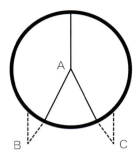

（杉田光士郎，野口啓幸，ほか：逆Y字皮膚切開による臍形成術（VY皮弁法）の治療成績．日小外会誌 2021；57：938-45．より転載）

図8 鬼塚変法の皮膚切開デザイン

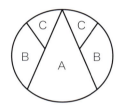
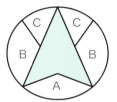
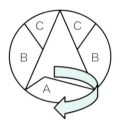
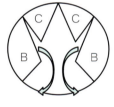
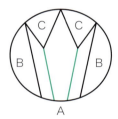

VII 腹壁・生殖器の手術

6. 臍腸瘻・尿膜管遺残の手術

鈴木 完

臍腸瘻

病型と手術適応

　臍腸管遺残の形態としては，図1のようなものがあるが，本項ではこのうち新生児から乳児期に見つかることが多い臍腸瘻（図1f）についてその手術法を概説する。

術前準備

症状：臍から腸液が流出，臍内に小腸粘膜が露出している（図2）。
検査：超音波検査で腸管につながる構造物の確認や，臍からの瘻孔造影によって腹腔内の腸管が造影されるなどで診断される。

手術手技

皮膚切開

　臍下縁U字切開（図2①），または臍内円周切開（図2②）が基本であり，必要に応じて白線に沿って下に延ばす場合もある。

瘻管の剥離，臍腸瘻の切除と吻合

　小腸粘膜と臍部皮膚の移行部に沿って円周切開を加え，正中臍索（図3），肝円索（図4）などを剥離・切離しつつ瘻管に沿って剥離を深部に進める。白線に沿って腹壁・腹膜を上下に切開し，腹腔内に達すると瘻管に連なる回腸が逆T字型に持ち上がってくる（図5）ので，瘻管を楔状切除し回腸壁を短軸方向に縫合閉鎖する（図6）。

図1 臍腸管遺残の形態

a：臍部嚢胞（腸管組織を含む）
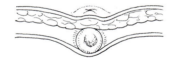

b：臍腸管索
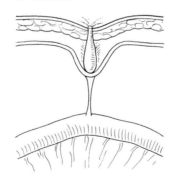

c：臍ポリープ（腸粘膜脱出）
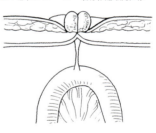

d：臍腸管嚢胞
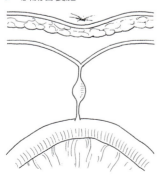

e：メッケル憩室
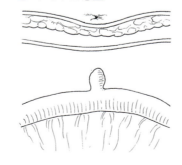

f：臍腸瘻
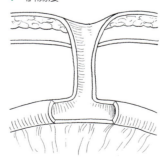

閉創

創内に腸粘膜の遺残がないことを確認し臍部の創を閉鎖する。臍内円周切開で開腹した場合は皮内巾着縫合などで閉鎖できるが，ときに臍形成を要する。

術後管理

通常2～3日程度の絶食管理で腸蠕動を確認して哺乳ないし経口摂取を再開する。

術後合併症としては，縫合不全，回腸狭窄，創感染，癒着性腸閉塞などがある。

尿膜管遺残

病型と手術適応

尿膜管とは膀胱頂部から臍に至る索状の胎生期遺残物である。胎生10週頃までには徐々に退化し正中臍索として索状物が残るのみとなる。この退化が起こらず，生後まで尿膜管の内腔が開存して生じるのが尿膜管遺残で，大きく3つの病型に分類される（図7）。有症状例は原則手術適応となる。

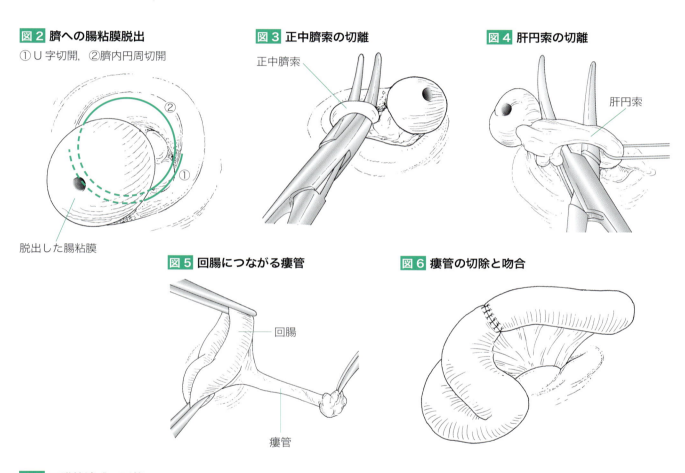

図2 臍への腸粘膜脱出
①U字切開，②臍内円周切開
脱出した腸粘膜

図3 正中臍索の切離
正中臍索

図4 肝円索の切離
肝円索

図5 回腸につながる瘻管
回腸
瘻管

図6 瘻管の切除と吻合

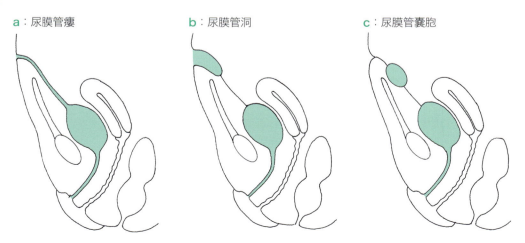

図7 尿膜管遺残の形態
a：尿膜管瘻　　b：尿膜管洞　　c：尿膜管嚢胞

術前準備

症状：臍からの尿排泄（臍尿瘻），臍発赤・腫脹・排膿，下腹部痛など

検査：瘻孔造影，膀胱造影，超音波検査，CT，MRIなどで診断される。

感染を伴っているときは抗菌薬で炎症を消退させてからが望ましいが，臍尿瘻は診断がつき次第早期手術になる。

新生児・乳児期の臍尿瘻の手術手技

皮膚切開

新生児・乳児の臍尿瘻（図8）の場合，臍下部弧状切開や臍内円周切開でも十分膀胱頂部まで追えることが多い。必要があれば，白線に沿って下方に皮膚切開を延長してもよい。臍内円周切開では，臍腸瘻同様に粘膜組織を臍部から剥離する。

尿膜管の同定と剥離

粘膜組織を臍部から剥離すると臍動静脈（の遺残）が索状に確認できるので結紮して切離する。剥離を進めると膀胱壁の層に到達する。可能な限り腹膜は損傷しないように注意する。臍から膀胱頂部が確認できるまで剥離する。

尿膜管の切除，膀胱壁の閉鎖（図9）

膀胱頂部を一部含めて尿膜管を切除し，膀胱壁は吸収糸を用いて2層またはGambee縫合など可能な限り膀胱内腔に糸が出ないように縫合閉鎖する。

閉創

臍輪は巾着縫合で閉鎖できる場合もあるし，臍形成を要する場合もある。

幼児期以降の尿膜管遺残に対する腹腔鏡手術手技

尿膜管遺残症の感染や膿瘍形成に対して，以前は下腹部正中切開による比較的大きな創での直視下手術が行われていたが，近年は低侵襲なアプローチによる術後の整容性を考慮した腹腔鏡下尿膜管切除術が行われることも多い。臍部単一切開創からアプローチする単孔式腹腔鏡下尿膜管摘除術も報告されている。

体位，ポート配置

体位は仰臥位とする。ポート数やポート配置などに定型化されたものはない。右利きの術者なら患児の左に立って，臍からスタートして臍（カメラポート）＋左側腹部2ポートで設置して尾側に向かうパターン，逆に膀胱側から切離を進めていく場合には患児の右側に立って，直視下の右上腹部カメラポート＋右側腹部2ポートで操作して最後に臍の処理を行うパターンなどが考えられる。側方臍索が視野の邪魔にならないようなカメラポートの設置と膀胱側，臍側の両方の剥離操作が可能なワーキングポート配置が必要である。臍をポート創に利用する場合，切開創は尿膜管（正中臍索）を剥離して，腹腔内や腹膜前組織に落として設置する必要がある。動画で提示した症例（尿膜管嚢胞）では，膀胱側の尿膜管嚢胞の剥離，膀胱縫合を重視したポート配置（上腹部に寄せた配置）としている（図10）。

尿膜管嚢胞の腹腔鏡下摘出手術（動画1）

腹腔鏡下に臍から膀胱頂部までの全体像を確認し，動画1の症例では臍側の処理は不要と判断した。膀胱頂部と大網との癒着を剥離し，嚢胞周囲を剥離。嚢胞は膀胱頂部に癒着しており，完全摘出のため凝固切開装置や電気メスを用いて膀胱筋層も一部切除するようにした。正中臍索側はエンドループで結紮し，膀胱筋層は吸収糸を用いて3針で縫合閉鎖した。腹膜も2針で閉鎖し，癒着防止シートを腹膜縫合部に貼付した。ポートを抜去し，それぞれ閉創した。

動画1 腹腔鏡下尿膜管嚢胞摘出術

術後管理

腹膜外で手術が完遂できた場合や，腹腔鏡手術の場合は早期（手術当日）からでも経口摂取は可能である。開腹面が広い場合は，腸蠕動音や腹部所見をみながら経口摂取開始時期を判断する必要がある。

術後合併症としては，創感染，腹壁血腫，癒着性腸閉塞，膀胱の縫合不全などがある。

文献

1) O'Neill JA, Rowe MI, et al eds: Pediatric Surgery 5th ed. Mosby, 1988, p1034-5.

図8 臍尿瘻（新生児例）

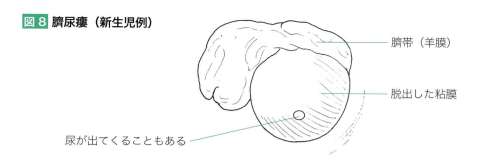

臍帯（羊膜）
脱出した粘膜
尿が出てくることもある

図9 尿膜管の切除と膀胱壁の閉鎖（新生児例）

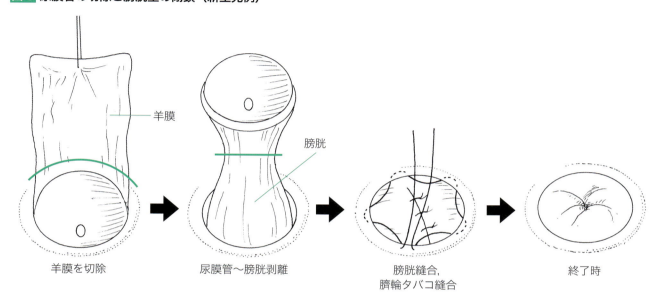

羊膜 　膀胱
羊膜を切除 → 尿膜管〜膀胱剥離 → 膀胱縫合，臍輪タバコ縫合 → 終了時

図10 動画症例のポート配置

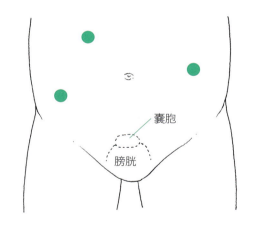

囊胞
膀胱

VII 腹壁・生殖器の手術

7. 腹壁破裂・臍帯ヘルニアの手術（保存的治療を含む）

渡邊美穂

腹壁破裂の手術

腹壁破裂とは

腹壁破裂（gastroschisis）とは，右臍帯静脈もしくは右卵黄静脈の胎生期の血流障害により臍帯の右側腹壁の一部が欠損し，腸管（まれに肝・生殖器・膀胱）が腹腔外に脱出する先天性奇形である（図1）。臍帯ヘルニアに比べ合併奇形は少なく全体的に予後良好であるが，子宮内で生じる腸管・腸間膜の炎症のため腸蠕動の回復が遅く生後に長期間の入院管理を要する。また，腹壁破裂の17％に腸閉鎖・腸捻転・穿孔・狭窄などの腸管合併症を認め，腸管不全を呈した症例では長期中心静脈栄養や小腸移植が必要となる。

出生後管理：腸管保護

出生後，速やかに経鼻胃管を挿入し腸管内の減圧を行い，脱出腸管の虚血や捻転，腸閉鎖の有無を観察する。腸間膜基部にかかる圧を軽減させるためやや右側臥位の体位で管理し，腹壁欠損孔レベルで腸間膜が捻転・屈曲しないように注意する。欠損孔が小さい場合，欠損孔右側の筋膜を切開するか，臍静脈に留意しながら正中尾側を切開し欠損孔を広げる。

脱出腸管の保温・保湿に対しては，温生理食塩水を浸したガーゼによる保護は禁忌であり，乾燥滅菌ガーゼを用いてプラスチックラップで被覆しインキュベーターや低温ヒートランプを用いて保温する。他院へ搬送する際も，脱出腸管をプラスチックラップ・サイロ・腸管バッグなどで覆い保温に留意しながら搬送する。

出生後管理：全身管理

脱出腸管の保護を行いながら，呼吸状態に応じた呼吸サポートと補液を行う。経静脈的輸液は，出生後10mL/kgの生理食塩水もしくはリンゲル液のボーラス投与の後，体重相当量の維持輸液を行う。その後は尿量に応じ輸液量を調整し，早期に中心静脈栄養を開始する。

治療方針

腹壁破裂に対する基本的治療方針としては，全身状態が安定していて脱出腸管が短く脱出腸管に浮腫や損傷がない場合は一期的腹壁閉鎖（primary abdominal wall closure）を，一期的腹壁閉鎖が困難な場合は多段階的に脱出臓器を還納する多期的腹壁閉鎖（serial silo reduction or staged abdominal wall closure）を行う。

腹壁形成を行える指標として腹腔内圧20mmHg以下が用いられる。一方，SpO_2 90％を保つのにPIP（最高気道内圧）24cmH_2O以上もしくはFiO_2 0.5以上を要する場合，胃内圧・腹腔内圧20cmH_2O以上もしくは臓器血流圧（平均動脈圧―腹腔内圧）43mmHg以下の場合[1]，尿量低下や下肢のチアノーゼといった静脈還流悪化の症状や腹部膨満・呼吸器条件の悪化などを認める場合は，腹部コンパートメント症候群に留意した対応（一期的腹壁閉鎖ではなく多期的腹壁閉鎖を選択する。腹壁形成後であれば再開腹するなど）を行う。

手術手技

多期的腹壁閉鎖

多期的腹壁閉鎖とは，サイロとよばれる医療デバイスで作成した空間内で脱出臓器を保温・保湿・保護しながら，サイロに徐々に圧をかけ脱出臓器を腹壁内に戻しながら還納した後，腹壁形成を行う方法を指す（図2）。

サイロ形成はベッドサイドで行われ，デバイスとしては主に手術用創縁保護器具であるAlexis®ウーンドプロテクター（Applied Medical）（主にXSもしくはXXSサイズ）が用いられる。海外で使用されている腹壁破裂用のサイロバッグ（Ventral Wall Defect Reduction Silo Bags：Bentec Medical）は2023年現在わが国では入手困難である。

腹壁は1/2濃度のイソジン®で消毒し，脱出腸管は温生理食塩水で洗浄する。脱出腸管をウーンドプロテクターの中を通し，ウーンドプロテクター底部のフレキシブルリングを腹腔内に挿入し，リング全周が腹直筋下に入っていることを確認する。その際，欠損孔が小さければ欠損孔の右側外側の筋膜切開を，リングが安全に入れられ

VII 腹壁・生殖器の手術

図1 腹壁破裂
臍帯の右側から炎症を伴う拡張腸管が体外に脱出している。

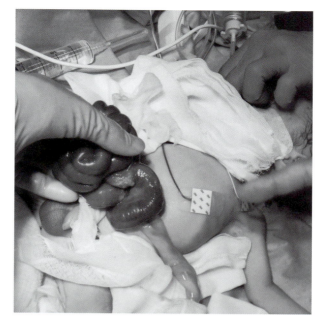

図2 多期的腹壁閉鎖 サイロ形成

a：Alexis® ウーンドプロテクターを欠損孔から直接腹腔内に挿入。

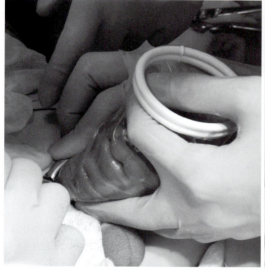
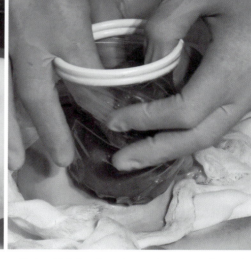

b：ウーンドプロテクターを適切な圧をかけて絞り込む。

c：サイロが垂直になるようにクベース天井に固定する。

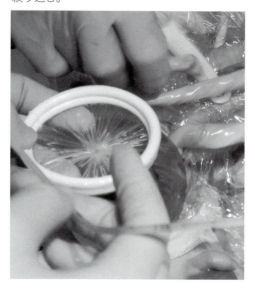
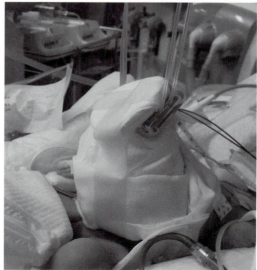

7. 腹壁破裂・臍帯ヘルニアの手術（保存的治療を含む）

ない際は肝円索の切除を，皮膚－腸間膜間に線維性バンドがある場合は切離を行うなど，脱出腸管と腹腔内臓器への愛護的操作を心がける。ウーンドプロテクターと筋層の縫合固定は行わず，腹壁－ウーンドプロテクター間をカラヤヘッシブ®などの被覆材でカバーし感染を予防する。ウーンドプロテクター頂部は，脱出腸管を巻き込まないようにウーンドプロテクター自体をひねりながら絞り込んで臍帯結紮ヒモなどで結紮する。脱出腸管が欠損孔レベルで屈曲しないようにウーンドプロテクターを垂直に立たせてヒモ・クリップなどでクベース天井に固定する。

　脱出腸管は腸管浮腫の改善とともに，重力により自然還納し始める。加えてサイロ形成翌日より1日1～2回ウーンドプロテクター越しに脱出腸管全体に用手的に圧をかけ，小さくした脱出腸管の直上でウーンドプロテクターを再結紮するという処置を繰り返しながら，脱出腸管を腹壁レベルまで還納する（図3）。感染のリスクを考慮し，脱出臓器の腹腔内への還納はサイロ形成後1週間以内に行うことを目標とする。

腹壁形成術 |||||||||||||

　多期的腹壁閉鎖における腹壁形成術は，手術室で全身麻酔下に行う。腹壁形成術前には直腸内を生理食塩水で洗腸し，腸管内の減圧を行っておく。サイロをはずして，腹壁は1/2濃度のイソジン®で消毒し，脱出腸管は温生理食塩水で洗浄し，脱出腸管を腹腔内に還納する。この際，腹腔内容積が小さければ指を腹腔内に入れて用指的に腹壁筋層を引き伸ばして腹腔を拡張させることも行う。

　欠損孔周囲の皮下を剥離しスキンフラップを作成する。腹直筋筋膜を確保したら臍帯の右側で正中縦もしくはタバコ縫合で腹直筋筋膜を縫合する。臍帯は温存し臍帯を含めて皮下を全周タバコ縫合する。臍帯を温存した腹壁閉鎖では，臍帯部分の筋層欠損部が臍ヘルニアになることが多いが，後に臍輪が収縮することで多くは自然治癒し，臍帯を切除した腹壁正中縦縫合の創部より整容性に優れている。

　また一期的腹壁閉鎖における腹壁形成術も上記の要領（図4）で，皮下を剥離した後，正中縦もしくはタバコ縫合で腹直筋閉鎖を行い，皮膚をタバコ縫合で縫縮する。

スーチャーレス腹壁閉鎖法（sutureless closure） ||||||||||||

　近年上記に示した腹壁閉鎖時の筋膜閉鎖の必要性が疑問視され，腹腔内に還納した脱出腸管上に臍帯を載せるスーチャーレス腹壁閉鎖法が用いられている[2]。皮下剥離，筋層閉鎖を行わないため新生児期の全身麻酔を必要とせずベッドサイドで行える。

　脱出腸管が少なく一期的腹壁閉鎖が可能な場合は，生直後に腹壁を1/2濃度のイソジン®で消毒し，脱出腸管を温生理食塩水で洗浄し，脱出腸管を腹腔内に還納する。欠損孔内の腸管の上で，分娩時に5cm程度残しておいた臍帯をらせん状に巻き，上からドレッシング材で貼布する（図5）。約14日程度で臍帯下に肉芽組織ができることで筋層レベルが閉鎖し，肉芽組織の上が上皮化し治癒する。

　多期的腹壁閉鎖の場合は，分娩時に臍帯を5cm程度残しておき，サイロ造設時に臍帯を腹腔内にしまっておく。腹壁形成時にサイロを除去した後，前述した要領で臍帯を腸管上に載せドレッシング材で貼布する。

　スーチャーレス法後も臍ヘルニアを生じる（図6）が，多くは自然に治癒し，臍ヘルニア根治術を要するのは約10％である。

小腸閉鎖・結腸閉鎖を合併する場合 ||||||||||||

　腹壁破裂の5～25％に小腸閉鎖を合併する。出生前に遷延する腸管拡張や羊水過多を認める場合は小腸閉鎖の合併を考慮する。

　以前は腹壁形成後4～8週間待って小腸閉鎖手術が行われていたが，小腸閉鎖術後の合併症率が改善した現在では安全かつ新生児期の麻酔リスクを避けるために，腸管に壊死や穿孔を認めなければ小腸閉鎖に対する腸吻合と腹壁形成術を同時に行う。

　一方，腸穿孔や腸管の高度な浮腫や炎症を認める場合は，腹壁形成時に腸瘻造設を行う。また結腸閉鎖を合併する場合も腹壁形成時に人工肛門造設を行う。回盲弁が正常だと，先に腹壁形成術を行った後に結腸閉鎖手術を行うと腸穿孔や腸管壊死のリスクが高いためである。

　サイロ内で腸管穿孔を生じた場合，サイロを除去して虚血腸管を切除し腸瘻造設と腹壁形成を行うが，腸管の炎症が強くない場合は腸吻合と腹壁形成を行うことも可能である。

closed gastroschisis の場合 ||||||||||||

　Closed gastroschisis とは胎児期に腸管・腸間膜が体外に一部脱出したまま欠損孔が閉じる病態を指し，脱出腸管が完全に虚血・閉塞している場合から血管茎や腸管の一部が残存している場合がある。Closed gastroschisis に気付いた段階で欠損孔を広げ，腸間膜・血管茎の捻転に気を付けながら脱出腸管を少しでも長く温存し，さらなる短腸症候群を予防することに留意する。

欠損孔が5cm以上の場合 ||||||||||||

　欠損孔が大きい場合，Alexis®ウーンドプロテクターを用いた多期的腹壁閉鎖は困難であるため，ゴアテッ

クス®デュアルメッシュ®（日本ゴアメディカル）を筋層に縫合しサイロを形成した後、1週間以上かけてサイロを縮めていく多期的腹壁閉鎖法[3]、Surgisis（わが国ではOASIS®細胞外マトリックス：COOK medical）やAlloDerm™（わが国では入手不可：AbbVie company）などの皮膚移植材料と陰圧療法を併用し腹壁閉鎖を行う方法[4]、abdominal wall component separationという外腹斜筋を腹直筋から剥して筋膜を寄せる腹壁形成術[5]などが行われる。

図3 脱出腸管の還納
Alexis®ウーンドプロテクターを7日間絞り込み、脱出腸管が皮膚レベルまで還納された。

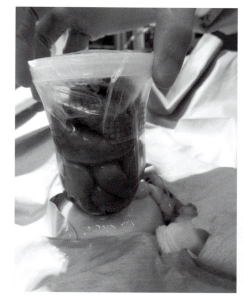
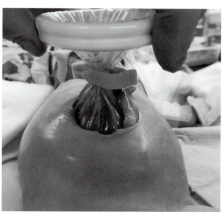

図4 一期的腹壁閉鎖における腹壁形成術

a：欠損孔が小さい場合、一期的閉鎖を行う。皮下剥離後、左右の腹直筋をタバコ縫合で閉鎖。

b：皮膚もタバコ縫合で閉鎖。

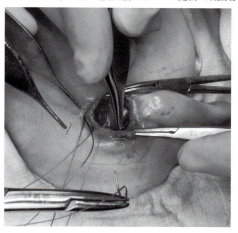
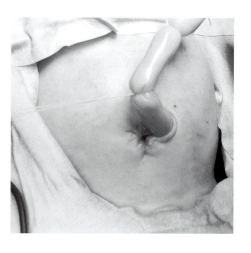

図5 スーチャーレス腹壁閉鎖法
臍帯を欠損孔の上に置き、ドレッシング材で貼布。

図6 スーチャーレス法後の臍ヘルニア

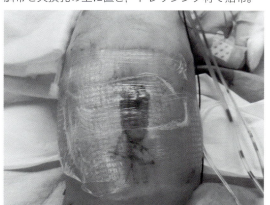
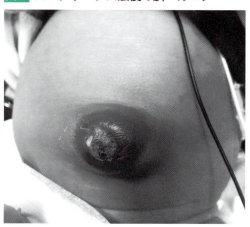

臍帯ヘルニア

臍帯ヘルニアとは

臍帯ヘルニア（omphalocele）とは，生理的腸管脱出の腹腔内への還納不全と胎生早期の腹壁形成時の癒合不全が原因で生じる先天性奇形である。腹壁の正中部が欠損し，その欠損部には腹腔内に戻ってない脱出臓器が腹壁から連続する3層（内膜，Wharton jelly，外膜）からなるヘルニア嚢に覆われている状態で，臍帯はヘルニア嚢に付着している（図7）。

臍帯ヘルニアの部位，サイズ，脱出臓器の程度はさまざまである。部位としては，腹部中央の臍部型臍帯ヘルニアが最頻であるが，上腹部正中の臍上部型臍帯ヘルニアや，総排泄腔外反や膀胱外反を含む下腹部正中の臍下部型臍帯ヘルニアもある。

臍上部型の極型はカントレル五徴症（Pentalogy of Cantrell）とよばれ，臍上部型臍帯ヘルニア，胸骨下部欠損，横隔膜腹側欠損，心外膜欠損，心奇形を伴う。

出生時に5cm以上のヘルニア嚢と肝脱出を認めるものを巨大臍帯ヘルニア（giant omphalocele）とよび，新生児期の腹壁閉鎖は困難でかつ肝脱出による胸郭形成異常から肺低形成をしばしば合併するため，長期の入院や呼吸器サポートを要する。

また，臍帯内ヘルニア（hernia of the umbilical cord；HUC）とよばれる腹壁形成はあるものの生理的腸管脱出の腹腔内への還納が不完全な病態がある。腹壁の欠損はなく臍帯基部にわずかな脱出腸管を内包する小さなヘルニア嚢のみなのでヘルニア内容の還納は容易であるが，臍腸管遺残などの合併奇形が多く全身検索が必要である。

臍帯ヘルニアは腹壁破裂に比べて腸管機能が良好である一方，染色体異常（30〜69％），Beckwith-Wiedemann症候群（6％），合併奇形（78％）の合併率が高く，子宮内死亡率（40％），早産率（26〜65％）が高いことに留意する。

出生後管理

臍帯ヘルニアは脱出臓器がヘルニア嚢に覆われているため脱水のリスクは少ないが，ヘルニア嚢を滅菌乾燥ガーゼで覆い，不感蒸泄を減らしヘルニア嚢の損傷に留意する。

また大きな臍帯ヘルニアや肝臓が脱出している場合，やや側臥位の体位もしくは臍帯ヘルニアを垂直に吊り上げるなど，心臓への静脈還流を妨げないような管理を行う。

治療方針

臍帯ヘルニアに対する基本的治療方針としては，1.5cm以下の小さな欠損かつ全身状態が安定している場合は生直後の一期的閉鎖（immediate primary closure）を，欠損孔が小さく肝臓脱出が最小限の場合は生後早期の一期的閉鎖（primary closure）を，一期的閉鎖が困難な場合は主に内科的にペイントアンドウェイト療法（paint and wait approach）か外科的な多期的閉鎖（staged closure）が行われるが，往々にして臨機応変な多様なアプローチを要する。

臍帯ヘルニアに対しても，呼吸モニタリング，アシドーシス評価，尿量チェックなどのモニタリングと，胃内圧もしくは膀胱内圧測定での指標（腹腔内圧20mmHg以下）を用いて腹部コンパートメント症候群に留意した管理を行う。

手術手技

一期的閉鎖

脱出腸管が少ない場合，一期的閉鎖（primary closure）を行う（図8）。その際，腹腔内容積が十分あるか，肺低形成や肺高血圧がなく術後に腹腔内圧が上昇しても換気が十分できるか，肝臓を腹腔内に還納しても下大静脈の静脈還流が妨げられず心機能を維持できるかを考慮する。

腹壁・臍帯ヘルニア嚢を1/2濃度のイソジン®で消毒する。ヘルニア嚢を切除し腸管合併症の有無を確認した後，脱出臓器を腹腔内に還納する。ヘルニア門周囲の皮下を剥離しスキンフラップを作成する。左右の腹直筋筋膜を正中縦もしくはタバコ縫合で縫合し，皮膚を正中縦もしくはタバコ縫合で縫合する。

肝臓が脱出している場合，肝静脈がヘルニア嚢基部正中に付着したり，肝臓がヘルニア嚢の広範囲に癒着している。出血を予防するためには，ヘルニア嚢−肝臓間の剥離は行わず，肝臓にヘルニア嚢の内側層を付けた層で剥離を行う。

臍帯内ヘルニアなどの小さい臍帯ヘルニアの場合，臍帯を切除せずヘルニア嚢を介して脱出腸管を腹腔内に還納してヘルニア嚢基部を結紮することもあるが，臍腸管遺残（図9）などの腸管合併症の見落としに留意する必要がある。

内科的治療法：ペイントアンドウェイト法

内科的治療法であるペイントアンドウェイト法（paint and wait approach）は，臍帯ヘルニア嚢に薬剤を塗布し痂疲化・上皮化を進めながらヘルニア内容を腹腔内に還納し，生後6〜12カ月頃に腹壁形成術を行う方法である（図10）。一期的閉鎖が難しい場合に用いられ，現在では巨大臍帯ヘルニアの標準治療法である[6]。現在，痂

VII 腹壁・生殖器の手術

図7 臍帯ヘルニア　　a：臍帯ヘルニア嚢内に腸管脱出を認める。

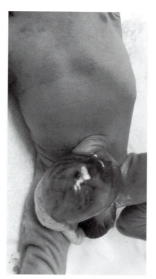

b：肝脱出，腸管脱出を認める巨大臍帯ヘルニア。肺低形成と肺高血圧を認め出生後すぐ挿管管理。

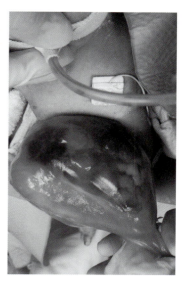

図8 一期的閉鎖
脱出臓器が少なく，生直後にヘルニア内容の腹腔内への還納を行っている。

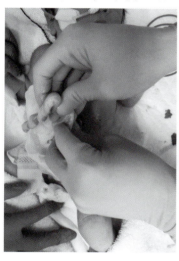
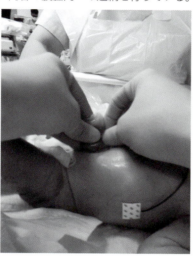

図9 臍腸管遺残を合併した臍帯ヘルニア症例

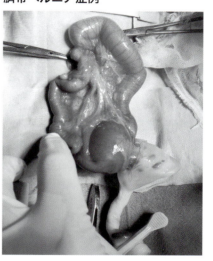

7．腹壁破裂・臍帯ヘルニアの手術（保存的治療を含む）

図10 ペイントアンドウェイト法

a：生直後巨大臍帯ヘルニア　　b：生後1カ月　　c：生後2カ月　　d：生後3カ月

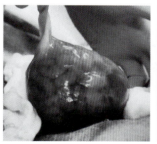

e：生後4カ月　　f：生後5カ月　　g：生後6カ月　　h：生後6カ月術後

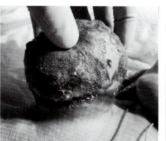
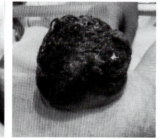
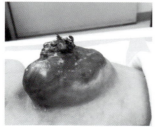
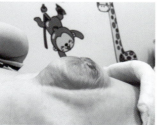
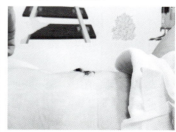

疲化剤としてゲーベン®クリーム，ポピドンヨード，親水性銀イオンドレッシング，抗生剤軟膏（neomycin, polymyxin/bacitracin）などが使用される。

生直後より連日痂疲化剤をヘルニア嚢に直接塗布し，ガーゼ，フォームドレッシング，非粘着性の包帯でヘルニア嚢を覆い固定化する。全身状態が安定したらガーゼの上をコーバン™などの弾性包帯で軽度の圧迫を加えながら保護する。腸蠕動があれば経腸栄養を行い，在宅管理が可能であれば退院し，自宅で上記処置を行う。

臍帯ヘルニア嚢の痂疲化には通常4～10週間かかり，痂疲化部分は後に縮小し自然脱落し周囲の自己組織が上皮化する。ヘルニア嚢を圧迫しながら上皮化を進めヘルニア嚢が皮膚レベルに到達したら（通常生後6～12カ月頃）腹壁閉鎖を行う。治療中，ヘルニア嚢の小さな欠損に対しては縫合糸で縫合するか，医療用接着剤（ダーマボンド™）で修復する。

大きな欠損の場合は，次に示す外科的治療法に移行する。

外科的治療法：多期的閉鎖

一期的手術が困難な場合，ヘルニア内容を腹腔内に段階的に還納するための外科的治療として，これまで以下の方法が行われてきた。

●皮膚による閉鎖法（Gross法）

最初に報告された外科的治療法で，皮膚フラップで脱出臓器を被覆し後に腹壁を形成する方法[7]である。臍帯・ヘルニア嚢を切除し，ヘルニア嚢周囲の皮膚を広範囲に剥離し，腹直筋筋膜は縫合せず離開させたまま，皮膚のみを縫合する。

成長を待って腹壁形成を行うが，メッシュによる筋層縫合を要することが多い（図11）。

●サイロを用いた多期的閉鎖

臍帯ヘルニアにおいてもヘルニア嚢切除後にシートでサイロを形成し段階的に臓器還納を行う方法（Schuster法）[8]を行うが，Alexis®ウーンドプロテクターをヘルニア門に挿入するだけでは脱出臓器を還納させる際にはずれてしまうため，サイロは筋層に縫合する（図12）。

ヘルニア嚢切除後，ヘルニア門周囲の皮膚・筋層間を剥離し，シリコンシートもしくはゴアテックス®ソフトティシュパッチを筋層に縫合してサイロを形成する。シリコンシートであれば連日シートを絞り込んで再結紮するという処置を，ゴアテックス®パッチであれば数日ごとにパッチを絞り込んで縫合するという処置を繰り返し，約7日程度でヘルニア嚢を皮膚レベルまで還納させ，腹壁閉鎖を行う。

●ヘルニア嚢を用いた多期的閉鎖

ヘルニア嚢をサイロとして用いてヘルニア嚢を縫縮させながら段階的にヘルニア嚢を縮小させる方法も行われ

ているが，ヘルニア嚢が損傷した場合は他の方法へ移行となる。

腹壁閉鎖法

一期的閉鎖，多期的閉鎖ともに，腹壁閉鎖時の筋層閉鎖は腹直筋の離開の程度により以下のさまざまな方法が用いられている。

●直接筋層閉鎖による腹壁閉鎖術

左右の腹直筋筋膜を直接縫合できる場合に行う。

腹壁・臍帯ヘルニア嚢を1/2濃度のイソジン®で消毒する。ヘルニア嚢を切除し，腸管合併症の有無を確認した後，脱出臓器を腹腔内に還納する。ヘルニア門周囲の皮下を剥離しスキンフラップを作成する。左右の腹直筋筋膜を正中縦で縫合し，皮膚も正中縦で縫合する。

●シートによる筋層閉鎖を用いた腹壁閉鎖術

直接縫合による筋膜縫合が難しい場合，人工シートもしくは生体由来シートを用いた筋膜縫合を行う（図13）。非吸収性の人工シートとしては主にゴアテックス®ソフトティシュパッチ（日本ゴア）が用いられる。長期成績は良好であるが，一部に慢性炎症，異物反応，瘻孔形成，感染などの合併症や患者の成長に伴い縫合部が離開し腹壁瘢痕ヘルニアになることがある。一方，生体由来シートは吸収性で感染リスクが低く，自己組織がシート内に入り込み一体化するという利点があり，ブタ由来真皮コラーゲンシート〔Permacol™（わが国では入手不可），SIS（わが国ではOASIS®）〕や無細胞真皮マトリックス（AlloDerm®，わが国では入手不可）などが用いられている。

ヘルニア嚢を切除し，ヘルニア門周囲の皮下剥離を行い，左右の腹直筋間にシートを置きシートと筋膜を縫合し，皮膚縫合を行う。皮膚縫合が無理な場合は陰圧療法や抗生剤軟膏塗布などで上皮化を促すが，人工シート使用の場合は感染リスクが高い。

● abdominal wall component separation technique を用いた腹壁閉鎖術

腹壁の筋層を分離し，血管・神経を損傷することなく筋層を移動し腹壁を形成するという成人腹壁瘢痕ヘルニアに対して行われている方法である。

ヘルニア嚢を切除し，ヘルニア門周囲から腹直筋を越えるまで皮下剥離を行う。腹直筋外縁から1cm離れた外腹斜筋筋膜を切開し，外腹斜筋を無血管の層で内腹斜筋から剥離する。これにより，腹直筋と内腹斜筋が約5cm内側に移動するため，左右の腹直筋の直接縫合が難しい場合の選択肢となりうる[9]。

●局所陰圧閉鎖療法を用いた腹壁閉鎖術

近年局所陰圧閉鎖療法による肉芽形成と上皮化促進を利用した報告が増えており，筋層・皮膚が閉鎖困難な場合に使用される。局所陰圧閉鎖療法を装着する際はベッ

ドサイドで鎮静下に行われる。

ヘルニア嚢の上,もしくはヘルニア嚢がない場合は癒着防止シートの上にスポンジを載せ,上からフィルム剤を貼布し密閉させ,−50mmHgで陰圧吸引する。ドレッシング交換は3日ごとに行い,筋層・皮膚がほぼ閉鎖するまで継続する。

● ティッシュ・エキスパンダーを用いた腹壁閉鎖術

腹壁閉鎖前に腹腔内や腹壁筋層下にティッシュ・エキスパンダーを挿入し,腹腔内容積を増やした後に腹壁閉鎖を行う方法もある[9, 10]。

文献

1) McGuigan RM, Mullenix PS, et al: Splanchnic perfusion pressure: a better predictor of safe primary closure than intraabdominal pressure in neonatal gastroschisis. J Pediatr Surg 2006; 41: 901-4.
2) Sandler A, Lawrence J, et al: A "Plastic" sutureless abdominal wall closure in gastroschisis. J Pediatr Surg 2004; 39: 738-41.
3) Stringel G: Large gastroschisis: Primary repair with Gore-Tex patch. J Pediatr Surg 1993; 28: 653-5.
4) Gabriel A, Gollin G: Management of complicated gastroschisis with porcine small intestinal submucosa and negative pressure wound therapy. J Pediatr Surg 2006; 41: 1836-40.
5) Levy S, Tsao K: Component separation for complex congenital abdominal wall defects: not just for adults anymore. J Pediatr Surg 2013; 48: 2525-9.
6) Wagner JP, Cusick RA: Paint and wait management of giant omphaloceles. Semin Pediatr Surg 2019; 28: 95-100.
7) Gross RE: A new method for surgical treatment of large omphaloceles. Surgery 1948; 24: 277-92.
8) Schuster SR: A new method for the staged repair of large omphaloceles. Surg Gynecol Obstet 1967; 125: 837-50.
9) van Eijck FC, de Blaauw I, et al: Closure of giant omphaloceles by the abdominal wall component separation technique in infants. J Pediatr Surg 2008; 43: 246-50.
10) Martin AE, Khan A, et al: The use of intraabdominal tissue expanders as a primary strategy for closure of giant omphaloceles. J Pediatr Surg 2009; 44: 178-82.

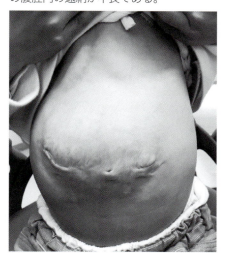

図11 皮膚による閉鎖法(Gross法)
巨大臍帯ヘルニアに対してGross法施行後5年経過。腹直筋離開のため脱出臓器の腹腔内の還納が不良である。

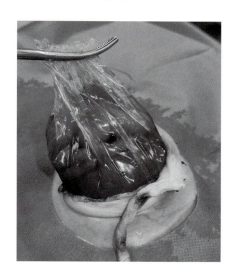

図12 Schuster法
シリコンシートをヘルニア嚢周囲の筋層に縫合しサイロを形成。

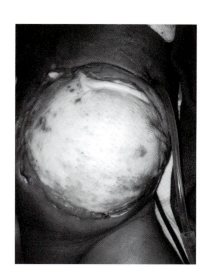

図13 生体由来シートを用いた筋膜縫合

VIII

腫瘍の手術

VIII 腫瘍の手術

1. 神経芽腫の手術

川久保尚徳，田尻達郎

神経芽腫の特徴は，その生物学的多様性にあり，年齢，病期，腫瘍自体の悪性度によるリスク分類に基づいた治療選択が重要であり，外科手術も同様である。外科治療のカテゴリーは，診断時一期的根治術，生検，second look operation による根治術の3種類に大別され，症例ごとの選択が求められる。

術前評価・治療方針の決定

画像評価

神経芽腫の病期分類としては，International Neuroblastoma Staging System（INSS）が長年使用されてきた。International Neuroblastoma Risk Group（INRG）においては，治療前の画像評価による staging が取り入れられている[1]。このなかで用いられている IDRF（image defined risk factors）は，局所性神経芽腫の症例に対し，画像所見から手術のリスクを推定し，初期手術として摘出を試みるのか生検のみでとどめるのかを判定するための評価項目である。具体的には，治療前の画像所見（造影 CT または MRI）を用い，IDRF の有無を判定する。この際，放射線専門医による読影が行われることが望ましい。

それぞれの原発巣の占拠部位に応じて，表1に示す IDRF の項目について判定する。1項目でも該当すれば，IDRF 陽性と判断する。最も重要となる血管系に対する判定規準は，encased であれば IDRF 陽性，その他の項目では yes であれば IDRF 陽性とする。血管に対する contact，encased の判定基準を示すシェーマ[2]（図1）を提示する。2011年以降，腎動脈に関しては contact(+) は IDRF 陽性と変更になっていることに留意する。

生検（開放生検，経皮的針生検）[3, 4]

組織学的診断と同時に，腫瘍の生物学的特性の評価や遺伝子検索のための検体も確保できるよう，安全性に十分配慮したうえで可能な限り十分量の組織の採取を行う。少なくとも 1cm 角相当の腫瘍を採取することが望ましい。

生検部位としては原発巣が望ましいが，明らかに転移を有するリンパ節でもよい。腫瘍塊をみて肉眼的に性状が異なる（白色部と赤色部など）と判断される場合には，両者から生検を行う。中心壊死している場合があるので，被膜直下の部をできるだけ鋭的に（腫瘍挫滅を避けるため）採取する。

海外を中心に神経芽腫に対する針生検の報告もみられており，当施設で取り入れている針生検の手技に関しても概説する[5]。

超音波検査・CT 検査で画像ガイド下に穿刺できるルートがあれば針生検の適応を考慮する。超音波検査／CT ガイド下に 16G もしくは 14G の生検針を用いて穿刺し検体を採取する。その際，出血の確認と穿刺後の止血も兼ねて，外筒針（co-axial needle）を使用する。

開腹生検での必要検体量を考慮し，10回以上の穿刺を推奨する。生検後，co-axial needle からの出血がないことを確認する。出血が続く場合には止血薬や blood patch の注入により止血する。

リスク別の治療方針

●低・中間リスク群

限局性神経芽腫に対して原発部位にかかわらず，IDRF が陰性であれば，原則として周囲臓器を温存して原発巣を全摘出する（一期的初期手術）。

原発巣と一塊になったリンパ節は一塊としての切除を目指す。IDRF 陰性でも術中の所見で，腫瘍を摘出するために臓器合併切除や主要血管の損傷を回避できない場合は，生検にとどめる。

●高リスク群

高リスク群の外科治療は初診時に腫瘍生検を行い，化学療法後に second look operation による根治術を行う。手術開始時点で，骨髄機能に関しては末梢血液検査において好中球数：$500/mm^3$ 以上であること，また，心機能，呼吸機能，肝機能，腎機能など主要臓器機能は全身麻酔に耐えられる状態であることが必須条件である。さらに，麻酔科と協議のうえ，手術侵襲に応じて適切に赤血球および血小板輸血を行う。また輸血準備は赤血球のみならず，血小板および新鮮凍結血漿も準備しておく。

表1 IDRF – image defined risk factors

Ipsilateral tumor extension within two body compartments（以下の2つの部位に進展している片側性腫瘍）:
Neck-chest, chest-abdomen, abdomen-pelvis
（頸部 – 胸部，胸部 – 腹部，腹部 – 骨盤）

Neck（頸部）:
Tumor encasing carotid and/or vertebral artery and/or internal jugular vein
（頸動脈，椎骨動脈，内頸動脈を巻き込んでいる腫瘍）
Tumor extending to base of skull
（頭蓋底に浸潤している腫瘍）
Tumor compressing the trachea
（気管を圧迫している腫瘍）

Cervico-thoracic junction（頸胸部）:
Tumor encasing brachial plexus roots
（腕神経叢根部を巻き込んでいる腫瘍）
Tumor encasing subclavian vessels and/or vertebral and/or carotid artery
（鎖骨下動静脈，頸動脈，椎骨動脈を巻き込んでいる腫瘍）
Tumor compressing the trachea
（気管を圧迫している腫瘍）

Thorax（胸部）:
Tumor encasing the aorta and/or major branches
（大動脈またはその分枝を巻き込んでいる腫瘍）
Tumor compressing the trachea and/or principal bronchi
（気管または主気管支を圧迫している腫瘍）
Lower mediastinal tumor, infiltrating the costo-vertebral junction between T9 and T12
（Th9–Th12 の肋椎関節に浸潤する下部縦隔腫瘍）

Thoraco-abdominal（胸腹部）:
Tumor encasing the aorta and/or vena cava
（大動脈または下大静脈を巻き込んでいる腫瘍）

Abdomen/pelvis（腹部／骨盤）:
Tumor infiltrating the porta hepatis and/or the hepatoduodenal ligament
（肝門部または肝十二指腸靱帯に浸潤している腫瘍）
Tumor encasing the branches of the superior mesenteric artery at the mesenteric root
（腸間膜根部で上腸間膜動脈の分枝を巻き込んでいる腫瘍）
Tumor encasing the origin of the celiac axis, and/or of the superior mesenteric artery
（腹腔動脈幹起始部または上腸間膜動脈起始部を巻き込んでいる腫瘍）
Tumor invading one or both renal pedicles
（片側または両側腎茎部に浸潤している腫瘍）
Tumor encasing the aorta and/or vena cava
（大動脈または下大静脈を巻き込んでいる腫瘍）
Tumor encasing the iliac vessels
（腸骨血管を巻き込んでいる腫瘍）
Pelvic tumor crossing the sciatic notch
（大坐骨切痕を越える骨盤腫瘍）

Intraspinal tumor extension whatever the location provided that（脊椎管内腫瘍浸潤：いずれのレベルでも）:
More than one third of the spinal canal in the axial plane is invaded
（横断像で脊椎管内の1/3 以上を腫瘍が占めている）
and/or the perimedullary leptomeningeal spaces are not visible
（または脊髄周囲くも膜下腔が腫瘍浸潤により消失している）
and/or the spinal cord signal is abnormal
（または脊髄の異常信号が認められる）

Infiltration of adjacent organs/structures（隣接する臓器・構造に浸潤している）:
Pericardium（心膜），diaphragm（横隔膜），kidney（腎臓），liver（肝臓），duodeno-pancreatic block（膵頭十二指腸）and mesentery（腸間膜）

Conditions to be recorded, but not considered IDRFs（IDRF の範疇に含まれないが，記載すべき事項）:
Multifocal primary tumors（多中心性腫瘍）
Pleural effusion, with or without malignant cells（胸水：悪性細胞を含む場合も含まない場合も）
Ascites, with or without malignant cells（腹水：悪性細胞を含む場合も含まない場合も）

(Monclair T, Brodeur GM, et al: The International Neuroblastoma Risk Group (INRG) staging system: an INRG Task Force report. J Clin Oncol 2009; 27: 298-303. より引用改変)

原発部位別根治手術時のポイント

原発部位にかかわらず、原則として周囲臓器をできるだけ温存して原発巣を全摘出する。原発巣と一塊になったリンパ節は原発巣とともに切除を目指す。

副腎，後腹膜原発

肝，腎浸潤がある場合は，一部，合併切除を行う。

腎血管を巻き込んでいて剥離が困難な場合，腫瘍被膜内切除にて腎血管を温存し，腎合併切除を極力避ける。腎動脈の攣縮には腎動脈を 0.5％キシロカインに浸したガーゼで包み，攣縮を軽減しつつ手術を続行し，腎温存に努める。腎血管攣縮の予防としてパパベリンなどの塗布も有効である。広範な腎実質浸潤がある場合には，腎を合併切除する。腎合併切除を行っても，腫瘍全摘出困難な場合は，腎を温存して，できるだけ腫瘍組織の減量を目指す。腹腔動脈や上腸間膜動脈などの腹部大動脈からの主要な血管を巻き込んでいて剥離が困難な場合も，腫瘍被膜内切除にて血管を温存しつつ，できるだけ腫瘍を切除する。脾臓への直接浸潤，あるいは，脾動静脈を巻き込んでいる場合，5歳以上の症例では，脾合併切除を行ってもよいが，5歳未満の症例では，脾温存を優先する。

縦隔原発

①ダンベル型の場合，神経根は椎間孔入口部のレベルまでの切除にとどめ，椎弓切除は原則的には行わない（後腹膜原発の場合も同様とする）。ただし，脊髄圧迫症状出現後，短期間（通常72時間以内）で手術が可能な場合は脊椎管内腫瘍摘出を考慮する。
②横隔膜に浸潤がある場合は，一部，合併切除する。

頸部原発

①頸動脈，鎖骨下動脈などの主要血管，神経の損傷は避けつつ，可及的な腫瘍の減量を目指す。
②気管形成を必要とするような腫瘍切除は行わない。甲状腺に浸潤がある場合は，一部，合併切除を行う。

仙骨前原発

内外腸骨動脈などの主要血管の損傷を避けてできるだけ腫瘍の切除を行う。神経根の温存に留意する。

手術手技

右副腎神経芽腫に対する開腹手術（動画1）

右上腹部横切開にて開腹（図2）。十二指腸および上行結腸外側の間膜を切開して，十二指腸と上行結腸を脱転し

図1 IDRF判定基準シェーマ

動脈に関しては，血管が全周性に腫瘍に取り囲まれていた場合（total encasement），あるいは，動脈管腔の半周以上腫瘍に取り囲まれていた場合（contact ≧ 50％）を encased(+) として IDRF 陽性とし，動脈管腔の半周未満しか腫瘍に取り囲まれていない場合は contact(+) として IDRF 陰性とする。また，静脈に関しては，腫瘍に圧迫されて，内腔がつぶれて同定できない場合（no visible lumen）が encased(+) として IDRF 陽性であり，内腔が同定できる場合は，contact(+) として IDRF 陰性とする。

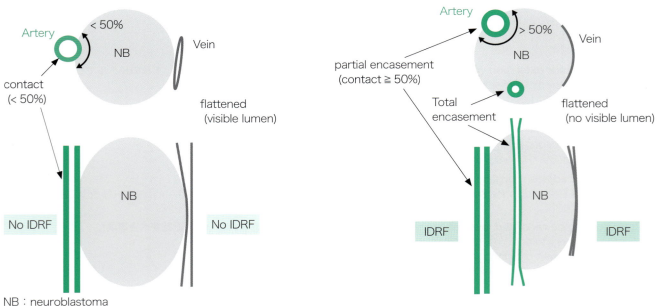

NB：neuroblastoma

(Brisse HJ, McCarville MB, et al: Guidelines for Imaging and Staging of Neuroblastic Tumors: Consensus Report from the International Neuroblastoma Risk Group Project. Radiology 2011; 261: 243-57. より引用)

て右腎上極に位置する腫瘍を露出する（図3）。このとき，結腸間膜の血管を損傷しないように注意する。結腸間膜に裂孔が生じた場合は，閉腹前に修復することを忘れないようにする。腎上極および腎門部血管との癒着が剥離可能であると判断した場合は，腎を温存して腫瘍被膜の後面と後腹膜から電気凝固切離を用いながら剥離を開始する。腎温存が困難で，腎合併切除により全摘出が可能と判断した場合のみ腎合併切除を行う。上面，下面，後面と腫瘍内側以外の周辺から重ねて剥離を行い，腫瘍を前内方に反転，圧排しながら，徐々に授動していく（図4）。

腫瘍内側には，下大静脈，下横隔膜動脈，腎動脈，腎静脈，腹部大動脈，下横隔膜静脈などから多くの血管が流入しており，腫瘍被膜外の部分で結紮切離を繰り返していく。この操作は超音波凝固切開装置やアドバンスドバイポーラーを用いて行ってもよい。腫瘍が腎門部近くまで占めている場合，腎血管からの剥離は，丁寧に行う。腎血管攣縮の予防としてパパベリンなどの塗布も有効である。右副腎神経芽腫の場合，腫瘍は下大静脈と隣接しており，腫瘍流入血管と下大静脈との距離が短いので，特にその処理には慎重に対応する。

右副腎静脈など腫瘍内側の流入血管の処理が終了した後，周囲の脂肪組織と一塊にして腫瘍を摘出する（図5）。系統的リンパ節郭清は行わないが，腫瘍周囲に付属したリンパ節は腫瘍と一塊にして切除し，転移リンパ節と思われる2.0cm以上のリンパ節は切除する。それ以下の大きさであっても，肉眼，触診上で転移が疑われるリンパ節は切除する。2.0cm以上腫大したリンパ節がない場合，治療前に転移のみられた部位のリンパ節サンプリングを行う。術後の乳糜腹水の予防のため，リンパ節・リンパ管処理に際しては，結紮切離操作やシーリングデバイスの使用を考慮する。

図2 皮膚切開

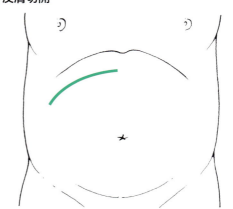

図3 腫瘍へのアプローチ

十二指腸・上行結腸外側を剥離し，腎臓前面・腫瘍表面に到達。

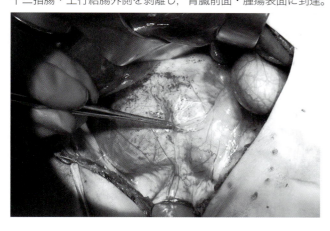

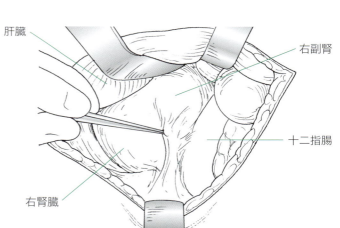

肝臓／右副腎／十二指腸／右腎臓

図4 周囲組織からの腫瘍の剥離

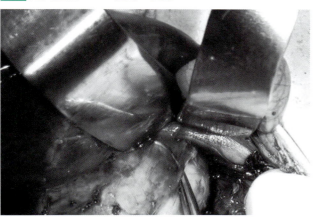

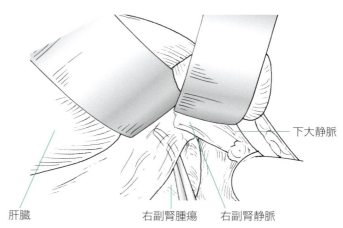

下大静脈／肝臓／右副腎腫瘍／右副腎静脈

リンパ節をサンプリングした場合，術後の放射線照射の参考になるようにサンプリング範囲の上下端にMRI撮影に支障のない金属クリップを付けておく。

術後出血や乳糜腹水の可能性を考慮し，閉鎖式ドレーン（10Fr程度）を腫瘍摘出部に留置する。

癒着性腸閉塞の予防のために癒着防止材を創下に貼付し，閉腹する。

 動画1 右副腎原発神経芽腫摘出術（開腹）

左副腎神経芽腫に対する腹腔鏡手術

体位は右半側臥位とし，マジックベッドなどで体を固定し，ベッドのrotationを利用して結腸や脾臓を内側に展開しやすくしておく。ポートは臍に5mmもしくは12mm，上腹部正中，左上腹部，左側腹部に5mmポートを挿入した4ポートを基本とする（図6）。結腸脾弯曲部外側から剝離を開始し，後腹膜腔に到達する。後腹膜腔の剝離を頭尾方向に広げ，脾臓・下行結腸を外側から内側に剝離し，脾臓・膵臓を内側方向に移動させ後腹膜腔を展開する。Gerota筋膜を切開し腎前面に到達する。腎皮膜を温存しながら剝離層を頭側，さらに内側へと繋げていく。これらの操作は超音波凝固切開装置やアドバンスドバイポーラーを用いて行う。腎静脈・腎動脈を同定し，腎静脈に流入する左副腎静脈を同定する。左副腎静脈を血管用クリップで結紮切離する。流入動脈は左腎動脈，腹部大動脈，左横隔膜動脈より分枝しており，いずれも細いため超音波凝固切開装置やアドバンスドバイポーラーで切離可能である。腫瘍背側を剝離して副腎および腫瘍を全摘する。腫瘍を回収バッグに入れて臍創部（腫瘍が大きいときには下腹部横切開を追加する）から摘出する。腫瘍床の止血を確認し，閉鎖式ドレーン（10Fr程度）を留置する。

文献

1) Monclair T, Brodeur GM, et al: The International Neuroblastoma Risk Group (INRG) staging system: an INRG Task Force report. J Clin Oncol 2009; 27: 298-303.
2) Brisse HJ, McCarville MB, et al: Guidelines for Imaging and Staging of Neuroblastic Tumors: Consensus Report from the International Neuroblastoma Risk Group Project. Radiology 2011; 261: 243-57.
3) 米田光宏，西川正則，ほか：神経芽腫におけるIDRFの概念．小児外科 2010；42：627-32.
4) 田尻達郎，米田光宏，ほか：神経芽腫低・中間リスク群に対する臨床研究におけるIDRFの評価と外科治療ガイドライン．小児外科 2011；43：1173-8.
5) Kawakubo N, Takemoto J, et al: The utility of core-needle tumor biopsy for pediatric patients. Pediatr Int 2022; 64: e15228.

図5 腎門部リンパ節の摘出

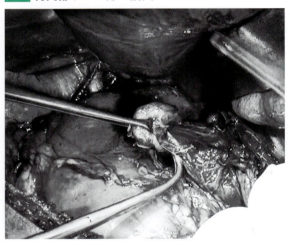
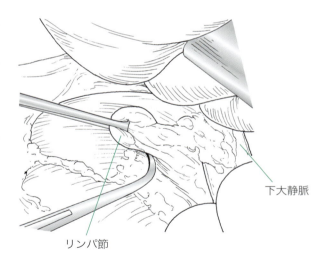

図6 腹腔鏡下左副腎腫瘍摘出術のポートレイアウト

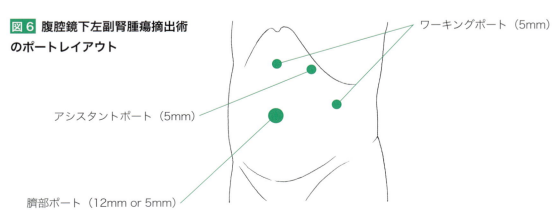

2. Wilms 腫瘍の手術

大植孝治

　Wilms 腫瘍（腎芽腫）は化学療法や放射線治療のみでの根治は難しく，完治を得るためには手術による全摘が重要な役割を占める。治療方針の原則は欧州を中心とする International Society of Paediatric Oncology（SIOP）と，北米を中心とする Children's Oncology Group（COG）で大きく異なり，SIOP では先に化学療法を行い，腫瘍縮小後に摘出術が行われる一方，COG では先に腫瘍を全摘し，手術所見と病理所見に従って術後化学療法・放射線治療が行われる。日本では，従来北米の治療方針に従い，まず片側腎摘出術を行っていたが，2022 年に SIOP の治療研究 UMBRELLA との国際共同研究が開始されたため，今後は SIOP の化学療法を先行する治療方針で治療される症例が増加すると考えられる。

　腎芽腫に対する最も基本的な手術術式は，「片側腎摘出による腫瘍全摘術」であるが，このほか「腫瘍生検術」，「腎部分切除による腎温存術式（nephron-sparing surgery；NSS）」，「転移巣に対する手術」などが必要に応じて行われる。

　本項では，「片側腎摘出による腫瘍全摘術」と「腎部分切除による腎温存術式」に関して詳述する。

片側腎臓摘出による腫瘍全摘術

　腎芽腫では，手術所見によって病期分類がなされるため（表1），外科医は詳細な手術所見を記載し，正確な病期診断を行うことが要求される。Wilms 腫瘍では腹腔内に腫瘍が散布（spillage：こぼれ）されると再発率が高くなることが知られており，病期Ⅲに分類されて，化学療法での強化と，腹部放射線照射の追加が必要になる。外科医はできるだけ腫瘍を破裂させないように摘出することを心がけなければならない。

　腎摘出前の開腹生検も，腫瘍散布（spillage）とみなされ，病期Ⅲに upstage してしまうので，腫瘍摘出前に開腹生検を行うことは禁忌である。なお，SIOP の病期分類では腫瘍摘出前に針生検は許容されており，病期Ⅲの要因とはされていないので，術前化学療法前に組織診断の確認が必要な場合は，コアニードルによる針生検を行う。

開腹

　腫瘍の最大径付近の高さで，大きく横切開を加えて開腹する。皮膚切開は患側の肋骨弓下から，対側の腹直筋外縁までを目安とする。必要があれば開胸を加えてアプローチする（図1）。周囲臓器への圧迫や癒着を認め，一期的摘出が困難，あるいは肝切除や脾臓，膵臓，結腸などの合併切除が必要と考えられる場合は，生検の後に化学療法で腫瘍の縮小を図り，隣接臓器を温存して腫瘍摘出を行うことを検討する（この場合局所病期Ⅲとなり放射線治療も必要となる）。

手術所見に基づいた病期（局所病期）の決定

　正確な病期診断を得るため，手術全体を通して術者は被膜破綻や被膜外への進展，周囲臓器との関係，血管浸潤の有無，尿管浸潤の有無，リンパ節転移の有無などを克明に観察，記録する必要がある。リンパ節転移を確認するため，リンパ節のサンプリングは必須である。

　腫瘍細胞の腹腔内散布（spillage）の有無やその程度を正しく評価することは正確な病期分類と術後の治療方針決定に重要である。腹腔内腫瘍散布（spillage）の具体例を表2に示す。

後腹膜の切開と結腸の授動

　開腹したら，まず結腸の外側で後腹膜を縦に切開し，結腸（右側は十二指腸も）を腫瘍から剥離して，内側に翻転する（図2）。次に腫瘍を後腹膜から剥離する。左腎の腫瘍では，脾臓を授動することがある。右腎の手術で下大静脈と腎静脈を露出させるには，Kocher 手技が効果的である。

　腎を包む Gerota 筋膜を腫瘍に付けて摘出することが推奨される。

表1 Wilms 腫瘍の病期分類

病期	
病期Ⅰ	腫瘍は腎に限局しており，完全摘除されている．腎被膜は完全に保たれ，術前もしくは術中の腫瘍破裂はない．腎洞内の血管腔内に腫瘍は認められない．切除断端を越えた腫瘍遺残はみられない．
病期Ⅱ	腫瘍は腎被膜を越えて進展しているが，完全に摘除されている．切除断端を越えた腫瘍遺残はみられない．腫瘍の局所進展，すなわち腎被膜の最外側表面から腎周囲組織へ進展しているか，腎洞への腫瘍浸潤がある．腎外の血管に腫瘍浸潤または腫瘍栓がある．
病期Ⅲ	腫瘍が腹部の範囲で遺残している．具体的には，切除断端陽性，腹部リンパ節転移陽性，腫瘍散布（spillage）の可能性あり（表2参照），尿管・腎静脈・下大静脈の切除マージンに腫瘍栓あり，腹膜播種などの場合．また開腹生検を施行すると病期Ⅲとなる．
病期Ⅳ	病期Ⅲの領域を超えて，肺，肝，骨，脳などへの血行転移を認める．
病期Ⅴ	初診時に両側腎に腫瘍を認める．この場合，左右それぞれの腫瘍について，上記判定基準に基づいて病期を決定する．

図1 皮膚切開

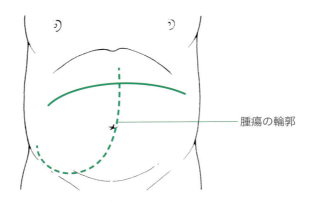

腫瘍の輪郭

表2 腫瘍散布（spillage）の例

"spillage" とは，偶発的か不可避的か意図的かを問わず，術中に腫瘍被膜が破れ，腫瘍細胞が被膜外にこぼれ出た状況を指し，局所病期Ⅲに分類される．以下のような場合が該当する．

1	腫瘍が腎洞を越えて進展している場合．
2	腫瘍が周囲臓器（大腸，脾臓，横隔膜など）に強く癒着している場合でも，腫瘍と周囲組織が en bloc に摘出されたなら腫瘍は spillage したことにならないが，別々の検体として摘出した場合や，腫瘍組織に切り込んだ場合には，spillage があったと考える．
3	腫瘍破裂：自然にあるいは外傷によって術前に腫瘍被膜が破れ，腫瘍細胞が腹腔全体に播種された場合．ときに腫瘍後面が破裂することがあるが，血腫ができると，腫瘍細胞は血液とともに播種されるので，spillage ありと考える．
4	血性腹水を認める場合，腹水中の腫瘍細胞の有無にかかわらず，広汎な spillage があったものと考える．
5	腫瘍が腎被膜と腹膜を穿破して腹腔に露出している場合．
6	原発巣から離れた部位の腹膜や漿膜表面に腫瘍結節を認める場合．

図2 結腸の剥離

後腹膜切開し，結腸を剥離して内側に脱転．

a：右側

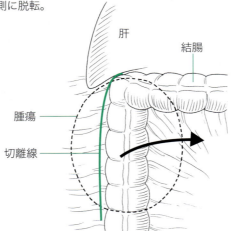

b：左側

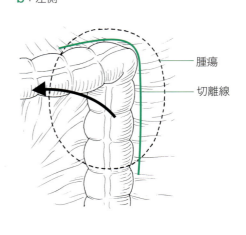

腎血管の処理

術中操作に伴う血行性転移を最小限にとどめるため，原発巣を授動する前に腎動静脈を剥離・結紮することが推奨されている（早期血管処理）。腫瘍の内側に剥離を進め，腎動脈と腎静脈を剥離，テーピングする。静脈うっ血と腫瘍破裂を防止するために，最初に動脈を結紮する。安全を期して中枢側の結紮は通常の結紮と，貫通結紮の2重で行う（図3）。そのあと腎静脈を結紮切離する。

非常に大きな腫瘍や浸潤性の腫瘍は，腎血管の一次結紮が困難な場合や危険な場合がある。このような場合は，ある程度手術が進んで腫瘍の内側の剥離が安全に行えるようになってから腎血管の処理を行う。正中を越える腫瘍や，腹部大動脈，下大静脈を圧排するような腫瘍では，腎を創外に脱転させた後に初めて腎門部の血管処理が可能となることもある（図4）。この場合腫瘍と大血管が接近しているため腎動静脈の走行をよく確認して確実に結紮切離する。

腫瘍が腎静脈，下大静脈，心房内に進展している場合

欧米の報告では，腎芽腫の約10%に腎静脈浸潤が，約5%に下大静脈や心房への浸潤が認められる。術前超音波やCTにより血管浸潤の有無を詳細に検討し，術中にも腫瘍栓の有無を触診などで確認する。腎静脈や下大静脈内に腫瘤が認められた場合は，腎静脈の上下で下大静脈にテーピングし，さらに左右の腎静脈もテーピングして血行を遮断してから血管切開を行う（図5）。腎静脈内への進展した腫瘍は血管内で血管壁とは遊離していて引きずり出すようにして摘出可能であることが多い。フォーリーカテーテルを使用して腫瘍を引き出すことがある。できれば血管内の腫瘍を切断することなく，腎腫瘍と一塊にて摘出することが望ましい。

腫瘍栓が肝静脈より頭側にまで進展している場合は化学療法を先行させる。化学療法後においても肝静脈よりも上に腫瘍栓が残っている場合は人工心肺によるバイパスが必要となる。その際，腹腔内の腫瘍はヘパリン投与の前に摘出する。

下極の剥離・尿管の結紮切離

下極を剥離すると，内側に尿管が同定されるのでこれを剥離，テーピングする。尿管はできるだけ下方で結紮切離するが，完全に切除する必要はない（図6）。

腎上極の剥離と副腎の摘出

腫瘍が巨大な場合，上極は肋骨弓の後ろにあるため剥離が困難であることから，下極を十分剥離し，腫瘍の足側を創外に脱出，腫瘍を尾側に引き下ろしてから上極の剥離を行う。

腫瘍が副腎と直接接していない場合は，副腎を温存するが，腫瘍が上極から発生している場合は，腫瘍と一塊にして副腎を摘出する。

腫瘍の摘出

以上の手順をすべて終了すれば，腫瘍が摘出される。上記の手順は必ずしも記載の順番である必要はなく，施行しやすい部分から，全周性に少しずつ進めていく。また腫瘍の大きさや位置により手順が入れ替わることもある。横隔膜や腸腰筋や膵臓の部分切除は完全摘出に必要であれば行う。腫瘍は脂肪被膜とGerota筋膜とともに摘出し，可能なら，浸潤のある周辺組織もすべて一緒に摘出する。

リンパ節のサンプリング

転移陽性のリンパ節があれば局所病期はIIIとなるため，腸骨動脈周囲，大動脈周囲，腹腔動脈周囲のリンパ節は

図3 腎動静脈の結紮切離

a：腎動脈の切離

b：腎静脈のテーピング

c：腎動静脈の結紮切離後

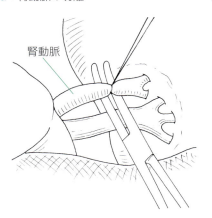
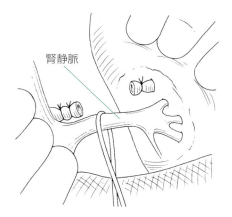
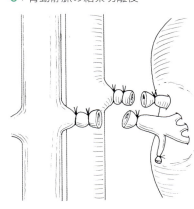

図4 腫瘍の脱転と腎門部の血管処理

a：腫瘍の脱転

b：腎門部の血管

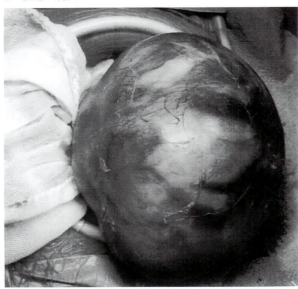
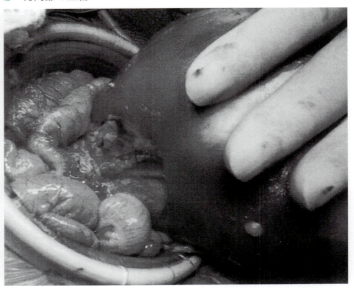

図5 腫瘍塞栓の切除

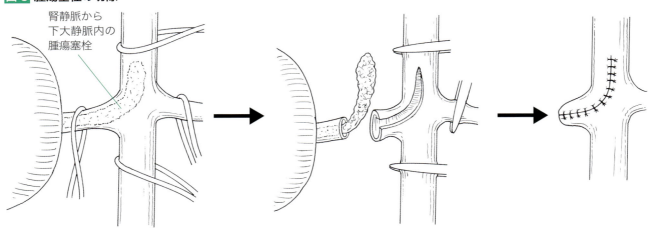

腎静脈から下大静脈内の腫瘍塞栓

図6 尿管の結紮切離

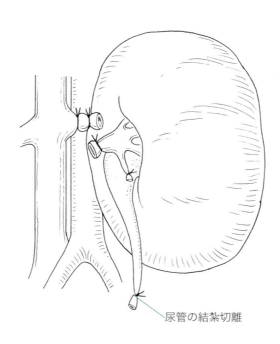

尿管の結紮切離

ルーティンにサンプリングする。系統的なリンパ節郭清は行わないが，転移が疑われるリンパ節はすべて摘出する。

止血，残存腫瘍の確認，ドレーン留置，閉腹

閉腹の前に止血の確認とともに，腫瘍遺残の有無を確認する。腫瘍遺残が疑われる部位は生検し，チタンクリップにてマーキングする。術後放射線治療が必要となる症例では，照射の範囲を決定する際の参考にするため，腫瘍の存在した部位（腫瘍床）の上下左右にチタンクリップにてマーキングする。必要に応じてドレーンを留置し，閉腹する。

腎部分切除術（腎温存腫瘍摘出術）

腎芽腫の約5％は両側性に発生するが，まず化学療法を行い，腫瘍を縮小させた後に腎温存手術（NSS）を行うことにより，できるだけ多くの腎実質を温存することが治療の目標となる。

また，Wilms腫瘍を好発する症候群としてWAGR症候群（無虹彩症，泌尿生殖器奇形，精神発達遅延），Denys-Drash症候群（仮性半陰陽，糸球体腎炎またはネフローゼ症候群），Beckwith-Wiedemann症候群（巨大児，巨舌，臍帯ヘルニア）などが知られているが，これらの症例では治療後に将来残存腎に新たに腎芽腫が発生する可能性が高いため，腎温存手術の適応となりうる。そのほか，多発性の腎芽腫や，片側腎に発生した腎芽腫も腎温存手術の適応となる。

術式

腫瘍の大きさと占拠部位により，核出術，楔状切除術，部分切除術などさまざまな術式が選択される。Wilms腫瘍は被膜を有して膨張性に増大し，正常腎実質内への浸潤は通常みられないため，マージンをほとんど置かずに，腎実質の切除を最小限にして摘出することが可能である（図7）。

術前評価のポイント

まず造影CTやMRIにて腫瘍の大きさ，位置，腎盂や血管との位置関係を把握し，腫瘍の支配血管，温存すべき血管と結紮すべき血管を把握する。血管造影は腫瘍の支配血管を把握し，手術の際に温存する血管と結紮する血管を評価するのに有用であるが，小児では全身麻酔を要するため，最近はCTやMRIで評価されることが多い。また，腎シンチグラフィーによって術後の残存腎機能の予測を行う。

両側性腫瘍の場合の手術のタイミング

左右同時に手術して両側の腎機能障害をきたすと危険であるため，**できれば腫瘍の小さいほうの手術を先に行い，十分な腎機能を確保したうえで大きいほうの腫瘍の摘出を行う二期手術が推奨される。**

手術の手順（部分切除術）

1. まず上腹部横切開にて開腹，後腹膜を切開し，腎周囲の脂肪組織から腎臓を剥離して，完全に遊離する。
2. 肉眼所見や術中超音波診断により腫瘍に位置を確認し，切除線を決定する。
3. 腎門部で腎動静脈を剥離し，腫瘍摘出時の出血に備えて一括してテーピングする。腎の半分を切除する場合は下極に行く枝と，上極に行く枝をそれぞれテーピングし，切除するほうの枝を結紮切離する（図8）。
4. 切離線に沿って腎皮膜を切開した後，腫瘍被膜に沿って腎実質を切離することで，できるだけ腎実質を温存して腫瘍を全摘する。
5. 腫瘍を摘出する際に腎実質からの出血がコントロール

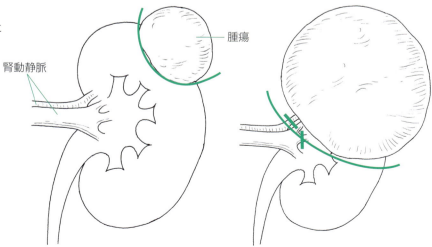

図7 腎温存術式
腫瘍の大きさ，占拠部位による切除線を示す。

腎動静脈　　　腫瘍

できない場合は，腎動静脈をクランプして阻血することにより出血のコントロールが可能となる。その際は腎臓を氷で冷却し，阻血時間をカウントしてできるだけ短くし，できれば30分以内にとどめることが術後の腎障害を避けるために重要である（図9）。
6. 摘出はメスや剪刀などを用いて鋭的に行うが，最近はLigaSure™などのベッセルシーリングシステムを適時用いることにより，摘出時の出血を減らすことが可能である（図10）。
7. 摘出の際に腎盂が開放された場合は，吸収糸による連続縫合にて閉鎖する。
8. 切除断端は吸収糸を用いて結節縫合閉鎖するが，断端が大きくて閉鎖できない場合は外科用止血剤や，腎周囲の脂肪組織で充填して縫合する。
9. 最後に腎動脈の拍動を確認し，超音波検査にて腎血流の回復を確認して，閉腹する。

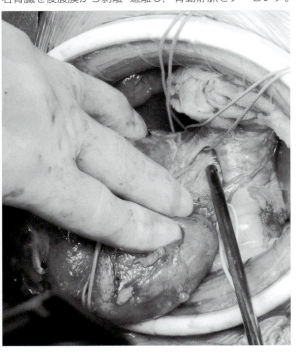

図8 腎の遊離
右腎臓を後腹膜から剥離・遊離し，腎動静脈をテーピング。

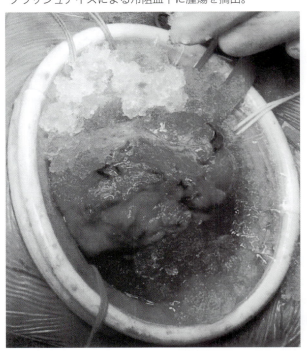

図9 腫瘍の摘出
クラッシュアイスによる冷阻血下に腫瘍を摘出。

図10 腎温存腫瘍摘出

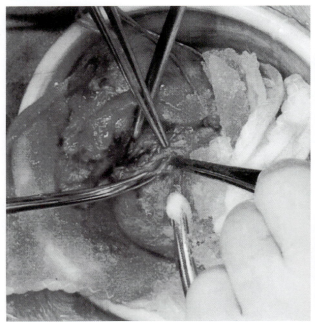

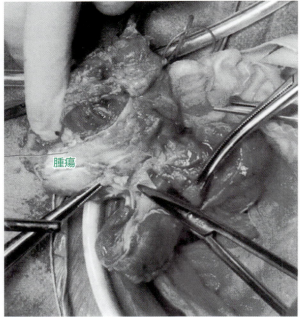

VIII 腫瘍の手術

3. 肝芽腫の手術

菱木知郎

生検

肝芽腫のほとんどがα-fetoprotein（AFP）を産生するため，病理組織診断に難渋することはさほど多くないが，乳幼児では生理的 AFP 上昇により良性腫瘍との鑑別が困難な場合がある。また，年長児では成人型肝細胞癌の頻度が幼小児に比べ高いことから，患者の全身状態が許す限り生検を行うことが望ましい。

開腹による生検

肝芽腫では多くの場合腫瘍が大きく，肝被膜直下に腫瘍が存在することが多い。このため開腹創は 4cm 程度あれば通常十分であるが，腫瘍の占拠部位などにより適宜切開長を調整する。将来的に肝切除を行う際の開腹創を想定し，これに沿って皮膚切開を置く（図 1）。Alexis® O ウーンドリトラクターなどを装着し創縁を保護する。肝芽腫は腫瘍被膜が薄く，肝被膜直下に腫瘍組織が透見されることが多いが，ときとして薄い正常肝組織が介在することがあり注意が必要である。確実に腫瘍組織が採取できているかどうか不安が残る場合は迷わず術中迅速病理診断を行うべきである。肝被膜を線状に 3cm 切開し，観音開きの状態で被膜と腫瘍との間を剥離し切りしろをつくる。腫瘍を長さ 15mm，幅 8mm ほどを目安に舟形に切除した後（図 2a），サージセル® を充填し肝被膜ごと 4-0 モノフィラメント吸収糸を用いて水平マットレス縫合にて生検部を閉鎖する。肝被膜が脆弱な場合はフェルト布やプレジェットを介在させる（図 2b）。

超音波ガイド下コアニードル生検

欧米をはじめとする海外では針生検が標準的で，わが国でも徐々に取り組む施設が増えているが，正しい方法で針生検が行われないと思わぬ出血，腫瘍細胞の spillage，needle tract seeding（針の侵入路への腫瘍細胞の播種）などを引き起こす。必ず技術に習熟した術者が施行する。腫瘍播種のリスクを極力減らすため，同軸（coaxial）法を用いる。肝芽腫の腫瘍組織は軟らかく，安全性を考慮してセミオートマチック式生検針の使用が推奨される。筆者らは BARD の MISSION™ コアニードル 16G（誘導針 15G TruGuide™ コアキシャルニードル）を用いるこ

とが多い。シースとなる誘導針を腫瘍近傍まで穿刺しておき，この内腔を生検針が通る。一度穿刺した誘導針は留置したままにしておき，少しずつ角度を変えながら生検針を進め採取を繰り返す。組織採取が終了したら止血を確認し，ゆっくり誘導針を抜去する。

重要なポイントとして，①穿刺は必ず正常肝組織を通して行うこと，②穿刺する正常肝組織は後の腫瘍切除術の際に温存される残肝を通らないこと，の 2 点を厳守する（図 3）。腫瘍破裂と needle tract seeding を予防するためである。生物学的研究などを見越して十分量の組織を採取するには，正常肝・腫瘍組織それぞれ 10 回ずつ穿刺を行うのが理想である。

根治的肝切除（肝移植を除く）

総論

●術前準備

術前評価：腫瘍切除の正確な評価が不可欠である。造影CT，造影 MRI による精細な画像評価を行う。肝細胞造影剤であるプリモビスト® を用いた造影 MRI（EOB-MRI）が有用である。残肝ボリュームの評価，インドシアニングリーン（ICG）検査やシンチグラムによる残肝予備能の評価が必要である。また，肝動脈，肝静脈の分岐パターンを理解しておく必要があり，専用のソフトウェアによる3D 再構築が術前シミュレーションに有用である。

チームカンファレンス：外科医，小児腫瘍医，麻酔科医，放射線診断医によるカンファレンスを行う。肝臓手術に熟練した外科チームを構成することが重要であり，症例に応じて成人肝胆膵外科医の応援を仰ぐことも検討する。

●手術に用いる手技

超音波：術中超音波検査は必須である。術前画像診断で把握しづらい血管と腫瘍の位置関係が確認できるだけでなく，想定される肝切離断面上で遭遇する脈管のシミュレーションや他病変のスクリーニングにも有用である。プローブは T 型，I 型などできる限り小型でかつ深部から表面までまんべんなく観察できるものを選ぶ。

術中胆道造影：胆管の分岐パターンは多様であり，肝切離の前にはこれを把握することが重要である。肝切除術では最初に胆嚢を摘出するが，筆者らは胆嚢管からチューブを挿入し胆道造影を行っている。右後区域枝が左枝に

345

合流するパターン，右前後区域枝と左枝が同時に合流するパターンは比較的多くみられるが，これを肝切離前に把握することで胆管合併症のリスクを大幅に減らすことができる．

実質切離：実質切離には種々の方法があり，施設の慣れた方法を選択すべきである．以下に代表的な切離の手法について概略する．

1. 圧挫法（clam-crush method）：最も古典的な方法ながら本法を使用している施設は多い．ケリー鉗子・ペアン鉗子などを用いて肝実質を破砕し，残った線維性の脈管を結紮する方法である．
2. 超音波破砕吸引装置：CUSA®（Cavitron Ultrasonic Surgical Aspirator®）に代表され，汎用されている．超音波振動を肝実質に加えて破砕，乳化し，破砕した組織を吸引によって除去する装置である．線維成分の多い脈管は破砕されず，水分を多く含んだ実質のみが破砕される．同時に生理食塩水による洗浄と破砕組織の吸引が行われる．凝固止血効果はないため，バイポーラーやサクションボール・コアギュレーターなど，凝固装置を併用する．
3. 超音波凝固切開装置：組織破砕の原理は超音波破砕吸引装置と同様であり，超音波振動による組織の破砕を行う．熱凝固による脈管の凝固止血効果も得られる．洗浄・吸引の操作が別途必要になる．
4. ウォータージェット法：ジェット水流の衝撃エネルギーで実質組織のみを切除し脈管は残す．脈管に当たった水流は，脈管を回り込みながら進むため，陰になった組織まで除去する（コアンダ効果）．

肝阻血：肝阻血法としてPringle法（肝十二指腸肝膜一括遮断）が頻用される．Pringle法では通常連続阻血を避け，15分遮断，5分開放を繰り返す．遮断を解除している間は肝を把持し離断面を合わせるように圧迫して止血を最小限に抑える．成人領域では一般にクランプ鉗子による遮断が行われるが，組織が脆弱な乳児・幼児においてはターニケットを用いた愛護的な遮断を行うこともある．

● 術野のセッティング

ケント鉤：肋骨を腹側・頭側に牽引することにより術野が広く展開される．レトラクターフックには新生児用，小児用も用意されるが，施設にない場合には肋骨とレト

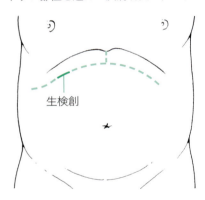

図1 開腹生検の皮膚切開
将来，肝切除を行う際の開腹創（破線）を想定したうえで，腫瘍に最も到達しやすい部位を選んで皮膚切開を置く．

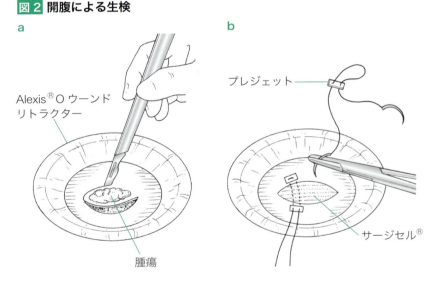

図2 開腹による生検

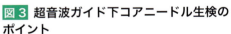

図3 超音波ガイド下コアニードル生検のポイント

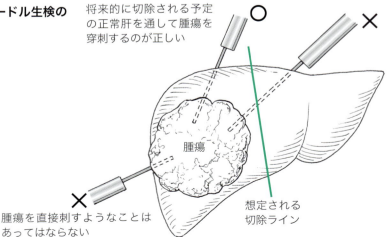

ラクターを絹糸で結ぶだけでも有効な展開が得られる。

ライト・拡大鏡：術野の狭い小児では，肝切除に限らず小児の開胸・開腹手術において，無影灯のみで術野の明るさを保つことが困難な場面が多い。術者はヘッドライトと拡大鏡を装着し，視野不良によるストレスを極力減らすための工夫をするべきである。

各論

基本術式である肝右葉切除および肝左葉切除について，手術手技の一例を解説する。ここでは定型的な手術の概要を示すにとどめる。双方とも中肝静脈を残す切離ラインを想定している。執刀医を任される外科医は，さらに詳細な専門書を熟読することを強く勧める。

●肝右葉切除

皮膚切開：成人では右葉切除を行う際にJ字または逆L字・逆T字切開を置くことが多い。これは大きな腫瘍の場合に，第9（または第10）肋間に皮膚切開を伸ばし，必要に応じて肋間を切り上げて開胸することを想定しているためであるが，小児，特に幼小児の肋骨弓は浅く柔軟であるため，肋骨弓下弓状切開で十分視野が得られることが多い。年齢と腫瘍の占拠部位・大きさに応じた開腹法を選択する（図4）。

肝の授動：開腹の際に肝円索を切離し，頭側の結紮糸は残す。開腹したらケント鉤をかけ，触診と超音波検査により病変の占拠部位を確認する。肝円索を尾側に牽引し，肝鎌状間膜を切開する。この切開を右肝冠状間膜まで繋げておく。ついで助手に肝を用手的に牽引してもらい（布手袋を用いて愛護的に行うとよい），肝下面で腹膜と肝被膜の境界を頭側，尾側に切開する（図5）。頭側の切開は右三角間膜から右冠状間膜の切開と繋げ，尾側は肝腎間膜を下大静脈前面まで切開しておく。肝の背面，いわゆる「裸領域（無漿膜野；bare area）」と横隔膜との間は疎な結合組織が介在するのみで，電気メスのみで切離できる。この剥離を内側へ進めると下大静脈に到達する。

右副腎の剥離・短肝静脈の処理および下大静脈靱帯切離：右副腎と肝右葉下面との間を剥離する。癒着が強い場合は下大静脈に沿って尾側から右副腎の頭背側に向けて鉗子を通し，副腎の最頭側で結紮切離する。頭尾側2本の結紮が難しい場合は，肝臓側のみを結紮し，切り離した後に副腎側を縫合止血する（図6）。

尾状葉から下大静脈腹側に複数の短肝静脈が流入する。短肝静脈は下大静脈を背側に押し下げるように圧しながらメッツェンバウムを閉じた状態で疎な結合組織を剥離することで明瞭になる。短肝静脈の長さに余裕がある場合は肝側・下大静脈側ともに結紮し切離し，太い短肝静脈は刺通結紮を用いた二重結紮を行う。切りしろが短い場合は肝側に止血クリップをかけて結紮糸の脱落を予防

する。両側結紮する余裕のない場合は肝側を結紮したうえで下大静脈側に小型のサテンスキー血管鉗子でサイドクランプし，短肝静脈切離の後に二重連続縫合で閉鎖する。短肝静脈の処理は尾側から頭側に向け，下大静脈12時方向まで行っておく（図7）。

下大静脈靱帯は右肝静脈が下大静脈に合流する部位の尾側に存在する硬い線維性の結合組織で，下大静脈の背側を取り巻くように存在する。靱帯の頭側と尾側で下大静脈右縁を確認し，剥離鉗子を下大静脈前面に通し靱帯をすくい，これを結紮する。靱帯の幅が広い場合には2つに分割して結紮する（図8）。

肝門部処理：肝門部の処理は肝臓の授動に先んじて行ってもよい。処理法にはグリソン鞘を一括して処理する方法と，右肝動脈・門脈右枝・右胆管枝をそれぞれ結紮切離する方法がある。ここではスペースの関係で個別処理法についてのみ記載する。

〈個別処理法〉

胆嚢を胆嚢床から剥離し胆嚢動脈と胆嚢管を切離する。胆嚢管は造影のために長めに残しておく。胆嚢の剥離から連続するように肝十二指腸間膜の腹膜切開へ移行する。腹膜を総胆管の走行と平行に切開し，剥離を進めると総胆管と右肝管，さらにはその背側に右肝動脈が同定される。小児の胆管は脆弱で，管腔構造として認識しづらいことも少なくない。胆管はできるだけ周囲組織を付けて剥離し，テーピングも最小限にとどめる。右肝動脈を総胆管右側で結紮切離する。残存側は刺通結紮を追加する。右肝動脈背側の結合組織を剥離して門脈と左右門脈分岐部をもとめる。門脈右枝を剥離しテーピングする。この際，分岐部付近に尾状葉に流入する細い枝が出現することがあるので注意する（図9）。

右肝管の処理はこのタイミングで行ってもよいが，前述したように特に乳児・幼小児の胆管は脆弱であることが多く，近傍に腫瘍が存在すると化学療法に伴う炎症で周囲構造との境界が不鮮明であることが少なくない。胆管の処理に不安があれば肝切離を先行し，最後に胆管を右グリソン鞘とともに一括して結紮する。

肝実質の切離と右肝静脈処理：切離を開始する前に肝十二指腸間膜をテーピングしてPringle法に備える。肝門部の処理によって明瞭にdemarcation lineが確認できるので（図10），これに沿って電気メスで切離予定線をマーキングする。離断面はdemarcation line，中肝静脈右縁，下大静脈中央線を含む平面となる。ここで一度超音波にて腫瘍の位置と想定される切離線を確認する。3-0絹糸で切除側・残肝に支持糸を数本かける。

Pringle法にて間歇阻血下に肝縁から切離を開始する。胆嚢床および横隔膜面のdemarcation line上に切離を進めると中肝静脈に流入するV5が現れることが多い。こ

図4 右葉切除術の皮膚切開

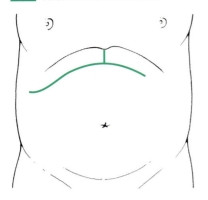

図5 肝授動の手順
①肝鎌状間膜，②右冠状間膜，③右三角靱帯，④肝腎間膜

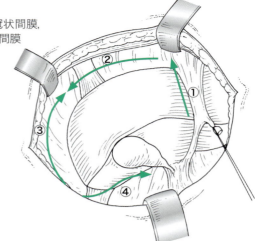

図6 右副腎の処理
肝への癒着が強い場合は，図のようにすくって処理する。

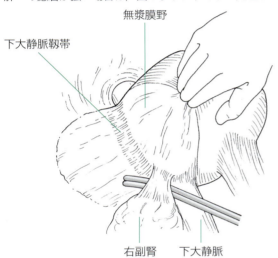

図7 短肝静脈の処理

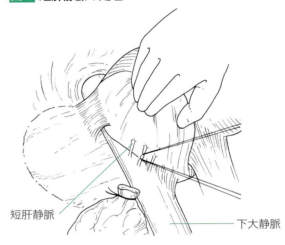

図8 下大静脈靱帯の切離
靱帯内を細い静脈が通ることが多い。

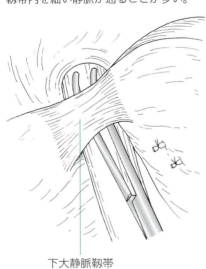

図9 肝門部処理
個別処理法を図示する。

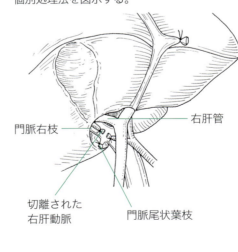

図10 右肝静脈の処理

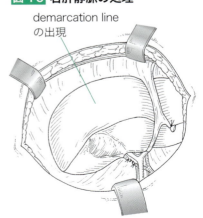

れを結紮したうえで，この静脈に沿って剝離を進め，中肝静脈本幹を同定する。さらに中肝静脈の右縁を露出するラインで切離を進める（図11）。1mmまでの脈管はバイポーラーなどで焼灼し，それを超える太い脈管については残肝側を丁寧に結紮し，切除側は血管クリップをかけ切離する。ある程度のところで術者の左手を右葉背側に入れて下大静脈から切離面を挙上しつつ，中肝静脈背側・肝部下大静脈前面の実質を切離する。右肝管の処理が未施行の場合はここで右グリソン鞘ごと結紮切離する。最後に中肝静脈根部右側で実質を離断すると下大静脈の前面が全長にわたり露出する。阻血を解除し，止血を行う。

先に下大静脈靱帯を処理してあれば，この時点で右肝静脈はほぼ露出している。下大静脈側に血管鉗子をかけ，肝臓側を刺通結紮して切離する。下大静脈側の断端は4-0または5-0 プロリーン®糸にて連続二重縫合で閉鎖する（図12）。胆囊管からアトムチューブ4～6Frを挿入し，色素または空気を送り込んで胆汁漏れを確認する。損傷箇所は5-0ないし6-0 PDS®にて縫合して修復する。

ドレーン挿入・閉腹：右横隔膜下に閉鎖式ドレーンを留置する。腹腔内を生理食塩水で洗浄し，閉腹する。

●肝左葉切除（左葉＋左側尾状葉切除）

皮膚切開：肋骨弓が浅い乳幼児の手術では，多くの場合両側肋骨弓下弓状切開のみで十分な視野が確保されるが，必要に応じて正中切開を追加する。年齢と腫瘍の占拠部位・大きさに応じた開腹法を選択する（図13）。剣状突起の除去は不要である。

肝の授動と肝静脈の確保：開腹の際に肝円索を切離し，頭側の結紮糸は残して肝の牽引に使う。ケント鉤をかけ，触診と超音波検査により病変の占拠部位を確認する。肝円索を尾側に牽引し，肝鎌状間膜を切開する。ついで肝十二指腸間膜右縁で小網を切開すると左尾状葉（Spiegel葉）が背側に確認できる。小網の切開を頭側に伸ばす。左胃動脈から左肝動脈や副左肝動脈が分岐する場合はこれを確認し結紮する。外側区域の背面に尾状葉から食道裂孔前面を覆うようにガーゼを詰める。次に外側区域の腹側に戻り，ガーゼを透見しながら冠状間膜と左三角靱帯を切離する（図14）。術者の左手で外側区域を引き起こして右方へ反転し，Arantius管を肝静脈付着部で結紮切離する。左尾状葉を切除する場合には腹側に起こすようにして下大静脈との間に軽く緊張をかけ，漿膜を切開する。尾側から順次短肝静脈を結紮切離していくと頭側に近いところで下大静脈靱帯が現れる（短肝静脈処理の詳細は前述の「肝右葉切除」を参照のこと）。下大静脈靱帯を切離すると尾状葉が大きく遊離できる。頭側からは右肝静脈と左・中肝静脈の間を十分に剝離し，左・中肝静脈にテーピングを行う（図15）。左–中肝静脈間は比

較的高い位置で合流することが多いため，この時点で無理に分ける必要はない。

肝門部処理：肝門部の処理は肝臓の授動に先んじて行ってもよい。右葉切除の項で述べたように，処理法にはグリソン鞘を一括して処理する方法と，右肝動脈・門脈右枝・右胆管枝をそれぞれ結紮切離する方法がある（図16）。ここでは個別処理法について述べる。

〈個別処理法〉

胆囊を胆囊床から剝離し胆囊動脈と胆囊管を切離する。胆囊管断端は後の造影や胆汁漏れテストのために長めに残しておく。胆囊の剝離から連続するように肝十二指腸間膜の腹膜切開へ移行し，総胆管を同定する。総胆管の左側を剝離し左肝動脈を確保する。左肝動脈は頭側・尾側に十分剝離し，必ず右肝動脈の走行を確認したうえで中枢側を二重結紮のうえ切離する。左葉内側区域に向かう中肝動脈が右肝動脈から分枝する場合はこれも切離する。左肝動脈背側の結合組織を剝離して門脈をもとめ，これを肝側に追って左右門脈分岐部を確認する。門脈左枝を剝離しテーピングし，二重結紮切離する。この際，分岐部付近に尾状葉に流入する細い枝が出現することがあるので注意する。左尾状葉を温存する場合はこれらの細い静脈枝を温存し，その末梢側で門脈左枝を結紮する必要がある。

胆管の処理はこのタイミングで行ってもよいが，前述したように特に乳児・幼小児の胆管は脆弱であることが多く，近傍に腫瘍が存在すると化学療法に伴う炎症で周囲構造との境界が不鮮明であることが少なくない。肝切離を先行し，最後に胆管を左グリソン鞘とともに一括して結紮するほうが安全である。

肝実質の切離と左肝静脈処理：切離を開始する前に肝十二指腸間膜をテーピングしてPringle法に備える。肝門部の処理によって明瞭にdemarcation lineが確認できるので，これに沿って電気メスで切離予定線をマーキングする。離断面はdemarcation line，中肝静脈左縁，下大静脈中央線を含む平面となる。ここで一度超音波にて腫瘍の位置と想定される切離線を確認する。3-0絹糸で切除側・残肝に支持糸を数本かける。

Pringle法にて間歇阻血下に肝縁から切離を開始する。胆囊床および横隔膜面のdemarcation line上に切離を進めると中肝静脈に流入する太めの静脈が現れる。これを結紮したうえで，この静脈に沿って剝離を進め，中肝静脈本幹を同定する。さらに中肝静脈の左縁を露出するラインで切離を進める（図17）。1mmまでの脈管はバイポーラーなどで焼灼し，それを超える太い脈管については残肝側を丁寧に結紮し，切除側は血管クリップをかけ切離する。さらに中肝静脈背側・肝部下大静脈前面の実質を切離する。左肝管の処理が未施行の場合は，ここで

残存する左グリソン鞘ごと結紮切離する。頭側で中肝静脈と左肝静脈の合流部まで到達したら左肝静脈を露出し，血管鉗子をかけ，肝臓側を刺通結紮して切離する。中枢側の断端は 4-0 または 5-0 プロリーン®糸にて連続二重縫合で閉鎖する。胆嚢管からアトムチューブ 4〜6Fr を挿入し，色素または空気を送り込んで胆汁漏れを確認する。損傷箇所は 5-0 ないし 6-0 PDS®にて縫合して修復する。
ドレーン挿入・閉腹：右横隔膜下に閉鎖式ドレーンを留置する。腹腔内を生理食塩水で洗浄し，閉腹する。

図11 肝実質の切離
定型的右葉切除では，中肝静脈を温存するラインで切離する。

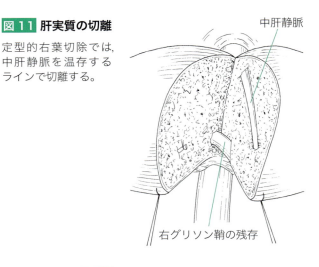

図12 右肝静脈の切離
血管鉗子をかけプロリーン®糸にて連続二重縫合する。

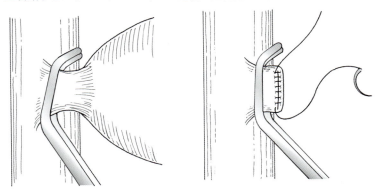

図13 左葉切除術の皮膚切開
必要に応じて正中切開（破線）を追加する。

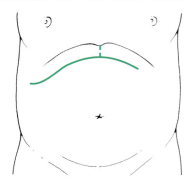

図14 肝授動の手順
肝状間膜，小網，冠状間膜，三角靭帯を切離する。

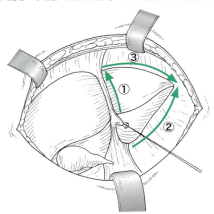

図15 左葉の脱転と左・中肝静脈の確保

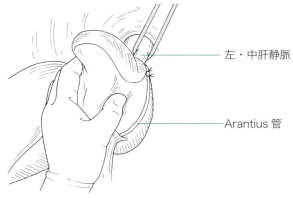

図16 肝門部の処理
個別処理法を示す。

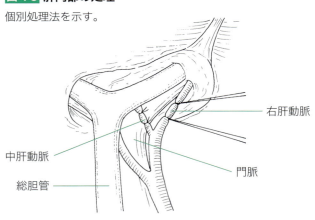

図17 左肝静脈の処理
中肝静脈は右葉側に残すラインで切離する。

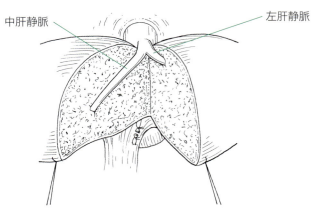

4. 精巣腫瘍の手術

米田光宏

精巣腫瘍は小児固形腫瘍の1～2%を占めるとされる[1]。成人の精巣腫瘍とは病理学的にも臨床的にも異なっており，小児に特化した治療方針を立てる必要がある。思春期の前後で病理組織学的に異なる病態を呈するのも特徴である。

組織型では胚細胞性腫瘍が最も多い。次に多いのが間質性腫瘍である。

胚細胞性腫瘍には良性の成熟奇形腫，未熟奇形腫に加え，卵黄嚢癌をはじめとする悪性奇形腫が生じることもある。術前α-fetoprotein（AFP）が高値である場合，悪性奇形腫の可能性がある。

間質性腫瘍は小児精巣腫瘍の8～13%を占めるとされ，Leydig細胞腫，Sertoli細胞腫が含まれる。

その他まれな腫瘍として，性腺芽腫や転移性悪性腫瘍（白血病，リンパ腫，神経芽腫など）が挙げられる。また，同じ陰嚢内腫瘍として診断される傍精巣横紋筋肉腫という特殊な病態が存在する。従って腫瘍摘出で治療が終わるわけではなく，病理診断結果を確認して必要時はさらなる全身検索，追加手術（リンパ節郭清など），化学療法など適切な時期に適切な治療を行うことを忘れてはならない。

なお，経陰嚢アプローチによる生検は悪性腫瘍の局所再発のリスクとなるため原則として禁忌である。また，精巣のみ摘出し，病理組織検査で悪性成分が検出された場合は，精索の摘出を追加する。

手術適応

悪性腫瘍を否定できない精巣腫瘍に対しては高位除睾術を行う。将来機能することが期待される正常精巣組織が存在し，良性腫瘍であると術前診断できる場合は腫瘍核出術も適応となる。

術前検査

前述のように血液検査でAFP値を確認しておく。また，ヒト絨毛性性腺刺激ホルモン（human chorionic gonadotropin；hCG）が腫瘍マーカーとなることがある。画像検査では超音波検査が有用である。悪性腫瘍を疑う場合は，造影CTでリンパ節転移の有無や肝転移，肺転移など遠隔転移の検索も必要である。

手術術式

高位除睾術

年少児は鼠径ヘルニアと同じ皮切で大きめの皮膚切開を心がける。腫瘍が大きい場合や年長児では陰嚢高位まで切開を延長する（図1）。

浅腹筋膜に続いて外腹斜筋腱膜を切開して鼠径管内に入る。外鼠径輪から内鼠径輪まで鼠径管は完全に開放しておく（図2）。精索をテーピングして内鼠径輪まで剥離する。悪性腫瘍の可能性が高い場合は早期にクランプすることを心がける（図3）。腹膜鞘状突起が存在していれば先に剥離して結紮切離しておく。

次に精索を遠位側に剥離していき，精巣を陰嚢から術野に移動させる。精巣導帯を切離し周囲組織を剥離して陰嚢から精巣を遊離する（図4）。輸精管を高位で結紮切離した後，精索を2重結紮して切断して精索，精巣ごと腫瘍を摘出する（図5）。なお年長児で精索が太い場合は刺通結紮をおくのが安全である。止血確認を行うが，特に陰嚢剥離部は出血しやすいので丁寧に止血しておく。

切開した外腹斜筋腱膜を縫合，浅腹筋膜を閉鎖して閉創する。通常ドレーンは挿入しない。

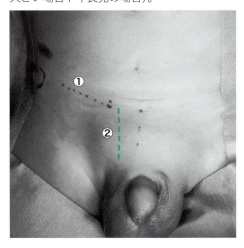

図1 皮膚切開
①鼠径ヘルニアと同様の皮膚切開
②陰嚢高位まで皮膚切開を延長する（腫瘍が大きい場合や年長児の場合）。

腫瘍核出術[2,3]

　鼠径ヘルニアと同じ皮膚切開でよい。浅腹筋膜に続いて外腹斜筋腱膜を切開して鼠径管内に入る。精索を剥離してテーピングしておく。高位除睾術に移行する可能性が低ければ，鼠径管を開放せず外鼠径輪の末梢側でテーピングしてもよい。末梢側に剥離していき，精巣導帯を切離して精巣を術野に移動させる。精巣鞘膜を切開して術中超音波検査を行い精巣内腫瘍の位置，大きさを再確認する（図6）。精巣動静脈と輸精管の走行を十分確認したうえで，精巣切開位置を決定する。精巣をアイスクラッシュにおいて氷冷，精索をクランプした後，薄膜を切開して腫瘍を露出させる。腫瘍と正常精巣の間を剥離して腫瘍を核出する（図7）。剥離部分の止血を確認して白膜を5-0吸収糸にて縫合閉鎖する（図8）。迅速病理組織診断を行い，悪性腫瘍が疑われる場合は高位除睾術に変更する。良性腫瘍の診断が得られれば止血確認の後，精巣を陰嚢内に固定する。外腹斜筋腱膜を縫合して鼠径管を再建，型どおり閉創して手術を終了する。

文献
---

1) PDQ®最新がん情報：小児精巣腫瘍の治療（PDQ®）．https://cancerinfo.tri-kobe.org/summary/detail_view?pdqID=CDR0000799768&lang=ja（2025年2月3日最終閲覧）
2) Ross J : Testicular Tumours. Pediatric Surgery, Springer, 2006, p477-82.
3) 松藤 凡：精巣腫瘍の手術．スタンダード小児外科手術，メジカルビュー社，2013，p330-1.

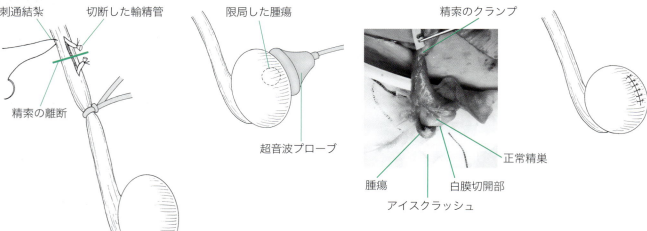

図2 鼠径管の開放
外鼠径輪から内鼠径輪まで開放する。 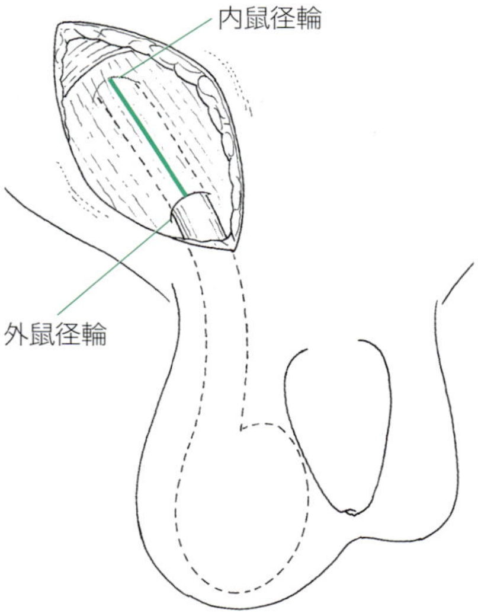
内鼠径輪
外鼠径輪

図3 精索のクランプ
腹膜鞘状突起
精索のクランプ

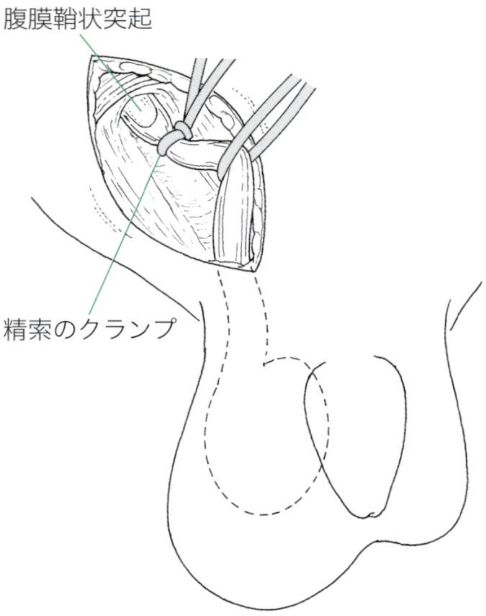

図4 精巣腫瘍の脱転 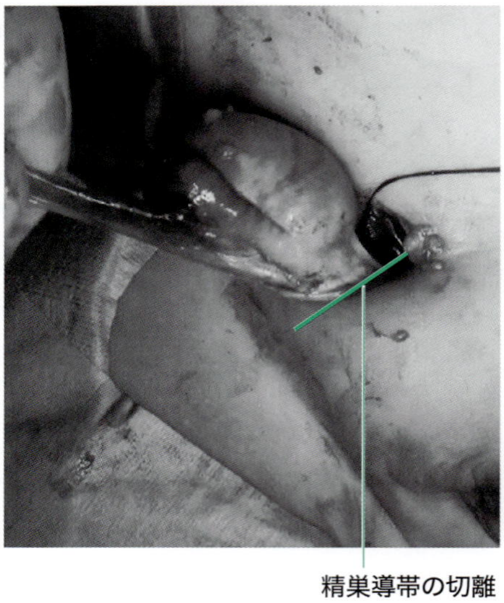
精巣導帯の切離

図5 精索の離断
刺通結紮　切断した輸精管
精索の離断

図6 術中超音波検査
限局した腫瘍
超音波プローブ

図7 腫瘍核出
精索のクランプ
正常精巣
白膜切開部
腫瘍
アイスクラッシュ

図8 縫合閉鎖

5. 卵巣腫瘍の手術

木下義晶，大山俊之

卵巣腫瘍に対する手術には卵巣腫瘍切除術（核出術），付属器切除術などの方法があるが，小児卵巣腫瘍に対しては腫瘍のbiologyに加えて妊孕性温存を考慮した術式の選択が必要である。

術式の決定に必要な情報として最も重要なのは良悪性のいずれが想定されるのかということであるが，小児の卵巣腫瘍では未熟奇形腫のように思春期前と思春期後でそのbiologyの違いを考慮すべき腫瘍もあることを念頭に置く必要がある。

術前検査として腫瘍マーカー，画像所見として腫瘍の大きさ，solidかcysticかなどは重要な情報である。さらに捻転の有無などは手術の緊急性の判断材料となる。

手術法は開腹手術，腹腔鏡補助下手術，腹腔鏡下手術があり，また良悪性の診断により術式が異なるので，術中迅速病理診断を行うことも考慮する。

本項では良性嚢胞性腫瘍，成熟奇形腫などが適応となる卵巣腫瘍切除術（核出術），未熟奇形腫，また，悪性胚細胞腫瘍などが適応となる付属器切除術に分けて解説し，さらに腹腔鏡補助下手術についても記述を加える。

右卵巣腫瘍における子宮・付属器の解剖を図1に示す。

卵巣腫瘍切除術（核出術）（動画1）

良性嚢胞性腫瘍，成熟奇形腫などが疑われる場合に適応となる。

下腹部横切開より開腹（Pfannenstiel切開法）（図2）

腫瘍の大きさに合わせて，皮切長を決定するが，巨大嚢腫であれば開腹後に嚢腫内容を吸引することを想定して皮切を大きくする必要はない。腹直筋前鞘を横切開後，腹直筋は縦方向にスプリットする。腹直筋後鞘，腹膜を切開し，開腹する。

細胞診

腹水または生理食塩水による洗浄液を採取し，細胞診へ提出する。

腫瘍（嚢腫）の創外への脱転（図3）

創長より大きな巨大嚢腫の場合には嚢腫内容を吸引す

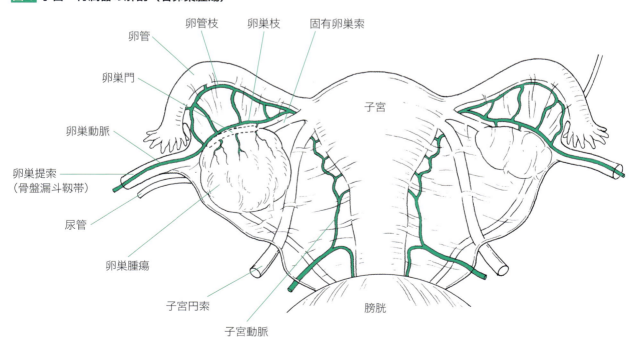

図1 子宮・付属器の解剖（右卵巣腫瘍）

るが，その際に囊腫内容が腹腔内へ漏出することがないようにサンドバルーンカテーテル®，もしくは腫瘍表面に中央に穴を開けた敷布を医療用接着剤で密着させるなどの工夫を行い，穿刺吸引する。

腫瘍を創外へ脱転し，原発部位，浸潤度，腹膜播種・大網播種の有無，対側の卵巣の状態などを観察する。

腫瘍（囊腫）の核出（図4）

腫瘍被膜を覆う卵巣被膜を切開し，卵巣被膜沿いに腫瘍頸部にて全周性に卵巣被膜を切開する。

卵巣被膜はペアン鉗子で把持し，ツッペル鉗子などで腫瘍と卵巣被膜の間を剝離する。

全周性に剝離が完了すると，腫瘍が核出される。

卵巣被膜の縫合閉鎖（図5）

剝離，温存した卵巣被膜を縫合閉鎖する。卵巣被膜が大きな場合は，内腔にデッドスペースをなるべくつくらないように複数の層に分けて縫合閉鎖する。

動画1　卵巣腫瘍切除術（核出術）

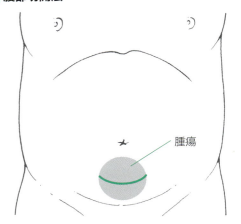

図2　腹部切開法

Pfannenstiel 切開法（腹直筋はスプリット）
Maylard 切開法（腹直筋は切開）

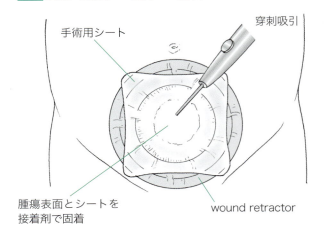

図3　腫瘍（囊腫）の創外への脱転

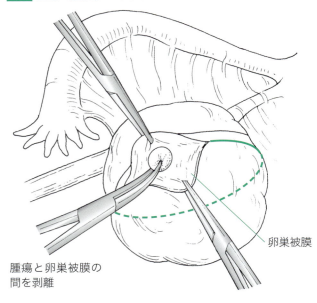

図4　腫瘍（囊腫）の核出

腫瘍と卵巣被膜の間を剝離

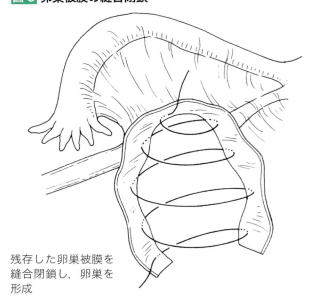

図5　卵巣被膜の縫合閉鎖

残存した卵巣被膜を縫合閉鎖し，卵巣を形成

付属器切除術（動画2）

未熟奇形腫や悪性胚細胞腫瘍などに対して適応となる。

開腹

下腹部横切開より開腹する。腫瘍脱転の際の腫瘍破裂などの手術合併症を予防し，また良好な視野を確保することが重要であるため，腹直筋を横断するMaylard法の適応も考慮する（図2）。また腫瘍が巨大で上腹部に及ぶ場合は腹部正中切開で行う。

細胞診

腹水または生理食塩水による洗浄液を採取し，細胞診へ提出する。

腫瘍の創外への脱転

悪性腫瘍が疑われる場合は腹腔内の播種を避けるため，腫瘍脱転の際の穿刺吸引は行わない。腫瘍を創外へ脱転し，原発部位，浸潤度，腹膜播種・大網播種の有無，対側の卵巣の状態などを観察する。腹膜や大網に播種病変があれば後にサンプリングを行う。

卵巣提索（卵巣動静脈）の処理（図6）

手術操作の際，尿管が近傍を走行するので十分注意する。
壁側腹膜を切開し，卵巣提索を同定し，卵巣動静脈を結紮切離する。結紮切離は貫通二重結紮で行う。

固有卵巣索，卵管の処理（図7）

子宮広間膜を腫瘍辺縁から距離をとって固有卵巣索の方向へ切離していく。
卵管と固有卵巣索を子宮付近で結紮し，切離する。切離面は縫合閉鎖する。
これにより腫瘍を摘出する。

動画2　付属器切除術

腹腔鏡補助下卵巣腫瘍切除術

良性の嚢腫，嚢胞腺腫，嚢胞性成熟奇形腫などが適応となる。

捻転例の初期観察や観察後の摘出などに適応することもある。

ただし，腫瘍が大きく腹腔内での操作のみで行うと内容の漏出が起こる可能性がある場合，biologyが不明な状況ではリスクを回避するために腹腔鏡操作は補助として使用し，腫瘍摘出，核出は体外で行うことが望ましい。

ポートの位置・腹腔鏡操作（図8）

臍部に2〜4cmの切開を置き，マルチチャンネルポートを挿入する。
腹腔内を観察し，腫瘍の局在，原発部位，捻転の有無，対側卵巣の状態などを確認する。腫瘍がある程度の大きさであれば，用手的にあるいは臍から観察しながらもう1つのポートからの鉗子操作にて臍創直下に誘導できる。難しければ側腹部にもう1つポート（5mm）を追加する。

腫瘍の摘出

前述の方法にて腫瘍の内容を穿刺吸引し，縮小させてから，臍の創から引き出すことが可能であれば引き出し，核出術，あるいは腫瘍切除の手順に従って行う。
臍の創から引き出すことが難しければ別途下腹部Pfannenstiel切開を行い，腫瘍を引き出し，以降の操作を行う。

二期的手術

良性腫瘍の捻転症例の場合，血流回復の可能性を期待して初回手術を腹腔鏡下の捻転解除にとどめ，2〜3週間以降二期的に妊孕性温存手術を行う選択肢もありうる。

文献

1) 新開統子，増本幸二：性腺腫瘍（性腺胚細胞腫瘍）．スタンダード小児がん手術，メジカルビュー社，2017, p169-75.
2) 望月響子，新開真人，ほか：卵巣腫瘍［腫瘍摘出術，核出術］．スタンダード小児内視鏡外科手術，メジカルビュー社，2020, p352-3.
3) Watanabe E, Tanaka K, et al: Surgical technique to prevent spillage of cyst fluid during operation for cystic ovarian tumors. Pediatr Surg Int 2013; 29: 645-9.
4) 黒田靖浩，洲尾昌伍，ほか：卵巣腫瘍茎捻転に対し腹腔鏡下に捻転解除を行い待機的に腫瘍核出術を施行した1例．日小外会誌 2019; 55: 115-9.

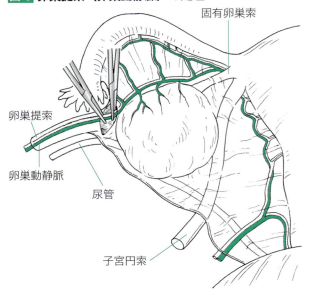

図6 卵巣提索（卵巣動静脈）の処理

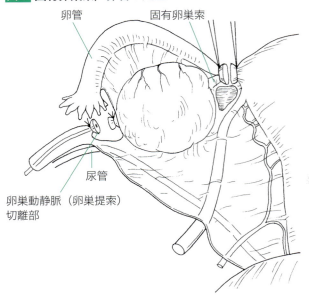

図7 固有卵巣索，卵管の処理

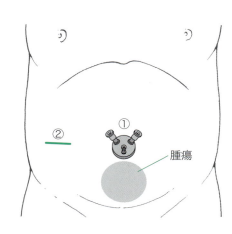

図8 ポートの位置

①マルチチャンネルポート（カメラ，ワーキングポート）
②5mmポート（必要時）：右または左側腹部

VIII 腫瘍の手術

6. 仙尾部奇形腫の手術

文野誠久

　仙尾部奇形腫は，仙骨から発生する奇形腫で，尾骨先端に位置する多分化能を有する細胞（Hensen's node）を起源としている。殿部より外方へ突出，または骨盤腔内・腹腔内へ進展し，充実性から囊胞性のものまでさまざまな形態をとりうる。小児期の胚細胞腫瘍で最も頻度が高く，40,000出生に1例の割合で発生し，男女比はおおよそ1：3で女児に多い。

　殿部から外方または骨盤腔内へ進展する腫瘤を形成し，腫瘤により尿管，膀胱，直腸が圧排され，尿閉や便秘，下肢の運動障害を起こしうる。胎児期診断例では，血流が豊富な充実性腫瘤である場合，高拍出性心不全から胎児水腫となり，子宮内胎児死亡を引き起こすことがあり，緊急帝王切開により早期の娩出が必要となることがある。そのため，予後については，軽症のものから，著しく巨大となり重篤で致死的となるものまでさまざまである。また，急性期を脱して腫瘍切除に至った後でも，長期的に再発，悪性転化や排便障害，排尿障害，下肢の運動障害を発症する症例もある。そのため，治療に当たる小児外科医は，本疾患の病態を正しく理解し，局所解剖に熟知し，起こりうる手術合併症について把握したうえで，術後QOLを意識した手術を行うことが肝要である。

　本腫瘍の存在部位による分類としてはAltman分類が用いられており，

Type I：腫瘍の大部分が骨盤外成分であるもの
Type II：骨盤腔内への腫瘍の進展を伴うものの骨盤外成分のほうが大きいもの
Type III：骨盤外にも進展するが骨盤腔内・腹腔内成分のほうが大きいもの
Type IV：骨盤腔内・腹腔内成分のみで骨盤外への発育を認めないもの
に分類される。

手術手技

手術の概要

　仙尾部奇形腫の基本術式は，Altman I～II型では会陰部操作による，Altman II～III型では腹部操作による腫瘍栄養血管切離と病変剥離のうえでの会陰部操作による尾骨を含めた仙尾部病変切除である。

　腹部操作においては，腫瘍栄養血管の確実な同定と処理，直腸，内性器，骨盤神経などの骨盤内重要臓器の保護がポイントであるが，ただでさえ狭い骨盤腔は新生児ではさらに狭く深いうえに，巨大腫瘍を呈している場合や心不全などで呼吸循環動態が不安定な場合など，物理的時間的制約下での手術を余儀なくされることも少なくない。

　また肛門側操作も直腸や肛門括約筋の保護が重要だが，巨大腫瘍による伸展，圧排で正確な同定がしばしば困難であり，注意が必要である。

開腹操作

●適応

　腹腔内病変を有するAltman II型の一部，Altman III型・IV型，心不全徴候のため腫瘍栄養血管結紮を先行する場合が対象となる。

●体位

　仰臥位，下腹部横切開で開腹，循環動態が安定している児においては腹腔鏡も考慮される。

●腫瘍栄養血管の結紮

　開腹あるいは腹腔鏡にて，小腸を頭側に結腸を側方に圧排し，大動脈分岐部を確認し，腫瘍栄養動脈を同定する。栄養血管は，仙骨正中動脈が最も多いが，内腸骨動脈から栄養される場合や複数ある場合があり，慎重に確認する必要がある（**図1**）。同時に腫瘍からの還流静脈も拡張して下大静脈や腸骨静脈に流入している場合もある。術前に心不全や播種性血管内凝固（disseminated intravascular coagulation；DIC）となり，出血傾向が強い場合があり，このような症例では栄養血管を結紮することで，循環動態の安定と腫瘍からの出血を軽減できることがある。

●腹腔内腫瘍剥離

　腫瘍本体の剥離については，腹腔内から可能な範囲で腫瘍を剥離しておくことで会陰操作が容易となるが，その際の注意すべき解剖構造としては，結腸，女児の場合は子宮および付属器，尿管，下腹神経～骨盤神経叢がある。最初に腹膜翻転部を切開して直腸後壁の剥離を進めることになるが，この際尿管や精管の走行に注意する。

　新生児では同定が困難な場合もあるが，神経の走行とその温存も注意が必要である。特に，術後の直腸膀胱障害に関連する神経としては，以下のものが挙げられる。

357

下腹神経：左右の第2〜4内臓神経が大動脈分岐部の高さで合流し，上下腹神経叢を構成し，下行して左右の下腹神経となる．射精機能，内尿道口の閉鎖，内肛門括約筋の収縮に関与している．

骨盤内臓神経：第2〜4仙骨神経から発生，骨盤神経叢を形成し，勃起，排尿，排便機能に関与する．これらの認識のないままの損傷が術後直腸膀胱障害に関連すると考えられるため，術中に同定ができなくとも腫瘍周囲の剥離は可及的鈍的に行うことが望ましい．

囊胞成分が主な場合は腫瘍内容液の吸引を併用することで腫瘍体積を減らすことができ剥離が容易になる．腹腔内操作が終了すれば，体位変換を行う場合は開腹創を仮閉鎖あるいはポートを抜去する．

会陰操作

●適応
上記の開腹操作後，およびAltman Ⅰ型とⅡ型の一部では会陰操作のみで手術を行う．

●体位
ジャックナイフ位で殿部を突き出すように下腹部にクッションを挿入する．循環動態が不安定な児で術中心マッサージが必要な場合，あるいは一部の症例においては仰臥位で行うが，その場合は腹部，殿部，背部，下肢まで十分消毒した後に，両下肢にストッキネットを装着し，術中に挙上して背部を露出できるようにする（図2）．

●皮膚切開
腫瘍の境界線を想定して切除後の形成を考慮しながら，腫瘍基部に沿った肛門から少し離れた殿部の山形切開で必要に応じて尾骨に向けて正中切開を加え，筆者らは最終的にベンツ状の縫合線になるように行っている（図3）．

腫瘍サイズが小さければ正中切開だけでもよい．腫瘍周囲の皮膚は皮弁を作成するようにする．

●仙尾部腫瘍剥離
腫瘍の境界を確認しながら剥離を行う．腫瘍の表面に沿って剥離することで，周囲の肛門括約筋や肛門挙筋群を損傷するリスクを低くすることができる．直腸損傷に注意が必要であり，その確認のために術中に太めのネラトンチューブや指などを肛門から挿入することで術中の同定に努める（図4）．左右へ剥離が及べば，殿筋や坐骨神経の損傷にも注意する．

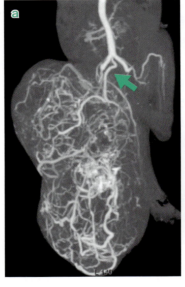
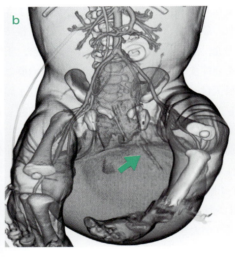

図1 術前造影CT
aの症例は，腫瘍栄養動脈が仙骨正中動脈（矢印）で，bの症例は腫瘍栄養動脈が左内腸骨動脈の分枝（矢印）となっている．

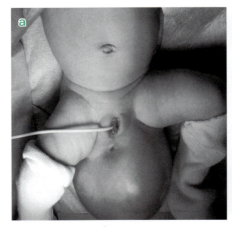
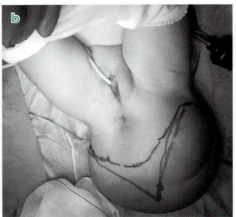

図2 下肢挙上の準備
a：下半身を消毒し，両下肢にストッキネットを着用している．
b：仰臥位での会陰操作のため，両下肢を挙上し背部を展開している．

仙尾関節周囲を剥離する際は，先行結紮していない場合は仙骨正中動脈の損傷に注意する．尾骨は新生児，乳児であれば電気メスで切断可能であり，腫瘍本体とen blocに摘出する（図5）．想定より仙骨側での切断になることもあり十分に確認してから行う．

その後，会陰部再建を行うが，後方矢状直腸肛門形成術と同様に，直腸を筋群で包み込むように再建することが望ましい．その際神経刺激装置を使用して筋収縮を確認するのも有用である．

創内に閉鎖式ドレーンを留置し，皮膚を閉鎖する．

術後管理

心不全合併例などの全身状態が不良なものについては，術後の集中治療に努める．本症術後の合併症として，直腸膀胱障害および下肢運動障害が挙げられ，腫瘍による骨盤底筋群などの菲薄化，手術操作そのもの，あるいは中枢神経障害によるものなどの複合した要因が考えられる．直腸膀胱障害については，排便状況の確認と残尿のチェックが必要であり，下肢運動障害については発達を長期的に評価していく．また，再発については，特に術後3年は10%前後の症例で悪性転化の可能性があり，定期的な画像診断と血清α-fetoprotein（AFP）の測定が必須である．

文献

1) 文野誠久，田尻達郎：仙尾部奇形腫．小児外科 2020；52：1123-5．
2) 米田光宏：仙尾部奇形腫の手術．スタンダード小児外科手術，メジカルビュー社，2013，p334-7．

図3 皮膚切開図
腫瘍基部に沿って，肛門から少し離れた殿部の山形切開とし，尾骨に向けて正中切開を加えている．

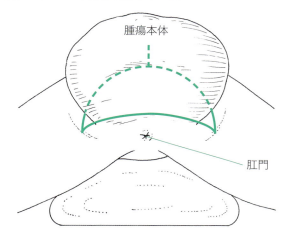

図5 腫瘍の摘出
尾骨を切断し，腫瘍本体とen blocに摘出する．

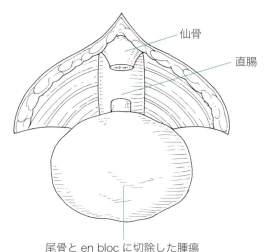

図4 直腸損傷の防止
直腸の確認のために，肛門からネラトンカテーテルを挿入している．

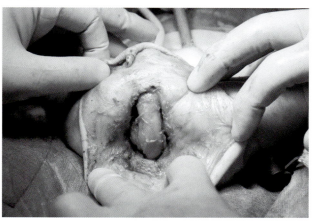

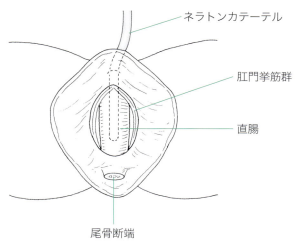

索引

あ

アカラシア	120
アジャストフィット®	2
胃軸捻転症	118
腹腔鏡下胃固定術	118
胃重複症	148
一層全層縫合	14, 15
遺伝性球状赤血球症	270
胃破裂	158
胃壁固定法	6
胃瘻	5
胃瘻造設手術	5
開腹	5
経皮的内視鏡的	5
インジゴカルミン	236
インターシード®	252
インドシアニングリーン検査	345
インドシアニングリーン蛍光ナビ	
ゲーション	260
イントリーフ針®	8
イントロデューサー原法	7
イントロデューサーの挿入	19
イントロデューサー変法	7
陰嚢縫線	314
ウォータージェット法	346
エアリークテスト	80, 82
会陰式肛門形成術	184
壊死性腸炎	160
エネルギーデバイス	84, 89, 96,
154, 268, 272, 274	
エンド GIA™	74, 76, 78
エンドパス®チェリーダイセクター	
	110
エンドループ	180, 181
横隔膜挙上症	111
横隔膜弛緩症	111
横隔膜の運針	113
横隔膜縫縮術	111
横行結腸瘻造設	167

か

外頸静脈カットダウン法	20
外鼠径ヘルニア	302
外鼠径ヘルニア根治術	292, 296
――開放手術	292

皮膚切開	292
鼠径管切開	292
ヘルニア嚢挙上	293
ヘルニア嚢トンネリング	293
ヘルニア嚢の処理	292
男児	294
女児	292
――腹腔鏡補助下手術	296
女児の運針	300
男児の運針	297
階段状追加切開	34
改訂 Atlanta 分類	285, 286
ガイドワイヤー留置	18
開腹 Stamm 法	8
開腹胃瘻造設術	5
カウンタートラクション	
	298, 299, 304
葛西式（腸吻合）	259
カフ付きスパイラルチューブ	58, 60
下葉切除	96
肝・胆・膵・脾・門脈の手術	
	242 ～ 295
肝芽腫	345
肝芽腫の手術	345
肝右葉切除	347
肝左葉切除	349
根治的肝切除	345
圧挫法	346
術中胆道造影	345
術中超音波検査	345
肝十二指腸肝膜一括遮断	346
完全気管軟骨輪	46
完全腹腔鏡下虫垂切除	152, 154
肝阻血法	346
カントレル五徴症	328
肝肺症候群	280
気管外ステント術	54
気管後方固定	54
気管カニューレ	2
――の固定	4
――の事故抜去	4
気管環状切除端々吻合	46
気管支ブロッカー	82
気管食道瘻	62
気管切開	2, 3
気管チューブ	52
気管軟化症	54

気管分岐異常	51
気胸	18, 20
気道の閉塞	4
基本手技	1 ～ 28
逆行性経肝的胆道ドレナージ	264
急性陰嚢症	312
――の鑑別	314
――の手術	312
急性膵炎	285
急性虫垂炎	150
胸郭外食道延長術（Kimura 法）	66
胸郭形成術	100
胸腔鏡下横隔膜縫縮術	111
胸腔内癒着の術前予測	87
共通管	196, 199, 202, 268
胸部の手術	62 ～ 113
巨大臍帯ヘルニア	328
巨大腫瘍	357
巾着縫合	7, 8, 12, 26, 142, 321
筋膜固定	317
空腸有茎グラフト	76
クラフォード鑷子	254
グリセリン浣腸	120, 192, 194,
	236, 308
経胃瘻カテーテル内視鏡	8
経肛門的直腸粘膜切除術	232
経肛門的半周性直腸粘膜切除術	236
経皮的逆行性門脈造影	280, 281
経皮内視鏡的胃瘻造設術	5
頸部食道重複症	147
血管グラフト	276, 277, 278, 279
血管テープ	238, 282, 306
結節埋没縫合	317
結腸重複症	148, 149
結腸有茎グラフト	78
限局性腸穿孔	159
高位鎖肛，中間位鎖肛	174, 178
高位鎖肛，中間位鎖肛の手術	174
後方矢状切開直腸肛門形成術	174
女児	176
男児	174
腹腔鏡補助下直腸肛門形成術	178
口径差のある吻合	16
甲状舌管嚢胞	30
甲状舌管嚢胞摘出術	30
甲状腺処理	3
硬性斜視鏡	260

361

喉頭気管再建術	41	鬼塚変法	318	——，結腸間置による	76
喉頭気管分離術	57	逆 Y 字皮膚切開法	318	——，小腸間置による	76
気管食道吻合	58	臍窩形成	317	——，全胃吊り上げによる	72
喉頭側気管断端の縫合閉鎖	59	皮弁法	316, 318	食道静脈瘤	274
高度分葉不全	91, 92, 93	ヘルニア嚢の剥離・離断	316	痔瘻	236
高拍出性心不全	357	ヘルニア門閉鎖	316, 317	痔瘻の手術	
後方矢状切開直腸肛門腔尿道形成術		余剰組織の切除	316	括約筋温存術	236
	198	サイロ形成	324	瘻管開放術	236
肛門粘膜脱	232	子宮内胎児死亡	357	seton 法	238
肛門ブジー	224, 230	子宮内膜症	302	腎温存腫瘍摘出術	343, 344
固有卵巣索	355	耳前瘻	32, 34	腎芽腫	339
コンパートメント症候群	314	耳前瘻摘出術	32	神経芽腫	334
		シャイリー ™	2	神経芽腫の手術	334
		シャント閉塞試験	280, 281	開放生検	334
さ		十二指腸・十二指腸吻合術：ダイア		経皮的針生検	334
		モンド吻合（開腹手術）	128, 130	原発部位別	336
臍窩	316	十二指腸重複症	148	術前評価	334
臍下縁 U 字切開	320	十二指腸閉鎖症・狭窄症	128	左副腎神経芽腫：腹腔鏡手術	338
臍下部型臍帯ヘルニア	328	膜切開・切除術（膜様狭窄症）	132	右副腎神経芽腫：開腹手術	336
細径気管支ファイバー	62	重複肛門	148, 149	リスク別の治療方針	334
臍形成	316	重複腔子宮	206	神経芽腫の病期分類	334
臍上部型臍帯ヘルニア		術前ストーマサイトマーキング		神経血管束	180
臍帯ヘルニア	324, 328		10, 158, 159	人工肛門（ストーマ）造設	10, 160
——，巨大	328	術中迅速病理診断	345	腎静脈浸潤	341
——，臍下部型	328	腫瘍栄養血管切離	357	新生児胃穿孔	116
——，臍上部型	328	腫瘍散布	339, 340	新生児胃破裂	116
一期的閉鎖	328, 329	腫瘍の手術	334 〜 359	新生児開胸左肺下葉切除	98
出生後管理	328	準 Wendel 法	70, 71	新生児胸腔鏡下左肺下葉切除	98
多期的閉鎖	330	順行性洗腸路手術	164	新生児の消化管穿孔	158
治療方針	328	消化管吻合（法）	14, 136	新生児消化管穿孔の手術	158
皮膚による閉鎖法	330	小腸・結腸閉鎖症・狭窄症	134	新生児用 PI カテーテル	18
腹壁閉鎖法	330	小腸重複症	148	心タンポナーデ	20
臍腸管遺残の形態	320	小腸閉鎖・結腸閉鎖合併	326	腎動静脈の結紮切離	341
臍腸瘻	320	小腸有茎グラフト	76	真皮埋没縫合	294
皮内巾着縫合	321	小児鼠径ヘルニア	292, 296	膵炎	285
——の切除	320	小児腸重積症の重症度評価基（案）		——の再燃	289
——の吻合	320		145	——の手術	285
臍腸瘻・尿膜管遺残の手術	320	上部型臍帯ヘルニア	328	膵炎関連遺伝子	285
臍内円周切開	320	鞘膜外捻転	313	膵・胆管合流異常	285
臍尿瘻	322, 323	鞘膜内捻転	312, 313	膵管癒合不全	285
——の手術	322	静脈栄養	139	水腫のドレナージ	304
臍部孤状切開	128	上葉切除	91	垂直マットレス縫合	15
臍ヘルニア	316	初期腹腔ドレナージ	158	膵尾部切除	289
ヘルニア嚢の全周剥離	317	食道重複症	147	水平マットレス縫合	107, 109
ヘルニア嚢の前壁切開	317	食道 - 全胃吻合	74, 75	ステップアップアプローチ (膵炎)	
臍ヘルニアの手術	316	食道延長術	66		285
臍底部余剰皮膚環状切開法	316	食道再建術	72	ステント留置	40, 42
臍内下縁弧状切開法	316				

ストーマ造設　10, 160, 210
　――，超低出生体重児の　12
ストーマ閉鎖術　12
ストッキネット　358
スライド気管形成術　47, 48
スワンネック型腹膜透析用カテー
　テル　27
精系水腫　302
精系水腫・Nuck 管水腫，ASH の
　手術　302
精索挙上　294
精索トンネリング　294
精索捻転症　312
精索捻転の処置　314, 315
精巣挙筋　294
精巣血管の処理　309
精巣固定（術）　306, 314
精巣腫瘍　351
　間質性腫瘍　351
　胚細胞性腫瘍　351
精巣腫瘍の手術　351
　高位除睾術　351
　腫瘍核出術　351
精巣上体炎　312
精巣上体垂捻転　312
精巣の剥離　309
精巣付属器捻転症　312
正中頸嚢胞の手術　30
声門下腔狭窄症　40
舌骨リリース　48, 49
舌根部嚢胞の手術　30
セプラフィルム®　252
セミオートマチック式生検針　345
線香花火サイン　36
全層縦切開・横縫合　69
先天性横隔膜ヘルニア　106
　Patch　108
　横隔膜縫合（直接縫合）　110
　開腹手術（左側）　106
　人工気胸　110
　脱出臓器の還納　106, 110
　内視鏡外科手術（胸腔鏡）（左側）
　　108
　肺高血圧　106
　ヘルニア門の確認　107
先天性気管狭窄症　46
　片肺無形成・低形成合併　52

気管分岐異常合併　50
先天性食道狭窄症　68
先天性食道狭窄症手術　70
先天性食道閉鎖症　62, 64
　――Gross B 型　62
　――Gross C 型　62
　――Gross D 型　62
　――long gap　66
　開胸手術　62
　胸腔鏡手術　64
　食道再建術　72
　胸壁延長術（木村法）　72
先天性胆道拡張症　254, 260, 266
先天性胆道拡張症の開腹手術　254
　膵内胆管剥離　254
　総肝管切離・胆管狭窄処理　256
　胆管後面剥離　256, 257
　胆嚢摘出　254
　Roux-en-Y 脚作成　258, 259
先天性胆道拡張症の腹腔鏡手術　260
　肝管空腸吻合　263
　総胆管の剥離　262
　嚢腫の剥離　262
　Roux-en-Y 脚作成　263
先天性胆道拡張症のロボット支援
　手術　266
　術中胆道鏡　268
　総肝管空腸吻合　268, 269
　総胆管剥離・切除　268
　custom-made Roux-en-Y 脚の
　　作成　266
先天性腸閉鎖症の病型分類　134
仙尾部奇形腫　357
仙尾部奇形腫の手術　357
　会陰操作　358
　開腹操作　357
　　腹腔内腫瘍剥離　357
　　腫瘍栄養血管の結紮　357
　術後管理　359
仙尾部腫瘍剥離　358
仙尾部病変切除　357
前方矢状切開直腸肛門形成術
　　188, 189
浅腹筋膜　306
総排泄腔遺残症：造腟術　202
早期経腸栄養　139
創ステリストリップ™　295

総排泄腔遺残症　196, 202
　造腟術　205, 206, 207, 209
　腟・直腸肛門の形成　208
総排泄腔外反症　210
総排泄腔外反症の手術　210
　外反膀胱回盲部の切離　210
　人工肛門造設　210, 211
　恥骨縫合　212
　腹壁閉鎖　214
　膀胱縫合　210
側頸瘻・嚢胞　32
側頸瘻・嚢胞摘出術　32
鼠径管内停留精巣　306
鼠径部切開　314

た

第 1 咽頭溝由来側頸瘻 I 型　33
第 2 咽頭溝由来側頸瘻 II 型　33
体外結紮　300
体外衝撃波結石破砕術　285
待機的虫垂切除　150
胎児水腫　357
大動脈固定術（気管軟化症）　54
胎便性腹膜炎　162
ダイヤモンドバー　43
タバコ縫合　150, 151, 292
胆管漿膜　254, 255
単純高位結紮　292
胆道閉鎖症　242, 248
胆道閉鎖症診療ガイドライン　248
胆道閉鎖症の開腹手術　242
　肝外胆管の剥離　242
　肝門部結合織塊　244, 245
　肝門部腸吻合　246, 247
　索状胆管剥離　243
　人工腸弁の作成　244
　門脈尾状葉枝処理　243
　Roux-en-Y 脚の作成　244
胆道閉鎖症の腹腔鏡下肝門部空腸
　吻合　248
　肝門部空腸吻合術　250, 251
　肝門部の切離　250, 251
　臍ベンツ型切開　249
　総胆管索状組織の同定　248, 249
　Roux-en-Y 脚の作成　250, 251
蛋白栓　254, 260, 266, 268, 285

363

恥骨縫合	212
チャネルドレーン	58, 59
虫垂切除術	150
開腹	150
腹腔鏡下	152
中心静脈路の確保	18
中心静脈栄養	324
中心静脈カテーテル	18
超音波ガイド下コアニードル生検	
	345
超音波凝固切開装置	337, 338, 346
超音波破砕吸引装置	346
腸回転異常症	140
開腹手術	140
腹腔鏡手術	142
腸回転異常症ガイドライン	142
腸管延長術	168
腸管減圧チューブ	144
腸管重複症	146
腸管バッグ	324
腸重積観血的整復術	144
腸重複症	144
腸瘻造設・閉鎖	10
直腸・肛門の手術	174 〜 237
直腸肛門腔尿道形成術	196
直腸重複症	148
直腸損傷の防止	359
直腸脱	232
直腸粘膜脱	232
直腸膀胱障害	357
低位鎖肛	184
肛門皮膚瘻	184
——，無瘻孔型	186
低位鎖肛の手術	184
肛門移動術	192
女児	188
女児腟前庭瘻	192
前方矢状切開直腸肛門形成術	
	188, 189
男児	184
停留精巣	302, 306
——，鼠径管内	306
停留精巣患児	312
停留精巣の開放手術（鼠径法）	306
陰嚢内ポケットの作成	307
精索の延長	306
精巣導帯の切離	306, 306

精巣の露出	306
精巣の固定	307
腹膜鞘状突起の処理	306, 307
停留精巣の腹腔鏡手術	308
Fowler-Stephens（FS）法	308
Shehata 法	310
停留精巣の麻酔・体位	306
頭頸部・気管の手術	30 〜 60
同軸（coaxial）法	345
動脈穿刺	20
特発性血小板減少性紫斑病	270
戸谷IV -A 型	258
トランスイルミネーション	5

な

内腹斜筋	292
軟性胆道鏡（コレドコスコープ）	262
乳児胸腔鏡下右肺下葉切除	98
尿膜管遺残	321
——の形態	321
尿膜管洞	321
尿膜管嚢胞	321
——の腹腔鏡下摘出手術	322
尿膜管瘻	321
ネラトンカテーテル	10, 102, 306
ノットプッシャー	130

は

肺高血圧症	280
胚細胞腫瘍	357
肺切除術	80 〜 99
下葉切除	96
上葉切除	91
中葉切除	94
胸腔鏡手術	84
前方腋窩開胸	86
単孔式胸腔鏡手術	86, 87
分開胸法	80
白膜の減張切開	314
播種性血管内凝固	164, 357
鳩胸	104
パパベリン	337
バルーン型胃瘻ボタン	8, 9
ピオクタニン	34, 36, 38
皮下トンネルの作成	18

脾臓温存膵尾部切除	289, 290
脾臓摘出術	270
左上葉切除術	92
ヒト絨毛性性腺刺激ホルモン	351
ヒルシュスプルング病	216 〜 231
——肛門形成	218
——，全結腸型	218
ヒルシュスプルング病根治術	216
Duhamel 法	226
pull-through 経路作成	228
Z 吻合	230
Swenson 法	220
フィブリングルー	64, 66
フォーリーカテーテル	204, 205
フォガティーカテーテル	36, 198
腹腔鏡下鼠径ヘルニア根治術	26
腹腔鏡下虫垂瘻	164
腹腔鏡下直腸固定術	232
腹腔鏡下尿膜管切除術	322
腹腔鏡下脾摘術	270
腹腔鏡補助下胃瘻造設術	5, 8, 9
腹腔鏡補助下卵巣腫瘍切除術	355
腹腔内腫瘍剥離	357
腹腔内精巣	308
腹部消化管の手術	116 〜 171
腹壁・生殖器の手術	292 〜 331
腹壁破裂	324
——の全身管理	324
——の腸管合併症	324
腸管保護	324
腹壁破裂の手術	324
一期的腹壁閉鎖	324
スーチャーレス腹壁閉鎖法	
	326, 327
多期的腹壁閉鎖	324
治療方針	324
腹壁形成術	326
腹膜透析	26
カテーテルの腹壁固定	28
挿入カテーテルの体表デザイン	
と皮膚切開	27
大網切除	27
透析カテーテル挿入部の閉創	28
腹膜透析チューブ留置	26
腹膜の牽引	298, 301
鮒田式胃壁固定具	6, 8
プラスチックラップ	324

プレジェット	345	
プロテインプラーク	262	
噴門機能再建術	120	
噴門形成術	120	
分離肺換気	80	
——の方法	81	
分離肺換気チューブ	81	
ペイントアンドウェイト法	328	
ヘガール（拡張器による）ブジー		
	186, 190, 194, 208	
ヘガール型持針器	16	
ベッセルシーリングシステム	242	
ヘモロック®	180	
ヘルニア門	316	
ベンツ型切開	154, 220, 248	
ペンローズドレーン		
	159, 162, 192, 200	
傍精巣横紋筋肉腫	351	
ポータブルマルチスコープ®	8	

ま

埋没縫合	316
マキビシサイン	248, 249
マジックベッド	52, 60, 338
末梢挿入式中心静脈カテーテル	18
マレコカテーテル®	5
慢性膵炎	285, 287, 289
右上葉切除術	91
右中葉切除術	94
無漿膜野	347
メッケル憩室	156
メッケル憩室切除術	156
メラ ソフィット®	2
免疫性血小板減少症	270
盲腸瘻	164
門脈圧亢進症	274
門脈圧亢進症の手術	274
REX シャント	276
シャント手術	274
上腸間膜静脈 - 下大静脈シャント	
	274
直達手術	274
脾静脈 - 腎静脈シャント	276
門脈体循環シャント	280
門脈体循環シャントに対する手術	
	280

血管の同定（アランチウス静脈管型）		
	282, 283	
血管の同定（左腎静脈流入型）		
	282, 284	
左葉の脱転	281	
術前門脈造影	280	
門脈尾状葉枝処理	243	

ゆ・よ

幽門筋切開術	124, 126
開腹手術	124
腹腔鏡手術	124
幽門筋の固定方法	124
用手整復	312

ら

ラジフォーカス®ガイドワイヤー	20
ラッププロテクター	26
ラパヘルクロージャー	54, 110, 230,
	252, 260, 264, 296, 302, 304
——の正しい運針	299
卵管	355
卵巣腫瘍	353
卵巣腫瘍の手術	353
付属器切除術	353, 355
卵巣腫瘍切除術（核出術）	
	353, 354
卵巣提索（卵巣動静脈）の処理	355
卵巣被膜	354
卵巣被膜の縫合閉鎖	354
リークテスト	50, 64, 98
梨状窩瘻・嚢胞	36
梨状窩瘻・嚢胞摘出術	36
外切開による瘻管摘出術	36
経口的瘻孔閉鎖術	38
嚢胞摘出術	38
輪状軟骨気管切除・吻合術	40, 42
輪状軟骨前方切開術	40
ループ式・二連銃式腸瘻	138
裂孔ヘルニア	120
瘻管の剥離	320
漏斗胸	100
肋軟骨移植	46
肋軟骨グラフト	40, 41
——を用いた喉頭気管再建術	41

ロボット支援下総胆管拡張症手術	
	266
ロンスターリトラクター	228

数字・その他

α -fetoprotein；AFP	
	345, 351, 359
Ω型切開	124, 128, 135

A

air leakage	70
Albert-Lembert 縫合	14, 15
Alexis® ウーンドプロテクター	
	140, 324, 345
Altman 分類	357
anal transplantation	192
anchoring stitch	122, 123
anocutaneous fistula	184
anopenile urethral fistula	184
anorectal line；ARL	218
anterior cricoid split；ACS	40
anterior sagittal anorectoplasty；	
ASARP	188, 189
Avalon ダブルルーメンカテーテル	
	22

B

bare area	347
Beckwith-Wiedemann 症候群	343
Beger 手術	287
Berne 手術	287
Bianchi 法	168
Bishop-Koop 型腸瘻	138
BroviacTM・Hickman™ カテーテル	
（Bro CVC）	18

C

Camper 筋膜	306
continuous ambulatory peritoneal	
dialysis；CAPD	26
central venouscatheter；CVC	18
——留置	20
clam-crush method	346

365

clamshell incision	80
clip and drop 法	160
cloacal exstrophy	210
closed gastroschisis	326
closed loop obstruction	134
Collis-Nissen 法	72
common channel	202
complete ring	46
continuous ambulatory peritoneal dialysis；CAPD	26
covered anus complete	186
cut-back 法	186
CV ポート	18

D

dartos pouch	307, 314, 315
Delorme 手術	232
Denys-Drash 症候群	343
disseminated intravascular coagulation；DIC	164, 357
distal pancreatectomy；DP	289
duodenal derotation and extent tapering jejunoplasty	137
dynamic CT	54
Duhamel 法	226

E

ECMO；extracorporeal membrane oxygenation	22, 46, 106
ECMO カテーテル	23
――挿入	22
――，V/A	23, 24
――，V/V	23, 24
ELS 分類（European Laryngological Society classification)	40
end-to-back anastomosis	16, 17, 136
end-to-end anastomosis	16, 135
――，functional	138, 139
end-to-end linear anastomotic technique	137
end-to-oblique anastomosis	16, 136
epicholedochal plexus	254, 255
extracorporeal shock wave	

lithotripsy；ESWL	285

F・G

Foker 法	66, 72
football sign	116
Fowler-Stephens（FS）法	308
Frey ＋ spleen preserving DP；SPDP	289
Frey 手術	287, 290
――合併症	289
Gambee 法	14, 15, 322
Gant- 三輪法	232
gastroschisis	324
gentle ventilation	106
Gerota 筋膜	341
giant omphalocele	328
Gross 法	330

H

hand-assisted laparoscopic surgery；HALS	274
Hassab 手術	274
Heineke-Mikulicz 法	74
Hensen's node	357
hepatic subcapsular spider-like telangiectasis sign；HSST	248, 249
hereditary spherocytosis；HS	270
hernia of the umbilical cord；HUC	328
Herrmann 線	222
――の同定	223
Howard 法	66, 72
human chorionic gonadotropin；hCG	351
Hutchinson 手技	144, 145

I・K・L

IDRF 判定基準	336
image defined risk factors；IDRF	334, 335
immune thrombocytopenia；ITP	270
impending rupture	116

indocyanine green；ICG	260, 345
interval appendectomy；IA	150
Kocher 授動術	128, 130, 131, 287
Ladd 靱帯	140
laparoscopic gastrostomy；LG	5
laparoscopic percutaneous extraperitoneal closure；LPEC	26, 296, 302
laryngotracheal reconstruction；LTR	40, 42
Laryngotracheal separation；LTS	59
Lindeman 原法	57
Lindeman 変法	59
Livaditis 法	66
long loop vas deferens	310
longitudinal intestinal lengthening and tailoring；LILT	168, 169
Louw の分類	134
Lucas-Championnière 法	292
Langenbeck 法	150, 151
Lennander 法	150, 151

M・N・O

magnetic resonance cholangiopancreatography；MRCP	254, 287
Malone 法	164
mesodiverticular band	156
mini posterior sagittal anorectoplasty；mini-PSARP	184
Monti 管	166, 167
Monti 法	164
――，spiral	166
Monti-Malone 法	164
multi-detector row CT；MDCT	287
Myer-Cotton 分類	40, 41
McBurney 法（点）	150, 151
needle tract seeding	345
nerve integrity monitoring	32
neurovascular bundle	180
New Myer-Cotton 分類	40
NG チューブ	62, 74
Nuck 管水腫	302
Nuss バー	104

Nuss 法　　　　　　　100, 101
OASIS ®細胞外マトリックス　327
omphalocele　　　　　　　328
open Hasson 法　　　　120,270

P

paint and wait approach 328, 329
para-axial position　　　　260
paraduodenal band　　　　140
partial cricotracheal resection；
　PCTR　　　　　　　40, 42
Partington 手術（modified
　Puestow 手術）　　　　287
peeping testis　　　　306, 308
Pena 手術　　　　　174, 198
Pentalogy of Cantrell　　328
percutaneous endoscopic
　gastrostomy；PEG　　5, 8
peripherally inserted central
　venous catheter；PICC　18
permissive hypercapnia　106
permissive hypoxemia　　106
persistent cloaca；PC　　202
Pfannenstiel 切開法　　　353
phallic cloaca　　　　　196
posterior sagittal anorectoplasty；
　PSARP　　　　　　　174
posterior sagittal
　anorectovaginourethroplasty；
　PSARVUP　　　　　198
Posterior sagittal approach　202
Potts 法　　　　　192, 296
primary abdominal wall closure
　　　　　　　　　　324
primary peritoneal drainage；PPD
　　　　　　　　　　158
Pringle 法　　　346, 347, 349

PS 針 ®　　　　　　　　　8
Puestow 手術　　　　　287
pull through　　　11, 74, 176, 177,
　　　　　　182, 184, 194, 195,
　　　　　　205,207, 218, 222
pull through vaginoplasty　198

R・S

Ramstedt 手術　　　　　124
Ravitch 法　　　　104, 105
rectoscrotal cutaneous fistula 184
retrograded transhepatic biliary
　drainage；RTBD　　　264
Rex シャント　　　274, 276
saddle back sign　　　　116
Santulli 型腸瘻　　　　138
Scarpa 筋膜　　　292, 306
second look operation　160, 334
Seldinger 法　　　　　　18
serial silo reduction or staged
　abdominal wall closure　324
serial transverse enteroplasty；
　STEP　　　168, 170, 171
Shehata 法　　　　　　310
shoeshine method　122, 123
simple high ligation　　292
SIOP の病期分類　　　339
Sistrunk 手術　　　　　30
skin flap　　　　　　　62
sliding lung sign　　　　87
Soave 法　　　　　　218
spillage　　　339, 341, 345
spleno-gonadal fusion　308
splenosis　　　　270, 272
spur valve　　244, 245, 250
Stamm 法　　　　　　5, 7
stepladder incision　　　34

sutureless closure　　　326
sutureless stoma（Sutureless 法に
　よるストーマ造設）　12, 160
Swenson 法　　　　　220

T・V・W

tapering　　16, 17, 176, 177, 137
tapering enteroplasty　　137
Testicular Workup for Ischemia
　and Suspected Torsion（TWIST）
　スコア　　　　　312, 313
total colon aganglionosis　218
total musclesparing approach　62
total urogenital mobilization；
　TUM 法　　　　　197, 198
tracheoesophageal diversion；
　TED　　　　　　　　57
tracheoesophageal fistula；
　TEF　　　　　　　　62
transanal endorectal pull-through；
　TERPT　　　　　　　216
trans-umbilical laparoscopic-
　assisted appendectomy；TULAA
　　　　　　　　　152, 154
T チューブ　　　　　40, 44
vaginal switch　206, 207, 209
vaginoplasty　　　　　202
vessel sealing system；VSS
　　　　　　　　　　96, 98
VY 皮弁法　　　　　　318
WAGR 症候群　　　　343
walled-off necrosis；WON　286
Wendel 法　　　　　68, 69
Wilms 腫瘍　　　　　339
　──の手術　　　　　339
　──の病期分類　　　340
Wooley 法　　　　　292

367

必修 小児外科手術

2025 年 4 月 1 日　第 1 版第 1 刷発行

■ 編　集　奥山宏臣・内田広夫・小野　滋・家入里志
　　　　　　おくやまひろおみ　うちだひろお　お の　しげる　いえいりさとし

■ 発行者　吉田富生

■ 発行所　株式会社メジカルビュー社
　　　　　　〒162-0845 東京都新宿区市谷本村町 2-30
　　　　　　電話 03(5228)2050(代表)
　　　　　　ホームページ https://www.medicalview.co.jp/

　　　　　　営業部　FAX 03(5228)2059
　　　　　　　　　　E-mail　eigyo@medicalview.co.jp

　　　　　　編集部　FAX 03(5228)2062
　　　　　　　　　　E-mail　ed@medicalview.co.jp

■ 印刷所　シナノ印刷株式会社

ISBN978-4-7583-0472-6 C3047

© MEDICAL VIEW, 2025. Printed in Japan

・本書に掲載された著作物の複写・複製・転載・翻訳・データベースへの取り込みおよび送信（送信可能化権を含む）・上映・譲渡に関する許諾権は，（株）メジカルビュー社が保有しています．
・ JCOPY 〈出版者著作権管理機構 委託出版物〉
　本書の無断複製は著作権法上での例外を除き禁じられています．複製される場合は，そのつど事前に，出版者著作権管理機構 (電話 03-5244-5088，FAX 03-5244-5089，e-mail：info@jcopy. or.jp) の許諾を得てください．

・本書をコピー，スキャン，デジタルデータ化するなどの複製を無許諾で行う行為は，著作権法上での限られた例外（「私的使用のための複製」など）を除き禁じられています．大学，病院，企業などにおいて，研究活動，診察を含み業務上使用する目的で上記の行為を行うことは私的使用には該当せず違法です．また私的使用のためであっても，代行業者等の第三者に依頼して上記の行為を行うことは違法となります．